W0267894

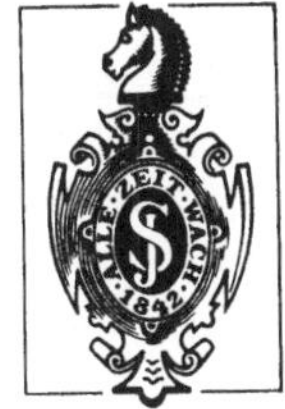

ALLE · ZEIT · WACH
1842

Aktuelle Therapie bösartiger Blutkrankheiten

Herausgegeben von
P.G. Scheurlen und H.W. Pees

Mit 56 Abbildungen und 113 Tabellen

Springer-Verlag
Berlin Heidelberg GmbH 1982

Professor Dr. P. G. Scheurlen
Professor Dr. H. W. Pees

Medizinische Universitätsklinik und Poliklinik
6650 Homburg/Saar

CIP-Kurztitelaufnahme der Deutschen Bibliothek

Aktuelle Therapie bösartiger Blutkrankheiten / Hrsg. P. G. Scheurlen u. H. W. Pees.

ISBN 978-3-540-10994-5 ISBN 978-3-662-11101-7 (eBook)
DOI 10.1007/978-3-662-11101-7

NE: Scheurlen, Paul G. [Hrsg.]

Für Angaben über Dosierungsanweisungen und Applikationsformen kann vom Verlag keine Gewähr übernommen werden. Derartige Angaben müßten vom jeweiligen Anwender im Einzelfall anhand anderer Literaturstellen auf ihre Richtigkeit überprüft werden.

Satz: H. Hagedorn, Berlin

2121/3020-543210

Vorwort

Die Prognose der bösartigen Blutkrankheiten ist in den letzten Jahren dank moderner Behandlungsmethoden besser geworden. Die früher weitverbreitete Skepsis gegenüber der nicht selten sehr eingreifenden Therapie ist einer eher positiven Einstellung gewichen. Auch der nicht onkologisch spezialisierte Arzt beschäftigt sich daher heute mehr als zuvor mit der Therapie von Leukämien und Lymphomen.

Die in diesem Buch gesammelten Beiträge geben einen Überblick über den derzeitigen Stand der verschiedenen Behandlungsverfahren (zytostatische, radiologische und supportive Therapie). Hierbei erschien es uns besonders wichtig, Grundprinzipien der Therapie aufzuzeigen; es wurde daher auch darauf verzichtet, eine enge Auswahl von Therapieempfehlungen im Sinne von „Rezepten" zu geben, nicht zuletzt deshalb, weil die Therapie häufig dem jeweiligen individuellen Krankheitsverlauf mehr angepaßt werden muß, als es ein starres, auf statistischen Beobachtungen aufgebautes Therapieprotokoll zuläßt.

Neue Erkenntnisse in der Diagnostik und Klassifizierung der Leukämie und der malignen Lymphome finden mehr und mehr Berücksichtigung bei der Festlegung spezieller Behandlungsmethoden und kommen daher dem Patienten unmittelbar zugute. Die teilweise sehr intensiven therapeutischen Eingriffe machen es unumgänglich notwendig, während der risikoreichen Phasen der Behandlung entsprechende supportive Maßnahmen einzusetzen. Sie bilden heute einen integrierten Bestandteil der Therapie, auch wenn, wie es die Beiträge dieses Buches zeigen, ein endgültiges Urteil über ihren Umfang und Wert noch nicht möglich ist.

Die Herausgeber danken dem Springer-Verlag für die sehr gute Zusammenarbeit und für die rasche, sorgfältige Edition des Buches.

6650 Homburg/Saar, August 1981

P. G. Scheurlen
H. W. Pees

Mitarbeiterverzeichnis

Abbrederis, K., Dozent, Dr. med.,
Univ.-Klinik für Inn. Medizin, A-6020 Innsbruck

Brittinger, G., Prof. Dr. med.
Med. Klinik u. Poliklinik der Gesamthochschule,
Abt. Hämatologie, 4300 Essen

Büchner, Th., Prof. Dr. med.,
Med. Univ.-Klinik u. Poliklinik, Abt. Inn. Med. A, 4400 Münster

Creutzig, U., Dr. med.,
Univ.-Kinderklinik, 4400 Münster

Deicher, H., Prof. Dr. med.,
Dept. f. Inn. Med., Med. Hochschule, 3000 Hannover

Denz, H., Dr. med.,
Krankenhaus der Barmherzigen Schwestern, A-4020 Linz

Diehl, V., Prof. Dr. med.,
Dept. f. Inn. Med., Med. Hochschule, 3000 Hannover

Essers, U., Prof. Dr. med.,
Abt. Inn. Med., Rhein.-Westfäl. Techn. Hochschule,
5100 Aachen

Gaßmann, W., Dr. med.,
II. Medizinische- und Poliklinik im Städt. Krankenhaus,
2300 Kiel

Gerecke, G., Priv. Doz. Dr. med.,
Med. Univ.-Klinik, 5000 Köln

Groß, R., Prof. Dr. med.,
Med. Univ.-Klinik, 5000 Köln

Haas, R. J., Prof. Dr. med.,
Abt. Hämatologie/Onkologie, Univ.-Kinderklinik,
8000 München

Hartwich, G., Prof. Dr. med.,
Med. Univ.-Klinik, 8520 Erlangen

Heimpel, H., Prof. Dr. med.,
Zentrum f. Inn. Med. u. Kinderheilkunde, 7900 Ulm

Herrmann, R., Dr. med.,
Med. Univ.-Klinik, 6900 Heidelberg

Hinterberger, W., Dr. med.,
I. Med. Univ.-Klinik, A-1090 Wien

Höcker, P., Primarius Dr. med.,
Intensivblutbank, Allgem. Krankenhaus, A-1090 Wien

Hossfeld, D. K., Prof. Dr. med.,
Abt. Onkologie u. Hämatologie, Med. Univ.-Klinik,
2000 Hamburg-Eppendorf

Huhn, D., Prof. Dr. med.,
Med. Univ.-Klinik III, Klinikum Großhadern, 8000 München

Kamanabroo, D., Dr. med.,
Med. Univ.-Klinik, 4400 Münster

Koeppen, K.M., Dr. med.,
II. Inn. Abt., Krankenhaus Neukölln, 1000 Berlin 47

Kurrle, E., Dr. med.,
Abt. Inn. Med. III, Zentrum f. Inn. Med. u. Kinderheilkunde,
7900 Ulm

Linker, H., Prof. Dr. med.,
Med. Univ.-Klinik, 5000 Köln

Löffler, H., Prof. Dr. med.,
II. Medizinische- und Poliklinik im Städt. Krankenhaus,
2300 Kiel

Pflieger, H., Dr. med.,
Abt. Inn. Med. III, Zentrum f. Inn. Med. u. Kinderheilkunde,
7900 Ulm

Pralle, H., Priv. Doz. Dr. med.,
Med. Univ.-Klinik, 6300 Gießen

Riehm, H., Prof. Dr. med.,
Univ.-Kinderklinik u. Poliklinik, 1000 Berlin 19

Rühl, U., Dr. med.,
Abt. f. Strahlentherapie u. Nuklearmedizin, Krankenhaus
Moabit, 1000 Berlin 21

Schaefer, U. W., Prof. Dr. med.,
Inn. Klinik (Tumorforschung), Westdeutsches Tumorzentrum,
4300 Essen

Schellong, G., Prof. Dr. med.,
Univ.-Kinderklinik, 4400 Münster

Schmalzl, F., Doz. Dr. med.,
Univ.-Klinik f. Inn. Med., A-1020 Innsbruck

Stacher, A., Prof. Dr. med.,
Ludwig-Boltzmann-Institut f. Leukämieforschung und
Hämatologie, Hanusch-Krankenhaus, A-1140 Wien

Theml, H., Priv. Doz. Dr. med.,
Städt. Krankenhaus Schwabing, 8000 München

Thiel, E., Priv. Doz. Dr. med.,
Institut f. Hämatologie, GSF, 8000 München

Wilmanns, W., Prof. Dr. med.,
Med. Univ.-Klinik III, Klinikum Großhadern, 8000 München

Wilms, K., Prof. Dr. med.,
Med. Univ.-Klinik II, 7400 Tübingen

Inhaltsverzeichnis

Leukämien

Leukämien

Zytostatika

Biochemische Grundlagen der zytostatischen Therapie

K. Wilms und G. Ehninger*

Nachdem S. Farber 1947 erstmals gezeigt hatte, daß mit dem Folsäureantagonisten Aminopterin, einer Vorläufersubstanz des Methotrexat Remissionen bei Kindern mit akuter lymphatischer Leukämie erzielt werden können, wurden zahlreiche, mit dem Stoffwechsel proliferierender Zellen interferierende, zytotoxische Substanzen entwickelt und ein Teil von ihnen in die Klinik zur Therapie von Hämoblastosen und soliden Tumoren eingeführt. Keines dieser Medikamente genügt den Ansprüchen von P. Ehrlich für eine „Chemotherapia magna sterilisans", die zu einer selektiven Elimination der Tumorzellen ohne Schädigung der normalen Zellen führen sollte. Trotz der geringen therapeutischen Breite der gegenwärtig zur Verfügung stehenden Medikamente gelang durch die bessere Kenntnis des biochemischen Wirkungsmechanismus und der Pharmakokinetik sowie ihre Berücksichtigung bei der Therapieplanung eine eindrucksvolle Verbesserung der Therapieergebnisse bei verschiedenen neoplastischen Erkrankungen.

In den folgenden Ausführungen sollen, ausgehend von den Wirkungsmechanismen der Antimetabolite Methotrexat und Cytosin-Arabinosid sowie der Anthrazyklinantibiotika, die Probleme der Wirkungsspezifität und der Resistenzentwicklung dargestellt werden.

Biochemischer Wirkungsmechanismus

Methotrexat

Methotrexat ist die antineoplastische Substanz, über deren Effekte auf den Zellstoffwechsel am meisten bekannt ist [3, 5, 11]. Die Entwicklung der hochdosierten Methotrexattherapie mit anschließender Gabe des Antidots Leucovorin (Formyl-Tetrahydrofolsäure) bei primär Methatrexat-resistenten Tumorformen ist das Ergebnis intensiver Forschung an der für Kliniker, Biochemiker und Pharmakologen gleichermaßen interessanten Substanz. Das Zielenzym der Methotrexatwirkung ist die Dihydrofolatreduktase. Durch eine im Vergleich zum physiologischen Substrat Dihydrofolsäure um ein Vielfaches größere Affinität zum Enzymprotein blockiert Methotrexat dieses für die Regenerierung reduzierter Folate (die als Koenzyme bei der De-novo-Synthese von Pyrimidin- und Purinnukleotiden erforderlich sind) essentielle Enzym. Von größter Bedeutung für den Proliferationsstoffwechsel ist die

* Abt. Innere Medizin II, Medizinische Universitätsklinik Tübingen.

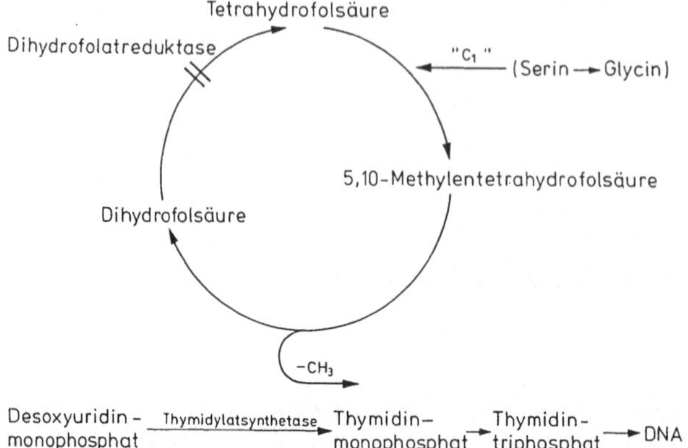

Abb. 1. Beziehungen zwischen der De-novo-Synthese von Thyminnukleotiden und dem Folatzyklus. Die beiden Querstriche markieren die Hemmung der Dihydrofolatreduktase durch Methotrexat

Hemmung der Neusynthese von Thyminnukleotiden (Abb. 1) durch Unterbrechung des Folatzyklus. Die regelmäßig unter einer Methotrexattherapie auftretenden megaloblastären Veränderungen im Knochenmark sind das morphologische Substrat eines „unbalancierten Wachstums" durch Blockierung der DNA-Synthese bei zunächst nicht gestörter RNA- und Proteinsynthese, wie es bei Thymin-abhängigen Colimutanten in Thymin-freiem Nährmedium beobachtet wird. Abbildung 1 läßt sich entnehmen, daß die Blockierung der Dihydrofolatreduktase durch die Gabe von Formyltetrahydrofolsäure (Leucovorin) oder Thymidin, nicht jedoch durch Folsäure umgangen werden kann.

Ein alternativer Stoffwechselweg der Zelle für die Bereitstellung von Thymidintriphosphat als Baustein der DNA besteht in der Phosphorylierung von präformiertem Thymidin durch das Enzym Thymidinkinase, dessen Aktivität durch den verfügbaren Pool von Thymidintriphosphat reguliert wird. Dies läßt sich in Zellkulturen humaner lymphoider Zellen zeigen, die mit Methotrexat inkubiert wurden [16]. Es kommt zum Aktivitätsanstieg der Thymidinkinase und zur Steigerung des Thymidineinbaus in die DNA als Zeichen für die Erschließung des sog. „salvage pathway".

Cytosin-Arabinosid

Die Einführung des Pyrimidinantagonisten Cytosin-Arabinosid hat wesentlich zur Verbesserung der Remissionsraten bei der akuten myeloischen Leukämie beigetragen. Auch diese Substanz führt als Antimetabolit des physiologischen Nukleosids Desoxycytidin (Abb. 2) zunächst zu einer isolierten Blockierung der DNA-Synthese. Nach Phosphorylierung durch Desoxycytidinkinasen hemmt Cytosin-Arabinosidtriphosphat die DNA-Polymerase, da die sterische Modifikation die Flexibilität der Nukleobase gegenüber dem Zuckeranteil verändert, die für den Strukturaufbau der Helix erforderlich ist. Neben der DNA-Polymerase hemmt Cytosin-Arabinosid weitere Enzyme der Nukleotidsynthese, u. a. die Ribonukleotiddiphosphatreduktase.

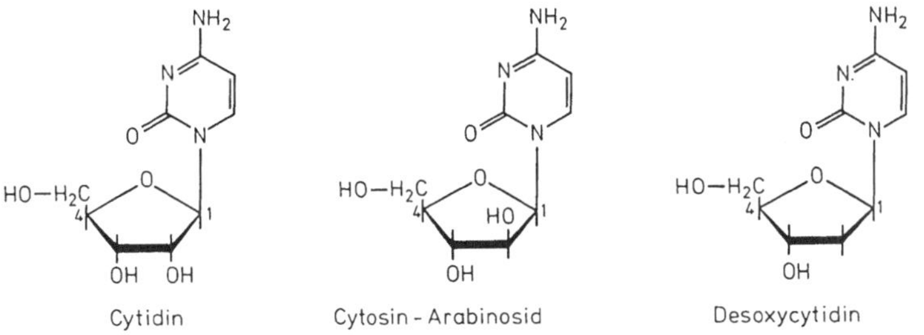

Abb. 2. Strukturformeln von Cytosin-Arabinosid und den physiologischen Cytosinnukleosiden

Anthrazyklinantibiotika

Im Vergleich zu den gut definierten biochemischen Angriffspunkten der Antimetabolite sind die Wirkungsmechanismen der Anthrazyklinantibiotika Daunomycin und Adriamycin relativ komplex (Tabelle 1). Schon bald nach ihrer Entdeckung wurde nachgewiesen, daß die Anthrazyklinantibiotika eine feste physikalische Bindung mit gegenüberliegenden Basenpaaren in der Doppelhelix der DNA eingehen. Dieser Vorgang, der als Interkalation bezeichnet wird, führt zu einer Störung der Matrizenfunktion der DNA sowohl für die DNA-abhängige RNA-Synthese (Transkription) wie für die DNA-Replikation. Wie wir zeigen konnten, kommt es dadurch zu einer Hemmung des Thymidin- wie des Uridineinbaus [16].

Die Anthrazyklinantibiotika haben jedoch noch weitere Angriffspunkte in der Zelle, die in ihrer Bedeutung für die antiproliferative und für die substanzeigene, kardiotoxische Wirkung bisher nur z. T. zu übersehen sind. Durch die Chinonhydrochinonstrukturen des Ringsystems werden Peroxyde und freie Radikale gebildet, die u. a. Einzelstrangspaltungen der DNA bewirken. Die Bindung an Phospholipoide, z. B. Cardiolipin, kann für Membranveränderungen sowohl der Zellwand wie intrazellulärer Organellen verantwortlich gemacht werden.

Problem der Wirkungsselektivität

Auch wenn bisher noch kein grundsätzlicher Unterschied im Zellstoffwechsel zwischen normalen und neoplastischen Zellen bekannt ist, der wie bei der Chemo-

Tabelle 1. Wirkungsmechanismen der Anthrazyklinantibiotika Daunomycin und Adriamycin

I.	DNA-Interkalation
	Hemmung der DNA-Replikation
	Hemmung der Transkription
	Hemmung der ribosomalen RNA-Synthese
II.	Bildung freier Rradikale
	Bildung von Peroxiden
	DNA-Strangspaltung
III.	Effekte auf Zellmembranen
	Bindung an Phospholipide
	Änderung von Ionenflußraten

Tabelle 2. Mögliche Ursachen der selektiven Wirkung zytotoxischer Medikamente

I. Konzentrationsunterschiede am Wirkort
   Intrazelluläre Konzentration
   Aktivierungsmechanismen
   Katabolismus
II. Unterschiede in der Wirkung auf die kritische Reaktion
   Abhängigkeit vom Zellzyklus
   Substrataffinität
   Metabolitkonzentrationen
III. Unterschiede in der Wirkung auf die Zellproliferation
   Alternative Stoffwechselwege
   Reparaturvorgänge
IV. Beziehungen zwischen Proliferationshemmung und Zelltod

therapie bakterieller Infektionen, selektiv beeinflußt werden könnte, ergibt sich die Frage nach möglichen Ursachen für die jetzt erzielbaren therapeutischen Erfolge, die nur über eine bevorzugte Hemmung der malignen Zellpopulation zu erklären sind, und damit auch nach den Möglichkeiten für eine Verbesserung der Spezifität.

In Tabelle 2 sind die möglichen Ursachen für unterschiedliche Wirkungen zytotoxischer Medikamente aufgeführt. Da bisher nur wenige konkrete Ergebnisse auf molekularer Ebene vorliegen, sind die angegebenen Möglichkeiten z. T. nur theoretisch begründet.

Die Wirkung eines in den Zellstoffwechsel eingreifenden Medikaments ist zunächst durch die erreichbare intrazelluläre Konzentration, die evtl. erforderliche Aktivierung und die Zeitdauer einer wirksamen Substanzkonzentration bestimmt. Gerade Untersuchungen mit Methotrexat zeigten, daß Unterschiede in der Empfindlichkeit zwischen verschiedenen normalen und neoplastischen Zellen durch eine unterschiedliche Aufnahme in das Zellinnere bedingt sind. Wie für Methotrexat gilt auch für andere Metabolite, daß sie über ein physiologisches Transportsystem eingeschleust und gegen einen Gradienten konzentriert werden. Am Beispiel der hochdosierten Methotrexattherapie kann gezeigt werden, daß bei Fehlen oder niedriger Aktivität des Carriersystems bei sehr hohen Plasmaspiegeln durch passive Diffusion ein ausreichender intrazellulärer Wirkspiegel erreicht werden kann. Die empfindlichen Normalgewebe, die über ein aktives Transportsystem verfügen, werden durch die Gabe des Antidots Leucovorin geschützt, so daß eine Selektivität der zytotoxischen Wirkung resultiert.

Neben der Geschwindigkeit aktivierender Reaktionen, z. B. der Phosphorylierung der Purin- und Pyrimidinnukleotide, ist auch der Katabolismus der wirksamen Metabolite entscheidend für das kritische Produkt Konzentration mal Zeit. Als Beispiel sei hier auf die kurze Halbwertszeit der Cytosin-Arabinosid-Nukleotide hingewiesen, bedingt durch die rasche Desaminierung zu den unwirksamen Uracilderivaten. Hier ergeben sich möglicherweise neue Ansätze durch eine in Japan synthetisierte Depotform, N^4-Behenoyl-Cytosin-Arabinosid, die sich gegenüber der Cytidindesaminase resistent verhält [18].

Wichtige Ursachen für die selektive Wirkung proliferationshemmender Medikamente sind die zellkinetischen Unterschiede der verschiedenen neoplastischen und normalen Gewebe. Abb. 3 zeigt am Beispiel einer Zellkultur humaner lymphoider

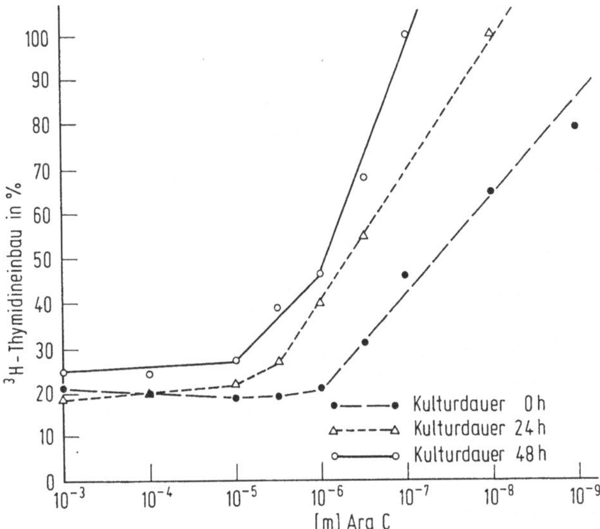

Abb. 3. Hemmung des ^{3}H-Thymidineinbaus durch Cytosin-Arabinosid in der Zellkultur (humane lymphoide Zellinie RPMI 7301) in Abhängigkeit von der Kulturphase. (- - - = „lag"-Phase; ··· = Beginn der exponentiellen Phasen; —— = Mitte der exponentiellen Phase)

Zellen die unterschiedliche Hemmwirkung von Cytosin-Arabinosid in Abhängigkeit von der Kulturdauer. Die unterschiedliche Empfindlichkeit der einzelnen Kulturphasen wird durch den jeweiligen proliferativen Zustand, d. h. den Anteil der in der S-Phase befindlichen Zellen bedingt.

Die Auslösemechanismen für den Übergang aus der stationären G_1-Phase in die S-Phase sind noch unbekannt. Wir wissen jedoch, daß ein gesetzmäßiger Aktivitätsanstieg der verschiedenen für die DNA-Synthese und die Bereitstellung von Desoxyribonukleotiden erforderlichen Enzyme erfolgt. Diese Enzyme lassen sich in ruhenden Zellen nicht oder nur in sehr geringer Aktivität nachweisen. Eine Blockierung durch Medikamente, die mit diesen enzymatischen Reaktionen interferieren, kann deshalb nur die Zellen treffen, die sich in der empfindlichen Phase der DNA-Synthese befinden.

Der biochemische Wirkungsmechanismus und die kritisch beeinflußbaren Stoffwechselreaktionen bedingen die Einteilung der verschiedenen antineoplastischen Medikamente nach Phasen- bzw. Zyklusspezifität einerseits und Zellzyklusunabhängigkeit andererseits, wie sie sich im experimentellen System ergibt und auch auf humane Neoplasien übertragen läßt. Die Selektivität phasenspezifischer Medikamente wird durch den Anteil der proliferierenden Fraktion der neoplastischen Zellpopulation bestimmt. Bei der niedrigen „growth fraction" humaner Neoplasien im Unterschied zu experimentellen Tumoren ist dabei das Ausmaß eines „recruitment", d. h. des Übergangs sog. G_0-Zellen in das proliferierende Kompartiment von Bedeutung, wie es für Cytosin-Arabinosid am Modell der spontanen AKR-Leukämie von P. Meyer in unserer Arbeitsgruppe nachgewiesen werden konnte [10].

Die Hemmwirkung von Antimetaboliten auf enzymatische Reaktionen wird durch die aktuelle Konzentration der Substanz, durch die Affinität zum Enzymprotein des Zielenzyms im Vergleich zum physiologischen Substrat und durch die Konzentration des physiologischen Substrates bestimmt. Methotrexat besitzt eine ca. 1000fach größere Affinität zur Dihydrofolatreduktase in menschlichen Knochenmarkzellen als Dihydrofolsäure. Die Hemmwirkung ist dadurch nahezu stöchiometrisch. Der Folsäureantagonist Trimethoprim dagegen blockiert die Dihydrofolatreduktase in Bakterienzellen, besitzt aber eine wesentlich geringere Substrataffinität zum humanen Enzym. Bei drastischer Verminderung der Folatkoenzyme durch alimentär bedingten Folsäuremangel können aber auch Folatantagonisten mit sehr geringer Affinität eine dem Methotrexat vergleichbare zytotoxische Wirkung erreichen. So sahen wir schwere megaloblastäre Veränderungen in den Knochenmarkzellen eines mit dem Diuretikum Triamteren behandelten Patienten bei chronischem Alkoholismus und Mangelernährung [17]. Neben den Speziesunterschieden in der Affinität der Dihydrofolatreduktase zu verschiedenen Folatantagonisten konnten auch beim Menschen verschiedene Enzyme mit unterschiedlicher Affinität nachgewiesen werden [3, 4].

Die Möglichkeit alternativer Stoffwechselwege zur Umgehung blockierter Reaktionen wurde bereits am Beispiel der Aktivitätssteigerung der Thymidinkinase durch Rückkoppelung bei verminderter De-novo-Synthese von Thymidintriphosphat gezeigt.

Die Aktivierung von Reparaturmechanismen kann in verschiedenen Geweben oder Tumorzellen in unterschiedlichem Umfang erfolgen, wie es v. a. bei den durch Alkylantien bedingten Veränderungen an der DNA gezeigt wurde.

Die Suche nach anderen als den in Tabelle 2 dargestellten nachgewiesenen oder postulierten Möglichkeiten für eine selektivere Beeinflussung der neoplastischen Zellpopulation muß darauf abzielen, für den Stoffwechsel bestimmter Tumor-

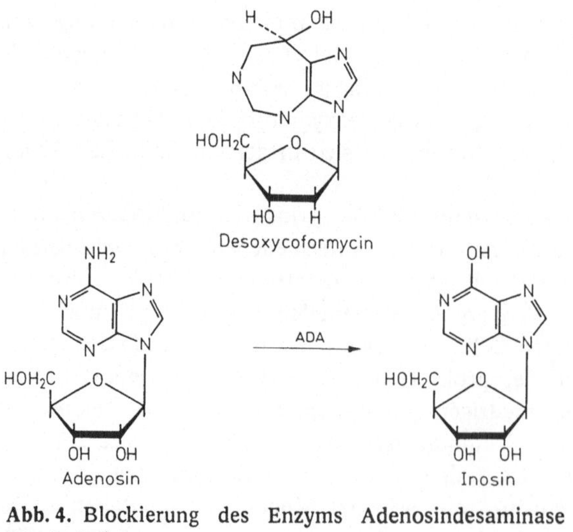

Abb. 4. Blockierung des Enzyms Adenosindesaminase (ADA) durch Desoxycoformycin (Pentostatin)

formen charakteristische Veränderungen aufzudecken, die dann für eine gezielte Interferenz therapeutisch ausgenützt werden können. Die vielversprechende Entwicklung der L-Asparaginase hat leider in der klinischen Praxis die anfänglichen Erwartungen nicht erfüllt. Ein neuer Ansatz ergibt sich aus dem Nachweis eines hereditären Defektes des Enzyms Adenosindesaminase bei angeborenen Immundefekten [8] und einer erhöhten Enzymaktivität bei Lymphomen und T-Zell-ALL. Die als Antibiotikum isolierte Substanz Pentostatin (Desoxycoformycin) blockiert als Analoges des physiologischen Nukleosids 2 -Desoxyinosin (Abb. 4) mit einer 10^7fach höheren Affinität als Adenosin die Adenosindesaminase. Neben dem therapeutischen Einsatz als Immunsuppressivum erfolgt gegenwärtig auch die Prüfung der antileukämischen Wirksamkeit in Phase-II-Studien [1, 9].

Problem der Resistenzentwicklung

Die Resistenz maligner Zellen gegenüber der zytoziden Wirkung antineoplastischer Substanzen ist aus biochemischer Sicht nur die andere Seite der Münze einer selektiven Wirkung. Die gleichen Ursachen, die für eine spezifische Wirkung angeführt werden können, bedingen auch die Möglichkeit einer fehlenden Wirksamkeit.

Wie bei der Chemotherapieresistenz von Mikroorganismen müssen wir zwischen einer primären („natürlichen") und einer sekundären (erworbenen) Resistenz unterscheiden. Die Aufklärung der vielfältigen Resistenzmechanismen auf biochemischer (Transportsysteme, Aktivierung, Substrataffinität zum Enzymprotein, alternativer Stoffwechselwege, Reparaturvorgänge), pharmakologischer (Absorption, Verteilung Katabolismus, Ausscheidung) und zellkinetischer (Anteil der „growth fraction") Ebene hat in den letzten Jahren wichtige Fortschritte gemacht [2, 4, 7, 12—14]. Die sekundäre Resistenzentwicklung unter der Einwirkung eines Zytostatikums ist nach Untersuchungen in der Kultur und in vivo in Analogie zu den Resistenzphänomenen in Bakterien durch Mutation und anschließende Selektion mutierter Zellklone innerhalb der neoplastischen Zellpopulation zu erklären. Die beobachteten Raten für das Auftreten genetisch stabiler Mutanten, z. B. mit einer Resistenz gegen Cytosin-Arabinosid, liegen bei 10^{-6}, während für das Auftreten von Bakterienresistenzen gegen Antibiotika Mutationsraten von 10^{-6}—10^{-9} bekannt sind.

Die Resistenzentwicklung gegen Methotrexat wurde in zahlreichen Untersuchungen geprüft; mehrere Erklärungen bieten sich an: Ein Aktivitätsanstieg des Zielenzyms Dihydrofolatreduktase konnte in der Zellkultur, im Tierexperiment und in Leukämiezellen bei Patienten unter der Therapie mit Methotrexat gezeigt werden [3, 4]. Ursache für dieses Phänomen, das innerhalb weniger Tage beobachtet werden kann, ist neben der Induktion der Neusynthese von Enzymprotein eine Verzögerung des physiologischen Katabolismus durch intrazelluläre Proteasen. Modifikationen der Proteinstruktur mit Veränderung des Bindungsortes können eine verminderte Affinität zum Antimetaboliten bewirken und dadurch zur Resistenz führen.

Der Aktivierung des sog. „salvage pathway" durch Induktion der Thymidinkinase wird für die Resistenzentwicklung heute weniger Bedeutung beigemessen.

Ein verminderter Transport durch die Zellwand konnte bei transplantablen murinen Leukämien als Ursache einer erworbenen Resistenz nachgewiesen werden. Bei menschlichen Tumoren ist dieser Mechanismus häufigste Ursache einer primären Resistenz gegen Methotrexat in konventioneller Dosierung. Auf die Möglichkeit einer Selbstbegrenzung der Wirkung von Folatantagonisten durch sekundäre Blockierung der RNA-Synthese infolge eines Mangels an Purinnukleotiden und einen verzögerten Eintritt in die sensible S-Phase haben Skipper und Schabel hingewiesen [14].

Die möglichen Ursachen einer Resistenzentwicklung gegen Cytosin-Arabinosid sind ebenfalls vielfältig: verminderte Phosphorylierung durch die entsprechenden Kinasen, Vergrößerung des Pools der physiologischen Desoxycytidinnukleotide, veränderte Affinität der DNA-Polymerase sowie ein Aktivitätsanstieg des inaktivierenden Enzyms Cytosindesaminase.

Auch die Wirksamkeit der Anthrazyklinantibiotika wird bei primär gutem Ansprechen außer durch die dosislimitierende Kardiotoxizität häufig durch eine Resistenzentwicklung der Tumorzellen begrenzt. Leider kann bisher der Mechanismus dieser Resistenzentwicklung biochemisch nicht eindeutig definiert werden. Untersuchungen an verschiedenen, durch wiederholte Exposition resistent gemachten experimentellen Tiertumoren ergaben einen erheblich verminderten intrazellulären Transport der Anthrazyklinantibiotika. Diese Tumorzellinien wiesen generell auch eine Kreuzresistenz gegen Vincaalkaloide und Actinomycin D auf, die ebenfalls über eine verminderte Permeabilität der Zellwand erklärt wird [15].

An der Bedeutung ausreichender intrazellulärer Konzentrationen für die Wirksamkeit der Anthrazyklinantibiotika kann kein Zweifel bestehen. Wir konnten nachweisen, daß im zellfreien System die Hemmung des Thymidineinbaus durch Zugabe von DNA aufgehoben werden kann. Bei fallenden Plasmaspiegeln wird Adriamycin intrazellulär in den Leukozyten angereichert [6]. Die Bedeutung der sehr rasch entstehenden Metabolite Adriamycinol und Adriamycinon, die nach einer von G. Ehninger in unserem Labor entwickelten Methode gleichzeitig bestimmt wurden, für die zytotoxischen Effekte, sind noch weitgehend unklar. Weitere Untersuchungen werden zeigen müssen, in welchem Umfang die Bildung dieser Metabolite in einer individuellen Tumorzellpopulation für eine Resistenzentwicklung verantwortlich gemacht werden können.

Literatur

1. Agarwal RP, Cha S, Crabtree GW, Parks RE (1978) Coformycin and deoxycoformycin: tight-binding inhibitors of adenosine deaminase. In: Symposium on chemistry and biology of nucleosides and nucleotides. American Chemical Society (ed) Academic Press, New York, pp 159 – 197 (Advances in chemistry)
2. Bachur NR, Gordon SL, Gee MV (1977) Anthracycline antibiotic augmentation of microsomal electron transport and free radical formation. Molec Pharmacol: 13:901
3. Bertino JR (1975) Folate antagonists. In: Sartorelli AC, Johns DG (eds) Antineoplastic and immunosuppressive agents. (Handbuch der experimentellen Pharmakologie, vol 38, Springer, Berlin, Heidelberg, New York pp 468 – 511)
4. Bertino JR (1979) Toward improved selectivity in cancer chemotherapy. Cancer Res 39:293 – 340
5. Chabner BA, Johns DG (1977) Folate antagonists. In: Becker FF (Hrsg) Chancer, vol 5. A comprehensive treatise. Plenum, New York, pp 363 – 377

6. Ehninger G, Stocker HJ, Proksch B, Wilms K (1980) Die Pharmakokinetik von Adriamycin und Adriamycin-Metaboliten. Klin Wochenschr 18:927 – 934
7. Ensminger WD, Grindley GB, Hoglind JA (1979) Antifolate therapy: experimental approaches using rescue, selective host protection, and drug combinations. In: Rosowsky A (Hrsg) Advances in cancer chemotherapy. Dekker, New York, pp 61 – 109
8. Giblett ER, Anderson JE, Cohen F, Pollara B, Meuwissen HJ (1972) Adenosinedeaminase deficiency in two patients with severely impaired cellular immunity. Lancet 2:1067 – 1069
9. Hoffbrand AV (1980) Enzyme markers (Abstract). 18th Congress of the International Society of Hematology, Montreal, p 27
10. Meyer P (1976) Zellkinetische Untersuchungen an der spontanen Leukämie der AKR-Maus unter Einwirkung von 1-β-D-Arabinofuranosylcytosine. Dissertation, Universität Tübingen
11. Pinedo HM, Chabner BA (1977) The role of drug concentration, duration of exposure, and endogenous metabolites in determining MTX cytotoxicity. Cancer Treat Rep 61:709 – 715
12. Schimke RT, Kaufman RJ, Alt FW, Kellems RF (1978) Gene amplification and drug resistance in cultured murine cells. Science 202:1051 – 1055
13. Sirotnak FM, Chello PL, Brockman RW (1979) Potential for exploitation of transport systems in anticancer drug design, In: De Vita VT, Busch H (Hrsg) Cancer drug development. Academic Press, New York Methods in cancer research, vol XVI, pp 382 – 447
14. Skipper HT, Schabel FM (1973) Quantitative and cytokinetic studies in experimental tumor models. In: Cancer medicine. Lea & Febiger, Philadelphia, pp 629 – 650
15. Skovsgard T (1978) Mechanism of cross-resistance between vincristine and daunorubicine in Ehrlich ascites tumor cells. Cancer Res 38:4722 – 4727
16. Wilms K (1975) DNS-Synthese in menschlichen Blutzellen. Biochemische Untersuchungen zur Therapie akuter Leukosen mit zytotoxischen Substanzen. Thieme, Stuttgart
17. Wilms K, Wiedmann KH, Castrillon-Oberndorfer WL (1979) Schwere megaloblastäre Anämie durch Triamteren bei einem Patienten mit alkoholischer Leberzirrhose. Dtsch med Wochenschr 104:814 – 817
18. Yamada K (1980) New agents for adult acute leukemia (Abstract). 18th Congress of the International Society of Hematology, Montreal, p 38

Akute myeloische (nichtlymphatische) Leukämie

Therapie der akuten nichtlymphatischen Leukämien

W. Wilmanns, U. Jehn und Ch. Clemm*

Die akute nichtlymphatische Leukämie (ANLL) ist die häufigste Leukämieform im Erwachsenenalter. Allerdings zeigt eine Zusammenstellung der während der letzten 3 Jahre (1977–1980) in der Med. Klinik III im Klinikum Großhadern der Universität München neu aufgenommenen Patienten eine Verschiebung in Richtung akute lymphatische Leukämie (ALL). Dieses ist in erster Linie auf eine bessere Klassifizierung der ALL durch immunologische Markeruntersuchungen zusätzlich zu morphologischen und zytochemischen Kriterien zurückzuführen [14]. Bei 19 von 58 (= 33 %) aufgenommenen Patienten wurde mittels der genannten Untersuchungsmethoden die Diagnose einer ALL gestellt (inkl. 2 Patienten mit akuter undifferenzierter Leukämie); 39 Patienten hatten eine ANLL, die nach bekannten morphologischen und zytochemischen Kriterien [14] in verschiedene Untergruppen gegliedert wurde. Auffallend dabei ist die mit 5 Patienten (= 8,5 %) relativ hohe Zahl der Patienten, bei denen sich die Leukämie als Zweitmalignität im Gefolge einer anderen durch Bestrahlung oder Zytostatika behandelten primären Tumorerkrankung manifestierte.

Allgemeines Therapieprogramm

Bei der heute allgemein durchgeführten intensiven Induktionsbehandlung akuter Leukämien ergeben sich besondere Probleme dadurch, daß die Patienten einer aufwendigen Kontrolle und Pflege bedürfen. Häufig kommt es zu schweren Komplikationen im Sinne von septischen Infektionen oder Blutungen. Da praktisch jeder Patient in der Anfangsphase der Therapie ein Stadium der schweren Knochenmarkdepression, die bis zur vorübergehenden völligen Aplasie führen kann, durchläuft, muß das ganze Arsenal der supportiven Therapie [15] zur Verfügung stehen, was nur in speziell hierfür ausgerüsteten Kliniken der Fall ist. Erwähnt seien besonders: Isolation und Dekontamination; Antibiotika, Antimykotika und Granulozytentransfusionen bei Infektionen; Thrombozytentransfusion bei hämorrhagischer Diathese und Xanthinoxydasehemmern bei Hyperurikämien.

---

* Medizinische Klinik III, Klinikum Großhadern der Universität München und Abt. für Klinische Hämatologie im Institut für Hämatologie der Gesellschaft für Strahlen- und Umweltforschung

Für die Therapie aller Formen von akuter Leukämie gelten folgende Grundsätze: Stets beginnt die Therapie mit einer sich über einen Zeitraum von 6 – 10 Wochen hinziehenden Induktionsbehandlung, deren Ziel es ist, eine Vollremission zu erreichen. In der Vollremission erfolgt dann entweder eine Intervall- oder eine Erhaltungstherapie, die als Dauertherapie, als intermittierende Stoßtherapie im Sinne einer Reinduktion oder alternierend verabreicht werden kann. Zur Reinduktion können entweder dieselbe Kombination wie für die Induktionstherapie — jedoch über einen kürzeren Zeitraum von einer Woche — oder aber in zyklischem Wechsel verschiedene Therapieprogramme verwendet werden. Die dann folgende Dauertherapie wird bis zum Rezidiv, bei weiterbestehender Vollremission mindestens aber für den Zeitraum von 2 Jahren fortgeführt. Wesentliches Ziel einer nach erreichter Vollremission weitergeführten Therapie ist die Konsolidierung der Vollremission bzw. die weitere Reduktion der — wenn auch nicht mehr nachweisbaren — leukämischen Zellpopulation im Organismus. Im Idealfall sollten alle genannten therapeutischen Maßnahmen, die möglicherweise in Zukunft durch eine Immuntherapie unterstützt werden, eine Heilung herbeiführen. Von diesem Idealziel sind wir allerdings im Erwachsenenalter bei der ANLL, wie auch bei den übrigen Formen akuter Leukämien, noch zu weit entfernt.

Eine weitere Möglichkeit zur radikalen Beherrschung der Leukämie zeichnet sich durch die Weiterentwicklung der Knochenmarktransplantation ab [1, 13, 17]. Diese erfolgt unter der Voraussetzung, daß unter den Geschwistern des Empfängers ein HLA-identischer und MLC-negativer — also immunologisch verträglicher — Spender vorhanden ist, was in etwa 25 % der Fall ist. Voraus geht eine sog. Konditionierung durch Gabe von hohen Zytostatikadosen (Cyclophosphamid, Cytosin-Arabinosid und BCNU) und Ganzkörperbestrahlung. Wegen des extremen Risikos in der aplastischen Phase bis zum Angehen des transplantierten — oder besser transfundierten — Knochenmarks sind hier Dekontamination, Isolierung in keimfreien Räumen und die Möglichkeit zum Ersatz von Granulozyten, Thrombozyten und Erythrozyten besonders wichtig. Eine sehr gefürchtete Komplikation nach Angehen des transplantierten Knochenmarks ist die sog. „Graft-versus-host"-(GVH-)Reaktion, die unter günstigen Voraussetzungen durch immunsuppressive Behandlung und durch Vorinkubation des Spenderknochenmarks mit spezifischem, hoch gereinigtem und dadurch stammzellschonendem Antilymphozytenglobulin vor der Transplantation beherrscht werden kann [13]. Die neueren Erfahrungen sprechen dafür, daß die Erfolgschance dieser risikoreichen Behandlung dann besonders groß ist, wenn die Transplantation in der Remission durchgeführt wird.

Induktionsbehandlung

Eine Vielzahl von Zytostatikakombinationen wurde zur Erzielung von möglichst häufigen und qualitativ guten Remissionen versucht [4, 5, 11, 14, 18]. Dabei stellte sich heraus, daß die Gabe von Cytosin-Arabinosid über einen Zeitraum von 7 Tagen in Kombination mit einem Anthracyclinantibiotikum (Adriamycin oder Daunomycin) zu Beginn eines Therapiezyklus zu den besten Resultaten führt [4, 5]. Beispiele dafür sind die in Abb. 1 wiedergegebenen Behandlungen; sie wer-

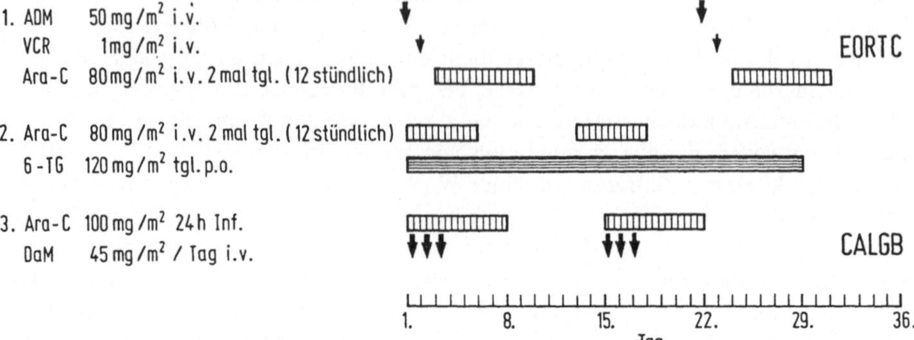

Abb. 1. Therapieschemata zur Remissionseinleitung bei ANLL (*ADM* = Adriamycin; *Ara-C* = Cytosin-Arabinosid; DaM = Daunomycin; *6-TG* = 6-Thioguanin; *VCR* = Vincristin, *EORTC* = European Organization for Research on Treatment of Cancer, *CALDB* = Cancer and Acute Leukemia Group B)

den ab dem Tag 14 nach Ende eines Therapiezyklus je nach Ansprechen und Verträglichkeit 2- bis 4mal bis zum Erreichen einer Vollremission wiederholt.

Im höheren Lebensalter ist häufig eine konsequente Behandlung wegen schwerer toxischer Nebenwirkungen nicht möglich [9]. Eine alternative Behandlungsmöglichkeit besteht dann in der Kombination von Cytosin-Arabinosid über jeweils 5 – 7 Tage und gleichzeitiger täglicher Gabe von 6-Thioguanin. Falls die genannten Therapieprotokolle nicht zur Remission führen, sind die Therapieerfolge mit Alternativprogrammen nur gering und von kurzer Dauer. Verschiedene aggressive Kombinationen mit 5 oder 7 Zytostatika wurden beschrieben, wobei auf das TRAMCO-Protokoll (Oncovin, Cyclophosphamid, Methotrexat, Cytosin-Arabinosid, 6-Thioguanin) besonders hingewiesen sei [2].

Die Anwendung von Therapieprotokollen, die Kortikosteroide enthalten, ist umstritten. Von Gerecke et al. werden bei Anwendung des COAP-Schemas (Cyclophosphamid, Oncovin, Cytosin-Arabinosid, Prednisolon) günstige Resultate bei ANLL mitgeteilt [8]. Wir selbst führen diese Behandlung nur in Ausnahmesituationen durch — z. B. bei im Vordergrund stehender Vergrößerung lymphatischer Organe —, da wir früher bei der ANLL Exazerbationen der Krankheitsverläufe unter Kortikosteroiden beobachteten und biochemische Untersuchungen der DNS-Synthese unter Prednisolonbehandlung bei der ANLL ebenfalls im Gegensatz zur ALL und AUL einen Anstieg der DNS-Synthese zeigten [14, 18].

Wir haben in den letzten 3 Jahren bei der überwiegenden Mehrzahl unserer Patienten das EORTC-Protokoll LAM 4/5 mit der Kombination von Adriamycin, Vincristin und Cytosin-Arabinosid eingesetzt. Drei Patienten im höheren Lebensalter und schlechtem Allgemeinzustand wurden mit der Kombination Cytosin-Arabinosid/6-Thioguanin behandelt. Bei 5 Patienten erfolgte wegen im Vordergrund stehender Lymphome bzw. Splenomegalie eine Behandlung mit Prednisolon-haltigen Kombinationen (Therapieergebnisse s. u. 5).

Tabelle 1. Charakterisierung der in der Med. Klinik III Klinikum Großhadern der Universität München vom 1. Mai 1977 bis 1. Mai 1980 behandelten Patienten mit ANLL

Aufteilung	n	Altersverteilung (Jahre)
gesamt	39	52 (17 – 80)
gestorben ohne Therapie	3	
vorbehandelt	6	
nicht vorbehandelt	30	
primäre Induktionstherapie	30	52 (17 – 80)
davon:		
Leuk. als Zweittumor	2	
smoldering leukemia	1	
Alter > 65 Jahre	7	
Erstrezidivbehandlungen	14	46 (20 – 80)
davon:		
prim. Indukt. auswärts	5	
prim. Indukt. Med. III	9	
Leuk. als Zweittumor	1	
Alter > 65 Jahre	2	
Zweitrezidivbehandlungen	7	
folgende 3. Remission	2	

mit verschiedenen Zytostatikakombinationen ausschließlich oder zusätzlich mit dem Anabolikum Stanazolol behandelt oder erhielten zusätzlich nach 4 Behandlungszyklen mit Thioguanin und Cytosin-Arabinosid eine Immuntherapie mit neuraminidasebehandelten Blasten.

Bei den 30 nicht vorbehandelten Patienten lag die Häufigkeit der Vollremissionen bei 43%, der Teilremissionen bei 3% – also insgesamt eine Remissionsrate von 46%; 40% der Patienten verstarben, und bei 13% war der Krankheitsverlauf progredient. Unter Ausschluß der Patienten, die für die Therapie besonders ungünstige Kriterien aufwiesen (Leukämie als Zweittumor, Smoldering leukemia, Lebensalter über 65 Jahre) wurden bei 55% Vollremissionen, bei 5% Teilremissionen – entsprechend einer Gesamtremissionsrate von 60% – erreicht. 30% verstarben und bei 10% war der Krankheitsverlauf progredient. Es ist darauf hinzuweisen, daß systemische, durch Antibiotika nicht beherrschbare Infektionen bei der Auswertung nicht als ungünstige Kriterien bewertet wurden, worauf später noch eingegangen wird.

In Tabelle 2 sind mittlere Remissionsdauer und mittlere Überlebenszeit ab Krankheitsbeginn und ab Diagnose für die einzelnen Patientengruppen zusammengestellt. Eine mittlere Remissionsdauer von 7,8 Monaten bei allen einer Induktionsbehandlung zugeführten Patienten und von 15,3 Monaten bei Nichtberücksichtigung der Patienten, die die erwähnten ungünstigen prognostischen Kriterien aufwiesen, entspricht den in der internationalen Literatur mitgeteilten Ergebnissen. Auffallend ist die Differenz einer erheblich längeren Überlebenszeit im Vergleich zur Remissionsdauer in beiden Patientengruppen. Dies ist darauf zurückzuführen, daß bei einigen Patienten im Stadium einer erneuten Progression und schlechten prognosti-

pie der manifesten Meningosis leucaemica erfolgt durch 5malige Gabe von Methotrexat (15 mg) und 50 mg Cytosin-Arabinosid intrathekal. Zusätzlich wird – wie bei der ALL – eine ZNS-Bestrahlung durchgeführt.

Eigene Ergebnisse

Vorbemerkungen

Ein Vergleich eigener Therapieresultate mit Ergebnissen des Schrifttums hat folgende Gesichtspunkte zu beachten:

In unserem Krankengut sind sämtliche Patienten berücksichtigt, die im genannten Zeitraum aufgenommen wurden, auch dann, wenn sie frühzeitig – u. U. bereits vor Therapiebeginn – verstarben.

Bei Therapieprotokollen, über die im internationalen Schrifttum berichtet wird, handelt es sich fast immer um bestimmte Therapiemaßnahmen, die randomisiert oder nicht randomisiert geprüft wurden. In diesen Protokollen gelten strenge Kriterien für die Aufnahme bzw. Auswertung von Patienten in einer Studie. So werden in die bisher besonders gute Ergebnisse zeigenden EORTC-Protokolle AML 4 bzw. 5 Patienten mit akuter Promyelozytenleukämie, Patienten über 65 Jahre und mit einer systemischen Infektion nicht aufgenommen. Allgemein wird in randomisierten Studien ein gewisser Prozentsatz der Patienten bei der Auswertung wegen unvollständiger Dokumentation, Protokollverletzungen u. a. ausgeschlossen. Deshalb entsprechen die mitgeteilten Ergebnisse derartiger Studienprotokolle auch nicht ganz dem realen Ablauf, und eine Analyse sämtlicher in einer Klinik behandelten Patienten ohne Selektion ist unbedingt notwendig.

Verteilung bzw. Charakterisierung der Patienten mit ANLL

Die Verteilung bzw. Charakterisierung der in einem Zeitraum von 3 Jahren aufgenommenen Patienten mit ANLL ist aus Tabelle 1 ersichtlich. Von 39 aufgenommenen Patienten verstarben 3 nach wenigen Tagen, ohne daß eine Therapie durchgeführt wurde. 6 Patienten waren bereits vorbehandelt. 30 Patienten in einem relativ hohen mittleren Lebensalter von 52 Jahren bei einer Altersspanne von 17–80 Jahren wurden einer primären Induktionsbehandlung zugeführt. Von diesen war bei 2 Patienten die Leukämie als zweite maligne Erkrankung aufgetreten, ein Patient hatte einer Smoldering leukemia und 7 Patienten waren über 65 Jahre alt. Erste Rezidivbehandlungen nach vorangegangener Remission erfolgten bei 14 Patienten im Durchschnittsalter von 46 Jahren, zweite Rezidivbehandlungen bei 7 Patienten, von denen 3 wiederum eine dritte Remission erreichten.

Ergebnisse der remissionsinduzierenden Behandlungen

Über die Art der zur Remissionsinduktion verwendeten Behandlungen wurde bereits berichtet. Die überwiegende Mehrzahl (21 Patienten) wurde nach dem in Abb. 1 wiedergegebenen EORTC-Protokoll mit einer Kombination von Adriamycin, Vincristin und Cytosin-Arabinosid behandelt. In die EORTC-Studie aufgenommene Patienten wurden zur Aufrechterhaltung der Remission nach Randomisierung

Erhaltungs- bzw. Intervallbehandlung in der Remission

Es besteht kein Zweifel, daß auch nach erreichter Vollremission weitere Behandlungen erfolgen müssen, um ein von einer noch im Organismus verbliebenen leukämischen Restpopulation ausgehendes Rezidiv hinauszuzögern. Zunächst wird nach erreichter Vollremission zur sog. Konsolidierung ein weiterer Therapiezyklus angeschlossen, wie er zur Remissionsinduktion verwendet wurde. Während der Remission wird wie folgt verfahren [14, 18]:

entweder

- intermittierende Stoßbehandlungen – Reinduktionen – über einen Zeitraum von einer Woche mit der zur Remissionsinduktion verwendeten Zytostatikakombination nach 4- bis 8wöchigem therapiefreiem Intervall,

oder

- Erhaltungstherapie, wobei vorwiegend 6-Mercaptopurin, 6-Thioguanin, Methotrexat und Cyclophosphamid in verschiedenen Kombinationen benutzt werden können. Es hat sich gezeigt, daß – wie bei der Therapie zur Remissionsinduktion – auch die Erhaltungstherapie in Form der Mehrfachkombination der Monotherapie überlegen ist, da das Rezidiv länger hinausgezögert werden kann. Die jeweils empfohlenen Dosierungen müssen ggf. individuell für jeden Patienten so modifiziert werden, daß die periphere Leukozytenzahl bei Werten um 3 000/mm^3 gehalten wird und die Thrombozyten nicht unter 70 000/mm^3 absinken.

Neuere Mitteilungen lassen es als fragwürdig erscheinen, ob eine Erhaltungstherapie im Anschluß an eine aggressive Induktionsbehandlung erforderlich bzw. günstig ist. Es sei hier auf eine Studie der Johns-Hopkins-Universität von Vaughan et al. hingewiesen [17]. Im Rahmen dieser Studie wurden 37 AML-Patienten mit Daunomycin (Tag 1–3) und Cytosin-Arabinosid (als Infusion an den Tagen 1–3 und dann wieder ab Tag 8) behandelt. 6 Patienten (= 18%) verstarben unter dieser Behandlung. Bei 19 Patienten (= 56%) wurde durch die einmalige Anwendung dieser Kombination eine komplette Remission erreicht. Diese Patienten blieben anschließend ohne weitere zytostatische Behandlung. Die mittlere Dauer der kompletten Remissionen betrug 9½ Monate. Von 11 Patienten, die nach Auftreten eines Rezidivs der Leukämie in gleicher Weise behandelt wurden, wurde 8mal erneut eine komplette Remission erreicht. Diese Resultate sind nicht schlechter als bei der üblichen Erhaltungstherapie. Die besonders intensive Elimination der Leukämiezellen gleich zu Beginn der remissionsinduzierenden Behandlung dürfte für die guten und langdauernden Resultate von entscheidender Bedeutung sein.

Meningosis leukaemica

Im Gegensatz zu den lymphatischen Leukämien kommt es bei den nichtlymphatischen Leukämien seltener zur Aussaat in die Meningen. Die Häufigkeit schwankt zwischen 20% und 2,6% [14]. Bisher wurde i. allg. bei der ANLL keine ZNS-Prophylaxe für erforderlich gehalten, doch kann diese adjuvante Maßnahme bei länger anhaltender hämatologischer Vollremission in zunehmendem Maße an Bedeutung gewinnen. Die Maßnahmen entsprechen denen bei der ALL. Die Thera-

Tabelle 2. ANLL: Remissionsdauer und Überlebenszeit bei primärer Induktionsbehandlung. (*I* = alle Induktionsbehandelten; *II* = abzügl. Patienten mit ungünstigen Kriterien; *R* = Responder; *V* = Versager, bei *V* wurde ein Patient wegen nachfolg. KMT nicht berücksichtigt)

Gruppe	Auswertung	n	mittlere Remissionsdauer (Monate)	mittlere Überlebenszeit ab Krankheitsbeginn	(Monate) ab Diagnose
	R	14	7,8	24,3	17,3
I	V	15		3,6	2,1
	R + V	30	2,6	10,8	9,3
	R	12	15,3	26,1	22,3
II	V	7		3,5	2,1
	R + V	20	4,2	15,3	10,8

schen Kriterien durch symptomatische Maßnahmen noch ein im Vergleich zur Remissionsdauer relativ langes Überleben gewährleistet werden konnte, zum andern darauf, daß bei einem relativ hohen Prozentsatz (über 50% der im Rezidiv erneut behandelten Patienten) Zweitremissionen erreicht werden konnten.

In Abb. 2 ist der prozentuale Anteil der Remissionen zu verschiedenen Zeitpunkten ebenfalls für die verschiedenen Patientengruppen eingetragen (statistische Berechnung nach Cutler und Ederer [3]. Aus den Plateaus der Kurven ist ersichtlich, daß je nach Patientengruppe (alle Patienten bzw. Patienten mit Ausschluß der oben genannten Risikofaktoren) 14 bzw. 17% zwischen 21 und 42 Monaten sich in Remission befinden.

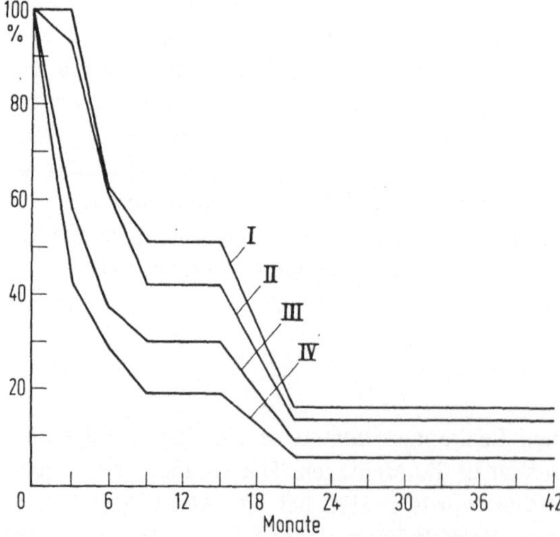

Abb. 2. Dauer der Remissionen nach primärer Induktionsbehandlung bei ANLL. (*I* = Responder [R.] ohne Risikogruppen [RiG.]; *II* = R. mit RiG; *III* = R. und Versager [V.] ohne RiG.; *IV* = R. und V. mit RiG.)

Ergebnisse bei Rezidivbehandlungen

Bei 14 Patienten erfolgte im Rezidiv eine erneute Induktionsbehandlung. Bei 7 Patienten wurde eine erneute Vollremission, bei 2 Patienten eine Teilremission – entsprechend einer Ansprechrate von 64% – erreicht. Die mittlere Remissionsdauer lag bei 4,2 Monaten, die mittlere Überlebenszeit – gerechnet vom Beginn des Rezidivs – bei 10,5 Monaten.

Die Analyse der Überlebenszeiten der Patienten, die im Rezidiv einer erneuten Behandlung zugeführt wurden, zeigt zwar den Lebensgewinn für die Patienten, die erneut in eine Remission kommen, jedoch ist die Letalität nach 27 Monaten 100%.

Immerhin erscheint entgegen der allgemein vorherrschenden Meinung die Chance, auch bei der ANLL durch eine Rezidivbehandlung eine weitere Remission zu erreichen, relativ hoch.

Diese Ergebnisse können Anlaß sein, die Indikation zur Knochenmarktransplantation neu zu überdenken. Es besteht kein Zweifel, daß die Resultate dieser mit einer sehr starken Belastung für den Patienten und einer hohen letalen Komplikationsrate behafteten Maßnahme bei manifester Leukämie unbefriedigend sind. Sehr viel besser ist die Prognose dann, wenn die Knochenmarktransplantation bei der ANLL in der ersten und bei der ALL in der zweiten Remission erfolgt. Dieses ist durch neuere Arbeiten eindeutig belegt. Berücksichtigt man aber die Tatsache, daß unter Einsatz aller vorhandenen gezielten und symptomatischen Maßnahmen 15–20% Remissionen bei ANLL wahrscheinlich Langzeitremissionen sein werden und daß bei über 50% der im Rezidiv behandelten Patienten eine erneute Remission erwartet werden kann, so ergibt sich daraus die Konsequenz, daß bei den gegenwärtigen Risiken der allogenen Knochenmarktransplantation die zweite Remission auch bei der ANLL ggf. der bessere Zeitpunkt für diese eingreifende therapeutische Maßnahme ist. Bei Fortentwicklung der autologen Knochenmarktransplantation könnte sich die Möglichkeit ergeben, daß in der ersten Remission entnommenes Mark in der zweiten Remission re-transplantiert wird.

Bedeutung systemischer Infektionen für Prognose und Therapie

In Tabelle 3 sind die Hauptursachen für Frühtodesfälle bei allen behandelten Leukämien zusammengestellt und anteilmäßig aufgegliedert. Es zeigt sich, daß gegenüber früher die Blutung als alleinige Todesursache in der Häufigkeit zurückgegangen ist und daß demgegenüber die systemische Infektion prozentual an Häufigkeit stark zugenommen hat. Die Blutungskomplikation ist eben durch Thrombozytenersatz bei Thrombozyten unter 20 000/mm³, bei hämorrhagischer Diathese ggf. auch bei höheren Werten und durch die Behandlung der Verbrauchskoagulopathie mit Heparin besser beherrschbar. Dagegen sind Infektionen unter der intensiven zytostatischen Behandlung – besonders wenn sie schon vorher manifest sind – trotz Pilzprophylaxe, Darmdekontamination, breitbasige Antibiotikatherapie und Granulozytenersatz – nach wie vor ein Problem. Fieber über 38,5° C bei Granulozytopenie muß als Zeichen einer Infektion angesehen und entsprechend behandelt werden. Es besitzt prognostische Bedeutung für die Therapie sowohl der ALL als auch der ANLL. In allen Gruppen war der Anteil der Patienten, die mit Fieber über 38,5° C unter der Induktionstherapie verstarben bzw. progre-

Tabelle 3. Ursachen für Frühtodesfälle bei akuten Leukämien

	primäre Induktionstherapie	Rezidivbehandlungen	Gesamt
a) Infektion allein	n = 8 (38 %)[a]	n = 5 (42 %)	2 = 13 (40 %)
b) Blutung allein	n = 4 (19 %)	n = 1 (8 %)	n = 5 (15 %)
Beides [a) + b)]	n = 4 (19 %)	n = 4 (33 %)	n = 8 (24 %)
Anderes [ohne a) oder b)]	n = 5[b] (24 %)	n = 2[c] (17 %)	n = 7 (21 %)

[a] Prozentzahlen bezogen auf Todesfälle
[b] 4mal kardiologische Ursache, 1mal Leukämie
[c] 2mal ZNS-Leukämie

dient waren, zwischen 23 und 25%. Andererseits konnten trotz hohen Fiebers bei 20% der ANLL-Patienten Remissionen — in erster Linie Vollremissionen — erreicht werden. Offensichtlich ist Fieber als ungünstiges Prognosekriterium bei der ALL ein gravierender Faktor; denn von 12 Patienten wurde nur einmal unter der primären Induktionstherapie eine Vollremission erreicht. Es ergibt sich aus diesen Daten die Konsequenz, daß vor Therapiebeginn zwar versucht werden sollte, eine systemische Infektion zu beherrschen, daß aber, wenn dies nicht möglich ist, trotzdem Patienten mit akuter Leukämie einer Induktionsbehandlung zugeführt werden sollten, natürlich unter Berücksichtigung des Allgemeinzustands und anderer Risikofaktoren.

Diskussion

Nicht nur bei der ALL, sondern auch bei der ANLL ist — unter der Voraussetzung, daß solche Patienten behandelt werden, bei denen ein echter Therapieerfolg erwartet werden kann — nicht allein die Remissionshäufigkeit das vorrangige Problem. Entscheidend für die langfristige Prognose ist die Qualität der Remission, d. h. die Verhütung des Rezidivs. Die künftige Entwicklung tendiert zu einer weiteren Verbesserung der Zytoreduktion in der Induktionsphase unter Berücksichtigung aller Risikofaktoren und Einsatz symptomatischer und supportiver Behandlungsmaßnahmen, Konsolidierung der Remission durch Einschalten von Reinduktionsbehandlungen in der Remissionsphase (im Sinne einer „early and late intensification“ [6, 7, 12]), Verhütung eines ZNS-Rezidivs durch ZNS-Prophylaxe auch bei der ANLL, Eliminierung von noch im Organismus verbliebenen Leukämiezellen durch zusätzliche Immuntherapie (z. B. durch aktive Immunisierung mit Neuraminidase behandelter Blasten [10]) sowie Aktivierung der Differenzierung normaler hämatopoetischer Zellen durch Gabe von Androgenen bzw. Anabolika [15]. Besonders aussichtsreich scheint die Knochenmarktransplantation in Remission von einem HLA-identischen und MLC-negativen Geschwister zu sein, eine Voraussetzung, die allerdings nur bei etwa 25% der Patienten erfüllt ist [1, 16].

Von großer Wichtigkeit ist die Erkennung von Risikofaktoren, um Patienten vor eingreifenden Behandlungsmaßnahmen zu bewahren, die eher die Gefahr von lebensbedrohlichen Komplikationen als therapeutische Vorteile zur Folge haben. Derartige Risikofaktoren sind:

a) Hohes Lebensalter (über 65 Jahre) [9]. Bei diesen Patienten sind Komplikationen (schwere Infekte, Blutungen und von seiten des Herz-Kreislauf-Systems) oft nicht beherrschbar und gestatten nicht die Durchführung einer intensiven Induktionsbehandlung.

b) Die gleichen Gesichtspunkte sind dann zu berücksichtigen, wenn eine schwere Blutungsneigung oder systemische Infektion vor Therapiebeginn nicht beherrscht werden können. Hier sind im Einzelfall Erfolgschancen und Risikofaktoren auch im Hinblick auf das Ausmaß der leukämischen Generalisation gegeneinander abzuwägen.

c) Leukämien, die sich aus einem präleukämischen Stadium entwickeln und sog. Smoldering leukemia sprechen nur selten auf intensive Behandlungsmaßnahmen an. Derartige Leukämieformen haben oft ohne Behandlung keine schlechtere Prognose bezüglich ihrer Überlebenszeit als eine rasch proliferierende in Remission gebrachte Leukämie. Die Smoldering leukemia kann durch den Nachweis einer besonders niedrigen DNS-Syntheserate in den leukämischen Zellen erkannt werden.

d) Es ist schließlich wichtig, eine primäre Resistenz der Leukämiezellen frühzeitig nachzuweisen. Eine derartige Resistenz ist dann anzunehmen, wenn während der ersten Induktionsphase keine nennenswerte Zytoreduktion erfolgt und wenn keine Erniedrigung einer in Leukämiezellen nachgewiesenen DNS-Syntheserate während der ersten Therapietage nachgewiesen werden kann [18]. Unter solchen Voraussetzungen ist eine Fortsetzung der eingeleiteten Intensivbehandlung nicht sinnvoll, sondern für den Patienten eher gefährlich.

Wir haben mit diesem Beitrag versucht, unter Berücksichtigung eigener Erfahrungen und Therapieergebnisse die Erfolge und Chancen der gegenwärtig geübten und ständig verbesserten Intensivbehandlung bei akuten nichtlymphatischen Leukämien im Erwachsenenalter aufzuzeigen, aber auch darauf hinzuweisen, daß nicht jeder Patient mit dieser Erkrankung in einer Therapieschema hineingepreßt werden kann, sondern daß Erfolgschancen und Risiken bei jedem Patienten gegeneinander abgewogen werden müssen als Voraussetzung für die Wahl der bestmöglichen Behandlungsmaßnahmen.

Literatur

1. Blume KG, Beutler E, Bross KJ, et al. (1980) Bone marrow ablation and allogenic marrow transplantation in acute leukemia. N Engl J Med 302:1041 – 1046
2. Bruntsch U, et al. (1975) Ergebnisse einer kombinierten Chemotherapie bei therapieresistenten Leukämien des Erwachsenen. Dtsch med Wochenschr 100:2478 – 2482
3. Cutler SJ, Ederer F (1958) Maximum utilization of the life table method an analyzing survival. J Chronic Dis 8:699 – 713
4. Cuttner J, Glidewell O, Holland JF (1977) Advances in the treatment of acute leukemia. In: Tagnon HJ, Staquet MJ (Hrsg) Recent advances in cancer treatment. Raven, New York, pp 13 – 18
5. Eortc (1977) Leukaemia and haematosarcoma cooperative group: Acute myelocytic leukemia. Protocol AML 5
6. Freireich EJ, Keating MJ, Gehan EA, et al. (1978) Therapy of acute myelogenous leukemia. Cancer 42:874 – 882
7. Gale RP (1979) Advances in the treatment of acute myelogenious leukemia. N Engl J Med 300:1189 – 1199

8. Gerecke D, Hirschmann WD, Voigtmann R, Gross R (1979) Remission induction and remission maintenance in adult acute nonlymphocytic leukemia employing a modified cytostatic (COAP) regimen. Blut 39:39 – 45
9. Hart JS, et al. (1977) Prognostic significance of pretreatment proliferative activity in adult acute leukemia. Cancer 39:1603 – 1617
10. Holland J et al. (1976) Acute myelocytic leukemias. Arch Intern Med 136:1377
11. Jehn U, Wilmanns W (1980) Akute Leukämien des Erwachsenenalters. Therapiemöglichkeiten einschließlich supportiver Maßnahmen. MMW 122:494 – 498
12. Keating MJ, Smith TL, Gehan EA, et al. (1980) Factors related to lenght of complete remission in adult acute leukemia. Cancer 45:2017 – 2029
13. Kolb HW, et al. (im Druck) Knochenmarktransplantation bei rezidivierter, akuter Leukämie. Klin Wochenschr
14. Sauer H, Wilmanns W (1979) Akute Leukämien. In: Book HE, Gerok W, Hartmann F (Hrsg) Internistische Therapie maligner Erkrankungen. Klinik der Gegenwart, Bd V, Urban & Schwarzenberg München Wien Baltimore S E 282 – E 291
15. Sotto JJ, et al. (1975) Androgen and long term remissions in acute nonlymphoblastic leukemias. Nouv Rev Fr Hematol 15:57 – 72
16. Thomas ED, Buckner CD, Clift RA, et al. (1979) Marrow transplantation for acute nonlymphoblastic leukemia in first remission. N Engl J Med 301:597
17. Vaughan WP, Karp JE, Burke PJ (1980) Long chemotherapy-free remissions after single-cycle timed-sequential chemotherapy for acute myelocytic leukemia. Cancer 45:859 –865
18. Wilmanns W (1980) Akute Leukämien. In: Riecker G (Hrsg) Therapie Innerer Krankheiten, 4. Aufl. Springer, Berlin Heidelberg New York, S 272 – 281

Effektivität der intermittierenden COAP-Therapie zur Remissionserhaltung bei akuter, nichtlymphozytärer Leukämie im Erwachsenenalter

D. Gerecke, W. D. Hirschmann, R. Voigtmann, H. Eimermacher, D. Mitrenga, K. P. Hellriegel, A. Papatryphonos und R. Gross*

Die Entwicklung einer effektiven Therapie der akuten Leukämie im Erwachsenenalter konnte erst Ende der 60er Jahre beginnen, als mit den Zytostatika Daunomycin und Cytosin-Arabinosid Chemotherapeutika verfügbar wurden, welche bei einem nennenswerten Prozentsatz der Erkrankten zu Remissionen des Krankheitsbildes führten. In den letzten 10 Jahren ist es gelungen, unter Anwendung der Prinzipien der Kombinationschemotherapie die Remissionsquoten von 25 % auf ca. 70 % anzuheben. Damit gelingt es heute bei etwa ⅔ der Fälle von akuter Leukämie im Erwachsenenalter, durch die initiale Chemotherapie die maligne Zellpopulation auf wenige Prozent der Ausgangsgröße zu reduzieren und eine morphologische und funktionelle Normalisierung von Blut und Knochenmark herbeizuführen.

Während sich die Remissionsquoten in den letzten 10 Jahren nahezu verdreifacht haben, machte die Remissionserhaltung kaum nennenswerte Fortschritte. Im Mittel der in der Literatur mitgeteilten Ergebnisse ist allenfalls eine Verlängerung der medianen Remissionsdauer von 8 auf 12 Monate zu erkennen. Angesichts dieser bescheidenen Erfolge ist es nicht verwunderlich, daß die zur Remissionserhaltung eingesetzten therapeutischen Maßnahmen uneinheitlich und umstritten sind. Neben chemotherapeutischen Ansätzen sind Verfahren der Immunstimulation [2, 4] und Androgene [6] angewendet worden. Neuerdings wird auch die Frage der allogenen Knochenmarktransplantation in der Remissionsphase akuter Leukämien diskutier [7].

An unserem eigenen Krankengut von Patienten mit akuter nichtlymphozytärer Leukämie (ANLL) konnten wir uns davon überzeugen, daß nach erfolgreicher Remissionsinduktionstherapie mit einem modifizierten COAP-Schema die regelmäßige Reinduktionsbehandlung zu einer Remissionsverlängerung führt [4]. Inzwischen können wir über den Remissionsverlauf von 26 Patienten mit ANLL berichten, welche einer konsequenten COAP-Reinduktionstherapie in der Remission unterzogen wurden.

* Medizinische Universitätsklinik Köln; Medizinische Klinik des Marienhospitals Herne, Ruhr-Universität Bochum

Krankengut und Methodik

Seit 1975 verwenden wir ein modifiziertes COAP-Schema zur Remissionsinduktion bei akuten Leukämien des Erwachsenen, das bei ca. 63 % der Behandelten zu einer kompletten Remission führt [3]. Aus diesem Induktionsprogramm sind inzwischen 26 Patienten (Durchschnittsalter 40 Jahre: 17 – 66 Jahre) mit kompletter Remission hervorgegangen, welche mit Antimetaboliten *und* regelmäßigen COAP-Reinduktionen weiterbehandelt wurden. Für die Diagnosestellung wurden zytologische Standardverfahren benutzt. Der Nachweis der nichtlymphatischen Genese der Leukämien wurde entweder durch den Nachweis von Myeloperoxydase oder durch eine negative PAS- und β-Glucuronidase-Reaktion in den Blasten erbracht. Es handelt sich um 20 akute myeloblastäre, 2 akute myelomonozytäre, 1 akute promyelozytäre, 1 Erythroleukämie und 2 akute undifferenzierte Leukämien. Im einzelnen sah die Remissionserhaltungstherapie wie folgt aus: Nach Erreichen der kompletten Remission (normalisiertes Blutbild, Blasten im Mark $< 5\%$) wurden zunächst zwei 5tägige COAP-Konsolidierungszyklen im Abstand von 4 Wochen gegeben. Nach vollständiger Regeneration des Knochenmarks wurde eine orale Erhaltungstherapie mit 6-Mercaptopurin (100 mg/Tag) und Methotrexat (2mal wöchentlich 20 mg) eingeleitet. Diese wurden alle 3 Monate zur Durchführung eines 5tägigen COAP-Reinduktionszyklus (Tabelle 1) unterbrochen. Erreichte die Remissionsdauer 3 Jahre, so wurde die Chemotherapie bei fortbestehender Remission eingestellt.

Für die 5tägige Reinduktionstherapie wurden die Patienten alle 3 Monate stationär aufgenommen; im übrigen erfolgte die Behandlung und Betreuung durch die hämatologische Ambulanz in 14tägigen Abständen.

Ergebnisse

Die Nebenwirkungen der COAP-Reinduktionstherapie bestanden im wesentlichen in einer Myelosuppression, die sich in einem Abfall des Hämoglobins, der Granulozyten und Thrombozyten bemerkbar machte. Diese Veränderungen waren im Laufe von 3 – 4 Wochen jeweils voll reversibel. Klinische Komplikationen, die zu einer stationären Behandlung gezwungen hätten, wurden in diesen zytopenischen Phasen nicht gesehen. Eine einzige Patientin wurde nach dem 5tägigen Reinduktionsschema durch ausgeprägten Hb-Abfall jeweils transfusionsbedürftig. Als Folge der Medikation von Antimetaboliten wurden gelegentlich Stomatitiden und

Tabelle 1. Schema eines modifizierten COAP-Behandlungszyklus

Tag 1:	2 mg Vincristin i.v.
	200 mg Cyclophosphamid i.v.
	200 mg Prednisolon i.v.
	100 mg/m² Cytosin-Arabinosid als 8-h-Infusion
Tag 2 – 5:	200 mg Cyclophosphamid i.v.
	200 mg Prednisolon i.v.
	100 mg/m² Cytosin-Arabinosid als 8-h-Infusion

Leukopenien gesehen, die zu einer Dosisreduktion oder vorübergehender Unterbrechung dieser Medikamente zwangen. Die Mehrzahl der behandelten Patienten war unter der Remissionserhaltungstherapie körperlich voll leistungsfähig und konnte der gewohnten beruflichen Tätigkeit nachgehen.

Die Remissionsdauer des behandelten Kollektivs wurde mit der Life-table-Methode [1] analysiert (Abb. 1). Der projizierte Median aller 26 bisher in die Studie eingebrachten Patienten liegt bei 24 Monaten. Werden alle Patienten, deren Beobachtungsdauer bei fortbestehender Remission noch unterhalb des projizierten Medians liegt, aus der Analyse herausgenommen, so kann der definitive Median für jetzt 18 Patienten angegeben werden. Dieser weicht nicht wesentlich vom projizierten Median des Gesamtkollektivs ab.

Bei 5 Patienten konnte die zytostatische Therapie nach 3jähriger Rezidivfreiheit eingestellt werden. In 4 Fällen hält die Knochenmarkremission jeweils 36, 51, 51, 67 Monate nach Remissionsbeginn an. Eine Patientin verstarb 58 Monate nach Remissionseintritt ohne Anhaltspunkte für ein Rezidiv an einem Herzversagen bei koronarer Herzkrankheit und AV-Block III. Grades.

Diskussion

Bei der akuten lymphoidzelligen Leukämie (ALL) im Kindesalter hat die konsequente Fortentwicklung der Chemotherapie in der ersten Remission zu einem hohen Prozentsatz von Langzeitremissionen und zu echten Heilungen geführt [5]. Andere Behandlungsverfahren zur Remissionserhaltung wie Androgen- und Immuntherapie wurden in der pädiatrischen Onkologie niemals ernsthaft als Alternativen zur

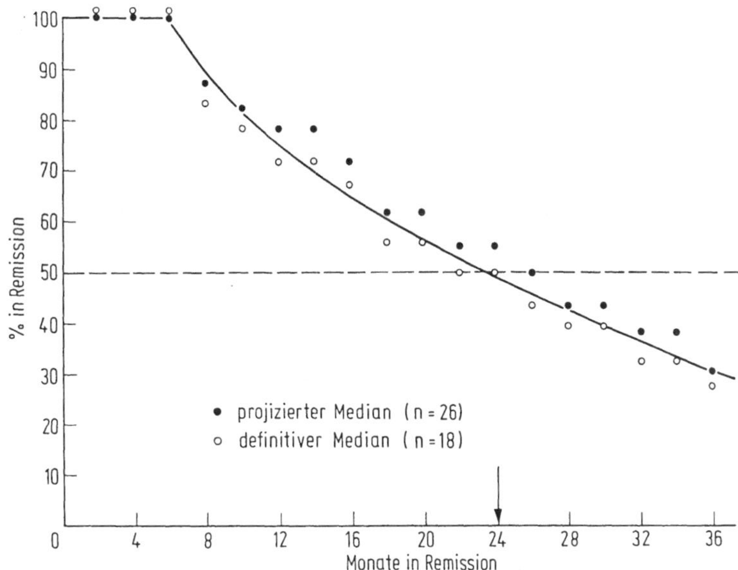

Abb. 1. Life-table-Analyse der Dauer der ersten Remission

Chemotherapie diskutiert. Die ANLL im Erwachsenenalter erfordert zwar den Einsatz anderer Zytostatika; es liegt aber nahe, die chemotherapeutischen Behandlungs*prinzipien*, welche bei der ALL des Kindes erfolgreich waren, auf die ANLL des Erwachsenen zu übertragen.

Unsere Erfahrungen mit einer intermittierenden COAP-Reinduktionstherapie in der ersten Remission akuter Leukosen des Erwachsenen zeigen, daß eine effektive Remissionserhaltung durch zytostatische Therapie möglich ist. Dies ergibt sich einerseits aus dem Vergleich mit Patienten, die ausschließlich mit Antimetaboliten behandelt wurden [3]; andererseits liegt die erzielte, mediane Remissionsdauer von 24 Monaten weit über dem Durchschnitt der von anderen Autoren publizierten Ergebnisse. Ob einzelne Fälle von echter Heilung aus diesem Behandlungsprogramm hervorgehen, kann zum jetzigen Zeitpunkt noch nicht beurteilt werden.

Die Verträglichkeit der hier vorgestellten Remissionserhaltungstherapie muß besonders hervorgehoben werden. Auch bei 3jähriger Behandlung ergaben sich keine Hinweise für eine kumulative Toxizität. Hierin scheint ein echter Vorteil gegenüber Remissionserhaltungsprogrammen zu liegen, welche Anthracyclinantibiotika enthalten. Therapiebedingte Todesfälle in der Remission wurden nicht beobachtet.

Literatur

1. Cutler JS, Ederer F (1958) Maximum utilization of the life table method in analyzing survival. J Chronic Dis 8:699
2. Freeman CB, Harris R, Geary CG, Leyland ML, MacIver JE, Delamore JW (1973) Active immunotherapy used alone for maintenance of patients with acute myeloid leukaemia. Br Med J 4:571
3. Gerecke D, Hirschmann WD, Voigtmann R, Gross R (1979) Remission induction and remission maintenance in adult acute non-lymphocytic leukemia employing a modified cytostatic (COAP) regimen. Blut 39:39
4. Powels RL, Crowther D, Bateman CJT et al. (1973) Immunotherapy for acute myelogenous leukaemia. Br J Cancer 28:365
5. Simone JV, Aur RJA, Husting HO, Verzosa M, Pinkel D (1975) Combined modality therapy of acute lymphocytic leukemia. Cancer 35:25
6. Sotto JJ, Holland D, Schaerrer R, Bensa JC, Seigneurin D (1975) Androgènes et rémissions prolongées dans les leucémies aigues non-lymphoblastiques. Nouv Rev Fr Hematol 15:57
7. Thomas ED, Buckner CD, Banaji M et al. (1977) One hundred patients with acute leukemia treated by chemotherapy, total body irradiation, and allogeneic marrow transplantation. Blood 49:511

Ergebnisse einer kooperativen Therapiestudie bei akuten Leukämien der Erwachsenen*

K. M. Koeppen, H. H. Fülle, H. Rühl und R. Schwertfeger

Bei der Behandlung der akuten Leukämien im Erwachsenenalter stehen zwei Probleme im Vordergrund: die Erhöhung der kompletten Remissionsraten und die Verbesserung der Erhaltungstherapie. Nachdem in den letzten Jahren deutliche Fortschritte bei der Induktionsbehandlung erzielt wurden, gewinnt die remissionserhaltende Therapie zunehmend an Interesse [1 – 10, 12 – 17].

Eine Möglichkeit unter den verschiedenen Behandlungsformen erschien uns bei Studienbeginn die Immuntherapie nach Bekesi et al. [1].

In Berlin schlossen sich 4 hämatologische Abteilungen zur „Berliner Akuten Leukämiegruppe" mit dem Ziel zusammen, folgende Punkte gemeinsam zu bearbeiten:

a) Vereinheitlichung der Diagnostik der akuten Leukämien im Erwachsenenalter. Überprüfung der Wertigkeit einer zytochemischen Klassifizierung durch eine gemeinsame Diagnostikkommission.
b) Gemeinsame Strategie bei der Induktionsbehandlung der akuten nichtlymphoblastischen Leukämien (ANLL).
c) Nach Erreichen einer kompletten Remission bei ANLL-Patienten Prüfung in einer prospektiven und randomisierten Therapiestudie, ob eine zusätzliche Immuntherapie im Vergleich zu einer alleinigen Chemotherapie eine Verlängerung der Remissions- und/oder Lebensdauer bewirken kann.

---

* Beitrag im Namen der Berliner Akuten Leukämiegruppe im Tumorzentrum Berlin; Mitglieder:
Hämatologisch-onkologische Abteilung des Klinikums Charlottenburg
Leiter: Prof. Dr. H. Gerhartz
II. Innere Abteilung des Krankenhauses Moabit
Leiter: Prof. Dr. W. Pribilla
II. Innere Abteilung des Krankenhauses Neukölln
Leiterin: Prof. Dr. I. Boll
Hämatologisch-onkologische Abteilung des Klinikums Steglitz
Leiter: Prof. Dr. H. Brücher

Patienten

In der Zeit vom 1. Januar 1976 bis 31. Dezember 1978 wurden in den 4 Kliniken 186 Patienten mit vorher nicht behandelter akuter Leukämie beobachtet. Von diesen 186 Patienten waren 112 (60 %) über 60 Jahre alt. Es fanden sich 98 Frauen und 88 Männer. Von diesen 186 Patienten wurden 136 (76 %) zytostatisch behandelt. Bei 50 Patienten wurde aus folgenden Gründen keine zytostatische Therapie durchgeführt: schlechter Allgemeinzustand bei hohem Alter, schwere internistische Begleiterkrankung, Tod vor Behandlungsbeginn, Verdacht auf Smoldering leukemia. Diese Patienten waren bis auf 5 über 60 Jahre alt.

Die Diagnose einer voll ausgebildeten Leukämie wurde nur dann gestellt, wenn die Leukämiezellen im Knochenmark mehr als 50 % der granulopoetischen Zellen betrugen oder mehr als 5000 Blasten/mm^3 im peripheren Blut nachweisbar waren. Leukämien, die diese Kriterien nicht erfüllten, wurden als oligoblastische Leukämien in dieser Studie nicht weiter verfolgt. Die zytochemische Klassifizierung erfolgte nach den von Löffler et al. [11] vorgeschlagenen Kriterien durch die gemeinsame Diagnostikkommission.

Induktionstherapie

Als Behandlung erhielten alle Patienten mit ANLL unter 60 Jahren in der gleichen Weise nach dem Protokoll der CALGB Nr. 7421 [3, 9] Cytosin-Arabinosid (100 mg/m^2/Tag als Dauertropfinfusion über 7 Tage) und Daunomycin (45 mg/m^2/Tag an 3 aufeinanderfolgenden Tagen). Ein weiterer Zyklus (Cytosin-Arabinosid 5 Tage, Daunomycin 2 Tage bei sonst gleicher Dosierung) wurde verabreicht, wenn 7 Tage nach Therapieende noch Blasten im Knochenmark nachweisbar waren. Wurden nach dem 2. Zyklus immer noch Blasten im Knochenmark gefunden, wurde noch ein 3. Zyklus in gleicher Dosierung verabreicht oder nach dem TRAMPCO-Schema [18] behandelt. Die meisten Patienten über 60 Jahre, für die die Therapie freigestellt war, wurden mit den gleichen Medikamenten in reduzierter Form behandelt. Auch für die 9 Patienten mit akuter Lymphoblastenleukämie (ALL) war die Therapie freigestellt.

Erhaltungstherapie

Nach Erzielen einer kompletten Remission wurde bei den ANLL-Patienten unter 60 Jahren eine Randomisierung durchgeführt. Eine Patientengruppe erhielt nur eine zytostatische Behandlung. Dabei wurden alternierende Chemotherapiekombinationen (Cyclophosphamid + Vincristin + Cytosin-Arabinosid; Thioguanin + Daunomycin + Cytosin-Arabinosid; Mercaptopurin + Vincristin + Methotrexat) alle 4 Wochen verabreicht. Die andere Patientengruppe erhielt zusätzlich eine spezifische Immuntherapie jeweils 14 Tage nach Cytostase mit s.c.-Injektionen von $5 \cdot 10^8$ allogenen Blasten, die zur Erhöhung der Immunogenität mit Neuraminidase (50 E/$5 \cdot 10^7$ Zellen für 1 h bei 37°) vorbehandelt und zur Vernichtung der Vitalität bestrahlt (100 GY) worden waren [1]. Die kompletten Remissionen (CR) und die partiellen Remissionen (PR) wurden nach den Kriterien der CALGB definiert [3, 9].

Ergebnisse

Die zytochemische Klassifizierung unserer Patienten ist in Tabelle 1 dargestellt. Besonders viele Patienten hatten eine myeloblastäre Leukämie (AML). 71 % dieser AML-Patienten waren über 60 Jahre alt. Dagegen waren nur 33 % der Patienten mit ALL und 43 % der Patienten mit akuter undifferenzierter Leukämie (AUL) über 60 Jahre alt.

Von den 136 behandelten Patienten kamen 47 (= 35 %) in eine CR, 14 (= 10 %) in eine PR. Die Remissionsrate war deutlich altersabhängig. So betrug die CR-Rate bei den unter 50jährigen 59 %, bei den über 50jährigen nur 20 %. Neben dieser deutlichen Altersabhängigkeit fand sich auch eine Abhängigkeit der Remissionsrate vom zytochemischen Typ der Leukämie (s. Tabelle 1). So hatten die Patienten mit akuter Monoblastenleukämie (AMoL) eine CR-Rate von 57 %, während sie bei den Patienten mit AUL 43 %, akuter Promyelozytenleukämie (APL) 42 % und akuter myelomozytärer Leukämie (AMMoL) 41 % betrug. Signifikant niedrigere Remissionsraten hatten Patienten mit AML (18 %) und mit akuter Erythroleukämie (AEryL 12 %). Die gleiche Abhängigkeit der Ansprechrate vom zytochemischen Subtyp fand sich auch nach Berücksichtigung des Alters.

Eine Abhängigkeit der CR-Rate vom initialen Hämoglobin, von den Leukozyten und/oder den Thrombozyten und vom Geschlecht konnte nicht festgestellt werden.

Von den 136 behandelten Patienten sind innerhalb von 3 Tagen 2 Patienten, innerhalb von 7 Tagen 8 (6 %) und innerhalb von 30 Tagen insgesamt 35 (26 %) verstorben.

Die Abhängigkeit der Überlebenszeit vom Therapieerfolg ist Abb. 1 zu entnehmen. Die Abbildung zeigt deutlich, daß das Erreichen einer PR keine wesentliche Verlängerung der Überlebenszeit gegenüber den Versagern bringt. Die Überlebenszeit der Patienten, die eine CR erreichten, ist jedoch signifikant besser (Stichtag der Auswertung 24. April 1980).

Tabelle 1. Einteilung der 186 Patienten nach zytochemischen Subtypen. Anteil der behandelten und unbehandelten Patienten sowie komplette *(CR)* und partielle Remissionsraten *(PR)* bei den einzelnen zytochemischen Subtypen

Zytochemischer Subtyp	Anzahl (n)	behandelt (n)	CR (n)	(%)	PR (n)	(%)
Akute myeloblastäre Leukämie	62	40	7	18	2	5
Akute Promyelozytenleukämie	34	26	11	42	3	12
Akute myelomonozytäre Leukämie	23	27	7	41	2	12
Akute Monoblastenleukämie	19	14	8	57	0	0
Akute undifferenziete Leukämie	23	21	9	43	3	14
Akute Erythroleukämie	16	8	1	12	0	0
Akute lymphatische Leukämie	9	8	4	50	1	13
Gesamt	186	136	47	35	14	10

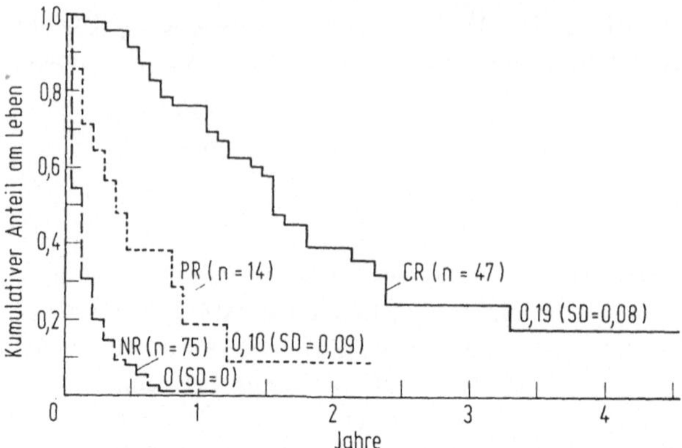

Abb. 1. Überlebensdauer der 136 behandelten Patienten in Abhängigkeit vom Therapieerfolg (*CR* = komplette Remission; *PR* = partielle Remission; *NR* = keine Remission)

Nur 26 der 47 Patienten mit CR wurden in die randomisierte Studie aufgenommen; sie erfüllten folgende Kriterien: Die Patienten mußten eine ANLL haben, jünger als 60 Jahre sein und eine identische Induktionstherapie erhalten haben. Beide Gruppen der Studie waren bezüglich Alter, Anzahl der Induktionstherapiezyklen und zytochemischen Subtypen vergleichbar. Lediglich die Geschlechterverteilung variierte beträchtlich. In der Chemotherapiegruppe wurden 10 Frauen und 3 Männer, in der Chemo- und Immuntherapiegruppe 4 Frauen und 9 Männer behandelt. Jedoch konnten wir in unserem Gesamtpatientengut zeigen, daß das Geschlecht bei Erwachsenen mit akuten Leukämien keinen Einfluß auf die Überlebenszeit und die Remissionsdauer hat. Die Remissionsdauer der randomisierten Gruppe des Patientenguts zeigt Abb. 2. Die mittlere Remissionsdauer betrug bei der Gruppe, die nur mit Chemotherapie behandelt wurde, 12,5 Monate, davon lebten am Stichtag noch 4 Patienten. Dagegen betrug die mittlere Remissionsdauer

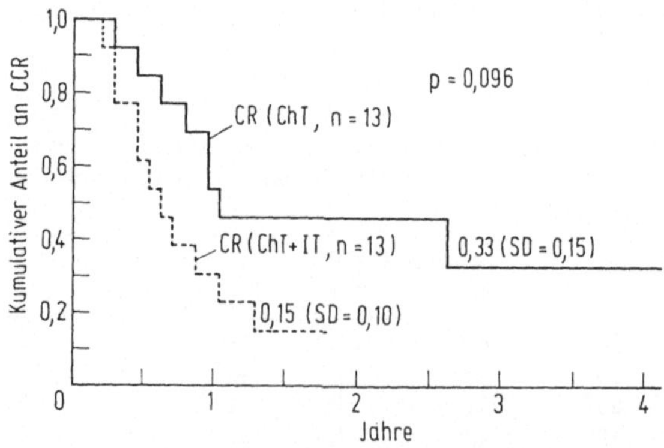

Abb. 2. Remissionsdauer der 26 Patienten mit kompletten Remissionen *(CR)*, die in der randomisierten Studie behandelt wurden (13 Patienten, die als Erhaltungstherapie nur Chemotherapie [*ChT*] erhielten, 13 Patienten, die als Erhaltungstherapie Chemo- und Immuntherapie [*IT*] erhielten, Dosierung s. Text; *CCR* = kontinuierliche komplette Remission)

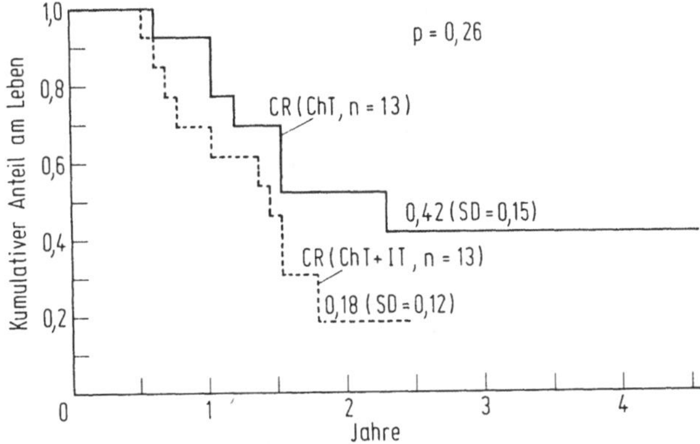

Abb. 3. Überlebensdauer der 26 Patienten mit kompletten Remissionen *(CR)*, die in der randomisierten Studie behandelt wurden (13 Patienten, die als Erhaltungstherapie nur Chemotherapie [*ChT*] erhielten, 13 Patienten, die als Erhaltungstherapie Chemo- und Immuntherapie [*IT*] erhielten, Dosierung s. Text)

der Gruppe, die mit Chemo- und Immuntherapie behandelt wurde, nur 8 Monate, davon lebten noch 2 Patienten bei Auswertung. Diese Remissionszeiträume unterscheiden sich nicht signifikant (p = 0,096). Die Überlebenszeit ist Abb. 3 zu entnehmen. In der Chemotherapiegruppe betrug die mittlere Überlebenszeit 23 Monate und die in der Chemo- und Immuntherapiegruppe 17 Monate. Die Unterschiede sind ebenfalls statistisch nicht signifikant (p = 0,26).

Diskussion

Im Gegensatz zu den meisten anderen Studien [1–10, 12–17] enthält unsere Therapiestudie einen hohen Anteil alter Patienten, 60% aller von uns registrierten Patienten waren über 60 Jahre. Das liegt z. T. an der Altersstruktur der Berliner Bevölkerung, z. T. aber auch daran, daß in Berlin fast alle Patienten mit akuten Leukämien in eine der an der Studie beteiligten Kliniken zur Behandlung verlegt werden.

Wir konnten zeigen, daß durch die Zytochemie eine sichere prognostische Aussage gemacht werden kann. Auffälligerweise hatten Patienten mit AML und AEryL mit 18 bzw. 12% die niedrigsten kompletten Remissionsraten, die gegenüber den anderen zytochemischen Subtypen signifikant niedriger lagen.

Ein weiterer auffälliger Befund waren die niedrigen Remissionsraten in unserem Patientengut. In der Literatur wird über komplette Remissionsraten zwischen 45–66% [2–10, 16–18], in einzelnen Studien sogar über Spitzenwerte von 75% berichtet. Dabei ist bemerkenswert, daß die Remissionsrate um so niedriger wird, je höher die Patientenzahl ist. Unterteilen wir unser Patientengut nach dem Alter, so betrug die komplette Remissionsrate bei den unter 50jährigen 59% und bei den über 50jährigen 20% und entspricht damit weitgehend den kompletten Remissionsraten, die in der Literatur für diese Altersgruppen angegeben werden.

Die mittlere Remissionsdauer der Patienten, die in der randomisierten Studie nur Chemotherapie erhielten, betrug 12,5 Monate. Sie ist damit vergleichbar mit den publizierten Ergebnissen, bei denen die mittlere Remissionsdauer zwischen 7 und 25 Monaten liegt. Die mittlere Überlebenszeit betrug 23 Monate und ist im Vergleich zu den Ergebnissen der Literatur relativ lang [1–10, 12–18]. Im Gegensatz zu Bekesi et al. [1] konnten wir durch die zusätzliche Immuntherapie mit $5 \cdot 10^8$ allogenen Blasten keine Verlängerung der Remissionsdauer und der Überlebenszeiten erreichen. Die mittlere Remissionsdauer war mit 8 Monaten und die Überlebenszeit mit 17 Monaten in dieser Gruppe sogar kürzer. Die Unterschiede sind jedoch nicht statistisch signifikant.

Unsere Ergebnisse der randomisierten Studie zeigen, daß die zusätzliche Immuntherapie in der Form, wie wir sie durchgeführt haben, keinen Vorteil hinsichtlich der Remissionsdauer und der Überlebenszeit bringt.

Literatur

1. Bekesi JG, Holland JF, Roboz JP (1977) Spezific immunotherapy with neuraminidase-modified leukemic cells. Med Clin North Am 61:1083
2. Bodey GP, Coltman CA, Hewlett JS, Freireich EJ (1976) Progress in the treatment of adults with acute leukemia. Arch Intern Med 136:1383
3. Cavalli F (1980) Prognostische Faktoren und Therapie der akuten Leukämien beim Erwachsenen. Huber, Bern Stuttgart Wien
4. Clarkson BD, Dowling MD, Gee TS, Cunningham IB, Burchenal JH (1975) Treatment of acute leukemia in adults. Cancer 36:775
5. Freireich EJ, Bodey GP, McCredie KB et al. (1976) Developmental therapy in adult acute leukemia. Arch Intern Med 136:1417
6. Fülle HH (1977) Induktions- und Erhaltungstherapie der akuten myeloischen Leukämien des Erwachsenen durch sequentielle Anwendung zytostatischer Chemotherapiekombinationen. Med Klin 72:642
7. Gale RP (1979): Advances in the treatment of acute myelogenous leukemia. N Engl J Med. 300:1189
8. Harris R, Zuhrie SR, Freeman CB et al. (1978) Active immunotherapy in acute myelogenous leukemia and the induction of second and subsequent remissions. Br J Cancer 37:282
9. Holland JF, Glidewell O (1976) Acute myelotic leukemia. Arch Intern Med 136:1377
10. Hollard D, Sotto JJ, Berthier R, Leger J, Michallet M. (1980) High rate of long-term survivals in AML treated by chemotherapy and androgenotherapy. Cancer 45:1540
11. Löffler H, Pralle H, Lück R, Fischer J, Roux A (1974) Der cytochemisch ermittelte Leukosetyp als prognostischer Parameter bei unreifzelligen Leukosen. Klin Wochenschr 52:134
12. Manaster J, Cowan DH, Curtis JE, Hasselbach R, Bergsagel DE (1975) Remission maintenance of acute nomlymphoblastic leukemia with BCNU and cyclophosphamide. Cancer Chemother Rep 59:537
13. Murphy S, Hewlett F, Balcerzak S (1978) Chemotherapy vs. chemoimmunotherapy remission maintenance for acute leukemia. Proc Am Assoc Cancer Res 19:385
14. Peterson BA, Bloomfield CD (1977) Prolonged maintained remissions of adult acute non-lymphocytic leukemia. Lancet 2:158
15. Powles RL, Russel J, Lister TA et al. (1977) Immunotherapy for acute myelogenous leukemia: A controlled clinical study 2,5 years after entry of the last patient. Br J Cancer 35:265
16. Preisler HD, Rustum Y, Henderson ES et al. (1979) Treatment of acute nonlymphocytic leukemia: Use of authracycline-cytosine arabinoside induction therapy and comparison of two maintenance regimens. Blood 53:455
17. Rees JKH, Sandler RM, Challener J, Hayhoe FGJ (1977) Treatment of acute myeloid leukemia with a triple cytotoxic regimen: DAT Br J Cancer 36:770
18. Spiers ASD, Goldman JM (1977) Multiple-drug chemotherapy for acute leukemia. The TRAMPCOL regimen: Results in 81 patients. Cancer 40:20

Behandlungsergebnisse mit Adriamycin/Cytosin-Arabinosid bei unreifzelligen myeloischen Leukämien des Erwachsenen

H. Denz, H. Kratzer, H. Huber und G. Michlmayr*

Durch die Entwicklung neuer Zytostatika bzw. Kombination dieser Substanzen ist es in den letzten 10 Jahren gelungen, die Remissionsraten der unreifzelligen myeloischen Leukämie (AML) des Erwachsenen von bisher 25% auf 60% zu erhöhen [1, 6, 7, 9].

Auch die Remissionsdauer und — in direkter Abhängigkeit davon — die Überlebenszeit der Patienten konnte verlängert werden. Trotzdem sind die Ergebnisse, verglichen mit denen, die bei akuten Leukämien im Kindesalter heute erzielt werden, enttäuschend.

Für die Induktionstherapie der AML wird heute in den meisten Zentren die Kombination Cytosin-Arabinosid/Thioguanin [8, 9, 11] bzw. Cytosin-Arabinosid/Anthracyclinderivat [2–4, 12–14, 17] verwendet, wobei sich bei letzterer Kombination das sog. „7 + 3"-Schema bewährt hat [4, 14]: Cytosin-Arabinosid wird 7 Tage gegeben, wobei die kontinuierliche Dauerinfusion günstigere Ergebnisse zeigt als die kurzzeitige i. v.- oder s. c.-Applikation dieses Zytostatikums. Als zweites Medikament wird Daunomycin in den ersten 3 Tagen gegeben. Die Remissionsrate bei jüngeren Patienten liegt mit dieser Therapie bei 80%. Ähnliche Ergebnisse wurden erzielt, wenn Daunomycin durch Adriamycin ersetzt wurde [12]. Als Vorteil dieser Therapie wurde die Senkung der Kardiotoxizität angeführt, da Adriamycin in dem angegebenen Protokoll etwas niedriger dosiert werden konnte.

Patienten und Therapie

Wir haben seit 1. Januar 1976 31 Patienten mit akuter myeloischer Leukämie behandelt. Bei 27 dieser 31 Patienten war der Therapieeffekt zu beurteilen, 4 verstarben während oder kurz nach dem ersten Therapiestoß. Das Durchschnittsalter der 27 Patienten betrug 45,8 Jahre, im Gegensatz dazu waren die 4 verstorbenen Patienten im Durchschnitt 65,2 Jahre alt.

Die Induktionstherapie wurde mit einer Kombination von Cytosin-Arabinosid (Ara-C) und Adriamycin durchgeführt. Ara-C wurde in einer Dosierung von 100 mg/m^2 in einer Dauerinfusion über 16 h/Tag gegeben, Adriamycin in einer Dosis von 45 mg/m^2 über 3 Tage; bei älteren Patienten reduzierten wir die Adriamycindosis üblicherweise auf 30 mg/m^2. Nach einer Pause, die je nach Regeneration des

* Krankenhaus der Barmherzigen Schwestern, A-4020 Linz/Donau

Tabelle 1. Induktionstherapie der AML mit einer Kombination Adriamycin/Cytosin-Arabinosid

Medikament	Dosis/Tag (mg/m²)	Applikationsform	Zeit
Adriamycin	45 (30)[a]	i.v.	Tag 1 – 3
Cytosin-Arabinosid	100	Infusion	Tag 1 – 7
		1 – 3 Wochen Pause	
Adriamycin	30	i.v.	Tag 1 – 2
Cytosin-Arabinosid	100	Infusion	Tag 1 – 5

[a] Bei Patienten über 60 Jahre Reduktion der Adriamycindosis von 45 mg/m² auf 30 mg/m²

Knochenmarks 1 – 3 Wochen dauerte, wurde ein zweiter Therapiestoß gegeben, und zwar in Form eines „2 + 5"-Schemas, wobei Adriamycin mit 30 mg/m² niedriger dosiert wurde als beim ersten Therapiezyklus (Tabelle 1). Auch die Patienten, die bereits nach dem ersten Therapiestoß eine Remission zeigten, erhielten diesen zweiten Therapiezyklus zur Konsolidierung der erreichten Remission. War eine Remission mit dieser Therapie nicht zu erreichen, wurde ein dritter Therapiezyklus angeschlossen, dann wurde auf andere Therapieschemata umgestellt.

In der Erhaltungstherapie verwendeten wir ein von der CALGB angegebenes Schema mit monatlichen Therapiestößen, wobei jeweils Ara-C mit einer zweiten Substanz kombiniert wurde [14]. Auch bei diesem Schema wurden von uns Modifikationen vorgenommen (Abb. 1), die die Durchführbarkeit der Behandlung erleichterten.

Ergebnisse

Von den 27 auswertbaren Patienten konnten wir bei 14 eine komplette und bei 3 eine partielle Remission erzielen, die Remissionsrate beträgt 63 %. Wurde das Patientengut in zwei Gruppen, Patienten unter 60 und Patienten über 60 Jahre, aufgeteilt, so zeigten sich keine wesentlichen Unterschiede: Bei 20 Patienten unter

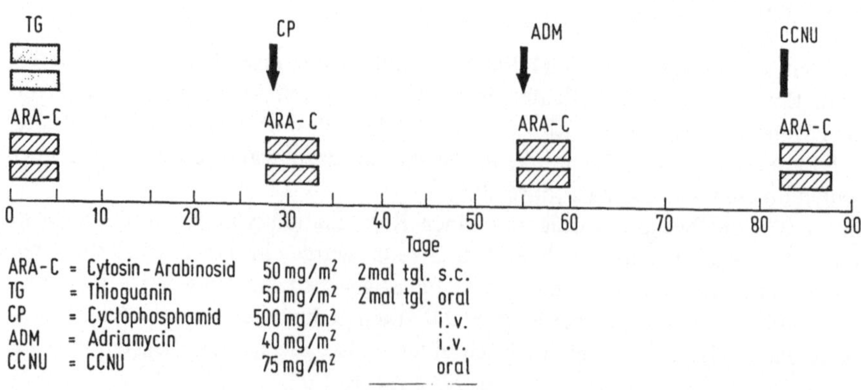

Abb. 1. Erhaltungstherapie der AML. (Mod. nach CALGB)

Tabelle 2. Remissionsdauer und Überlebenszeit

	Alter	n	Remissionsdauer (Monate)	Überlebenszeit (Monate)
	< 60 J.	13	7,92	13,8
Alle Patienten	> 60 J.	4	7,75	9,5
	Gesamt	17	7,9	12,8
	< 60 J.	9	10,2	16,8
Patienten mit	> 60 J.	2	6,5	10,0 +
CALGB-Erhaltung	Gesamt	11	9,5	15,5

60 Jahren erreichten wir in 11 Fällen eine komplette und in 2 Fällen eine partielle Remission, bei den 7 Patienten über 60 Jahren erzielten wir bei 3 Patienten eine komplette, bei einem Patienten eine partielle Remission.

Die Remissionsdauer aller Patienten beträgt bisher im Durchschnitt 7,9 Monate, die Überlebenszeit 12,8 Monate. Auch hier unterscheiden sich die jüngeren Patienten nicht wesentlich von den älteren. Von den Patienten, bei denen eine Remission erzielt wurde, leben noch 6, 4 davon in anhaltender Remission.

Von den 17 Patienten, bei denen eine Remission erzielt wurde, konnten nur 11 konsequent nach dem erwähnten, modifizierten CALGB-Erhaltungsprotokoll behandelt werden, bei den übrigen wurde aus verschiedenen Gründen eine andere Erhaltungstherapie durchgeführt. Letztere stellen eine negative Auslese dar — die Remissionsdauer betrug durchwegs nur wenige Monate —, so daß wir Vergleiche dieser beiden Patientengruppen nicht für zulässig halten. Bei den Patienten, die nach dem CALGB-Protokoll behandelt wurden, liegt die bisherige durchschnittliche Remissionsdauer bei 9,5 Monaten, die Überlebenszeit bei 15,5 Monaten. 5 dieser 11 Patienten sind noch am Leben, 3 davon in anhaltender Remission. In dieser Patientengruppe spielte auch das Alter eine größere Rolle, da die jüngeren Patienten deutlich besser abschnitten als jene über 60 Jahre (Tabelle 2).

Diskussion

Wird die Literatur über die Behandlung unreifzelliger myeloischer Leukämien der letzten Jahre studiert, so scheint die Kombination Ara-C mit einem Anthracyclinderivat eine Standardtherapie zu sein (2–5, 10, 12–14). Diskutiert wird die zusätzliche Gabe von Thioguanin [8], ebenso die Substitution des Daunomycin durch Adriamycin, wobei bei gleicher antileukämischer Wirkung eine geringere Kardiotoxizität angenommen wird [12]. Endgültige Resultate müssen hier wohl noch abgewartet werden. Die erzielten Remissionen mit der genannten Therapie liegen, auch unter Einschluß anderer Zytostatika [15, 16], zwischen 50% und 80%, die Remissionsdauer zwischen 6 und 15 Monaten.

In unserem eigenen Patientengut konnten wir bei 17 von 27 Patienten mit unreifzelliger myeloischer Leukämie eine Remission erzielen. Wesentlich erscheint uns, daß die Ergebnisse bei älteren Patienten, bei denen eine reduzierte Adriamycindosis verabreicht wurde, mit den Ergebnissen vergleichbar waren, die bei jüngeren Patienten erreicht wurden, wenngleich diese Aussage durch größere Fallzahlen untermauert werden müßte. Die Nebenwirkungen waren mit Ausnahme von oft länger anhaltenden aplastischen Phasen und den daraus resultierenden Komplikationen sowie der regelmäßig auftretenden Alopezie gering. Insbesondere konnten wir in unserem Patientengut keine kardiotoxischen Nebenwirkungen des Adriamycins beobachten. Die Remissionsdauer war durch eine etwas modifizierte CALGB-Erhaltungstherapie mit 9,5 Monaten ähnlich, wie sie von anderen Autoren beschrieben wurde [3, 8], bei Auswertung dieser Ergebnisse fiel allerdings auf, daß durch diese Erhaltungstherapie v. a. jüngere Patienten profitierten. Bei Patienten über 60 Jahren ist diese Therapie möglicherweise zu toxisch und muß in Zukunft in reduzierter Dosis verabreicht werden; als Alternative bieten sich Erhaltungstherapien mit weniger toxischen Zytostatika an. Die Überlebenszeit von bisher 16,8 Monaten bei Patienten unter 60 Jahren scheint uns ein wenn auch nicht zufriedenstellendes, so doch akzeptables Ergebnis zu sein.

Literatur

1. Bodey GP, Coltman CA, Freireich EJ, et al. (1974) Chemotherapy of acute leukemia. Arch Intern Med 133:260
2. Brincker H (1972) Treatment of acute myeloid leukaemia with cytosine-arabinoside and daunomycin in combination. Scand J Haematol 9:657
3. Büchner T, Urbanitz D, Hiddemann W, et al. (1979) Intensification of remission induction therapy for acute nonlymphocytic leukemia (ANLL). I. Response and toxicity in four different regimens. Blut 39:133
4. Cavalli F (1978) Forschritte in der Behandlung der akuten Leukämien. Schweiz Med Wochenschr 108:1233
5. Clarkson BD, Dowling MD, Gee TS, et al. (1975) Treatmet of acute leukemia in adults. Cancer 36:775
6. Crowther D, Bateman CJT, Vartan CP, et al. (1970) Combination chemotherapy using L-asparaginase, daunorubicin and cytosine-arabinoside in adults with acute myelogenous leukaemia. Br Med J 4:513
7. Ellison RR, Holland JF, Weil M, et al. (1968) Arabinosyl cytosine. A useful agent in the treatment of acute leucemias in adults. Blood 32:507
8. Gale RP, Cline MJ (1977) High remission induction rate in acute myeloid leukaemia (U.C.L.A. acute study group). Lancet 1:497
9. Gee TS, Yu KP, Clarkson BD (1979) Treatment of adult leukaemia with arabinosylcytosine and thioguanine. Cancer 23:1019
10. Holland JF, Glidewell O, Ellison RR, et al. (1976) Acute myelocytic leukaemia. Arch Intern Med 136:1377
11. Lewis JP, Linman JW, Marshall GJ, et al. (1977) Randomized clinical trial of cytosine arabinoside and 6-thioguanin in remission induction and consolidation of adult nonlymphocytic acute leukemia. Cancer 39:1387
12. Preisler HD, Bjornsson S, Henderson ES (1977) Adriamycin cytosine-arabinoside therapy for adult acute myelocytic leukemia. Cancer Treat Rep 61:89
13. Rai KR, Holland JF, Glidewell OJ (1975) Improvement in remission induction therapy of acute myelocytic leukemia. Proc Am Assoc Cancer Res 16:265
14. Sauter C (1975) Die Therapie der akuten myeloischen Leukämie. Schweiz Med Wochenschr 105:1281
15. Skeel RT, Costello W, Bennett JM et al. (1980) Cyclophosphamide, cytosine arabinoside and methotrexate versus cytosine arabinoside and thioguanine for acute non-lymphocytic leukemia in adults. Cancer 45:224
16. Spiers ASD, Goldman JM, Catovsky D, et al. (1977) Prolonged remission maintance in acute myeloid leukemia. Br Med J 2:544
17. Yates JW, Wallace HJ jr, Ellison RR, et al (1973) Cytosine arabinoside and daunorubicin therapy in acute nonlymphocytic leukemia. Cancer Chemother Rep 57:485

Phänotypische Klassifikation akuter Leukosen durch funktionelle Parameter: Implikationen für Subklassifikation und Prognose

W. Hinterberger, J. Schwarzmaier, E. Pajetta, K. Lechner, E. Neumann, P. Fischer, P. Bettelheim, F. Resch, H. Winterleithner und E. Kabrna*

Die Interpretation klinischer Studien an Patienten mit akuten Leukämien wird dadurch erschwert, daß Patienten mit unterschiedlicher Remissionschance miteinander verglichen werden. Neben einfach zu erfassenden Risikofaktoren (z. B. Patientenalter) wäre die Kenntnis weiterer prognostischer Parameter wünschenswert, da dies einen Vergleich gleicher Risikogruppen in prospektiven Studien ermöglichen würde.

Wir haben in unserem Patientengut simultan 3 funktionelle Parameter von Blastenpopulationen bestimmt und in der Folge geprüft, ob mit Hilfe dieser Parameter ein Hinweis für eine Subklassifikation oder eine prognostische Aussage zu erhalten ist.

Im einzelnen wurde geprüft:

a) In-vitro-Kulturwachstum,
b) Produktion von kolonienstimulierender Aktivität (CSF),
c) Gehalt an terminaler Desoxynukleotidyltransferase (TDT).

Patienten und Methodik

23 Patienten (17 akute Leukämien und 6 Patienten mit Blastenkrisen bei chronischer Myelose) wurden untersucht. Die Freisetzung von CSF und TDT wurde bei allen Patienten geprüft, Knochenmarkkulturen wurden nur von 16 Patienten mit akuter Leukämie durchgeführt. Alle Patienten mit akuter Leukose waren nicht vorbehandelt.

(Akute lymphatische Leukämie: Vincristin, 1,4 mg/m². Tag 1, 7, 14, 20; Prednisolon 350 mg/m², Tag 1 – 10, 100 mg/m², Tag 11 – 20, Wiederholung bis zu 3mal; akute myeloische Leukämie: Adriamycin, 90 mg/m², Tag 1, 2, 3, Cytosin-Arabinosid, 100 mg/m², Tag 1 – 7, kontinuierlich, Wiederholung bis zu 3mal.)

Patienten mit Blastenkrisen wurden mit wöchentlichen Zyklen von Vincristin, 1,4 mg/m², und Prednisolon, 60 mg/m², Tag 1 – 5, behandelt. Das Durchschnittsalter

* 1. Med. Klinik, A-1090 Wien

der Patienten mit akuter Leukämie (M 1 – M 5 nach FAB-Nomenklatur) war 42,5 (17 – 58) Jahre, das der Patienten mit akuter lymphatischer Leukämie 47,5 (20 – 75) Jahre und die Patienten mit Blastenkrisen waren 51,3 (36 – 64) Jahre alt.

Die Knochenmarkkulturen wurden nach der von Pike u. Robinson [10] beschriebenen Technik durchgeführt. Kolonien und Cluster wurden nach 7 Tagen mit einem Umkehrmikroskop gezählt und entsprechend Moore [9] klassifiziert in: 1. Kein Wachstum, 2. Mikrocluster (Aggregate von 3 – 20 Zellen), 3. Makrocluster (Aggregate von 20 – 40 Zellen) und 4. Persistenz von Kolonien, mit erhöhtem Clusteranteil („abnorme Cluster/Colony ratio").

Die Bestimmung der Kolonienstimulierenden Aktivität erfolgte in „Double-layer"-Agar-Kulturen, wobei 10^6 Testzellen im „Feeder layer" inkubiert wurden und nach 2 – 4 Tagen normales Testknochenmark (10^5 FICOLL-separierte Zellen/ml) überschichtet wurde. Die kolonienstimulierende Aktivität wurde im Vergleich mit jeweils 3 „Feeder layers", welche 10^6 mononukleäre Leukozyten gesunder Personen enthielten, berechnet. Einzelheiten der Methodik haben wir kürzlich veröffentlicht [4].

Die TDT wurde nach Modak et al. [8] bestimmt. Bei Anwendung dieser Mikromethode waren nur jeweils $10^6 - 10^7$ Zellen erforderlich. Die Enzymaktivitäten konnten aus den Zellhomogenaten durch Bindung an Phosphozellulose (Whatman P-11) isoliert werden. Das Eluat wurde mit ^{3}H-Desoxyguanosintriphosphat (spez. Aktivität 10^3 cpm/pmol) als Substrat und Oligo (dA) 12 – 18 als Primermolekül auf TDT-Aktivität untersucht. Die spezifischen Enzymaktivitäten wurden aus der Differenz im Einbau von ^{3}H-Desoxyguanosinmonophosphat in Gegenwart und Abwesenheit von Adenosintriphosphat [6], einem spezifischen Hemmstoff der TDT, und in Einheiten pro 10^8 Zellen ausgedrückt (1 Einheit = 1 nMol ^{3}H-dGMP, das in 1 Stunde bei 37° C in das Primermolekül inkorporiert wurde).

Ergebnisse

a) Knochenmarkkulturen: Nach einer Kulturperiode von 7 Tagen wurden bei 6 Patienten mit ALL nur devitale Zellen gefunden. Die Zellen erwiesen sich bei Färbung mit Orcein und anschließender lichtmikroskopischer Beurteilung als pyknotisch, doppelbrechend und inhomogen.
Kulturen von Patienten mit nichtlymphatischen Leukämien zeigten nach 7 Tagen in allen Fällen vitale Zellen. Der Wachstumstyp „kein Wachstum" wurde in 2 Fällen gefunden, der Typ „Mikrocluster" in 2 Fällen, der Typ „Macrocluster" in 2 Fällen und der Typ „abnorme Cluster/Colony ratio" in 4 Fällen.
Die Inzidenz an Vollremissionen ist in Tabelle 1 dargestellt.

b) Die Freisetzung kolonienstimulierender Aktivität (Abb. 1) ist an eine monozytäre Differenzierung leukämischer Blasten gebunden. Im eigenen Krankengut konnten 2 von 4 Patienten mit akuter Monozytenleukämie in eine Vollremission gebracht werden.

Tabelle 1. Vollremissioneninzidenz

Klin. Diagnose (FAB)	Wachstumstyp	Vollremission
M 1, M 1	„Kein Wachstum"	1/2
M 1, M 3	„Mikrocluster"	2/2
M 1, M 5	„Makrocluster"	0/2
M 1, M 4, M 4, M 5	„abnorme Cluster/Colony ratio"	3/4

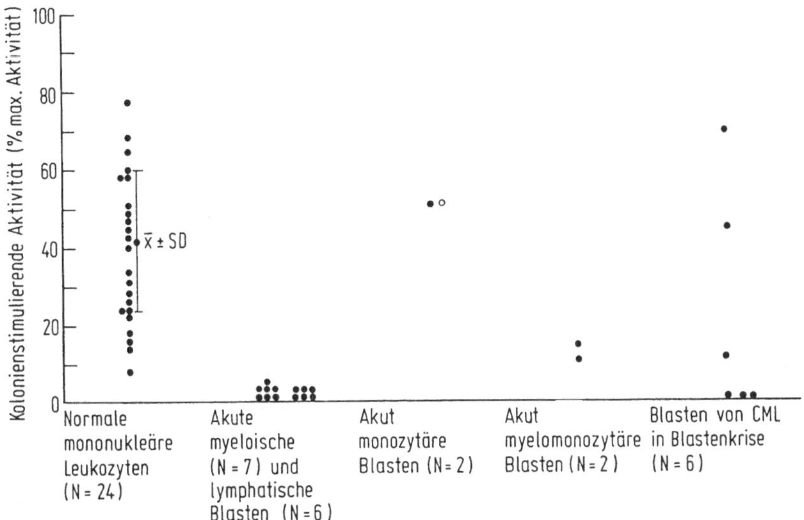

Abb. 1. Freisetzung von kolonienstimulierender Aktivität von normalen mononukleären Leukozyten und leukämischen Blasten

c) Terminale Desoxynukleotidyltransferase (TDT): Die TDT wurde bei 7 Normalpersonen aus mononukleären Zellen des peripheren Blutes und bei Knochenmarkzellen aller Patienten bestimmt (Tabelle 2).

Von 6 Patienten mit ALL wurden einer von 2, deren Blasten TDT-negativ waren, und 4 Patienten, deren Blasten TDT-positiv waren, in Vollremission gebracht. Die 4 Patienten mit TDT-negativer CML-Blastenkrise lebten 1, 2, 2 und 10 Wochen, während 2 Patienten mit TDT-positiver Blastenpopulation 16 und mehr als 60 Wochen nach Eintreten des Vollbildes der Blastenkrise lebten.

Diskussion

Patienten mit akuter Leukämie weisen in Knochenmarkkulturen unter der Einwirkung von CSF heterogene Wachstumsmuster auf [10]. Unter dieser myeloischen Aktivierung können lymphatisch differenzierte Zellen nicht proliferieren und sind am Ende einer 7 Tage dauernden Kultur devital. Myeloisch differenzierte Zellen können aufgrund ihres unterschiedlichen Wachstumsmusters in verschiedene Grup-

Tabelle 2. TDT-Aktivität in Blastenpopulationen

Klinische Diagnose (FAB)	n	TDT-positiv (0,1 w/10^6 Zellen)
Normalfälle	7	0
ALL	6	4
AML (M 1, M 2)	6	1
Pro-AML (M 3)	1	0
AMol (M 4)	2	1
AMMol (M 5)	2	2
CML-Blastenkrise	6	2

pen unterteilt werden. Zunächst findet man vitale Zellen, die sich in der Kultur nicht teilen. Dieser als „No growth“ bezeichnete Wachstumstyp hat eine hohe Remissionschance [1, 9, 13], wenngleich die Abgrenzung gegenüber einem „No-growth-non-vital“-Typ, wie er bei lymphatischen und manchen undifferenzierten Leukämien gefunden wird, schwierig sein kann [9]. Das Wachstum von Mikroclustern (3 – 20 Zellen pro Aggregat) ist mit einer hohen, das Wachstum von Makroclustern (20 – 40 Zellen pro Aggregat) mit einer niedrigen Remissionschance verbunden [1, 9, 13]. Der Typ „abnorme Cluster/Colony ratio“ bedeutet definitionsgemäß die Koexistenz von Kolonien (Aggregate mit mehr als 40 Zellen) mit einer großen Zahl von Clustern. Diesem Typ wird eine eher schlechte Remissionschance beigelegt [9]; im eigenen Krankengut erreichten jedoch 3 von 4 Patienten eine Vollremission. Dieser Wachstumstyp sollte spezifiziert werden, da die gegenwärtig gebrauchte Definition eine funktionelle Heterogenität zuläßt: So kann eine „Kolonie“ einem besonders großen „Makrocluster“ entsprechen; in diesem Falle würde es sich korrekterweise um einen „Macrocluster“typ handeln. Im anderen Falle kann eine „Kolonie“ die Persistenz normaler myeloischer Stammzellen in einer Blastenpopulation bedeuten. Man sollte daher die Zellen einer Kolonie zytologisch auf den Grad ihrer Ausreifung prüfen: Im eigenen Krankengut waren 3 der 4 Patienten dieses Wachstumstyps monozytär differenziert. Wir halten es für möglich, daß durch die autologe Stimulation mit monoblastenkolonienstimulierender Aktivität [3] unkontrollierbare Wachstumsverhältnisse entstehen, die eine andere Wachstumsklassifikation von monozytär differenzierten Leukämien erfordern.

Der kolonienstimulierende Faktor ist das Produkt normaler Zellen der Monozyten-Makrophagen-Reihe und aktivierter T-Lymphozyten (2, 12). Unsere Untersuchungen bestätigen, daß monozytäre Blasten zu einer Freisetzung von kolonienstimulierender Aktivität befähigt sind, zeigen aber keinen Hinweis dafür, daß auch nicht monozytär differenzierte Blastenpopulationen diese Fähigkeit besitzen [11]. Die Blasten von Patienten mit T-ALL setzten in vitro ebenfalls keine Aktivität frei. Die Freisetzung von CSF scheint gut mit anderen Parametern monozytärer Differenzierung zu korrelieren (z. B. Adhärenz an glatten Oberflächen), jedoch nicht mit der semiquantitativen Färbeintensität mit unspezifischer Esterase (F. Resch, W. Hinterberger, Untersuchungen über Adhärenz an glatten Oberflächen normaler und leukämischer Monoblasten, in Vorbereitung). Auch scheint keine unmittelbare Beziehung zur Remissionschance zu bestehen: In einem Krankengut von 70 Patienten konnten 46 in eine Vollremission gebracht werden [14]. Der CSF-Bestimmung kommt daher keine prognostische, sondern nur eine diagnostische Bedeutung zu.

Obgleich die TDT in Zellen verschiedener leukämischer Populationen exprimiert wird (7, und eigenes Krankengut), wird generell angenommen, daß die TDT in Blastenpopulationen einen gemeinsamen zellulären Ursprung und ein gleiches Differenzierungsstadium anzeigt (Übersicht in 5). Von besonderem klinischen Interesse ist die Empfindlichkeit TDT-positiver Blastenpopulationen gegenüber Kortison, die jener von TDT-positiven Lymphozyten der Thymusrinde entspricht. Der Nachweis einer TDT-Aktivität bei CML-Blastenkrisen ermöglicht daher eine Therapiekontrolle unter Vincristin und Prednisolon (5, und eigene Fälle). Der therapeutische Wert einer TDT-Bestimmung bei Patienten mit ALL ist noch wenig gesichert; die Ergebnissse an unseren 6 Patienten lassen noch keinen Trend erkennen. Über die Prognose TDT-positiver akuter myeloischer Leukämien ist noch nichts bekannt [5].

Literatur

1. Beran M, Reizenstein P, Uden AM (1980) Response to treatment in acute non-lymphatic leukaemia: Prognostic value of colony forming and colony stimulating capacities of bone marrow and blood cells compared to other parameters. Br J Haematol 44:39 – 50
2. Golde DW, Cline MJ (1972) Identification of the colony-stimulating cell in human peripheral blood. J Clin Invest 51:2981 – 2985
3. Hinterberger W, Frischauf H, Kletter K, Paukovits WR, Bais P (1977) Humoral function of acute leukaemic blasts. Scand J Haematol 19:121 – 128
4. Hinterberger W, Kabrna E, Schneeweiß B (1980) Die Bestimmung myeloisch determinierter Stammzellen in der hämatologischen Diagnostik. Med Lab (Stuttg) 33:115 – 122
5. Marks SM, McCaffrey R (1980) The significance of terminal transferase in normal and neoplastic hematopoietic cells. In: LoBue, Gordon, Silber, Muggia (eds) Oncology, vol 1. Plenum, New York London (Contemporary haematology, pp 227 – 297)
6. Mertelsmann R, Mertelsmann I, Koziner B, Moore MAS, Clarkson BD (1978) Improved biochemical assay for terminal deoxynucleotidyl transferase in human blood cells: Results of 89 adult patients with lymphoid leukaemias and malignant lymphomas in leukaemic phase. Leuk Res 2:57 – 69
7. Mertelsmann R, Moore MAS, Clarkson BD (1979) Sequential marow culture studies and terminal deoxynucleotidyl transferase activities in myelodysplastic syndromes. In: Schmalzl F, Hellrigl (eds) Preleukemia. Springer, Berlin Heidelberg New York, pp 106 – 118
8. Modak MJ, Mertelsmann R, Koziner B, Pahwa R, Moore MAS, Clarkson BD, Good RA (im Druck) A micromethod for determination of terminal deoxynucleotidyl transferase (Tdt) in the diagnostic evaluation of acute leukaemias. Cancer Clin Oncol
9. Moore MAS (1978) Culture of granulocytic stem cells and its application to clinical problems. In: Silber, LoBue (eds) The year in hematology, 1978. Plenum, New York London, pp 40 – 44
10. Pike BI, Robinson WA (1970) Human bone marrow colony growth in agar gel. J Cell Physiol 76:77 – 84
11. Price GB, Senn JS, McCullough EA, Till JE (1974) Heterogeneity of molecules with low molecular weight isolated from media conditioned by human leucocytes and capable of stimulating colony formation by human granulopoietic progenitor cells. J Cell Physiol 84:383 – 393
12. Ruscetti FW, Chervenick PA (1975) Regulation of the release of colony stimulating activity from mitogen-stimulated lymphocytes. J Immunol 114:1513 – 1517
13. Spitzer G, Verma D, Dicke K, McCredie KB (1978) Culture studies in vitro in human leukemia. In: Freireich, Hersch, Miescher, Jaffe (eds) Leukemia and lymphoma. Grune & Stratton, New York, pp 277 – 304
14. Tobelem G, Jacquillat C, Chastang C et al. (1980) Acute monoblastic leukaemia: A clinical and biologic study of 74 Cases. Blood 55:71 – 77

Philadelphia-Chromosom-positive akute Leukämie[1]

D. K. Hossfeld, L.-D. Leder, O. Wetter, R. Zschaber und C. G. Schmidt*

Das Philadelphia-Chromosom (Ph_1) ist zwar unverändert ein verläßlicher Indikator einer malignen Erkrankung des hämatopoetischen Systems. Es ist aber während der letzten Jahre deutlicher geworden, daß das Ph_1 nicht krankheitsspezifisch ist. Auch mußte die Vorstellung, daß das Ph_1 nur in der myeloisch determinierten Stammzellpopulation vorkommt, modifiziert werden. Bei der Mehrzahl der Patienten manifestiert sich die Ph_1-positive Leukämie als chronische myeloische Leukämie (CML), selten als akute myeloische Leukämie [7], noch seltener als chronische lymphatische Leukämie vom B-Typ [6] oder als multiples Myelom [10]. Häufiger sind Ph_1-positive akute lymphatische Leukämien (ALL) bei Erwachsenen. Bloomfield et al. [1] sowie Catovsky [3] berichteten, daß 25% der ALL bei Erwachsenen Ph_1-positiv sind. Unsere Erfahrungen, die hier mitgeteilt werden sollen, stimmen mit diesen Ergebnissen überein.

Material und Methoden

Zwischen 1975 und 1979 konnten bei 115 Patienten mit akuter Leukämie, das sind etwa 80% aller mit dieser Diagnose eingewiesenen Patienten, Chromosomenanalysen durchgeführt werden. Bei 29 Patienten wurde die Leukämie aufgrund morphologischer und zytochemischer Merkmale als akute lymphatische oder undifferenzierte Leukämie (AUL) klassifiziert. Die Zytochemie umfaßte die Bestimmung von Peroxydase, PAS, α-Naphtholacetat- und Naphthol-AS-D-Chloracetatesterasen sowie saurer Phosphatase. Die Chromosomenanalyse erfolgte an kurzfristig inkubierten Knochenmarkzellen, ausnahmsweise an leukämischen Blutzellen, in der Regel vor Therapiebeginn. Für die Darstellung von Chromosomenbanden wurde Trypsin benutzt. Pro Patient wurden zwischen 25 und 58 Metaphasen analysiert.

Ergebnisse

Das Ph_1 wurde bei 7 von 29 Patienten mit ALL bzw. AUL nachgewiesen. Anläßlich der 3. Internationalen Arbeitstagung über Chromosomen in Leukämien in Lund [9]

---

[1] Mit Unterstützung der Deutschen Forschungsgemeinschaft (SFB 102)

* Abt. Onkologie und Hämatologie der Med. Univ.-Klinik Hamburg-Eppendorf, Westdeutsches Tumorzentrum, Innere Universitätsklinik und Poliklinik, und Institut für Pathologie der Universität Essen

Tabelle 1. Hämatologische Befunde und Therapieergebnisse

Fall Nr.	Alter (Jahre)	Geschl.	Leukozyten ($\cdot 10^9$/l)	Hb (g/dl)	Thrombozyten ($\cdot 10^9$/l)	Blasten (%)	Chemotherapie[a]	Remission	Überlebenszeit (Monate)
1	46	m.	9,0	9,7	150	95	COAP	+	22
2	24	f.	213,0	8,4	22	100	TADP	–	7
3	34	m.	63,0	11,8	50	100	TADP	–	7
4	23	m.	7,6	10,9	21	85	TADP	–	13
5	45	m.	36,7	14,4	189	60	TAD	–	4
6	56	m.	70,5	15,0	121	92	AD	–	4
7	45	f.	223,0	7,0	81	82	AD	–	–

[a] Siehe Text

wurden diese 7 Fälle als ALL reklassifiziert. 2 Fälle ließen sich der L_1-, 5 Fälle der L_2-Kategorie der FAB-Klassifikation zuordnen. Das Durchschnittsalter der Patienten betrug etwa 40 (23 – 56) Jahre; 5 Patienten waren Männer und 2 Frauen.

Die Leukozytenzahl (Tabelle 1) lag zwischen 7,6 und $223 \cdot 10^9$/l, der Durchschnittswerte betrug knapp 90, der Mittelwert $63 \cdot 10^9$/l. Die Durchschnitts- und Mittelwerte für Hämoglobin und Thrombozytenzahl waren 11 g/dl bzw. $85 \cdot 10^9$/l. Der Blastenanteil im Knochenmark schwankte zwischen 60 und 100 %.

Die Induktionstherapie bestand bei 6 Patienten aus Daunomycin, Cytosin-Arabinosid ± Thioguanin und Prednison, bei einem Patienten aus Cytosin-Arabinosid, Cyclophosphamid, Vincristin und Prednison (Tabelle 1). Nur der letztere Patient erreichte eine Remission, die 9 Monate dauerte; er überlebte 22 Monate. Bei den übrigen Patienten konnte auch mit anderen Chemotherapiekombinationen keine Remission erzielt werden; sie starben 1 – 11 Monate, im Mittel 5,5 Monate nach Diagnosestellung an den Folge ihrer Erkrankung.

Die modale Chromosomenzahl (Tabelle 2) der abnormen Klone war diploid in

Tabelle 2. Zytogenetische Befunde bei Diagnose .(S = Hauptklon, s = Nebenklon)

Fall Nr.	Zahl der Metaphasen: gesamt	normal	Ph_1-positiv	Ph_1-positiv zusätzliche Anomalien	Karyotypische Befunde
1	25	16	9	0	S 46, t (9; 22) S 46, t (1; 14), t; (9; 22)
2	41	0	41	41	s 46, t (1; 14), 11q+, t (9; 22) s 47, t (1; 14), t (9; 22), +22q–
3	58	25	33	33	S 46, –5, –6, –8, –9, +10, +11, –15, +16, 22q–, mar
4	25	0	25	2	S 46, t (9; 22) s 51, +1, +5, +7, +7p+, t (9; 22), +22q–
5	25	17	8	8	S 46, 8p+, t (9; 22)
6	25	6	19	4	S 45, –2C, mar, Ph_1 s 44, –B, –2C, mar, Ph_1
7	36	16	20	20	S 46, Fq-, Ph_1

6 Fällen und hypodiploid in einem Fall. Bei 3 Fällen wurden Nebenklone gefunden, deren Anteil zwischen 10 und 30% der abnormen Metaphasen ausmachte. Bei 5 Fällen waren 30–65% der Metaphasen normal. Bei 6 der 7 Fälle wies der Ph_1-positive Klon zusätzliche Anomalien auf.

Chromosomenbandenanalysen konnten bei 5 Fällen gemacht werden. Sie ergaben, daß das Ph_1 in 4 Fällen mit der Standardtranslokation t (9; 22) einherging. In einem Fall (Nr. 3), der durch umfangreiche zusätzliche Anomalien gekennzeichnet war, gelang es nicht, den Translokationstyp zu identifizieren.

Diskussion

Vorausgesetzt, daß alle von uns initial als AUL klassifizierten Leukämien den lymphatischen zugeordnet werden können, entsprechen die Ergebnisse denen von Bloomfield et al. [1] sowie Catovsky [3]. Man kann also davon ausgehen, daß etwa 25% der ALL im Erwachsenenalter Ph_1-positiv sind. Diese Befunde bedürfen jedoch der Bestätigung anhand größerer, prospektiv untersuchter Patientenkollektive. Bei Kindern scheint die Ph_1-positive ALL seltener zu sein.

Um herauszufinden, ob die Ph_1-positive ALL auch in klinisch-hämatologischer und prognostischer Hinsicht eine Einheit bildet, wurden entsprechende Befunde mit denen einer vergleichbaren Ph_1-negativen Patientengruppe korreliert [2, 5]. Wir haben eine derartige Analyse nicht vorgenommen. Jedoch deuten auch unsere Beobachtungen darauf hin, daß die Ph_1-positive ALL bei Männern häufiger vorkommt, daß sie mit höheren Leukozyten- und Thrombozytenzahlen einhergeht und daß die Prognose schlecht ist. Es bleibt zu bestätigen, inwieweit das Ph_1 ein unabhängiger prognostischer Faktor ist [2] und ob die prognostische Bedeutung dem Ph_1 speziell oder dem abnormen Chromosomenstatus im allgemeinen zukommt [7].

Neben dem Ph_1 können die Blasten bei ALL und bei der lymphatischen Blastenphase der CML auch immunologische und enzymatische Gemeinsamkeiten haben. Darüber hinaus wurden Fälle von Ph_1-positiver ALL beschrieben, die nach Erreichen einer Remission in eine Ph_1-positive CML übergingen und bei denen die Blasten im Rezidiv myeloische Charakteristika aufwiesen (Übersicht in 3 und 8). Eine ähnliche Situation deutete sich bei unserem Fall Nr. 1 an, dessen Knochenmarkzellen während der Remission bei 90%iger Ph_1-Positivität auf der Agarplatte das Wachstumsverhalten einer CML zeigten und im Rezidiv α-Naphtholacetat- und AS-D-Chloracetatesterase-positiv waren. Bemerkenswert ist auch, daß akute Leukämien mit fast haploider Chromosomenkonstitution bisher immer Ph_1-positive ALL oder lymphoide Blastenphasen waren [4]. Andererseits wurde namentlich unter Hinweis auf die zytogenetischen Befunde die Verschiedenartigkeit der Ph_1-positiven ALL von der Blastenphase der CML betont. So werden normale Metaphasen während der Blastenphase der CML so gut wie nie gefunden, bei der Ph_1-positiven ALL dagegen häufig. Die Reversion zu einem normalen, Ph_1-negativen Status gelingt bei Patienten mit Blastenphase nicht, wohl bei einem beträchtlichen Teil der Patienten mit ALL. Die Chromosomenanomalien während der Blastenphase sind vorwiegend numerischer, bei der ALL dagegen struktureller Art. Ob aber diese Beobachtungen tatsächlich tiefgreifende Unterschiede hinsichtlich der Pathogenese und der beteiligten Stammzellklasse reflektieren, ist unklar. Sie könnten lediglich

Folge der der Blastenphase vorausgehenden mehrjährigen chronischen Phase sein, während der sich auch unter dem Einfluß der Chemotherapie Selektionsprozesse abspielen und der normale Stammzellspeicher erschöpft wird. Wichtiger als die Frage nach der Targetzelle für die Induktion des Ph_1 scheinen Untersuchungen zu sein, welche der Aufklärung der Faktoren dienen, die die Differenzierung der Stammzellen regulieren.

Literatur

1. Bloomfield CD, Lindquist LL, Brunning RD, Yunis JJ, Coccia PF (1978) The Philadelphia chromosome in acute leukemia. Virchows Arch [Cell Pathol] 29:81 – 91
2. Bloomfield CD, Brunning RD, Smith KA, Nesbit ME (1980) Prognostic significance of the Philadelphia chromosome in acute lymphocytic leukemia. Cancer Genet Cytogenet 1:229 – 238
3. Catovsky D (1979) Ph^1-positive acute leukaemia and chronic granulocytic leukaemia: One or two diseases? Br J Haematol 42:493 – 498
4. Kaneko Y, Sakurai M (1980) Acute lymphocytic leukemia (ALL) with near-haploidy. A unique subgroup of ALL? – Cancer Genet Cytogenet 2:13 – 18
5. Priest JR, Robinson LL, McKenna RW et al. (1980) Philadelphia chromosome positive childhood acute lymphoblastic leukemia. Blood 56:15 – 22
6. Rolović Z, Círíc M (1974) Letter to the editor. Blood 44:623 – 624
7. Rowley JD (1980) Ph^1-positive leukaemia, including chronic myelogenous leukaemia. Clin Haematol 9:55 – 86
8. Sandberg AA, Kohno, S, Wake N, Minowada J (1980) Chromosomes and causation of human cancer and leukemia. XLII. Ph^1-positive ALL: an entity within myeloproliferative disorders? Cancer Genet Cytogenet 2:145 : 174
9. Third international Workshop on chromosomes in leukemia. Chromosome abnormalities in acute lymphoblastic leukemia. Cancer Genet Cytogenet (im Druck)
10. Van den Berghe H, Louwagie A, Broeckaert van Orshoven A, David G, Verwilghen R, Michaux JL, Sokal G (1979) Philadelphia chromosome in human multiple myeloma. J Natl Cancer Inst 63:11 – 16

Erste Ergebnisse einer überregionalen kooperativen Therapiestudie bei kindlichen akuten myeloischen Leukämien*

U. Creutzig[1], G. Henze[2], H. J. Langermann[2], J. Ritter[1], J. Treuner[3], H. Riehm[2] und G. Schellong[1]

Die akute myeloische Leukämie (AML) ist bei Kindern wesentlich seltener als die akute lymphatische Leukämie (ALL): das Verhältnis beträgt 1:5 – 6. Die Prognose mit einer Überlebenszeit im Mittel von 10 Monaten und einer Remissionsdauer von durchschnittlich 6 Monaten wurde bisher ähnlich wie bei den Erwachsenen als sehr schlecht angesehen [12].

Die Therapieergebnisse bei 23 AML-Patienten der Universitäts-Kinderklinik Münster, die in den Jahren 1974 – 1978 mit dem Westberliner ALL-Protokoll [10] oder einer für die AML modifizierten Form behandelt worden waren, gaben Anlaß zu der Studie, die hier vorgestellt wird [11]. Bis Ende September 1980 sind von der Gesamtgruppe der Münsteraner Patienten noch 9 der 23 Kinder am Leben und in kontinuierlicher kompletter Remission (CCR) (Abb. 1). Damit weist die Gesamt-

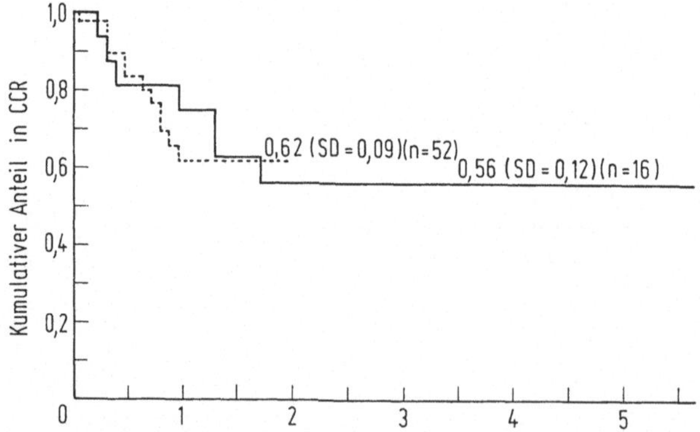

Abb. 1. Analyse der Remissionsdauer nach der Life-table-Methode bei der Gesamtgruppe der Münsteraner Vorserie (durchgezogene Kurve, ohne Nonresponder und ohne interkurrente Todesfälle, n = 16) und bei der bisherigen Gesamtgruppe der kooperativen Studie (gepunktete Kurve, ohne Non-responder und ohne interkurrente Todesfälle, n = 52)

---

* Gefördert durch den Bundesminister für Forschung und Technologie

[1] Universitäts-Kinderklinik Münster

[2] Universitäts-Kinderklinik Berlin

[3] Universitäts-Kinderklinik Tübingen

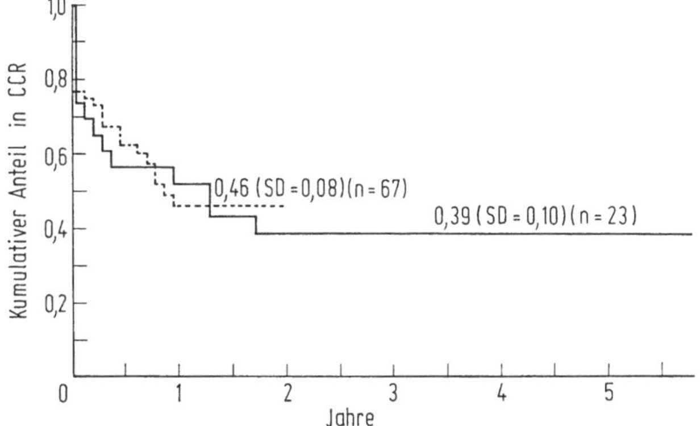

Abb. 2. Analyse der Remissionsdauer nach der Life-table-Methode bei den Remissionspatienten der Münsteraner Vorserie (durchgezogene Kurve, Gesamtgruppe, n = 23) und bei der bisherigen Remissionsgruppe der kooperativen Studie (gepunktete Kurve, Gesamtgruppe, n = 67)

gruppe (einschließlich der Nonresponder und interkurrenten Todesfälle) eine CCR-Rate von 0,39 (SD = 0,10) nach über $5^1/_2$ Jahren auf. Bei den 16 Patienten, die in Remission gekommen und nicht an interkurrenten Erkrankungen verstorben sind (Remissionsgruppe), liegt die Rate der kontinuierlichen kompletten Remission bei 0,56 (SD = 0,12) (Abb. 2). Das späteste Rezidiv trat 19 Monate nach Eintritt der Remission auf. Die mittlere Remisisonsdauer aller 16 Kinder beträgt 24 Monate, diejenige der 9 Langzeitüberlebenden 39 Monate.

Patienten und Therapie

Seit November 1978 nehmen in der Bundesrepublik 20 Kinderkliniken an einer kooperativen Therapiestudie BFM 78 für die akuten myeloischen Leukämien im Kindesalter teil. Es handelt sich um die Universitäts-Kinderkliniken Berlin, Düsseldorf, Essen, Frankfurt, Freiburg, Gießen, Göttingen, Hamburg, Hannover, Heidelberg, Homburg/Saar, Kiel, Köln, München, Münster, Tübingen sowie um die Städtischen Kinderkliniken Bremen, Mannheim, Nürnberg, Worms. Am Stichtag (1. Oktober 1980) waren 67 zuvor unbehandelte Patienten im Alter von 4 Monaten bis 16 Jahren in die Studie aufgenommen. Die Diagnose der AML basiert auf dem morphologischen Bild des primären Knochenmarkaustrichs und den zytochemischen Reaktionen (Peroxydase-, α-Naphthylacetatesterase-, Perjodsäure-Schiff- und Saure-Phosphatase-Reaktion). Voraussetzung für die Aufnahme der Patienten ist eine Bestätigung der Anfangsdiagnose „AML" anhand der Knochenmarkaustriche durch die Studienleitung und einem nicht an der Studie beteiligten Hämatologen*.

* Wir danken Herrn Prof. Löffler, Giessen und Kiel, für die Durchsicht sämtlicher Knochenmarkpräparate

Tabelle 1. Aufschlüsselung der bisherigen Patienten der kooperativen AML-Therapiestudie BFM 78 nach dem morphologischen Typ.
(*AMBL* = akute Myeloblastenleukämie, *APL* = akute Promyelozytenleukämie, *AMML* = akute myelomonozytäre Leukämie, *AMoL* = akute Monozytenleukämie, *EL* = Erythroleukämie)

	n
AMBL	31
APL	2
AMML	14
AMoL	17
EL	3
Gesamt	67

Die Aufgliederung nach morphologischen Untergrurppen ist in Tabelle 1 dargestellt. Auffallend ist der im Vergleich zu Erwachsenen hohe Anteil an monozytären Leukämien (AMoL).

Der Therapieplan der AML-Studie wurde nach dem Muster des Westberliner ALL-Protokolls [10] unter besonderer Berücksichtigung der bei den akuten myeloischen Leukämien wirksamen Substanzen modifiziert. Nach einer Vorphase mit Thioguanin und Cytosin-Arabinosid zur Reduzierung der Leukämiezellmasse folgen zwei intensive, jeweils 4wöchige Behandlungsphasen mit einer Kombination von insgesamt 7 Zytostatika und prophylaktischer ZNS-Bestrahlung (Abb. 3). Die Dauertherapie über 2 Jahre besteht aus der täglichen Gabe von Thioguanin, dazu alle 4 Wochen ein Cytosin-Arabinosid-Block über 4 Tage und alle 8 Wochen einmal Adriamycin im ersten Jahr [11].

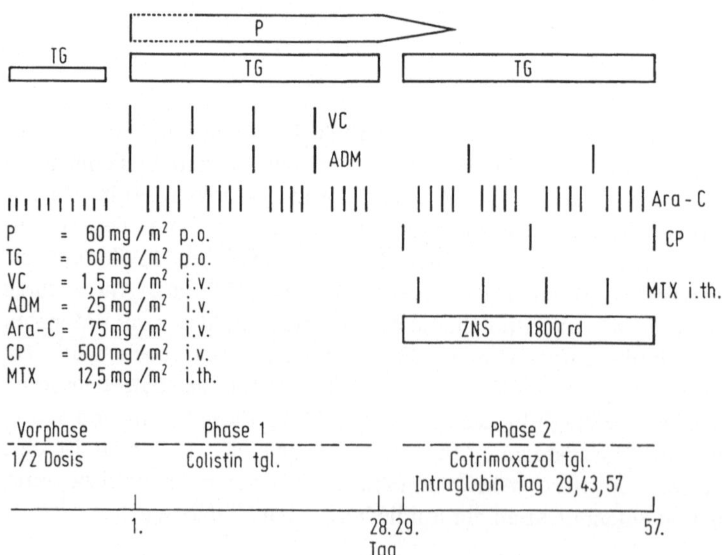

Abb. 3. Schematische Darstellung der Initialtherapie der kooperativen AML-Therapiestudie BFM 78 für Kinder.
(*P* = Prednison, *TG* = Thioguanin, *VC* = Vincristin, *ADM* = Adriamycin, *Ara-C* = Cytosin-Arabinosid, *CP* = Cyclophosphamid, *MTX* = Methotrexat)

Tabelle 2. Vorläufige Behandlungsergebnisse bei den Patienten der kooperativen AML-Therapiestudie BFM 78. (Stichtag: 1. Oktober 1980)

	n
Frühtod durch Blutung	7
Frühe Therapietodesfälle	2
Nonresponder	3
Remission erreicht	55
Verstorben in CCR	3
Rezidive	12
In CCR	40
Gesamt	67

Ergebnisse

Die Laufzeit der Studie beträgt erst 23 Monate, so daß die bisherigen Ergebnisse nur eine Zwischenbilanz geben können. Von den 67 Patienten haben 55 (82%) eine Vollremission erreicht, im Mittel nach 38,5 Tagen (12–180 Tage) (Tabelle 2). 7 Kinder starben an frühen Hirnblutungen, 2 Patienten erlagen früh und 3 später nach Remissionseintritt therapiebedingten Komplikationen. Die 3 Nonresponder gehören vom morphologischen Typ her zu den akuten myelomonozytären Leukämien. Bisher sind 12 Rezidive aufgetreten: 10 hämatologische, ein kombiniertes Knochenmark-Hoden-Rezidiv und ein Hautrezidiv, jedoch kein ZNS-Rezidiv. In erster kontinuierlicher kompletter Remission befinden sich 40 Kinder seit 1–22 Monaten.

Nach der Life-table-Methode berechnet beträgt der kumulative Anteil in CCR – bezogen auf die Gesamtgruppe von 67 Patienten – 0,46 (SD = 0,08) (Abb. 1) und bei den 52 Patienten der Remissionsgruppe 0,62 (SD = 0,09) nach 22 Monaten (Abb. 2).

Die Nebenwirkungen, bedingt durch die Therapie und durch die Grundkrankheit selbst, bestanden in der Initialphase besonders aus Blutungskomplikationen und

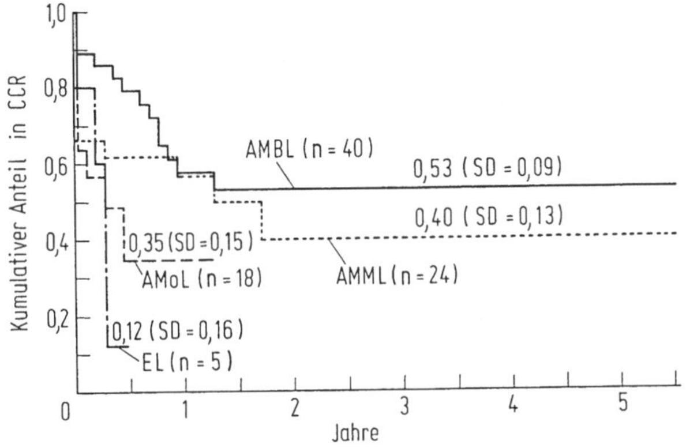

Abb. 4. Analyse der Remissionsdauer nach der Life-table-Methode bei der Gesamtgruppe der Müsteraner Vorserie zusammen mit den bisherigen Patienten der kooperativen Studie BFM 78, aufgegliedert nach morphologischen Untergruppen. (Abkürzungen: s. Tabelle 1)

aus den Folgen der Knochenmarkdepression mit Granulo- und Thrombopenie, Anämie und Infektionen, von denen Sepsis, atypische Pneumonien sowie Abszesse und Phlegmonen erwähnt werden sollten.

Bei Analyse der Patienten der neuen Studie zusammen mit den Kindern der Münsteraner Vorserie läßt sich eine Abhängigkeit der Prognose vom morphologischen Typ erkennen (Abb. 4). Nach der Life-table-Methode berechnet liegt der kumulative Anteil in CCR nach $5^1/_2$ Jahren bei der Gesamtgruppe der akuten Myeloblastenleukämien (n = 40) am höchsten mit 0,53 (SD = 0,09). Es folgen die myelomonozytären Leukämien (n = 24) mit 0,40 (SD = 0,13). Bei den Monozytenleukämien (n 18) ist die Frühtodesrate und die Anzahl der Rezidive hoch, so daß sich eine ungünstige Prognose ergibt; 8 der 18 Patienten sind in Remission, jedoch erst seit 1 – 14 Monaten. Von den wenigen Patienten mit Erythroleukämie (n = 5) und Promyelozytenleukämie (n = 3) ist jeweils nur ein einziger Patient in Remission.

Diskussion

In der AML-Therapiestudie für Kinder haben bislang 82% der Patienten eine Remission erreicht. Diese Rate kann mit den höchsten, in der Literatur erwähnten Angaben von 60 – 85% bei Erwachsenen verglichen werden [3, 8, 9, 14]. In der VAPA-Studie, die sowohl kindliche als auch erwachsene Patienten umfaßt, liegt die Rate der nach 4 Wochen erreichten Remission bei 70% [14]. Patienten, die nach 2 Behandlungskursen von jeweils 14 Tagen keine Vollremission erreicht haben, werden in dieser Studie nicht in die ausgewertete Remissionsgruppe aufgenommen, während bei uns auch Patienten mit später Vollremission und damit wahrscheinlich ungünstigerer Prognose als Remissionspatienten definiert sind.

Die Zahl der Frühtodesfälle durch Hirnblutungen ist in unserer Studie mit 11% hoch, sie entspricht aber den allgemeinen Erfahrungen bei den myeloischen Leukämien [1, 4], ebenso die der therapiebedingten Todesfälle von 8% [14]. Dagegen sind nur wenige echte Non-responder zu verzeichnen.

Die mit der Life-table-Methode errechnete CCR-Quote für die in Remission gekommenen Patienten nach fast 2 Jahren beträgt 62% und entspricht damit dem Verlauf der Vorserie (Abb. 2), in der die Remissionserwartung nach $5^1/_2$ Jahren bei 56% liegt. Die entsprechenden Ergebnisse der VAPA-Studie liegen bei 49% nach 2 Jahren [14]. Üblich waren bisher bei internistischen AML-Patienten, die in Remission gekommen sind, CCR-Raten unter 20% nach 3 Jahren [2, 5 – 7, 13].

Auffällig ist, daß in unserer Studie bisher kein ZNS-Rezidiv zu verzeichnen ist, während in der VAPA-Studie, die keine prophylaktische Schädelbestrahlung vorsieht, die Hälfte der Rezidive bei Kindern im ZNS aufgetreten sind [7 von 14 Rezidiven]. Dieser Vergleich bestätigt unsere Auffassung, daß bei verbesserter Induktionstherapie und damit verlängerter Remissionsdauer zumindest bei Kindern eine ZNS-Prophylaxe wie bei den akuten lymphatischen Leukämien sinnvoll ist.

Nach unseren Daten hängt die Prognose entscheidend vom morphologischen Typ ab. Die Remissionserwartung ist bei den Myeloblastenleukämien besser als bei den myelomonozytären. Die reinen Monozytenleukämien schneiden deutlich schlechter ab.

Ingesamt rechtfertigen die bisherigen Ergebnisse das besonders in der Anfangsphase sehr intensive therapeutische Vorgehen. Es sollte darauf hingewiesen werden, daß das Therapieprotokoll wegen der starken Knochenmarkaplasie und der schweren Infektionen nur erfahrenen Kliniken vorbehalten bleiben sollte.

Literatur

1. Burge PS, Richards JDM, Thrompson DS, Prankered TAJ, Sare M, Wright P (1975) Quality and quantity of survival in acute leukemia Lancet 2:621
2. Clarkson BD, Dowling MD, Gee TS, Cunningham IB, Burchenal JH (1975) Treatment of acute leukemia in adults. Cancer 36:775
3. Gale RP, Cline MJ (1977) High remission-induction rate in acute myeloid leukemia. Lancet 2:497
4. Hersh EM, Bodey GP, Vies BA, Freireich EJ (1965) Causes of death in acute leukemia. A ten year study of 414 patients from 1954 – 1963. JAMA 193:99
5. Manaster J, Cowan DH, Curtis JE, Hasselbach, R, Bergsagel DE (1975) Remission maintenance of acute nonlymphoblastic leukemia with BCNU and cyclophosphamide. Cancer Chemother Rep 59:537
6. Peterson BA, Bloomfield CD (1977) Prolonged maintained remissions of adult acute nonlymphoblastic leukemia. Lancet 2:158
7. Powles RL, Russell J, Lister TA et al. (1977) Immuntherapy for acute myelogenous leukemia. A controlled clinical study 2,5 years after entry of the last patient. Br J Cancer 35:265
8. Preisler HD, Rustum Y, Henderson ES et al. (1979) Treatment of acute nonlymphocytic leukemia: Use of anthracycline-cytosine-arabinoside induction therapy and comparison. Blood 53:455
9. Rees JKH, Sandler RM, Challener J, Hayhoe FGJ (1977) Treatment of acute myeloid leukemia with a triple cytotoxic regimen: DAT. Br J Cancer 36:770
10. Riehm H, Gadner H, Welte K (1979) Die West-Berliner Studie zur Behandlung der akuten lymphoblastischen Leukämie des Kindes. – Erfahrungsbericht nach 6 Jahren. Klin Paediatr 191:89
11. Scheer U, Schellong G, Riehm H (1979) Verbesserte Prognose der akuten myeloischen Leukämien bei Kindern nach intensivierter Anfangstherapie. Klin Paediatr 191:104
12. Sun-I-Choi M, Simone JV (1976) Acute nonlymphocytic leukemia in 171 children. Med Pediatr Oncol 2:119
13. Weil M, Jacquillat CI, Gemmon-Auclerc MF, Chastang CL, Izrael V, Boiron M, Bernard J (1976) Acute granulocytic leukemia: treatment of the disease. Arch Intern Med 136:1389
14. Weinstein HJ, Mayer RJ, Rosenthal DS, Camitta BM, Coral FS, Nathan DG, Frei E (1980) Treatment of acute myelogenous leukemia in children and adults. N Engl J Med 303:473

Immuntherapie der akuten Leukämie

Th. Büchner und D. Urbanitz*

Im Gegensatz zu der erfolgreichen Behandlung der akuten lymphatischen Leukämie (ALL) im Kindesalter befindet sich die Therapie der akuten myeloischen Leukämie (AML) des Erwachsenen heute noch vor der Grenze zur Heilung. Diese mag bereits punktuell überschritten sein, ohne daß Fallzahlen und Beobachtungszeit bisher den Beweis erbrachten. Als realistisches Bild der Gesamtsituation haben sicher noch Gültigkeit die Daten aus 11 namhaften Zentren in Veröffentlichungen zwischen 1975 und 1979, einer Zeit, in der heute gängige Behandlungsverfahren längst zur Verfügung standen. Hier ergaben sich durchschnittliche Überlebenszeiten aller behandelten Patienten zwischen 2,5 und 16 Monaten. Mehr als 3 Jahre überlebten 5 – 20 %, im Mittel 8,6 % von insgesamt 1 155 Patienten [7, 8, 10, 15, 19 – 22, 29, 30].

Unspezifische Immuntherapie

Unter den wenigen hoffnungsvollen Neuansätzen der letzten Jahre für die Remissionsverlängerung ist zweifellos die Immuntherapie zu nennen (Übersicht bei 4). Mathé et al. [16, 17] griffen als erste in der Klinik die unspezifische Immunstimulation mit Bacillus Calmette-Guérin [BCG] und die spezifische Immunstimulation

Tabelle 1. Unspezifische Immuntherapie der AML mit BCG

Autoren	Jahr	Erhaltungstherapie	n	1. Remission (Monate)	p
Gutterman et al.	1974 [11]	ChIT	14	16,5 +	0,04
		ChT	21	13,8	
Murphy et al.	1978 [18]	ChIT		21,1	n.s.
		ChT		13,8	
Vogler u. Chan	1974 [26]	ChIT	18	9,1	< 0,002
		ChT	23	6,0	
Vogler et al.	1978 [27]	ChIT	24	9,2	n.s.
		ChT	30	7,3	
Vu Van et al.	1978 [28]	ChIT	31	15	n.s.
		ChT	32	12	
Whittaker u. Slater	1977 [31]	ChIT	18	6,9	n.s.
		ChT	19	5,3	

* Medizinische Klinik und Poliklinik der Universität Münster

mit Leukämiezellen auf und fanden eine wesentliche Remissionsverlängerung bei Patienten mit ALL; nach 8 Jahren waren mit Immuntherapie noch 7 von 20 Patienten in Remission, in der Kontrollgruppe jedoch kein Patient mehr. Dieser Effekt konnte zumindest für BCG bei ALL durch 3 weitere Studien nicht reproduziert werden. Bei ALL hat die Immuntherapie bisher anhand klinischer Daten keine ausreichende Stütze.

Anders bei Patienten mit AML. Bereits die unspezifische Immunstimulation mit BCG (Tabelle 1) ergab in 6 kontrollierten klinischen Studien einen einheitlichen Trend, teils einen signifikanten Vorteil zugunsten der Chemoimmuntherapie (ChIT). Faßt man diese Resultate zusammen [4], dann findet sich unter Chemoimmuntherapie mit BCG eine Remissionsverlängerung im Bereich eines Faktors von 1,19 – 1,52.

Powles et al. [20] (Tabelle 2) kombinierten die unspezifische Immunstimulation durch BCG mit der spezifischen Stimulation durch allogeneische Leukämiezellen. Diese Therapie erbrachte v. a. eine Verlängerung der Überlebenszeit (ÜLZ) in der Immuntherapiegruppe, und zwar durch häufigere und verlängerte Zweit- und Drittremissionen der Patienten nach Rezidiv. In einer kooperativen schwedischen Studie wurde dieser Effekt voll bestätigt, nicht dagegen in einer weiteren monozentrischen Studie. Die Übersicht dieser Ergebnisse – einschließlich einer Studie über Corynebacterium parvum anstelle von BCG – ergibt, daß unter Immuntherapie die Remissionsdauer um einen Faktor zwischen 0,66 und 2,81, die Überlebenszeit um einen Faktor zwischen 0,85 und 2,13 verändert war. Die Langzeitergebnisse der Immuntherapie nach Powles sind allerdings enttäuschend mit nur 10% der Patienten in 1. Remission nach 2 Jahren.

Spezifische Immuntherapie nach Bekesi und Holland

Erst diese Immuntherapie (1, Übersicht bei 4) brachte wesentlich bessere Ergebnisse. Die Autoren gaben den Patienten in kompletter Remission neben einer Erhaltungschemotherapie alle 4 Wochen intrakutane Injektionen von allogeneischen leukämischen Blasten. Das eigene Konzept der Autoren bestand darin, daß die Blasten mit Neuraminidase behandelt wurden (wodurch ihre Immunogenität erhöht wurde), daß eine Dosis von jeweils 10^{10} Zellen (der 10fachen Zahl gegenüber anderen

Tabelle 2. Unspezifisch-spezifische Immuntherapie der AML mit allogenen Blasten + BCG oder C. parvum[a]

Autoren	Jahr	Erhaltungstherapie	n	(Monate) 1 CR	p	ÜLZ	p	in CR nach
Powles et al.	1977 [20]	ChIT	28	10	n. s.	16,7	0,03	10% 2 Jahren
		ChT	22	6,3		8,8		15%
Lindemalm et al.	1978 [14]	ChIT	22	15,2	n. s.	24,1	0,05	
		ChT	20	5,4		11,3		
Carcassonne et al.	1978 [6]	ChIT	17	9	n. s.	18	n. s.	
		ChT	14	13,5		21		
Gale	1979 [9]	ChIT[a]		20,6+	n. s.	20,6+	n. s.	
		ChT		14		16,1		

Immuntherapiekonzepten) verabreicht wurde und daß die intrakutanen Injektionen jeweils an 48 Hautstellen im Gebiet großer Lymphknotengruppen vorgenommen wurde. Die Chemoimmuntherapiegruppe hatte eine signifikante Verlängerung der Remissionsdauer (22,5 Monate gegenüber 8 Monaten bei alleiniger Chemotherapie); erstmals wurde auch eine beträchtliche Rate an Langzeitremissionen durch Immuntherapie erzielt.

Abbildung 1 zeigt die Ergebnisse der Immuntherapie (IT) nach Bekesi und Holland [1] verglichen mit therapeutischen Alternativen. 11 (46%) der Patienten unter IT befinden sich seit 2½–6 Jahren in erster kompletter Remission (CR). Herausragend erscheinen weiterhin Ergebnisse der Androgentherapie [13] für erwachsene Patienten unter 50 Jahren. Beide Ergebnisse sind noch vorläufig. Die Androgentherapie wird z. Z. in einer kontrollierten Studie der EORTC geprüft. – Unter intermittierender, monatlicher Erhaltungschemotherapie (ChT Münster, 5) betrug die mediane Remissionsdauer 10,5 Monate. Die Erhaltungstherapie wurde nach 1–1½ Jahren abgebrochen. 3 Patienten (20%) sind noch in CR seit über 4 Jahren. Das Ergebnis kann als typisch für diese Therapieform angesehen werden. – Nach einem einzigen Zyklus einer intensiven Induktionstherapie ohne weitere Therapie in Remission [25] war die Remissionsdauer vergleichsweise günstig mit mehreren Langzeitremissionen. Die Bedeutung einer Erhaltungschemotherapie für die Remissionsdauer erscheint nach wie vor offen [4]. – Late-intensification-Therapie [3] mit anschließender Beendigung der Erhaltungschemotherapie bei 19 Patienten mit AML in mindestens einjähriger kompletter Remission ergab bei 14 Patienten anhaltende Remission nach mindestens einem weiteren Jahr und im Mittel fast 2 Jahren. Hierzu ist die Ausgangszahl der in CR gekommenen Patienten nicht mitgeteilt. – Hier aufzuführen sind auch die Langzeitergebnisse bei erwachsenen Patienten mit AML nach Knochenmarktransplantation [24]. Diese Therapie, in erster CR angewandt, erbrachte 8 Patienten (57%) in anhaltender CR nach 22–43 Monaten und, im Rezidiv angewandt, 6 Patienten (11%) in anhaltender CR seit 4½–7½ Jahren. Die günstigen Ergebnisse der Marktransplantation in Remission, einem kleinen Teil jüngerer Patienten vorbehalten, bedürfen weiterer Bestätigung.

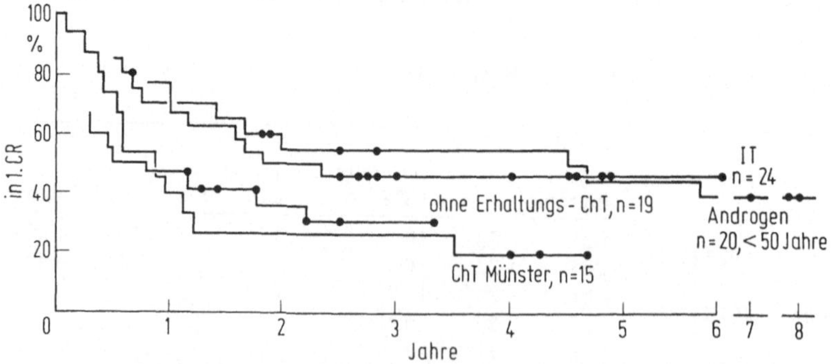

Abb. 1. Synopsis der Ergebnisse verschiedener Therapiekonzepte der AML als kumulative Verteilung der Remissionsdauer. Die Daten beschränken sich auf erwachsene Patienten. Die geschlossenen Kreise bezeichnen Patienten in anhaltender 1. CR

Die Immuntherapie nach Bekesi und Holland (Übersicht bei 4), klinisch einer der erfolgreichsten Ansätze, erscheint in mehrfacher Hinsicht als das konsequenteste Konzept der Immuntherapie. Seine antileukämische Wirkung wurde zuvor im Tierversuch belegt, und zwar im Sinne einer Kreuzreaktion gegen einen Leukämietyp nach Immunisierung mit einem anderen. Die Blastendosis beim Menschen wurde durch Hauttests ermittelt. Unerwünschte Enhancementphänomene durch Über- oder Unterstimulation wurden so ausgeschlossen. Das immunologische Monitoring der Patienten zeigte unter Therapie die Entwicklung einer spezifischen Immunisierung gegen die Blasten anhand einer zunehmenden Kutanreaktion mit dem histologischen Bild einer Immunoblasteninfiltration.

Das Immuntherapiekonzept der Leukämie [4] wurde kürzlich wesentlich gestützt, indem es gelang, in vitro zytotoxische T-Lymphozyten zu erzeugen und auf das 10^6fache zu vermehren, die gegen autologe menschliche leukämische Blasten, nicht aber gegen autologe normale Knochenmarkzellen gerichtet waren.

Immuntherapie und Induktionstherapie

Das Immuntherapiekonzept ist nicht zu trennen vom Konzept der Induktionstherapie, da ihre Wirkung eine reduzierte Tumorzellmasse voraussetzt. Diese lag experimentell für Kleintiere bei maximal 10^6 Tumorzellen. Auf den Menschen übertragen entspricht der Zustand der minimalen Residualerkrankung einer Zellmasse von 10^8 [23]. Die Induktionstherapie bildet andererseits die einzige Behandlungsphase, in der es nachweislich zu einer wesentlichen Blastenreduktion kommt. Diese beträgt tatsächlich 3 – 4 Zehnerpotenzen für die Blastenzahl pro mm³ reines Knochenmark [12] und bedeutet auf die Gesamttumormasse bezogen einen Abfall von 10^{12} auf 10^8 Zellen in Bestätigung entsprechender Schätzungen [23]. Es erscheint somit richtig, der Immuntherapie eine möglichst wirksame Induktionstherapie, die

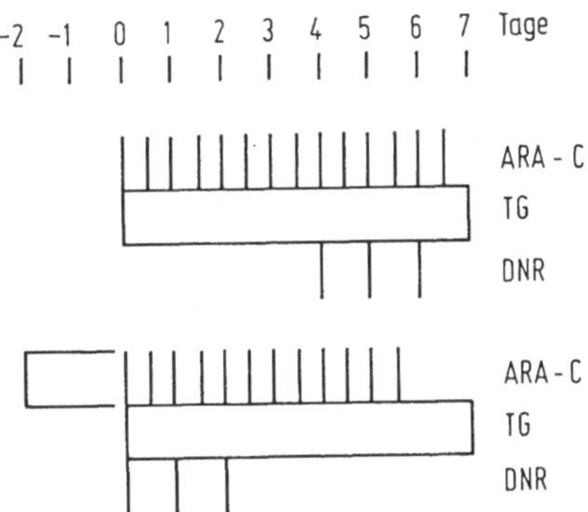

Abb. 2. Schema der Induktionstherapie. *Oben:* Original TAD-Protokoll von Gale und Cline [10]. Cytosin-Arabinosid *(Ara-C)* 100 mg/m² als 30minütige Infusion alle 12 h an den Tagen 1 – 7; Thioguanin *(TG)* 200 mg/m²/Tag an den Tagen 1 – 7; Daunorubicin *(DNR)* 60 mg/m² i. v. an den Tagen 5, 6, 7. *Unten:* Version Münster. Ein Teil der Ara-C-Dosis wird als Dauerinfusion von 100 mg/m²/Tag über 48 h vorgeschaltet, worauf unmittelbar die erste DNR-Dosis folgt.

möglichst hohe CR-Raten erzeugt, vorzuschalten. Eines der wirksamsten Induktionsregime bildet die Kombination TAD (Thioguanin, Cytosin-Arabinosid, Daunomycin) in maximaler Dosierung [10]. Es ergab bei 34 Patienten 82% CR. An unserer Klinik wurden 60 Patienten nach TAD behandelt; 43 (72%) erreichten eine CR. Hierbei wurde die Zeitanordnung des TAD-Regimes mit Rücksicht auf laufende zellkinetische Untersuchungen [5] gegenüber dem Originalprotokoll verändert (Abb. 2). Es ergab sich daraus eine mögliche Verbesserung der antileukämischen Wirkung, indem die CR bei 79% der Responder mit einem Zyklus induziert wurde, gegenüber 35% CR durch einen Zyklus in der Originalpublikation über TAD [10].

Schlußfolgerungen

Der Plan für eine monozentrische Therapiestudie über Immuntherapie nach Bekesi und Holland sieht deshalb eine einheitliche Induktionstherapie mit dem modifizierten TAD-Regime vor. Nach Eintritt der CR erhalten die Patienten randomisiert entweder eine konventionelle monatliche Erhaltungschemotherapie allein oder zusätzlich intermittierende Injektionen Neuraminidase-behandelter allogeneischer Blasten. Der Vergleich der Remissionsdauer in den beiden Gruppen bildet das Hauptergebnis. Durch Beteiligung weiterer Zentren kann die Fragestellung dadurch erweitert werden, daß ein Teil der Institutionen sich dem Vergleich der Erhaltungschemotherapie mit einer frühzeitig abgebrochenen Therapie widmen kann. Zwei wesentliche aktuelle Fragen für die Behandlung der AML des Erwachsenen können auf diese Weise sinnvoll angegangen werden.

Literatur

1. Bekesi JG, Holland JF, (1979) Impact of specific immunotherapy in acute myelocytic leukemia. In: Neth R, Galls RC, Hofschneider PH, Mannweiler K (eds) Modern trends in human leukemia, vol. 3. Springer, Berlin Heidelberg New York
2. Bodey GP, Coltman CA, Hewlett JS, Freireich EJ (SWOG) (1978) Progress in the treatment of adults with acute leukemia. Arch Intern Med 137:1383
3. Bodey GP, Freireich EJ, Gehan EG, McCredie KB, Rodriguez V, Gutterman J, Burgess MA (1976) Late intensification therapy for acute leukemia in remission. JAMA 235:1021
4. Büchner T, Urbanitz D (1980) Immuntherapie der akuten Leukämie. Internist 21:362
5. Büchner T, Urbanitz D, Hiddemann W et al. (1979) Intensification of remission induction therapy for acute nonlymphocytic leukemia (ANLL). Blut 39:133
6. Carcassonne Y, Favre R, Sevahoun G, Gastaut JA, Imbert-Xeridat C (1977) Chemoimmunotherapy versus chemotherapy done in maintenance treatment of acute nonlymphoblastic leukemia. In: Mandelli F, (ed) Therapy of acute leukemia. Lombardo, Rom, p 715
7. Carey RW, Ribas-Mundo M, Ellison RR et al. (1975) Comparative study of cytosine arabinoside therapy alone and combined with thioguanine, mercaptopurine, or daunorubicin in acute myelocytic leukemia. Cancer 36:1560
8. Clarkson BD, Dowling MD, Gee TS, Cunningham IB, Burchenal JH (1975) Treatment of acute leukemia in adults. Cancer 36:775
9. Gale RP (1979) Advances in the treatment of acute myelogenous leukemia. N Engl J Med 300:1189
10. Gale RP, Cline MJ (1977) High remission induction rate in acute myeloid leukemia. Lancet 2:497

11. Gutterman JU, Hersh EM, Rodriguez V et al. (1974) Chemotherapy of adult leukemia. Prolongation of remission in myeloblastic leukemia with BCG. Lancet 2:1405
12. Hiddemann W, Andreeff M, Büchner T, Melamed MR, Clarkson BD (im Druck) Bone marrow cell count per mm³ bone marrow: a new quantitative determinant for the measurement of treatment efficacy in acute leukemia. Cancer
13. Hollard D, Sotto JJ, Berthier R, Leger J, Michallet M (1980) High rate of long-term survivals in AML treated by chemotherapy and androgeno-therapy. Cancer 45:1540
14. Lindemalm CS, Killander A, Björkholm M et al. (1978) Adjuvant immunotherapy in acute non-lymphocytic leukemia. Cancer Immunol Immunother 4:179
15. Manaster J, Cowan DH, Curtis JE, Hasselbach R, Bergsagel DE (1975) Remission maintenance of acute nonlymphoblastic leukemia with BCNU and cyclophosphamide. Cancer Chemother Rep 59:537
16. Mathé G, Amiel JL, Schwarzenberg L, Schneider A, Cattan A, Schlumberger JR, Hayat M, Vassal F (1969) Active immunotherapy for acute lymphoblastic leukemia. Lancet 1:697
17. Mathé G, Amiel JL, Schwarzenberg L, Schneider N, Cattan A, Schlumberger JR, Hayat M, Vassal F (1977) Follow-up of the first (1962) pilot study of active immunotherapy of acute lymphoid leukemias: A critical discussion. Biomedicine 24:29
18. Murphy S, Hewlett J, Balcerzak S, et al. (1978) Chemotherapy vs. chemo-immunotherapy remission maintenance for acute leukemia. Proc Am Assoc Cancer Res Am Soc Clin Oncol 19:385
19. Peterson BA, Bloomfield CD (1977) Prolonged maintained remissions of adult acute non-lymphocytic leukemia. Lancet 2:158
20. Powles RL, Russell J, Lista TA et al. (1977) Immunotherapy for acute myelogenous leukemia: A controlled clinical study 2,5 years after entry of the last patient. Br J Cancer 35:265
21. Preisler HD, Rustum Y, Henderson ES et al. (1979) Treatment of acute nonlymphocytic leukemia: Use of anthracycline-cytosine arabinoside induction therapy and comparison of two maintenance regimens. Blood 53:454
22. Rees JKH, Sandler RM, Challener J, Hayhoe FGJ (1977) Treatment of acute myeloid leukemia with a triple cytotoxic regimen: DAT. Br J Cancer 36:770
23. Skipper HE, Perry S (1970) Kinetics of normal and leukemic leukocyte populations and relevance to chemotherapy. Cancer Res 30:1883
24. Thomas ED, Buckner CD, Clift RA et al. (1979) Marrow transplantation for acute nonlymphoblastic leukemia in first remission. N Engl J Med 301:597
25. Vaughan WP, Karp JE, Burke PJ (1980) Long chemotherapy-free remissions after single cycle timed-sequential chemotherapy for acute myelocytic leukemia. Cancer 45:859
26. Vogler WR, Chan YK (1974) Prolonging remission in myeloblastic leukemia by Tice-strain bacillus Calmette-Guérain. Lancet 2:218
27. Vogler WR, Bartolucci AA, Omura GA et al. (1978) A randomised clinical trial of remission induction consolidation, and chemo-immunotherapy maintenance in adult acute myeloblastic leukemia. Cancer Immunol Immunother 3:163
28. Vu van H, Fiere D, Doillon M, Coiffier B, Martin C, Bryon PA, Revol L (1977) Chemo-immunotherapy (with BCG) in the treatment of acute non-lymphoid leukemias in remission. In: Mandelli F (ed) Therapy of acute leukemia. Lombardo, Rom, p 789
29. Weil M, Jacquillat CI, Gemmon-Auclerc MF, Chastang CL, Izrael V, Boiron M, Bernard J (1976) Acute granulocytic leukemia: treatment of the disease. Arch Intern Med 136:1389
30. Wiernick PH (1976) Advances in the management of acute nonlymphocytic leukemia. Arch Intern Med 136:1399
31. Whittaker JA, Slater AJ (1977) The immonotherapy of acute myelogenous leukemia using intravenous BCG. Br J Haematol 35:263

Grenzfälle der Behandlung akuter Leukämien

H. Heimpel und D. Hoelzer*

Das Konzept der Chemotherapie akuter Leukämien beruht auf der Vorstellung, daß neben einer normalen hämopoëtischen Zellpopulation eine stetig zunehmende Leukämiezellpopulation mit unterschiedlichen biochemischen und kinetischen Eigenschaften existiert. Diese neoplastische Zellpopulation führt durch Interaktion mit der Proliferation und/oder Differenzierung der normalen hämopoëtischen Stammzellen zu einer verminderten Produktion von Funktionszellen des Blutes, d. h. zur hämopoëtischen Insuffizienz. Nach den allgemeinen, tierexperimentell und klinisch fundierten Prinzipien der antineoplastischen Chemotherapie wird angestrebt, die Therapie bei einer möglichst geringen Tumorzellzahl zu beginnen und rasch eine Reduktion der Tumorzellzahl mit nachfolgender Regeneration der normalen Hämopoese zu erreichen (Abb. 1). Bei bestimmten Leukämieformen ist eine solche Behandlungsstrategie jedoch nicht sinnvoll oder umstritten.

Tabelle 1 zeigt eine Zusammenstellung solcher „atypischer" Leukämieformen. Zu dieser Zusammenstellung sind einige allgemeine Erklärungen notwendig.

a) Die Subsumierung unter dem Oberbegriff „akute Leukämie" folgt der allgemein üblichen Terminologie, die auch in neueren Klassifizierungen (z. B. der FAB-

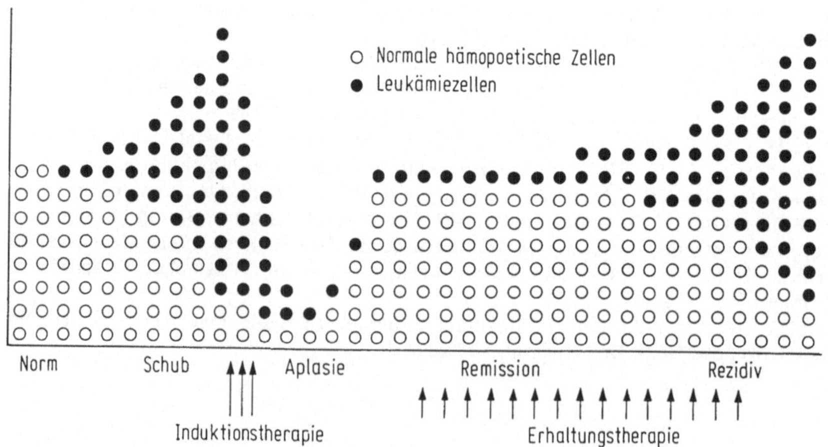

Abb. 1. Verhalten der normalen Hämopoese und der leukämischen Zellpopulation unter Leukämieentwicklung, Reduktionstherapie und Rezidiventstehung

* Abt. für Innere Medizin III des Zentrums für Innere Medizin der Universität Ulm

Tabelle 1. Atypische Formen der myeloischen/myelomonozytären Leukämie

Präleukämie	Panzytopenie mit hyperplastischem Knochenmark, sichere Leukämiediagnose nicht möglich
Smoldering leukemia	Myeloische/myelomonozytäre Leukämie ohne sichere Progredienz in 3 Monaten
Gut differenzierte myeloische/myelomonozytäre Leukämie	Synonyme: atypische (Ph_1-) CML; chronische myelomonozytäre Leukämie
De-Guglielmo-Syndrom	Erworbene, schwere pathogenetisch unklare ineffektive Erythropoese
Low cell leukemia	Histologisch aplastisch/hypoplastisches Knochenmark mit niedriger Blastenzahl
Leukämien nach Alkylanzientherapie	
Sekundäre Leukämien nach Panmyelopathie	

Klassifikation [1]) beibehalten worden ist. Ein großer Teil dieser atypischen Leukämien zeigt aber eine langsame Progredienz, teilweise mit Verläufen, die den chronischen myeloproliferativen Syndromen einschließlich der typischen chronisch-myeloischen Leukämie nahekommen.

b) Es handelt sich überwiegend um Neoplasien mit den Zeichen der myeloischen Differenzierung im Sinne der granulozytär/monozytären, erythroblastischen und megakaryozytären Zellreihe. Langsam progrediente leukämische Formen der malignen Lymphome, die teilweise ähnliche Probleme bieten, werden in dieser Arbeit nicht behandelt.

c) Einteilung und Nomenklatur der besprochenen Leukämieformen werden uneinheitlich gehandhabt [15]. Beispielsweise werden die 4 ersten Leukämieformen aus Tabelle 1 auch als „dysmyelopoietic syndrome" oder „refractory anemia with excess of blasts" (RAEB) zusammengefaßt [1, 3]. Tatsächlich ist die Abgrenzung der einzelnen Formen unscharf. Sie beruht vorwiegend auf qualitativen und quantitativen morphologischen Kriterien, die von verschiedenen Schulen und verschiedenen Untersuchern uneinheitlich beurteilt werden. Aus diesem Grunde werden im folgenden auch einzelne Leukämietypen mit individuellen Fallbeispielen illustriert.

Es besteht kein Zweifel, daß die aggressive Chemotherapie der typischen akuten Leukämie trotz des initialen Risikos die derzeit einzige Maßnahme darstellt, um die Prognose quoad vitam zu verbessern und bei einem kleinen Anteil der Patienten Langzeitremissionen zu erreichen. Die Überlegungen, die dazu Anlaß geben, trotz dieser Erfahrung auf eine aggressive Chemotherapie bei den genannten atypischen Leukämieformen zu verzichten, sind in Tabelle 2 zusammengefaßt; sie werden bei den einzelnen Verlaufsformen diskutiert werden.

Eine besondere Problematik ergibt sich bei den akuten Leukämien alter Menschen, bei denen die Morbidität und die verminderte Therapietoleranz *nicht*-hämopoëtischer Zellsysteme verstärkt berücksichtigt werden müssen. Auf die z. Z. bestehenden kontroversen Ansichten, ob bei älteren Patienten aggressive Therapieschemata als Induktionstherapie ebenso gerechtfertigt sind wie bei

Tabelle 2. Probleme der Indikation zur zytoreduktiven Therapie bei atypischen Leukämieformen

Unsicherheit der Diagnose
Langsame Progression bei ausreichender hämopoëtischer Funktion
Erhaltene Funktion leukämischer Zellpopulationen
Fehlen einer regenerationsfähigen nichtleukämischen Stammzellpopulation → prolongierte postherapeutische Aplasie
Hohes Therapierisiko durch geringe Therapietoleranz nichthämopoëtischer Organsysteme

jüngeren Patienten mit akuten Leukämien, soll im Rahmen dieses Beitrags nicht näher eingegangen werden, da die Problematik typisch verlaufende akute Leukämien wie deren Grenzformen gleichermaßen betrifft.

Präleukämie

Als Präleukemie [5] bezeichnet man Bi- oder Panzytopenien mit normo- oder hyperzellulärem Knochenmark, bei denen erfahrungsgemäß mit hoher Wahrscheinlichkeit mit einem Übergang in eine eindeutig diagnostizierbare Leukämie gerechnet werden muß [3, 16, 27]. In den Mitteilungen, die eine größere Zahl von Fällen umfassen, liegt der Anteil eines solchen Übergangs bei etwa 50% [10, 17, 21, 25] Dabei ist zu berücksichtigen, daß der Übergang in eine eindeutig diagnostizierbare akute Leukämie meist innerhalb von 3 Jahren erfolgt, in dieser Zeit aber ein Teil der Patienten bereits an den Folgen der Panzytopenie verstorben ist (Abb. 2, 3). Im Einzelfall ist also die Sicherung der Diagnose nur retrospektiv aus Verlaufsbeobachtung möglich. Innerhalb der Gruppe der Präleukämien können lediglich gewisse Risikofaktoren definiert werden, welche den Übergang in eine akute Leukämie innerhalb von 2 Jahren nach der Feststellung der Blutveränderungen besonders wahrscheinlich machen. Dazu gehört die Beteiligung aller 3 Zellsysteme [14, 17], ein hoher Anteil sog. Mikromegakaryozten [32], ein erhöhter, für die sichere Leukämiediagnose aber noch nicht ausreichender Blastenanteil im Knochenmark [17], das Auftreten einer aneuploiden Stammlinie [24, 28] und bestimmte Wachstumsmuster der CFU-GM in der Agarkultur [14, 31]. Umgekehrt machen bestimmte Konstellationen einen langjährigen Verlauf ohne Übergang in Leukämie wahrscheinlich. Dazu gehört die PNH, das Vorliegen einer sideroblastischen Anämie ohne Beteiligung anderer Zellsysteme [9] und das sog. 5-Q-Syndrom mit Leukopenie, Makrozytose und Thrombozytose [22].

Das ungelöste Problem der Prognostik im Einzelfall und die lange Überlebenszeit bei einem kleineren Teil der Patienten hat die meisten Hämatologen von einer zytostatischen Therapie in der Präleukämiephase abgehalten. In Analogie zu Patienten mit Panmyelopathie und mit sekundären Anämien wurde immer wieder eine Behandlung mit Androgenen und/oder Kortikoiden versucht. Zweifellos gibt es dabei Einzelerfolge mit Besserung der Blutbildwerte und Verminderung des Transfusionsbedarfs. Eine eindeutige Besserung der Lebenserwartung durch eine solche Therapie ist aber bisher nicht bewiesen worden.

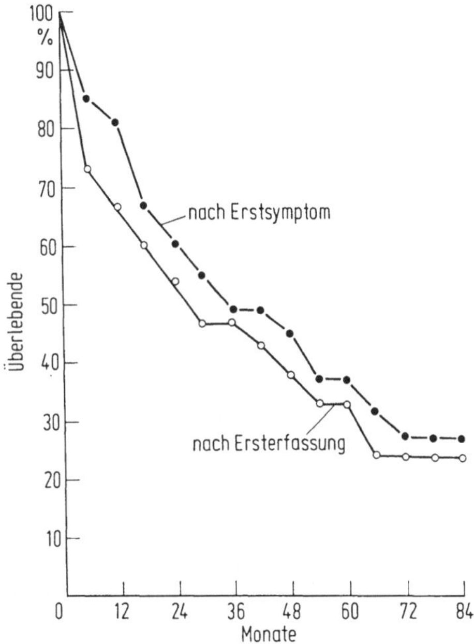

Abb. 2. Überlebenszeit für Patienten mit Präleukämie nach Erstsymptom bzw. nach Ersterfassung

Wie aus Abb. 2 hervorgeht, ist die Gesamtprognose der Gesamtpopulation sehr schlecht; auch die längerlebenden Patienten behalten ihre Zytopenie, Spontanremissionen mit normaler Lebensqualität kommen im Gegensatz zur Panmyelopathie mit aplastischem Knochenmark fast nie vor. Die Erfahrung zeigt außerdem, daß die Remissionsquote nach Eintritt der diagnostizierbaren Leukämie wesentlich schlech-

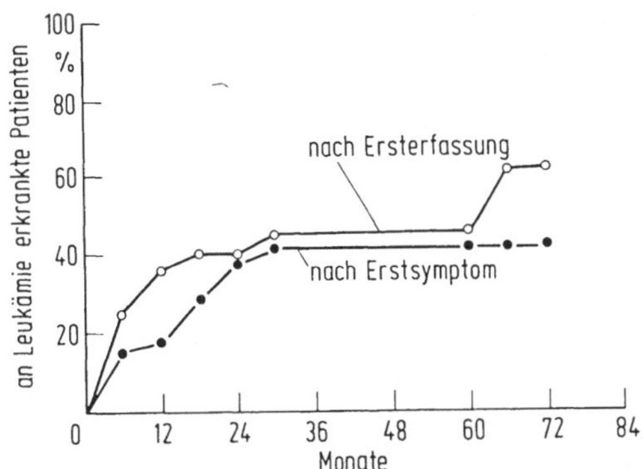

Abb. 3. Übergang von Präleukämien in manifeste Leukämien in Beziehung zum Erstsymptom bzw. zur Ersterfassung der Präleukämie

ter ist als bei der Gesamtheit der akuten Leukämien und daß viele Patienten nach zytostatischer Therapie der leukämischen Phase in einer prolongierten Aplasie sterben. Zytogenetische Verlaufsuntersuchungen haben gezeigt, daß der Prozentsatz abnormaler Karyotypen zunächst niedrig liegen kann, später aber progredient ansteigt, bis praktisch alle Zellen in der Direktkultur des Knochenmarks einen pathologischen Karotyp aufweisen [18]. Nimmt man eine Selektion zugunsten der neoplastisch transformierten Stammzellpopulation an, so wäre angesichts der schlechten Ergebnisse der Spätbehandlung eine zytostatische Behandlung im Stadium der Präleukämie gerechtfertigt. Tatsächlich ist in Einzelfällen eine solche Behandlung mit Erfolg durchgeführt worden [8, 21]. Eine zytostatische Behandlung wie bei akuter Leukämie erscheint also bei Präleukämien im Rahmen einer kontrollierten Studie unter folgenden Voraussetzungen gerechtfertigt:

a) Ausschluß anderer Erkrankungen, die mit Panzytopenie und hyperplastischem Knochenmark einhergehen.
b) Alter unter 50 Jahren ohne schwerwiegende Erkrankung anderer Organsysteme.
c) Panzytopenie mit klinisch relevanter Thrombozytopenie und/oder Leukozytopenie.
d) Vorhandensein von Risikofaktoren, die für einen baldigen Übergang in eine akute Leukämie sprechen (s. o.).
e) Sorgfältige hämatologische Beobachtung über mindestens 3 Monate mit ausreichender zytologischer Markuntersuchungen.

Angesichts der schlechten Prognose der akuten Leukämie, die sich aus einem längeren präleukämischen Vorstadium entwickelt, müssen auch alternative Therapieformen wie beispielsweise die Knochenmarktransplantation erwogen werden. Wir haben bei einem Patienten mit 4jährigem Vorverlauf im Anschluß an eine Ganzkörperbestrahlung von 850 rd Knochenmark eines eineiigen Zwillingsbruders transplantiert und damit eine komplette Remission erreicht, die bisher 38 Monate anhält [4].

Smoldering leukemia

Therapieentscheidungen bei subakut verlaufenden Leukämien bieten im Prinzip ähnliche Probleme wie die Präleukämie. Allerdings ist hier per definitionem das Problem der Unsicherheit der Leukämiediagnose nicht gegeben. Problematisch ist dagegen die unterschiedliche Definition in der Literatur. Die meisten Autoren bezeichnen als subakute Leukämie und Smoldering leukemia solche Formen der myeloischen oder myelomonozytären Leukämie, die innerhalb eines Beobachtungszeitraumes von 3–6 Monaten ohne sichere und klinisch relevante Progredienz verlaufen [26].

Der Anteil der Patienten mit einer solchen langsamen Progression wird in verschiedenen Studien mit 5–30% aller sog. akuten Leukämien angegeben [2, 8, 12, 19, 29, 30]. Dieser Anteil hängt wesentlich von der Entscheidung des Klinikers über Behandlung oder Behandlungsaufschlub zur Zeit der Erstdiagnose ab. Zentren, die bei sog. „oligoblastischen" Leukämien mit einem Blastenanteil von $\leq 50\%$ und noch ausreichenden Thrombo- und Leukozytenzahlen die Chemotherapie zunächst aufschieben, werden häufiger subakute Verläufe beobachten als Zentren, die bei einer solchen Konstellation sofort mit der Behandlung beginnen.

Es ist also anzunehmen, daß auch ein Teil der sog. akuten Leukämien, welche direkt nach Diagnosestellung zytostatisch behandelt werden, bei therapiefreier Beobachtung sich als Smoldering leukemia erwiesen hätten. Als Beispiel dafür wird in Abb. 4 der Verlauf bei einer 40jährigen Patientin dargestellt, die im August 1977 mit einem hochfieberhaften Infekt und einer mäßigen Splenomegalie aufgenommen wurde. Im Knochenmark fanden sich 70% Peroxydase-positive Blasten, so daß an der Diagnose einer akuten myeloischen Leukämie kein Zweifel bestand. Wegen eines perianalen Abzesses wurde bei ausreichender Thrombozytenzahl eine Therapie zunächst aufgeschoben. Während der langwierigen Sanierung dieses Infekts zeigte sich eine Abnahme der Blastenzahl und eine Besserung des klinischen Zustands, so daß zunächst weiter abgewartet wurde. Erst nach 8 Monaten kam es zu einer Thrombozytopenie mit einem raschen peripheren Blastenanstieg. Durch aggressive zytostatische Behandlung ließ sich sowohl im ersten Schub als auch bei einem ersten Rezidiv eine längerdauernde komplette Remission erreichen.

In einer vorläufigen retrospektiven Analyse unserer eigenen Leukämiepatienten konnten wir 42 Patienten mit den diagnostischen Kriterien einer akuten Leukämie finden, die nach Stellung der Leukämiediagnose mindestens 3 Monate ohne Behandlung blieben und in dieser Zeit keine eindeutige, klinisch relevante Progression zeigten (Tabelle 3). Das entspricht etwa 10% des Ulmer Krankengutes an akuten

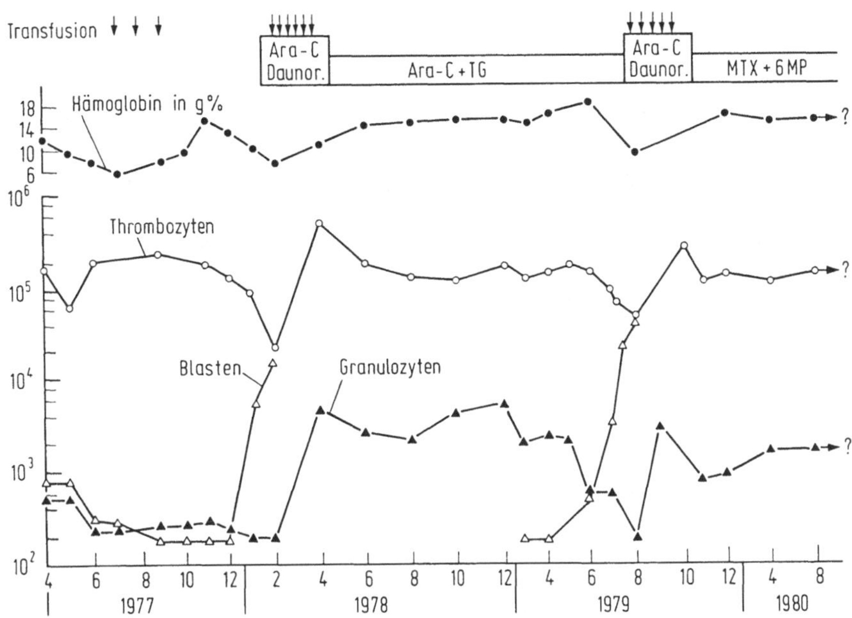

Abb. 4. Verlaufsbeobachtung einer Smoldering leukemia mit 8monatigem Vorverlauf vor Ersttherapie und längerdauernder Erst- und Zweitremission nach jeweils relativ aggressiver Zytostatikatherapie (*Ara-C* = Cytosin-Arabinosid, *DaM* = Daunomycin, *MTX* = Methotrexat, *6-MP* = 6-Mercaptopurin, *TG* = Thioguanin)

Tabelle 3. Smoldering leukemia: Eingangsmerkmale

1. *Häufigkeit*		
Gesamtzahl akute Leukämien (AL) Med. Univ.-Klinik Ulm 1969 – 1979		408
Smoldering leukemia (KM)		42 (10,3 %)
2. *Geschlecht*		
	♂	♀
AL	51 %	49 %
SM	50 %	50 %
3. *Altersverteilung* (Jahre)		
AL		49 (16 – 84)
SM		61 (22 – 83)
4. *Leukämietyp*		
AML		54 %
AMMoL		20 %
AEL		5 %
AUL/ALL		8 %
AL		13 %
5. *Initiale Symptome*		
Anämie		74 %
Leukopenie		37 %
Thrombopenie		33 %
Bizytopenie		25 %
Trizytopenie		14 %

Leukämien. Das mittlere Lebensalter lag mit 61 Jahren zwar deutlich über dem Gesamtdurchschnitt, subakute Verlaufsformen kamen aber vereinzelt auch bei jungen Erwachsenen vor. Bei der Verteilung auf die verschiedenen zytologisch und zytochemisch definierten Leukämietypen fällt der relativ hohe Anteil akuter myelomonozytärer Leukämien (20 %) und nicht sicher klassifizierter Leukämien (13 %) auf. Im Vergleich zum Gesamtmaterial fanden sich relativ häufig Patienten mit Verminderung der kernhaltigen Zellen im Blut und mit fehlender Thrombopenie. Anämien waren das häufigste Initialsymptom (74 %); Bizytopenien kamen mit 25 % und Trizytopenien mit 14 % im Vergleich zur akuten Verlaufsform deutlich seltener vor. Die Ergebnisse gleichen weitgehend denen, die von Cohen et al. [7] in einer retrospektiven Studie an 31 Patienten gefunden wurden. Diese Autoren konnten darüber hinaus durch Blindauswertung der sitialen Knochenmarkpräparate zeigen, daß die Ausreifung morphologisch abnormer granulopoëtischer Zellen über das Stadium der Promyelozyten hinaus und die Persistenz von Erythroblasten und Megakaryozyten mit morphologischen Abweichungen in beiden Zellinien auf einen langsam progredierten Verlauf schließen lassen. Dagegen war das Vorhandensein monozytoider Differenzierungsmerkmale der Leukämiezellen kein wesentliches Unterscheidungsmerkmal.

Von den eigenen Patienten wurden 22 später bei Progression zytostatisch behandelt (Tabelle 4). Dabei wurde häufig ein weniger aggressives Behandlungsschema gewählt, als es dem jeweils derzeit angewandten Standardprotokoll entsprach. Die dabei erzielten Remissionsraten liegen weit unter denen, die heute mit aggressiver Chemotherapie der akuten nichtlymphatischen Leukämie zu erzielen sind. Als

Tabelle 4. Smoldering leukemia: Zytostatikatherapie

1. *Therapiert*	22/42 (52 %)
2. *Gründe für Behandlungsverzicht*	(n = 20)
Alter > 65 Jahre	13/20
Protrahierter Verlauf	4/20
Unbekannt	3/20
3. *Art der Therapie*	
Cytosin-Arabinosid (Ara-C)	4
Ara-C/Thioguanin	8
Ara-C/Daunomycin	3
Vineristin/Daunomycin/Preduison	3
Andere Monotherapie	4
4. *Therapieergebnisse*	(n = 22)
CR	1
Ansprechen	8
Versager	13
5. *Mittlere Überlebenszeit* (Wochen) nach Therapie	
SM	14,1 (0 - 131*)
AML	64
Mittlere Überlebenszeit (Wochen) nach Diagnose	
Ohne Therapie	49,5 (2 - 190)
Mit Therapie	37,5 (1 - 176*)

Response (8 von 21 Patienten) wurde das Wiedererreichen des Zustands vor der Blastenprogression definiert. Die mittlere Überlebenszeit nach Therapiebeginn lag mit 14 Wochen weit niedriger als bei der Gruppe, die mit Daunomycin/Cytosin-Arabinosid behandelt wurde und eine mittlere Überlebenszeit von 64 Wochen erreichte. Dabei zeigt sich allerdings eine inhomogene Verteilung. Das gleiche gilt für die mittlere Überlebenszeit nach Diagnose, die sowohl bei nie therapierten als auch bei versuchsweise therapierten Patienten, die keine vollständige Remission erreichten, in einigen Fällen über 3 Jahre lag. Diejenigen Patienten, die während der gesamten Beobachtungszeit unbehandelt blieben, scheinen besser abzuschneiden; der Unterschied ist jedoch nicht signifikant, v. a. auch wegen der schlechten Vergleichbarkeit der nicht durch Randomisation entstandenen Gruppen. Wahrscheinlich ist die therapierte Patientengruppe durch einen höheren Blastenanteil bzw. schnellere Zunahme der leukämischen Zellpopulation gekennzeichnet, sichtbar auch an einem höheren Anteil mit Blasteninfiltration > 50 % im Knochenmark; so daß in diesen Fällen eine eindeutigere Therapieindikation gegeben ist. Bei einer Randomisation könnte sich durchaus zeigen, daß diese Patientengruppe eine schlechtere Prognose hat. Versuche, durch verschiedene Laboruntersuchungen, z. B. Knochenmarkkulturen oder Eisenkinetik, die Progredienz in einem Frühstadium zu erfassen und damit evtl. zusätzliche Parameter für einen Therapiebeginn zu geben, sind im Einzelfall bisher nur von begrenztem Wert [13].

Auch unsere Behandlungsergebnisse entsprechen denen, über die von Cohen et al. [7] berichtet wurden. Die Annahme niedriger Remissionsquoten wird auch durch Einzelberichte in der Literatur urnd durch die Therapieergebnisse bei den verwandten chronisch myelomonozytären Leukämien und atypischen Ph_1-negativen chronischen myeloischen Leukämien unterstützt [23]. Eine Aufschlüsselung der

Therapieversager nach primärer Resistenz, Frühletalität und prolongierter Aplasie wurde wegen der inhomogenen Behandlungsschemata an unserem Material nicht versucht. Einzelbeobachtungen zeigen aber, daß bei aggressiver Chemotherapie mit den üblichen Schemata die Gefahr besteht, daß die Repopulation mit normalen hämopoëtischen Zellen über lange Zeit ausbleibt.

Die Möglichkeiten einer früheren Chemotherapie müssen aber sicherlich auch bei den subakut verlaufenden Leukämien noch weiter erforscht werden, wobei sowohl die Strategie einer Randomisation zwischen mehr oder weniger aggressiven Therapieformen als auch Studien mit einheitlicher Behandlung und verschiedenem Therapiebeginn sowie Evaluation prognostischer Faktoren notwendig sind.

Aus der Praxis der Behandlung der genannten Leukämieformen ergeben sich folgende Schlußfolgerungen:

a) Bei Patienten mit niedrigen Blastenzahlen und morphologischen Kriterien, die auf eine langsame Progredienz hinweisen, sollte auf eine zytostatische Therapie unter sorgfältiger Beobachtung verzichtet werden, wenn der Patient nicht durch eine schwere Neutro-und/oder Thrombopenie gefährdet ist. Dies gilt insbesondere für Patienten, die wegen ihres Alters, wegen entzündlichen Komplikationen oder anderen Organkrankheiten ein hohes Risiko haben, die aplastische Phase der aggressiven Chemotherapie nicht zu überleben.

b) Bei Patienten, die nach einer subakuten Phase eine progrediente Zunahme der leukämischen Zellpopulation und der hämopoëtischen Insuffizienz zeigen, kann eine aggressive Chemotherapie in Einzelfällen zu langdauernder Vollremission führen.

c) Es ist deshalb notwendig und berechtigt, bei Patienten mit langsam progredienter Leukämie kontrollierte Behandlungsstudien durchzuführen.

Low cell leukemia, Leukämien nach Alkyzientherapie und Leukämien nach vorausgegangener Panmyelopathie

Über diese im Gesamtmaterial akuter Leukämien nur kleinen Subpopulationen liegen nur Einzelberichte vor. Bei akuten Leukämien nach Alkylanzientherapie sind präleukämische Vorstadien besonders häufig [6, 11], Auch bei Low cell leukemia und sekundärer Leukämie nach Panmyelopathie scheinen langsam progrediente, atypische Verläufe häufiger zu sein. Behandlungsversuche bei Leukämien nach Alkylanzienbehandlung waren fast immer negativ [6, 11, 20]. Einzelne Patienten mit Low cell leukemia und Leukämie nach vorausgegangener Panmyelopathie, bei denen wir wegen zunehmender Gefährdnung bei Isoimmunisierung gegen Thrombozyten eine Therapie versuchten, starben kurz nach Behandlungsbeginn. Für die klinische Praxis ist also bei dieser Gruppe atypischer Leukämien äußerste Zurückhaltung bei Behandlungsversuchen mit Zytostatika zu empfehlen.

Literatur

1. Bennett JM, Catovsky D, Daniel M-T, Flandrin G, Galton DAG, Gralnick HR, Sultan C (1976) Proposals for the Classification of the acute leukaemias. Br J Haematol 33:451
2. Bernard J, Izrael V, Jacquillat C (1975) Les leucémies oligoblastiques. Nouv Presse Med 4:943
3. Bessis M, Brecher G (1977) Hemopoietic dysplasias (preleukemic states). Springer, Berlin Heidelberg New York
4. Bhaduri S, Kubanek B, Heit W, Pflieger H, Kurrle E, Fliedner TM, Heimpel H (1979) A case of preleukemia – Reconstitution of normal marrow function after bone marrow transplantation (BMT) from identical twins. Blut 38:145
5. Block M, Jacobson LO, Bethard W (1953) Preleukemic acute human leukemia. JAMA 152:1018
6. Casciato, Scott JL (1979) Acute leukemia following prolonged cytotoxic agent therapy Medicine Baltimore 58:32
7. Cohen JR, Creger WP, Greenberg PI, Schrier S (1979) Subacute myeloid leukemia. A clinical review. Am J Med 66:959
8. Dreyfuss B (1976) Preleukemic states. Blood Cells 2:33
9. Eastman PM, Schwartz R, Schrier SL (1972) Distinctions between idiopathic ineffective erythropoiesis and Guglielmos disease: Clinical and biochemical differences. Blood 40:487
10. Fischer M, Mitrou PS (1976) Panmyelopathie mit hyperplastischem Knochenmark und Präleukämie. Med Klin 71:2127
11. Foucar P, McKenna RW, Bloomfield D, Bowers K, Brunning RD (1979) Therapy-related leukemia. Cancer 43:1285
12. Gralnik HR, Galton DA, Catovsky D, Sultan C, Bennett JM (1977) Classification of acute leukemia. Ann Intern Med 87:740
13. Granati L, Isacchi G, Ciccone F et al. (1977) Bone marrow cultures and erythrokinetic studies in patients affected by smoldering leukemia. In: Mandelli F (ed) Therapy of acute leukemias. Lombardo, Rom, pp 867 – 875
14. Greenberg PL, Mara B (1979) The preleukemic syndrome. Correlation of in vitro parameters of granulopoiesis with clinical features. Am J Med 66:951
16. Heimpel H, Bauke J (1972) Präleukämien. Med Klin 67:997
15. Heimpel H (1973) Frühphasen und Vorstadien der akuten Leukämie. Verh Dtsch Ges Inn Med 79:283
17. Heimpel H, Drings P, Mitrou P, Queißer W (1979) Verlauf und prognostische Kriterien bei Patienten mit „Präleukämie“. Ergebnisse einer prospektiven Studie. Klin Wochenschr 57:21
18. Humbert JR, Hathaway W, Robinson A, Peakman D, Githens JH (1971) Preleukemia in children with a missing bone marrow c-chromosome. Br J Haematol 21:705
19. Khamsi F, Charstairs KC, Scott JC (1970) Smoldering acute leukemia: A review of 21 cases (Abstract). XIII Int Congr of Hematol, Munich, p 192
20. Larsen J, Brincker H (1977) The incidence and characteristies of acute myeloid leukaemia arising in Hodgkin's disease. Scand J Hematol 18:197
21. Linman W, Bagby GC (1976) The preleucemic syndrome: Clinical and laboratory features, natural course and management. Blood Cells 2:11
22. Mahmood T, Robinson WA, Hamstra RD, Wallner SF (1979) Macrocytic anemia, thrombocytosis and nonlobulated megakaryocytes. Am J Med 66:946
23. Mende S, Fülle H-H, Knuth A, Weißenfels I (1977) Myelomonozytäre Leukämie: Klinische, zytologische und zytogenetische Studien bei akuten, subakuten und chronischen Verlaufsformen. Blut 35:21
24. Nowell T, Finan J (1978) Chromosome studies in preleukemic states. IV. Myelopoietic versus cytopenic disorders. Cancer 42:2254
25. Pierre RS (1974) Preleukemic states. Semin Hematol 11:73
26. Rheingold JF, Kaufmann R, Adelson E, Lear A (1963) Smoldering acute leukemia. N Engl J Med 268:812
27. Schmalzl F, Hellriegel K-P (1979) Preleukemia. Springer, Berlin Heidelberg New York

28. Sokal G, Michaux JL, van den Berghe H (1980) The karyotype in refractory anaemia and pre-leukaemia. Clin Haematol 9:129
29. Speer JR, Freireich EJ, Hart JS, et al. (1974) Identification of smoldering leukemia by delaying chemotherapy. Clin Oncol 15:73
30. Stein AE, Staven P (1978) Smouldering acute myelogenous leukemia. Acta Med Scand 203:305
31. Verma DS, Spitzer G, Dicke KA, McCredie KB (1979) In vitro agar culture patterns in preleukemia and their clinical significance. Leuk Res 3:41
32. Wiesneth M, Pflieger H, Kubanek B, Heimpel H (1980) Micromegakaryocytes in human bone marrow Acta Haematol (Basel) 64:65

Chronische myeloische Leukämie und Blastenkrise

Therapie der chronisch-myeloischen Leukämien und der Blastenkrise

H. Pralle*

Die Überlebenszeit der Patienten mit chronisch-myeloischer Leukämie mit Nachweis des Philadelphia-Chromosoms [CML Ph_1 (+)] wird durch die Therapie nur wenig beeinflußt. Ausgenommen davon sind die wenigen Patienten, die als eineiige Zwillinge durch eine Knochenmarktransplantation erfolgreich behandelt werden können. Trotzdem erscheint es geboten, neu Gesichertes festzuhalten und die offenen Fragen zu diskutieren.

CML Ph_1 (+),

Therapie der präklinischen Phase

Selten wird das Philadelphia-Chromosom vor dem klinischen Nachweis der CML bei Routineuntersuchungen festgestellt (u. a. 26). Mit dem Nachweis der Anomalie ist die Diagnose unumstößlich bestimmt. Allgemein wird aber therapeutische Zurückhaltung geübt, weil die Therapie auch in der klinischen Phase nur die Symptome günstig beeinflußt, aber kaum zur Verlängerung der Lebenszeit beiträgt. Symptome fehlen aber in der präklinischen Phase. Auf der anderen Seite wird sogar auf regulative Prozesse in dieser Phase verwiesen [13, 16, 31, 34]. Ob die therapeutische Zurückhaltung sinnvoll ist, wurde aber bisher nicht überprüft. Es ist deshalb nicht bekannt, ob ein Eingreifen in der präklinischen Phase von 60 – 70 Monaten neben der sonst üblichen Therapiephase von 40 Monaten nicht doch die Lebenszeit verlängert. Bei Zwillingen ist schon in dieser Zeit die Indikation zur Knochenmarktransplantation zu erwägen, da unvorhersehbar und unter Auslassung der chronischen Phase eine Metamorphose eintreten kann. Auch sollten Zellen für eine mögliche autologe Knochenmarktransplantation (s. u.) früh gewonnen und kryopräserviert werden.

Palliative Therapie der chronischen Phase

Die Behandlung der chronischen oder reifzelligen Phase der CML wurde mehrfach in hervorragenden Übersichten dargestellt (u. a. 16) oder auch in letzter Zeit kontrovers diskutiert [23]. Die Autoren beziehen sich auf die wenigen bekannten Studien oder auf eigene Erfahrungen. Oft werden die Ergebnisse mit denen in der histo-

* Zentrum für Innere Medizin, Abt. Hämatologie/Onkologie Justus-Liebig-Universität Gießen

rischen Arbeit von Minot et al. aus dem Jahr 1924 verglichen [34]. Darin war die Literatur ab Beginn des Jahrhunderts zitiert und über 130 eigene Beobachtungen ab 1908 berichtet worden. Während die Überlebenszeit in den von Minot ausgewerteten Krankenakten durch die wenig standardisierte Strahlentherapie nur gering von 3,05 auf 3,5 Jahre angehoben war, konnte er doch recht eindrucksvoll eine Besserung der Leistungsfähigkeit der behandelten Patienten belegen.

Monotherapie in der chronischen Phase

Busulfan: 1953 wurde Busulfan von Galton (England) [16, 20] und von Haddow u. Timmis (USA) in die Therapie eingeführt. Es löste die Strahlentherapie ab, die zu dieser Zeit meist in Form der Milzbestrahlung durchgeführt wurde. Vier Jahre später wurde dann in England begonnen, Busulfan in einer kontrollierten Studie der Milzbestrahlung gegenüberzustellen. In der vom Medical Research Council (MCR) 1968 veröffentlichten Studie hatten die Patienten nach Strahlentherapie 39,5 Monate gegenüber 48 Monaten in der mit Busulfan behandelten Gruppe überlebt. In dieser Publikation wurde auch gezeigt, daß die Busulfantherapie allein den Krankheitsverlauf nahezu immer kontrollierte, während nach primärer Radiotherapie zusätzliche medikamentöse Behandlungen benötigt wurden [33]. Trotz später geäußerter Einwände belegt diese Studie die Überlegenheit von Busulfan in der initialen Behandlung.

6-Mercaptopurin (6-MP): 6-MP (3 mg/kg KG/Tag) wurde während der Initialbehandlung mit Busulfan (6 mg/Tag) über 12 Wochen verglichen und dabei die Dosen nach 2 Wochen der Leukozytenzahl angepaßt. 6-MP war ungünstiger für die Parameter Hämoglobin, unreife Granulozyten und die beabsichtigte Plättchenreduktion (zit. nach 44). Der Einsatz von Thioguanin steht noch zur Diskussion; dieses dürfte ähnlich wie 6-MP einzuschätzen sein [43].

Chlorambucil: Geprüft wurden die Effekte von 12 mg Chlorambucil gegenüber 6 mg Busulfan täglich. Die South Eastern Cancer Cooperative Group wertete das Ergebnis von 42 Patienten nach 3 Monaten aus. Trotz nur gering schlechterer hämatologischer Parameter in der Chlorambucilgruppe waren die besonders günstigen Verläufe unter Chlorambucil selten. Die Zuverlässigkeit der Busulfantherapie stach in dieser Studie hervor [41].

Cyclophosphamid: Die Veterans Administration Cancer Cooperative Group wertete der Effekt von 2 mg/kg KG/Tag Cyclophosphamid gegenüber 0,1 mg/kg KG/Tag Busulfan nach einer Beobachtungszeit von 3 Monaten aus. Ähnlich wie bei der Prüfung gegenüber Chlorambucil kam es unter Cyclophosphamid bei einigen Patienten innerhalb der Beobachtungszeit zur Progression [28].

Dibromomannitol: 250 mg/m² Dibromomannitol über 3 Tage und später 150 mg/m² tgl. wurden mit 4 mg/m² Busulfan verglichen. Dibromomannitol erwies sich als vergleichbar wirksam und konnte in der reifzelligen Phase bei Busulfanresistenz weiterhin eingesetzt werden, was für die anderen vorgenannten Medikamente nicht geprüft worden war. Ein wesentlicher Unterschied in Remissionsdauer und Lebenszeit der Patienten wurde nicht beobachtet [14].

Hydroxyurea: Erst 1972 wurden Ergebnisse bei 20 Patienten beschrieben. Die mittlere Überlebenszeit war mit 50 Monaten besonders günstig. Wie für Dibromomannitol trifft hier zu, daß das Medikament im Anschluß an eine Busulfanbehandlung noch bei einer großen Zahl von Fällen wirksam bleibt [29].

Melphalan: 33 Patienten erhielten ohne Kontrollgruppe Melphalan, das Busulfan nicht überlegen war [22].

Leukapherese: Es wurde eine länger anhaltende Reduktion der Leukozytenzahlen als eine besonders ausgeprägte Wirkung auf die zirkulierenden Vorläuferzellen beschrieben [31]. Im Einzelfall stellt die Leukapherese bei hohen Leukozytenzahlen eine überlegenswerte Möglichkeit der Zellproduktion dar. In der weiteren Therapie spielt sie nur eine untergeordnete Rolle.

Thrombapherese: Die Thrombapherese bei exzessiven Plättchenzahlen wird an verschiedenen Stellen unterstützend eingesetzt. Bei Anfangswerten von $2 \cdot 10^6/\mu l$ scheint sie nach meiner Erfahrung wegen der Bildung von Thromben in den Rollerpumpen nicht ungefährlich.

Milzbestrahlung: In der palliativen Therapie der chronischen Phase hat die Milzbestrahlung keinen festen Platz. Dieser Schluß darf aus der Studie des MCR (s. o.) gezogen werden [33].

Splenektomie: Einen positiven Einfluß auf die Überlebenszeit oder die Vermeidung der Blastenkrise konnte bei insgesamt 163 aus der Literatur zusammengestellten Fällen nicht bestätigt werden [47]. Bei einer Thrombopenie zeichnete sich ein Vorteil für die splenektomierten Patienten ab.

Kombinierte Therapie zur Palliation

Busulfan, Cyclophosphamid und Vincristin sowie Busulfan und Thioguanin [1]: Auf dem Kongreß 1979 wurde über die ersten 10 durch eine kombinierte Therapie behandelten Fälle berichtet. Sie waren nach ihren Thrombozytenzahlen ($<$ 150 000 oder $>$ 450 000/μl) als Risikogruppe definiert worden. Sie waren nach Induktion mit Busulfan über 3 Monate für die folgenden 9 Monate mit Cyclophosphamid, Vincristin und Prednisolon in zyklischer Abfolge behandelt worden. Die geschilderten Verläufe waren besser als es für unausgesuchte Patienten erwartet worden wäre. Die Studie ist offen [19].

Chemo- und Immuntherapie: Verschiedene Verfahren der Immunisierung (BCG allein gegenüber BCG zusammen mit autologen Zellen unter Busulfan) waren in ihrer Wirkung Busulfan allein vergleichbar, obwohl die Imunisierung in der Studie zunächst vielversprechend erschien [40]. Die EORTC hat deshalb eine erneute Prüfung vorgeschlagen. Hierbei wird Levamisole verwendet [19]. Über den Verlauf der Studie ist wenig bekannt; sie ist ebenfalls offen.

Strahlen- und Chemotherapie: Die Kombination der Milzbestrahlung in der Induktion und Busulfan für die Erhaltung wurde in der Studie des MCR überprüft [33]. Nach allgemeiner Ansicht wird der Milztumor ebenso sicher durch Busulfan allein beeinflußt [16]. Auch scheint die Fibrosehäufigkeit nicht verändert zu sein.

Therapien zur Ausschaltung des Zellklons mit dem Philadelphia-Chromosom. Kurativer Therapieanspruch

Kombinierte Chemotherapie: Verschiedene Studien mit einer kombinierten Therapie (Bestrahlung der Milz, Splenoktomie, Chemotherapie) wurden mehr oder weniger abgeschlossen. In einigen Fällen konnte erreicht werden, daß das Philadelphia-Chromosom für mehrere Monate nicht mehr nachweisbar war. Ein sehr intensives Protokoll stellt das neue L-15-Protokoll 78/25 des Memorial-Sloan-Kettering Cancer Center dar. Neben der oben geschilderten Kombination enthält es noch 4 weitere davon unterschiedlicher Kombinationen in der Remissionserhaltung (zit. nach 23). Nach Informationen zeichnet sich keine Verbesserung ab.

Syngene Knochenmarktransplantation: Nach dem ersten Bericht über 4 erfolgreiche Knochenmarktransplantationen in der chronischen Phase bei eineiigen Zwillingen wurde das Verfahren breit diskutiert. Zum Zeitpunkt der Publikation hatten nach 24, 16 und 15 Monaten Verlaufsbeobachtungen 3mal 50 und einmal 34 ausgewertete Metaphasen kein Philadelphia-Chromosom aufgewiesen [15]. Damit war es zum ersten Mal möglich, die pathologische Zellinie der CML auszulöschen. In einem einzelnen ähnlichen Fall wurde gezeigt, daß dabei auch die Fibrose des Knochenmarks rückbildungsfähig ist [35].

Allogene Knochenmarktransplantation: Nachdem belegt wurde, daß die Eradikation des pathologischen Klons prinzipiell möglich ist (wobei wegen der notwendigen intensiven zytotoxischen Therapie eine Stammzelltransplantation erforderlich ist), muß die allogene Transplantation in der chronischen Phase neu diskutiert werden. Wegen zunächst entmutigender Berichte [12] hatte das Verfahren nur wenige Befürworter gefunden.

Zusammenfassende Beurteilung der Therapie der chronischen Phase der CML $Ph_1(+)$

Neben der eingeführten palliativen Therapie mit Busulfan, Splenektomie bei Thrombopenie und Verwendung von Hydroxyurea in Phasen unklarer weiterer Entwicklung konnte sich die Knochenmarktransplantation bei eineiigen Zwillingen etablieren.

Derzeit laufen Studien zur Prüfung der kombinierten Therapie mit Busulfan/Thioguanin und für Risikogruppen – ausgewählt nach der Thrombozytenzahl – Cyclophosphamid, Vincristin und Prednisolon/Busulfan, sowie Immuntherapie Levamisole/Busulfan (s. o.). In diesen Studien wird eine verbesserte Palliation angestrebt.

Die Chemotherapie ist jedoch auch in Kombination mit weiteren Maßnahmen nicht kurativ. Ergebnisse der allogenen Transplantation stehen noch aus.

Blastenkrise und Akzeleration der CML $Ph_1(+)$

Die Therapie der Blastenkrise und Akzelaration muß weiter verbessert werden, da die Auslöschung des Ph_1-positiven Klons nicht sicher vor dieser Terminalphase schützt [4, 5, 11].

Publikationen des vergangenen Jahres lassen einige Fragen besser beantworten:

a) Wie wirkt das „Microenvironment" auf eine normale Hämopoese nach einer CML mit chronischem Verlauf?

b) Welche zytotoxische Therapie ist gegen die Zellen der Blastenkrise wirksam?

Andere Fragen wie die Frühdiagnose und die Frage nach der Resthämopoese blieben unbeantwortet [39].

Das Microenvironment hatte sich bei der Zwillingstransplantation [24, 35] und bei der Technik des „Autograftings" während der Blastenkrise als anpassungsfähig erwiesen. Damit entfiel ein Vorbehalt gegen die Therapie bei vorbekannter Fibrose. – Die Abhängigkeit des Therapieerfolgs vom Zelltyp der Blastenkrise ist trotz vieler Untersuchungen und Therapiemodalitäten nicht abschließend zu beurteilen. Dabei wurden schwerpunktmäßig Zytologie [36], Oberflächenmarker [3, 25], terminale Desoxinucleotidyltransferase [32], Zytogenetik [6, 37] und -kinetik untersucht. Keiner der genannten Faktoren ist jedoch mit absoluter Sicherheit entscheidend für die Prognose. Die im vorigen Jahr noch gültige Auffassung über den Vorrang der TDT-Bestimmung wurde relativiert.

Behandlung der Akzeleration in der Übergangsphase. Die Blastenkrise kündigt sich mit einer zunehmenden Desorganisation der Proliferation an. Diese Übergangsphase ist nicht scharf zu definieren. Der Einsatz von Hydroxyurea scheint in dieser Phase günstig [38]. Die Splenektomie ist auch bei Beschwerden nur unter Beachtung einer strengen Indikationsstellung angebracht [47].

Intensive Chemotherapie der Blastenkrise. Die kombinierte Chemotherapie wird von den meisten Autoren begonnen, wenn die von Karansas u. Silver [27] festgelegten Kriterien erreicht sind. Alle diesbezüglichen Studien enthalten jedoch ein sehr heterogenes Patientengut, so daß selbst größere Sammelstatistiken kaum Trends erkennen lassen. Bleibende Aplasien nach Chemotherapie, die selbst bei Anwendung von Vincristin und Prednisolon beobachtet wurden [25], waren Anlaß, auf intensive Chemotherapieverfahren zu verzichten. Wir möchten nach unseren Erfahrungen eine intensive Behandlung nicht strikt ablehnen. Zur Anwendung gelangen Schemata wie bei unreifzelligen Leukämien, einschließlich CNS-Prophylaxe.

Intensive Therapie unter Schutz von autologen Zellen. Über die autologe Knochenmarktransplantation war zunächst anhand von 7 Fällen berichtet worden. Die Transfusion peripherer Stammzellen nach medikamentös hochdosierter Behandlung war in 8 von 20 Fällen günstig verlaufen. Eine Strahlenbehandlung schien das Risiko der Therapie zu vergrößern, während eine vorhergegangene Splenektomie hilfreich erschien. Es wurde eine größere Zahl von CFUc wiedergefunden. Eine Myelosklerose war kein Hindernis für das Angehen der autologen retransfundierten Zellen. 5 der 20 Patienten erreichten 6 Monate oder länger dauernde chronische Phasen. Ein Patient entwickelte eine unerklärte Symptomatik vom Typ der Graft-versus-host-Reaktion [18]. Ob die gewonnenen 2. chronischen Phasen für weitere intensive Maßnahmen genutzt werden konnten, ist noch nicht bekannt.

Milzbestrahlung und Splenektomie. Sie sind indiziert bei Konsumptionserscheinungen, Milzinfarkten oder isolierter Thrombopenie [37].

Allogene Knochenmarktransplantation. Die in der Literatur bekannten Daten über Knochenmarktransplantation in der Blastenphase sind unbefriedigend. Auch bei eineiigen Zwillingen waren die Ergebnisse bisher nicht zufriedenstellend.

Lokale Strahlenanwendung. Extramedulläre Manifestationen der Blastenkrise sind einer additiven Radiotherapie gut zugänglich.

CNS-Prophylaxe nach Blastenkrise: Bei Patienten mit Blastenkrise vom ALL-Typ mit kompletter Remission kam es in einigen Fällen zu einer Meningeosis. Hier muß eine Prophylaxe diskutiert werden (s. auch ALL-$Ph_1(+)$; 2).

CML nach akuten Leukämien $Ph_1(+)$. Bis 1977 wurden diese Leukämien als primäre Blastenkrisen bezeichnet. Weitere Fallbeschreibungen sind inzwischen auswertbar. Die durch zytogenetische Befunde abgesicherten Fälle wurden 1980 in einer Übersicht zusammengefaßt [37]. Danach erreichten die sog. ALL-Typen in 13 von 19 Fällen Remissionen und entwickelten alle eine CML mit reifzelliger Phase und Nachweis des Philadelphia-Chromosoms. Vier Fälle von sog. ANLL-Typen $Ph_1(+)$, in denen ausreichend zytogenetische Untersuchungen möglich waren, wiesen Remissionen auf; eine chronisch-myeloische Leukämie in reiner Form oder ein positives Philadelphia-Chromosom fanden sich in der Remission nicht. Eine Reihe weiterer zytogenetischer Aberrationen sowie die relative Seltenheit der eigentlich typischen Translokationen des Philadelphia-Chromosoms (22q– –9q+) kennzeichneten diese Fälle zusätzlich, für die bisher keine eigene Therapieempfehlung vorliegt. Die Dauer der sich in Monaten entwickelnden nachfolgenden CML nach ALL $Ph_1(+)$ [7] betrug in einzelnen Fällen bis zu 3 Jahren. Interessant ist hierbei der Heteromorphismus des Philadelphia-Chromosoms, das nicht in allen beobachteten Formen zur Proliferation führt.

Therapie der CML $Ph_1(-)$. Diese Leukämie wird von den meisten Untersuchern in Anlehnung an die klassische Form behandelt. Der Bedarf an Myleran scheint eher gering. Der Einsatz von Hydroxyurea ist nach eigener Erfahrung evtl. in Kombination mit Thioguanin günstig. Die Prognose gilt mit 15 Monaten gegenüber 40 Monaten als wesentlich schlechter im Vergleich zu CML $Ph_1(+)$. Kasuistiken sind für eine genauere Klassifizierung wichtig, da eine Abgrenzung von einer schleichend unreifzelligen myeloischen Leukämie oder einer Neutrophilenleukämie wahrscheinlich nicht immer möglich ist. Die Blastenkrisen der CML $Ph_1(-)$ stellen singuläre und den der klassischen CML ähnliche Ereignisse dar. Die Analogie einiger Verläufe läßt die Bedeutung des Philadelphia-Chromosoms für die Entwicklung der Blastenkrise in Frage stellen.

Chronische monozytäre oder histozytäre Proliferationen. Die Therapie dieser seltenen Neoplasie erfolgt individuell. Das Epipodophyllotoxinderivat VP 16–213 ist initial oft sehr wirksam. Die Kombination mit Adriamycin, Cyclophosphamid und Cytosin-Arabinosid scheint Vorteile zu bringen, doch sollte dies noch in Studien kontrolliert werden [30].

Zusammenfassende Beurteilung zur Therapie der Blastenkrise 1979/1980

Die autologe Übertragung kranker Stammzellen aus der chronischen Phase in der Blastenkrise hat gezeigt, daß ausreifendes Knochenmark auch noch nach strukturellen Umbauvorgängen angehen kann. Damit wird der bisher einzige Befund einer Rückbildung der Myelofibrose nach Knochenmarktransplantation (von einem Zwillingsspender) in der chronischen Phase bestätigt. Die Elimination der Blastenpopulation gelang aber weiterhin nur unbefriedigend. Hinzu kommt, daß auch die Regeneration der Hämopoese aus eigenen Stammzellen zweifelhaft bleibt, nachdem Kulturversuche keine normalen Stammzellen entdecken ließen. Damit bietet allein die Transplantation von Spenderzellen die Gewähr für die mögliche Regeneration. Das wiederholt beschriebene „Autograft" mit Implantation kranker Zellen der chronischen Phase birgt Schwierigkeiten grundsätzlicher Art und hat nur wenige Befürworter. Die syngene Transplantation von Knochenmark in der Blastenkrise hat noch eine hohe Komplikationsrate. Erfahrungen mit allogener Transplantation wurden noch nicht in größerem Umfang bekannt. Die genannten Verfahren der Transplantation haben aber neue Einblicke in die Funktion des Knochenmarks bei der chronisch-myeloischen Leukämie während der Blastenkrise erlaubt. Zytologische, zytochemische und biochemische Kriterien, sowie Oberflächenmarker der Blastenpopulationen ermöglichen es, Korrelationen mit dem zytotoxischen Effekt der Chemotherapie zu prüfen. Mit diesen Ergebnissen ist die Tür zu weiteren Entwicklungen wieder offen.

Literatur

1. Allan NC, Duvall E, Stockdill G (1978) Combination chemotherapy for chronic granulocytic leukemia. Lancet 2:523
2. Atkinson K, Kay HEM, Lawler SD, Wells DG, McElwain TJ (1975) Meningial leukemia after blastic transformation of chronic myeloid leukemia. Cancer 35:529 – 533
3. Beard MEJ, Durrant J, Catovsky D et al. (1979) Blast crisis of chronic myeloid leukemia (CML). I. Presentation simulating acute lymphocytic leukemia. Br J Haematol 34:167 – 178
4. Bloomfield CD, Peterson LC, Yunis JJ, Brunning RD (1977) The Philadelphia chromosome (Ph^1) in adults presenting with acute leukemia: A comparison of Ph^1 and Ph^1-patients. Br J Haematol 36:347 – 358
5. Canellos GP, (1979) Reconstitution of resurrection of normal stem cells in chronic granulocytic leukemia. N Engl J Med 7:360 – 361
6. Canellos GP, de Vita VT, Whang-Peng J, Carbone PP (1971) Haematologic and cytogenetic remission of blastic transformation in chronic granulocytic leukemia. Blood 38:671 – 679
7. Catovsky D (1979) Annotation. Ph^1 positiv acute leukemia and chronic granulocytic leukemia: One or two diseases? Br J Haematol 42:493 – 498
8. Chessells JM (1979) The Ph^1 chromosome in childhood leukemia. Br J Haematol 41:25 – 41

9. Clough V, Geary CG, Hashmi K, Dawson J, Knowlson T (1979) Myelofibrosis in chronic granulocytic leukemia. Br J Haematol 42:515 – 526
10. Coleman M, Silver R, Pajak T, Cavalli F, Rai KR, Kostin JE, Glidewell O, Holland JF (1980) Combination chemotherapy for terminal-phase chronic granulocytic leukemia: Cancer and leukemia group B studies. Blood 55:29 – 36
11. Cunningham I, Gee T, Dowling M et al. (1979) Results of treatment of Ph[1] + chronic myelogenous leukemia with an intensive treatment regimen (L – 5 Protocol) Blood 53:375 – 395
12. Doney K, Buckner CD, Sale GE (1978) Treatment of chronic granulocytic leukemia by chemotherapy, total body irradiation and allogeneic bone marrow transplantation Exp Hematol 6:738
13. Douglas IDC, Whiltshaw E (1978) Remission induction in chronic granulocytic leukemia using intermittend high-dose busulphan. Br J Haematol 40:59 – 64
14. Eckhardt S, Sellei C, Horvath JP, Institoris L (1963) Effect of 1,6-dibromo-1,6dedeoxy-D.mannitol on CGL. Cancer Chemother Rep 33:57
15. Fefer A, Cheever MA, Thomas ED, Boyd C, Ramberg R, Glucksberg H, Buckner CD, Storb R (1979) Disappearance of Ph[1] positive cells in four patients with chronic granulocytic leukemia after chemotherapy, irradiation and marrow transplantation from an identical twin. N Engl J Med 300:333 – 337
16. Galton DAG, (1969) Chemotherapy of chronic myelocytic leukemia. Semin Hematol 6:323 – 343
17. Goldman JM, Lowenthal RM, Buskard NA, Spiers ASD, Th'ng KH, Park DS (1975) Chronic granulocytic leukemia selective removal of immature granulocytic cells in leukapheresis. Ser Haematol 8:28 – 40
18. Goldman JM, Johnson SA, Islam A, Catovsky D, Galton DAG (1980) Haematological reconstitution after autografting for chronic granulocytic leukemia in transformation: The influence of previous splenectomy. Br J Haematol 45:223 – 231
19. Haanen C, Hellriegel KP, Machin B (1979) European Organization for Research on Treatment Cancer E.O.R.T.C. The Cooperative Group „Leukemias and Hemotosarcomas". CML-bad risk trial on chronic myelogenous leukemia. Protokol-06772, 1978 good risk trial. Protokoll-06771, 1978. Eur J Cancer 15:803
20. Haddow A, Timmis GM (1953) Myleran in CML: Chemical constitution and biological action. Lancet 1:207
21. Hagemeijer A, Smit EME (1979) Chronic myeloid leukemia with permanent disappearance of the Ph[1] chromosome and development of new clonal subpopulations. Blood 53:1 – 14
22. Hauch T, Logue J, Laszlo J, Cox E, Rundles W (1978) Treatment of chronic granulocytic leukemia with melphalan. Blood 51:571 – 577
23. Hellriegel KP, Andreeff M (1980) Therapie der chronisch myeloischen Leukämie. Internist 21:380 – 381
24. Islam A, Catovsky D, Galton DAG (1980) Histological study of bone marrow regeneration following chemotherapy for acute myeloid leukemia and chronic granulocytic leukemia in blast transformation. Br J Haematol 45:535 – 540
25. Janossy G, Woodruff RK, Pippard MJ, Prentice G, Hoffbrand AK, Paxton A, Lister TA, Bunch C, Grea MF (1979) Relation of „lymphoid" phenotype and response to chemotherapy incorporating vincristine-prednisolone in the acute phase of Ph[1] positiv leukemia. Cancer 43:426 – 434
26. Kamada N, Uchino H (1978) Chronologic sequence in appearance of clinical and laboratory findings characteristics of chronic myelocytic leukemia. Blood 51:843 – 850
27. Karansas A, Silver RT (1968) Characteristics of the terminal phase of chronic granulocytic leukemia. Blood 32:445 – 459
28. Kaung DT, Close HP, Whittington RM, Patno ME (1971) Comparison of busulfan and cyclophosphamide in the treatment of chronic myelocytic leukemia. Cancer 27:608 – 612
29. Kennedy BJ (1972) Hydroxyurea therapy in chronic myelogenous leukemia. Cancer 29:1052

30. Lampert IA, Catovsky D, Bergier N (1978) Malignant histiocytosis: A clinico-pathological study of 12 cases. Br J Haematol 40:65 – 77
31. Lowenthal RM, Buskard NA, Goldman MJ, Spiers ASD, Bergier N, Graubner M, Galton DAG (1975) Intensive leukapheresis as initial therapy for chronic granulocytic leukemia. Blood 46:835 – 839
32. Marks SM, Baltimore D, McCaffrey R (1979) Terminal transferase as a predictor of initial reponsiveness to vincristin and prednisolone in blastic chronic myelocytic leukemia. N Engl J Med 298:812 – 814
33. Medical Research Councils Working Party for Therapeutic Trials in Leukemia (1968) Chronic granulocytic leukemia: Comparison of radiotherapy and busulfan therapy. Br Med J 1:201 – 208
34. Minot GR, Buckman JE, Isaacs R (1924) Chronic myelogenous leukemia: Age incidence, duration and benefit derived. JAMA 82:1486 – 1494
35. Rappeport J, Parkman R, Belli J, Levey R, Rosen F, Nathan D (1978) Reversibility of myelofibrosis after bone marrow transplantation. Blood [Suppl 1] 52:727
36. Rosenthal S, Canellos GP, Whang-Peng J, Gralnick HR (1977) Blast crisis of CGL: Morphologic variants and therapeutic implications. Am J. Med 63:542 – 547
37. Rowley JD (1980) Ph^1-positive leukemia, including chronic myelogenous leukemia. Clin Haematol 1:55
38. Schwartz JH, Canellos GP (1975) Hydroxyurea in the management of the hematologic complications of chronic granulocytic leukemia. Blood 46:11 – 16
39. Singer JW, Fialkow PJ, Steinman L, Naijfeld V, Stein SJ, Robinson WA (1979) Chronic myelocytic leukemia (CML): Failure to detect residual normal committed stem cells in vitro. Blood 53:264 : 268
40. Sokal JE, Aungst CW, Snyderman M, Gomes G (1977) Immunotherapy of chronic myelocytic leukemia: Effects of different vaccination schedules. Clin Haematol 6:129 – 139
41. Southeastern Cancer Chemotherapy Cooperative Study Group (1959) Comparison of chlorambucil and myleran in chronic lymphocytic and granulocytic leukemia. Am J Med 27:424
42. Southeastern Cancer Chemotherapy Cooperative Study Group (1963) Comparison of 6-mercaptopurine and busulfan in chronic granulocytic leukemia. Blood 21:89 – 100
43. Spiers ASD (1975) Thioguanine as primary treatment for chronic granulocytic leukaemia. Lancet I:829 – 832
44. Stryckmans PA, Debuscher L (1978) In: Staquet MJ (ed) Randomized trials in cancer, Raven, New York, pp 61 – 68
45. Tura S, Baccarani M, Gugliotta L, Lauria F, Fiacchini M, Tomasini I (1975) A clinical trial of early splenectomy, hydroxyurea, and cyclic arabinosyl cytosine, vincristine, and prednisone in chronic myeloid leukemia. Italian cooperative study group on chronic myeloid leukemia. Ser Haematol 8:121 – 142
46: Vallejos CC, Trujillo JM, Cork A, Bodey GP, McCredie K, Freireich E (1974) Blastic crisis in chronic granulocytic leukemia: Experience in 39 patients. Cancer 34:1806 – 1812
47. Wolf DJ, Silver RT, Coleman M (1978) Splenectomy in chronic myeloid leukemia. Ann Intern Med 89:684 – 689

Akute lymphatische Leukämie

Immunologische Typisierung und Prognose akuter lymphatischer Leukämien*

E. Thiel[1,2], H. Rodt[1], S. Thierfelder[1], D. Huhn[3], B. Netzel[4], G. Janka[4], G. F. Wündisch[5], Ch. Bender-Götze[6] und D. Hoelzer[7]

Bei der Mehrheit der akuten Leukämien des Erwachsenen ist die Morphologie ausreichend, um eine Klassifizierung durchzuführen. In vielen Situationen ist die Zytochemie dabei hilfreich, in einigen sogar entscheidend. Bei ca. 30 % der Erwachsenenleukämien und bei 90 % der kindlichen Leukämien ist es jedoch nicht möglich, mit Morphologie und Zytochemie eine Klassifizierung durchzuführen. Gerade aber bei diesen Leukämieformen ohne myeloisch-monozytäre Differenzierungsmerkmale hat die Einführung neuer Therapiemaßnahmen die Möglichkeit eines kurativen Vorgehens eröffnet. Zu der diagnostischen Aufgabe der Identifizierung akuter lymphatischer Leukämieformen gesellte sich daher die Frage der Erkennbarkeit von prognostischen Unterschieden.

Die Etablierung immunologischer Techniken zur Untersuchung von Zellen ging von der Erkenntnis aus, daß bestimmte immunologisch definierbare Strukturen an Zellen nachweisbar sind, die in spezifischer Weise zur Differenzierung assoziiert sind. Die Erkennung einer B- oder T-Differenzierung bei den morphologisch monotonen Lymphozyten hatte hierbei einen in zahlreichen Experimenten belegten modellhaften Charakter. Die Übertragung des immunologischen Prinzips zur Untersuchung von Leukämiezellen erbrachte die Möglichkeit einer zweifelsfreien, experimentell reproduzierbaren Zuordnung zur lymphatischen, myeloischen oder erythrozytären Reihe in Situationen, wo es nach morphologischen Kriterien nicht zu vermuten war [25]. Aber auch pathogenetische Gesichtspunkte wurden an der Zelle sichtbar, wie Herkunft oder Natur der Proliferation. So kann z. B. der Nachweis identischer monoklonaler Leichtketten auf einer Minorität zirkulierender Blutlymphozyten den leukämischen Exzeß eines scheinbar lokalisierten Lymphoms bedeuten. Der Nachweis bestimmter Antigene, die sonst nur auf Prothymozyten oder

* Unterstützt durch die Deutsche Forschungsgemeinschaft, Th 229/3, EURATOM BIO D–217-76-1. Prof. E. Buchborn zum 60. Geburtstag gewidmet.
Die Autoren danken den Damen M. Renner, B. Kaiser, R. Renner, E. Röckelein, S. Trimborn und M. Isensee für herragende technische Mitarbeit

[1] Institut für Hämatologie, GSF, München
[2] Med. Klinik Innenstadt, Univ. München
[3] Med. Klinik III, Großhadern, Universität München
[4] v. Haunersches Kinderspital, Universität München
[5] Schwabinger Kinderklinik der TU München
[6] Kinderpoliklinik der Universität München
[7] Department Innere Medizin, Universität Ulm

Tymozyten nachweisbar sind, spricht für die Herkunft einer ALL aus diesem Zellkompartment, während andere Antigene, die bereits funktionell zu einer Helper- oder Suppressorfunktion assoziierbar sind, den vorangeschrittenen Reifegrad der T-Zellart von Sezary-Zellen oder von chronischen lymphatischen Leukämiezellen kennzeichnen [25].

Im folgenden soll über die Erfahrungen bei der immunologischen Typisierung von 300 akuten Leukämien berichtet werden. Nach der kritischen Bewertung wesentlicher immunologischer Marker zur Leukämiediagnostik sowie einem Vergleich mit zytochemischen Methoden wird eine immunologische Klassifizierung vorgestellt, die von 6 wesentlich unterschiedlichen ALL-Subgruppen ausgeht. Nach Erwähnung der ontogenetischen Rückinformation, die wir aus dem Netzwerk der ALL-Phänotypen erhalten, soll die klinische Relevanz der immunologischen Klassifizierung analysiert werden. Dabei ergeben sich signifikante Unterschiede im klinischen Erscheinungsbild sowie insbesondere in der Antwort auf momentan übliche Chemotherapiemaßnahmen je nach immunologischer Subgruppe.

Marker zur Leukämieklassifizierung

Zahlreiche immunologische Marker zur Kennzeichnung von Zellen sind bisher beschrieben worden, und viele weitere sind noch zu erwarten. Aber nur einige sind „spezifisch" in dem Sinne, daß sie uns informieren, wieweit eine Zelle zellartspezifisch differenziert ist, ob sie z. B. der T- oder B-lymphatischen Reihe angehört oder der myeloisch-monozytären oder der erythrozytären. Obwohl bestimmte Marker genau definiert sind, wie z. B. Komplement- oder Fc-Rezeptoren, die B-Zellen kennzeichnen aber auch aktivierte T-Zellen und myeloische Zellen, sind sie doch nicht für diese Aufgabe geeignet.

In Tabelle 1 sind die zur Zeit als nützlich erachteten Marker aufgeführt, die sich bei der Immundiagnostik akuter Leukämien bewährt haben.

Tabelle 1. Zur Klassifizierung akuter Leukämien nützliche immunologische Marker (*ALL* = akute lymphatische, *AMML* = akute myelo-monozytäre, *AUL* = akute undifferenzierte, *AEL* = akute erythroblastäre Leukämie); Definition von ALL-Subgruppen

Marker	B-Ly	T-Ly	Thy	Ly.-Prec.[a]	ALL C	C/T	Prä-T	T	Prä-B	B	AMML	AUL	AEL
1. E-R	−	+	+	−	−	−	−	⊕	−	−	−	−	−
2. Surface-Ig	+	−	−	−	−	−	−	−	−	⊕	−	−	−
3. Pan-T	−	+	+	+	−	⊕	⊕	+	−	−	−	−	−
4. CALLA	−	−	−	+	⊕	⊕	−	−	+	−	−	−	−
5. Zytopl Ig	−	−	−	+	−	−	−	−	⊕	−	−	−	−
6. Früh-T	−	−	+	+	−[a]	+	+	+	−	−	−	−	−
7. Spät-T	−	+	+	−	−	−	−	+	−	−	−	−	−
8. Ia	+	−	−	+	+	+	−	−	+	+	+	+	−
9. TdT	−	−	+	+	+	+	+	+	+	−	−	+	−
10. MyA	−	−	−	−	−	−	−	−	−	−	+	−	−
11. Glykoph. A	−	−	−	−	−	−	−	−	−	−	−	−	+

[a] Lymphatische Vorläuferzellen im Knochenmark

Nach dem Nachweis des Schafserythrozytenrezeptors E-R an einer Zell-Linie eines ALL-Patienten im Jahre 1972 durch Minowada et al. [13] wurde zunächst eine allgemeine T-Zellnatur der Erkankung vermutet, da dieser Marker in spezifischer Weise T-Zellen und Thymuszellen kennzeichnet. Diese Annahme wurde durch die Entdeckung von Terminaler Desoxynucleotidyltransferase (TdT, Nr. 9 in Tabelle 1) in ALL-Zellen unterstützt, da dieses Enzym sonst nur in Tymuszellen und Prothymozyten des Knochenmarks nachweisbar ist [12]. Hierdurch wurde die TdT zum bisher einzigen etablierten biochemischen Marker im Arsenal der Immundiagnostik, der neuerdings jedoch auch durch immunologische Technik in Einzelzellen nachweisbar ist. Obwohl der Marker reifer B-Zellen, das Surfaceimmunglobulin [SIg], nur bei 1 – 2 % der ALL-Patienten nachweisbar ist, konnte der E-R nur bei ca. 15 % der ALL-Patienten demonstriert werden, wodurch die überragende Mehrheit nicht identifiziert blieb und daher als „common" oder non-T non-B ALL bezeichnet wurde. Diese Gruppe wurde durch die Beschreibung eines ALL-Antigens (CALLA) durch Greaves positiv identifizierbar [8], wenngleich auch damit eine lymphatische Differenzierung noch nicht gesichert erschien. Der simultane Nachweis von T-Zellantigen bei einem Teil der Fälle mit ALL-Antigen (18) implizierte eine Differenzierung in Richtung T, während bei einem anderen Teil zytoplasmatisches Immunglobulin entdeckt wurde, welches sonst nur in einzelnen Prä-B-Zellen des Knochenmarks nachweisbar ist [27]. Mit Hilfe potenter spezifischer Anti-T-Zellseren ließ sich noch ein weiterer ALL-Phänotyp dadurch kennzeichnen, daß nur T-Antigene ohne E-Rezeptor ausgeprägt sind, somit ein inkompletter T-Zell-Phänotyp, einer Prä-T-Zelle entsprechend [23].

Wie in Tabelle 1 dargestellt, lassen sich mit diesen 5 erstgenannten Markern 6 unterschiedliche Formen von ALL in klarer Weise kennzeichnen. Die Diagnose ALL erscheint bei Vorhandensein eines oder von zwei dieser Marker als gesichert, bei Fehlen dieser Marker ergibt sich kein Hinweis für ALL. In einigen dieser Situationen sind myeloische Antigene nachweisbar (MyA, Nr. 10 in Tabelle 1), die sonst bei der AML anzutreffen sind [1, 10]. Bei einem weiteren Teil bedeutet der Nachweis von Glykophorin A eine frühe erythroblastische Differenzierung [6]. Die übriggebliebene Minorität akuter Leukosen von ca. 1 – 2 %, bei denen keiner der genannten Marker nachweisbar ist, weshalb sie weiterhin als undifferenziert (AUL) einzustufen sind, hat noch teilweise Ia-Antigene, die sonst bei mehreren ALL-Formen ohne T-Marker und bei unreifen AML-Formen anzutreffen sind.

Nachweissysteme, monoklonale Antiseren

Klassisches methodisches Prinzip ist der immunfluoreszenz-optische Nachweis charakteristischer antigener Substanzen auf der Zellmembran mittels geeigneter, fluoreszein-markierter Antiseren. Aber auch einfache Rosettentests mit heterologen Erythrozyten können wesentliche Marker kennzeichnen, wie dies am besten in der Form des Schafserythrozytenrezeptors für reife T-Zellen und des Mäuseerythrozytenrezeptors für eine Subpopulation von B,-Zellen dokumentiert ist. Die Verfügbarkeit heterologer Antiseren, die nach entsprechenden Absorptionsprozeduren in spezifischer Weise mit antigenen Determinanten reagieren, die nur auf einer Zellreihe vorkommen, hat erhebliche methodische Vorteile [8, 18, 20]. Derartige Seren binden Komplement und reagieren somit zytotoxisch, was diagnostisch durch Mikrozytotoxizitätstest oder Komplementbindungsreaktion in qualitativer und quantitativer Weise ausgenützt werden kann. Dies ließ sich eindrucksvoll bei Anti-T-Zellseren zeigen, die in spezifischer Weise an stabile Glykoproteine der Zellmembran von T-Lymphozyten oder Thymuszellen binden [18]. Entsprechend präparierte Antikörperreagenzien sind auch radioaktiv mit ^{125}Jod markierbar, womit durch immunautoradiographische Technik der Antigengehalt einzelner Zellen bestimmt werden kann. Auf diese Weise läßt sich z. B. die homogene Antigenausprägung einer leukämischen Zellpopulation von der heterogenen Ausprägung einer normalen Zellpopulation unterscheiden [22].

Eine neue, vielversprechende Entwicklung stellen monoklonale Antiseren dar, die durch Fusionierung immunisierter Mäusemilzzellen mit Myelomzellen in sog. Hybridomkulturen gebildet werden. Solche Antiseren stellen in idealer Weise ein unbegrenzt verfügbares Reagenz dar, welches in homogener, identischer Weise mit einer bestimmten antigenen Determinante reagiert. Die Erkennung antigener Untereinheiten ist hierbei durch den Zufall eines bestimmten Klons möglich, der Antikörper gegen ein Antigen produziert, welches durch konventionelle, gegen antigene Obereinheiten gerichtete Antikörpergemische nicht differenziert werden kann. Hierbei ließ sich ein bereits immundiagnostisch verwertbares Panel monoklonaler Anti-T-Zellseren etablieren, die mit funktionell und ontogenetisch unterschiedlichen T-Zell-Subsets reagieren [16]. Vergleichbare Reaktionsmuster mit Antigenen früher T-Zellen oder mit Antigenen, die gereifte T-Zellen kennzeichnen (s. Tabelle 1, Marker Nr. 6 u. 7) sind auf konventionelle Weise nur mit speziellen, gegen T-ALL-Zellen oder gegen T-CLL-Zellen gerichteten Antiseren nach entsprechenden Absorptionsschritten erreichbar. Die Verfügbarkeit derartiger Reagenzien, die z. B. frühere T-Antigene erkennen, wie sie sonst nur an einigen wenigen Prothymozyten nachweisbar sind, sind von hohem diagnostischem Wert. Hierdurch ist es z. B. möglich, die Diagnose sowie die Art einer Leukämie in Knochenmark- oder Blutproben ohne klinische oder hämatologische Information zu stellen. Ähnlich ist der Nachweis des CALL-Antigens in Blutproben durch maschinelle Testverfahren ohne morphologische Beurteilung der Zellen durchführbar.

Immundiagnose der ALL

In Abb. 1 ist in einem einfachen Schema das Vorgehen bei der hämatologischen Diagnosefindung in der Situation einer akuten Leukämie dargestellt.

Wenn sich keine Zeichen einer myeloischen oder monozytären Differenzierung zeigen, was durch den ungebräuchlichen Begriff ANMML wiedergegeben sein soll, wird nach morphologischen Kriterien, wie besondere Uniformität der Blasten, hohe Kern-Plasma-Relation häufiges Vorkommen von Rieder-Zellen, sowie unterstützt durch die Zytochemie in Form von granulären Reaktionsprodukten der PAS oder saurer Phosphatase eine schwierige Entscheidung in ALL oder AUL getroffen. Dem sei die experimentell reproduzierbare Entscheidung „ALL ja oder nein" durch den Nachweis bestimmter immunologischer Marker (s. Tabelle 1) gegenübergestellt. Ein Vergleich konventioneller Diagnosen mit immunologischen Diagnosen zeigte, daß in 91 % der Situationen mit konventioneller ALL-Diagnose dies immunolo-

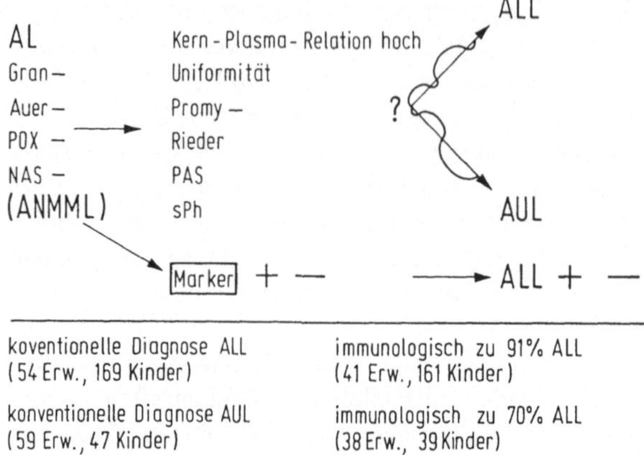

Abb. 1. Konventionelles hämatomorphologisches Vorgehen zur Diagnose ALL in Gegenüberstellung zum immunologischen Vorgehen

gischerseits zu bestätigen war. Interessanterweise ließ sich jedoch in 70% der Fälle mit konventionell nicht klassifizierbarer Leukose (AUL) eine ALL-Diagnose durch den immunologischen Nachweis lymphatischer Differenzierung stellen.

Korrelation immunologischer Marker zu Zytochemie und Morphologie

Frühere Untersuchungen hatten gezeigt, daß zur zytochemischen Diagnostik der ALL besonders die PAS und die saure Phosphatase geeignet sind. Eine Zuordnung zur E-R-positiven T-ALL gelang für die saure Phosphatase, die bei dieser Form der ALL in den meisten Fällen in einem kräftigen, paranukleaär gelegenen Reaktionsprodukt nachweisbar ist [14]. Eine umgekehrte Relation erschien für die PAS gegeben zu sein [21], während die saure Esterase, die sich zum Nachweis für T-Zellen eignet, mehr dem Reaktionsmuster der sauren Phosphatase folgt [10]. In Tabelle 2 ist das Reaktionsverhalten für diese 3 zytochemischen Merkmale bei 135 Patienten simultan untersucht worden, deren Blasten entsprechend ihrer Markerausprägung immunologisch in 4 ALL-Kategorien eingeordnet wurden (s. Tabelle 1).

Es zeigte sich, daß die PAS nur in einer Minorität der Fälle mit Prä-T- und T-ALL nachzuweisen ist, während sie etwa die Hälfte der Fälle mit ALL-Antigen kennzeichnete (common C-ALL und C/T-Form). Dies ergab somit statistisch signifikante Unterschiede, allerdings zwischen der C/T- und der T-ALL-Form. Die saure Phosphatase ergab bei etwa 90% der T- und Prä-T-ALL eine positive Identifizierung, jedoch war auch bei fast der Hälfte der C- und C/T-Form dieses Enzym nachweisbar; ein ähnliches Verhalten zeigte die saure Esterase. Wenn auch, wie in Tabelle 2 dargestellt, signifikante Häufungen zytochemischer Reaktionen je nach immunologischer ALL-Subgruppe evident waren und somit eine Korrelation der Zytochemie zur Immunologie durchaus besteht, ist der diagnostische Wert der PAS durch das Fehlen der Reaktion in 2/3 der E-Formen erheblich eingeschränkt, während die saure Phosphatase trotz ihrer hohen Trefferquote bei der T- und Prä-T-

Tabelle 2. Zytochemisches Reaktionsverhalten bei 135 Patienten mit verschiedenen immunologischen ALL-Subgruppen

ALL-Subgruppe	PAS[a] (%)	Saure Phosphat.[b] %	Saure Esterase[b] %
C-ALL	58	38	41
C/T-ALL	49	52	49
Prä-T-ALL	19	88	93
T-ALL	18	98	87
Signifikante Unterschiede[c]	C- vs Prä-T-ALL C- vs T-ALL C/T- vs Prä-T-ALL C/T- vs T	C- vs Prä-T-ALL C- vs T-ALL C/T- vs Prä-T-ALL C/T- vs T-ALL	C- vs Prä-T-ALL C/T- vs Prä-T-ALL

[a] Grob granulär
[b] Deutlich granuläres und paranukleäres Reaktionsmuster
[c] Nach dem Student's t-Test

ALL durch zusätzliche Reaktionen bei zahlreichen C-Formen in ihrer Aussage beeinträchtigt wird.

Erheblich problematischer ist die Zuordnung morphologischer Kriterien. Eine zytologische Unterscheidung der ALL in 5 Gruppen wurde zwar von Mathé durchgeführt, konnte aber von anderen Arbeitsgruppen nicht reproduziert werden. Der von Lukes beschriebene kleinzellige „convoluted type" konnte zwar in einigen Fällen einer sauren Phosphatase-positiven Lymphom- oder ALL-Gruppe zugeordnet werden, was aber nicht für alle T-ALL-Formen gilt. Eine von der Borella-Gruppe durchgeführte genaue Analyse der Lymphoblastenzellgröße zeigte keinerlei Korrelation zu Membranmarkern oder zur Prognose der Erkrankung [14]. Nach eigener Erfahrung besteht lediglich eine strenge Korrelation der B-ALL zum L3-Typ der FAB-Klassifizierung, was aber somit nur für ca. 1 – 2 % der ALL-Fälle zutrifft [24].

Ontogenetische Aspekte der ALL-Phänotypen

In qualitativen Membranmarkeruntersuchungen mit Immunfluoreszenztechnik war bei der Untersuchung leukämischer Zellen eine auffallend einheitliche Makierungsintensität aufgefallen, was die Annahme unterstützte, daß es sich bei Leukämien zumeist um eine Anhäufung von Zellen eines recht einheitlichen Differenzierungsgrades handelt. Dieser Differenzierungsblock, der schon vor einem Jahrhundert von Virchow als ein Charakteristikum der Leukämiekrankheit erkannt wurde, führt offensichtlich zu einer einheitlichen Differenzierungsstufe aller Zellen, da eine monoklonale Proliferation vorliegt, wie bei allen hierfür untersuchten Leukämien und nahezu allen bösartigen Tumoren nachgewiesen wurde. Hierunter versteht man, daß bei Diagnosestellung alle Zellen einer einzigen Zelle entstammen, in der vermutlich der maligne Transformierungsprozeß stattgefunden hat. Dabei ist jedoch auch die Möglichkeit zu bedenken, daß zur Zeit der malignen Transformierung zwar zunächst viele verschiedene Zellen transformiert wurden, daß aber schließlich im weiteren Verlauf nur eine transformierte Zelle durch Proliferationsvorteil das weitere Tumorwachstum bestimmt und zum monoklonalen Genotyp bei Diagnosestellung führt. Die monoklonal bedingte Einheitlichkeit des Differenzierungsantigenmusters konnte durch spezielle quantitative Einzeltechnik in vielen Situationen dokumentiert werden [4, 24], wobei der Differenzierungsgrad der arretierten Zellpopulation durch die Ausprägungsintensität von Membranmarkern bestimmt werden kann. Die Korrelation der Intensität der Differenzierungsmarker zum Differenzierungsgrad der Zelle war in verschiedenen experimentellen Modellen wie auch im morphologischen Korrelat myeloischer Differenzierung dokumentiert worden [11]. Auf diese Weise vermittelt das Studium von Leukämiezellen die experimentelle Möglichkeit, homogene Zellen eines einheitlichen Differenzierungsgrades analysieren zu können. Da der Phänotyp akuter Leukämiezellen häufig sehr unreifen normalen Zellen der Hämopoese entspricht, die zahlenmäßig sehr selten sind, ist somit eine Charakterisierung von Zellen früher Differenzierungsstufen ermöglicht [7]. Die vorliegenden Untersuchungen bei über 300 Patienten mit ALL, wobei stets mehrere Marker simultan und teilweise quantitativ bestimmt wurden, zeigten zwar, daß jede einzelne Leukämie ihr individuelles Membranmuster hat; dennoch war es möglich, alle Leukämien in klar definierbare Gruppen einzuteilen, wobei Vorhandensein oder Fehlen eines Markers sowie Ausprägungsintensität die Klassifizierungskriterien darstellten. Aus diesen Untersuchungen wurde ersichtlich, daß die Phänotypen mancher Gruppen als Zwischenform der Zelltypen anderer Gruppen erscheinen. Somit ließ sich vermuten, daß die Phänotypen der Blasten der verschiedenen Leukämieklassen wesentlichen unterschiedlichen Differenzierungsstufen eines Reifungsweges früher lymphoider Zellen entsprechen. Ein solches Schema ist in Abb. 2 wiedergegeben, wobei den quantitativen Aspekten der Markerfluktuation als kontinuierlichem Differenzierungsprozeß Rechnung getragen wurde.

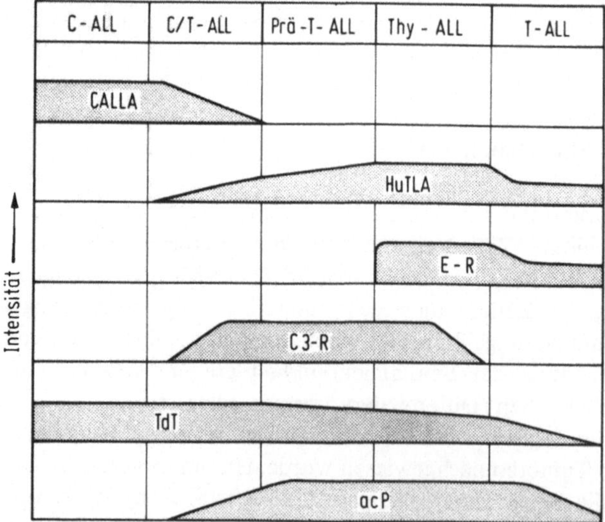

Abb. 2. Differenzierungsweg früher lymphoider Zellen nach quantitativen Aspekten der Markerausprägung wesentlicher ALL-Phänotypen (*HuTLA* = Human Thymus Leukemia Antigen; weitere Abk. s. Tabelle 1). Die Unterscheidung Thy-ALL von T-ALL beruht auf E-R bei 37° C sowie unterschiedlicher T-Antigenausprägung. Diese feinere Unterscheidung ist sonst bei der Klassifizierung (Tabelle 1) nicht berücksichtigt

Immunologische ALL-Subgruppen bei Kindern und Erwachsenen

In Zusammenarbeit mit zahlreichen Kliniken wurden in den letzten 3 Jahren 339 Patienten mit der Erstdiagnose nichtmyeloisch-monozytäre akute Leukämie in konsistenter Weise simultan für 4 wesentliche Membranmarker untersucht (E-R, Slg, T-Antigen, CALLA s. Tabelle 1). Entsprechend dem immunologischen Phänotyp wurde eine Gruppierung in C-ALL (CALLA+), C/T-ALL (CALLA+, T+), Prä-T-ALL (T+, E-R-), T-ALL (T+, E-R+), sowie in B-ALL (SIg+) vorgenommen. Eine Aufgliederung dieser Resultate in Kinder (bis 16 Jahre einschließlich) und Erwachsene (ab 17 Jahren) wurde, wie in Tabelle 3 gezeigt, vorgenommen.

Bei 32 (= 9%) der Patienten waren keine Marker und somit keine lymphatische Differenzierung nachweisbar, weshalb diese Gruppe unklassifiziert oder als undifferenziert (= AUL) bezeichnet wurde. Bei Kindern war diese Situation nur in 4% der Fälle gegeben, während bei Erwachsenen 20% der Leukosen dieser AUL-Gruppe zugehörten, für welche ja eine schlechte Prognose bekannt ist [19]. Auch die T-ALL und die Prä-T-ALL waren bei Erwachsenen zu je 17% deutlich häufiger als bei Kindern mit je nur 13%. Da auch von einem erhöhten Risiko der T-Formen ausgegangen werden kann, ergibt dies bei Addition der prognostisch besonders ungünstigen Minorität der B-ALL einen Risikogruppenprozentsatz von 56% bei Erwachsenen verglichen mit 31% bei Kindern. Dieser erhebliche Unterschied in der Verteilung der ALL-Subgruppen bei Kindern und Erwachsenen sollte daher in die Reihe der Überlegungen zur Deutung unterschiedlicher Therapieerfolge bei Kindern und Erwachsenen einbezogen werden.

Klinische Studien

Alters- und Geschlechtsverteilung der untersuchten Patienten ist in Abb. 3 wiedergegeben. Im Zentrum der Abbildung ist die Verteilung aller Patienten dargestellt, die bezüglich des Alters der Patienten keinen epidemiologischen Charakter hat, da die Teilnahme der Kliniken an der Studie zufällig war. Das männliche Geschlecht überwog in einem Verhältnis von 5:4. Aufschlüsselung der Patienten in die 4 wesentlichen immunologischen ALL-Kategorien zeigte, daß die T-Formen, bei welchen doppelt soviele männliche Patienten zu regitsrieren waren, für das ungleiche Ge-

Tabelle 3. Vorkommen immunologischer ALL-Subtypen bei Kindern und Erwachsenen mit akuter peroxydase-negativer Leukämie

	(n = 339) Gesamt n (%)	Kinder (n = 226) n (%)	Erwachsene (n = 113) n (%)
AUL	32 (9)	9 (4)	23 (20)
1. C-ALL	119 (35)	86 (38)	33 (29)
2. C/T-ALL	87 (26)	70 (31)	17 (15)
3. Prä-T-ALL	47 (14)	29 (13)	19 (17)
4. T-ALL	48 (14)	29 (13)	19 (17)
5. B-ALL	5 (1)	3 (1)	2 (2)

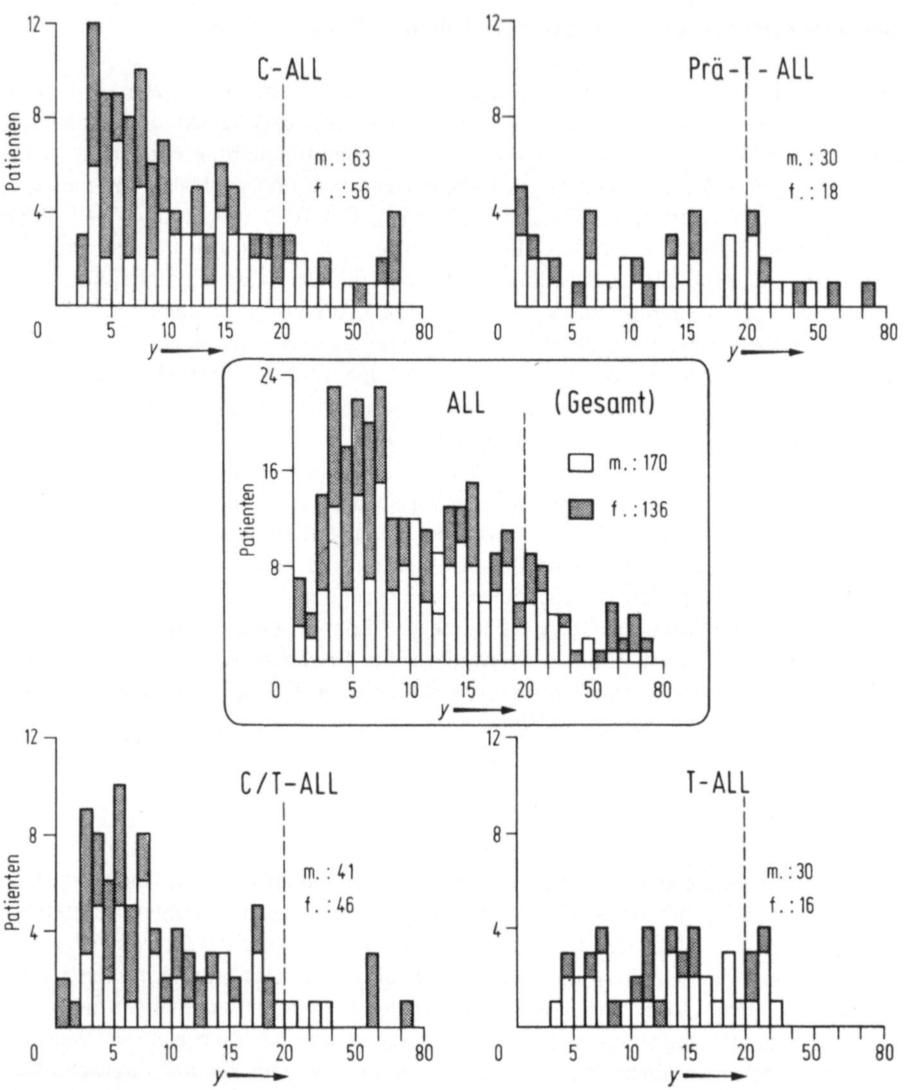

Abb. 3. Alters- und Geschlechtsverteilung der untersuchten ALL-Patienten vor und nach immunologischer Klassifizierung

schlechtsverhältnis der ALL insgesamt verantwortlich sind. Interessanterweise war der linksseitige Peak bei 3- bis 8jährigen Kindern nur bei den CALL-Antigen-positiven Formen anzutreffen, nicht aber bei den T-Formen. Die Verteilungsmuster dieser beiden Großkategorien unterscheiden sich in statistisch signifikanter Weise.

Auch die Organveränderungen der konsekutiv ersten 132 Kinder, deren klinische Daten im weiteren als Grundlage dienen, zeigten signifikant unterschiedliche Häufungen je nach ALL-Subgruppen (s. Tabelle 4). Eine mediastinale Verbreiterung durch Thymustumor (röntgenologische Sicherung, Hiluslymphknotenvergrößerung gehörten nicht hierzu) wurde bei 13 (10%) der Kinder insgesamt registriert, wobei

Tabelle 4. Beziehung der Organveränderungen und Blutzellwerte zum immunologischen ALL-Subtyp bei Diagnosestellung. (Fischer exact test für Organveränderungen, Kruskal-Wallis-Varianzanalyse für Blutzellwerte)

	Gesamt	C-ALL	C/T-ALL	T-ALL	Prä-T-ALL	Signif.
Anzahl der Patienten	132	57	37	15	23	–
Mediastinale Erweiterung	13	0	2	2	9	T vs C; T vs C/T T vs Prä-T
Lymphknoten-vergrößerung	72	35	14	10	13	C vs C/T
Milzvergrößerung	87	37	20	11	19	C/T vs T
Lebervergrößerung	94	39	24	11	20	C vs T
Leukozyten (·10^9/l)						
Mittelwerte	54	33	20	82	141	
Anzahl > 100	21	4	1	4	12	C vs T
10 – 99	51	24	15	7	5	C/T vs T
< 10	60	29	21	4	6	C/T vs Prä-T
Hämoglobin						
(g/dl) > 9	47	22	11	2	12	C/T vs T
< 9	69	30	22	9	8	Prä-T vs T
Thrombozyten						
(· 10^9/l) > 90	32	8	11	5	8	C vs C/T
< 90	88	45	24	7	12	

dieses Symptom bei der T-ALL bei 9 von 23 Patienten zu beobachten war (ca. 40%). Dies bedeutet, daß bei 70% der ALL-Patienten mit Thymustumor eine T-ALL vorlag, ein statistisch signifikanter Unterschied zu allen anderen ALL-Formen.

Lymphknotenvergrößerungen waren bei der C/T-Form signifikant seltener anzutreffen als bei der C-ALL, die Leber- und Milzvergrößerung war besonders bei der T-ALL ausgeprägt, passend zu dem mehr lymphomatösen Erscheinungsbild dieser Leukose.

Die Leukozytenwerte lagen im Durchschnitt bei einem deutlich höheren Mittel bei der T- und Prä-T-ALL, wobei die Verteilungen statistisch signifikant für verschiedene ALL-Subgruppen waren (s. Tabelle 4). Hierbei sind die Unterschiede anhand der Mittelwerte noch deutlicher. Die Thrombozytenwerte waren signifikant niedriger bei der C-ALL verglichen mit C/T-ALL. Interessanterweise war der Hämoglobinwert bei der T-ALL signifikant höher als z. B. bei der C/T- oder Prä-T-Form. Von entscheidendem Interesse war die Untersuchung der ALL-Subgruppen auf das Ansprechen gegenüber momentan üblichen Chemotherapiemaßnahmen. Da bei den Erwachsenenleukämien keine einheitlichen Behandlungsmaßnahmen erfolgt sind, war bisher nur eine Auswertung bei Kindern möglich. Die zuerst untersuchten 127 Kinder, die nach dem Zufall der Krankenhausaufnahme entweder entsprechend einem Westberliner Protokoll [17] oder nach einem Münchner Protokoll [9] behandelt wurden, sind Grundlage der folgenden Untersuchung (s. Tabelle 5). Die Verteilung der Patienten in die Therapieprotokolle, die beide dieselben 8 Substanzen in allerdings unterschiedlicher Anwendungsmodalität enthalten, war entsprechend.

Tabelle 5. Resultate der Therapie bei 127 Kindern unter Berücksichtigung der immunologischen Klassifizierung

	Gesamt	C-ALL	C/T-ALL	Prä-T-ALL	T-ALL
Patienten	127	54	37	13	23
Protokoll A [17]	68	30	20	6	12
Protokoll B [9]	59	24	17	7	11
Remissionsrate	114(= 90 %)	48(= 89 %)	36(= 97 %)	10(= 77 %)	20(= 89 %)

Wie aus Tabelle 5 ersichtlich, war die Remissionsrate am höchsten bei der C/T-ALL, gefolgt von der C-ALL, der T-ALL und der Prä-T-ALL. Die Bestimmung der Remissionszeiträume unter bisheriger Beobachtung wurden nach der Life-table-Analyse durchgeführt, wie in Abb. 5 wiedergegeben. Hierbei war die C/T-ALL die prognostisch günstigste Form, gefolgt von der C-ALL, der Prä-T- und der T-ALL.

Diskussion

Prüfstein jedweder Klassifizierung von Leukämien ist die Reproduzierbarkeit und die Frage des klinischen Bezuges. Frühere Untersuchungen zeigten bereits, daß

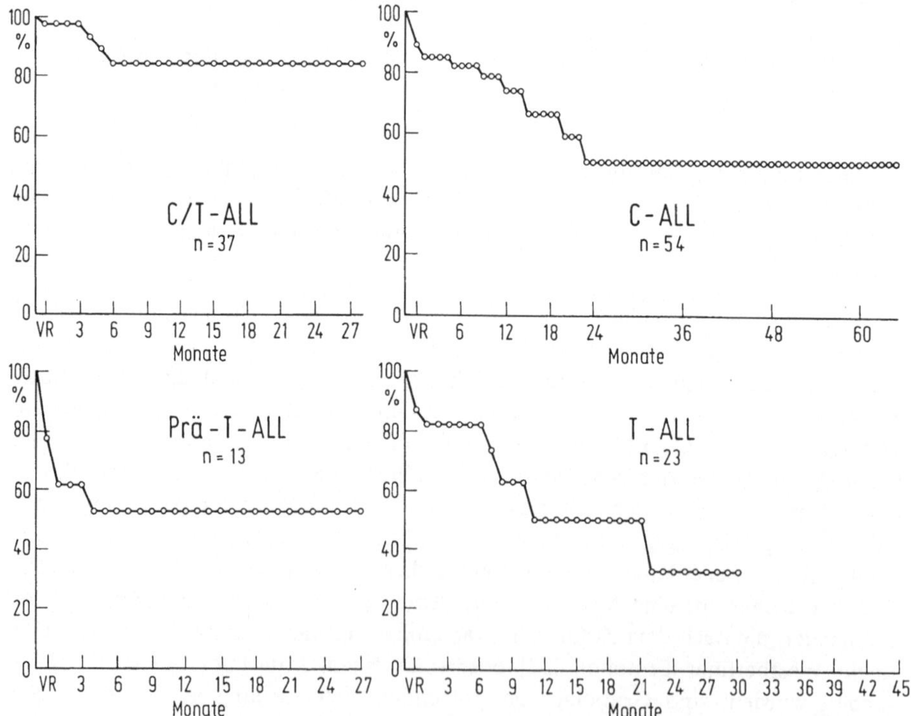

Abb. 4. Dauer der Remission von 127 Kindern mit ALL verschiedener immunologischer Klassen. Die Kurven wurden nach einem Life-table-Programm aufgetragen. Die Unterschiede zwischen der C/T-Form und der Prä-T- und T-Form sind statistisch signifikant

durch Nachweis von reifen T- oder B-Markern eine Erkennung und teilweise Klassifizierung akuter lymphatischer Leukämien in T-, B- und Null- oder non-T non-B-Formen möglich ist. Außer daß hiermit ein experimentelles Kriterium und somit Reproduzierbarkeit in die hämatologische ALL-Diagnostik eingeführt wurde, zeigte sich, daß die ALL eine höchst heterogene Krankheitsgruppe darstellt. Darüber hinaus konnte bereits durch einige Gruppen ein klinischer Bezug und insbesondere eine prognostische Signifikanz der immunologischen Klassifizierung aufgezeigt werden [2, 3, 5, 26]. Mit Ausnahme einer Gruppe [3] wurde z. B. ein prognostisch ungünstiger Faktor für den Schafserythrozytenrezeptor erarbeitet, allerdings waren zumeist nicht einheitliche Behandlungsmaßnahmen oder eine Unterscheidung von Kindern und Erwachsenen erfolgt.

In der vorliegenden Untersuchung wurde in einheitlicher Weise eine immunologische Typisierung bei einem großen Kollektiv von Patienten durchgeführt, wobei in jedem Fall 4 wesentliche Marker bestimmt wurden. Hierdurch ergab sich eine klar reproduzierbare Klassifizierung in 5 ALL-Subgruppen (s. Tabelle 1), womit wesentliche Untereinheiten der ALL erfaßt erscheinen. Das Gerüst dieser Klassifizierung war in speziellen quantitativen Einzelzellanalysen unter simultaner Hinzunahme weiterer immunologischer und biochemischer Marker etabliert worden [24]. Der Vergleich mit den klinischen Daten machte evident, daß die neue Klassifizierung eine biomedizinische Relevanz hat. Signifikante Unterschiede in Alters- und Geschlechtsverteilung (Abb. 3) und im klinischen Erscheinungsbild (Tab. 4) wurden registriert. So unterschieden sich z. B. die Prä-T- und die T-ALL durch ihren Hämoglobinwert bei Diagnosestellung. Höhere Hämoglobinwerte wurden bereits von anderer Seite bei der T-ALL festgestellt und als Folge einer späten Blockade der Erythropoese durch diesen außerhalb des Knochenmarks entstehenden Tumor erklärt [2]. Dementsprechend könnten die niedrigen Hb-Werte der Prä-T-ALL als Argument für einen Ursprung der Leukose im Knochenmark genommen werden.

Entscheidendes Kriterium für die Bewertung einer ALL-Klassifizierung ist ihr Verhältnis zum prognostisch wichtigsten Faktor, dem Therapieansprechen. Trotz großer Erfolge sterben gemäß langjähriger Großkollektiverfahrungen immer noch ca. die Hälfte der Kinder mit dieser Erkrankung [15]; der Langzeiterfolg neuerer Therapiemaßnahmen mit höheren Remissionsraten bleibt noch abzuwarten. Simone et al. [21] korrelierten 8 klinische Parameter zu einem schlechten Verlauf. Zwei dieser prognostischen Faktoren (mediastinale Masse, hoher Leukozytenwert) haben eine ausgeprägte Assoziation zur T-ALL. Dies bedeutet aber nicht, daß der prognostische Wert des T-Markers durch klinische Merkmale ersetzt werden kann: in der Studie von Chessels et al. [5] war die Dauer kompletter Remission für die T-ALL kürzer als für eine zum Vergleich mit hohen Leukozytenwerten um 100 000 zusammengestellte common ALL-Gruppe. Hieraus ist der Schluß zu ziehen, daß die immunologischen Markerbefunde einen zusätzlichen Prognosefaktor darstellen.

In Anbetracht der klinischen Bedeutung erscheint es wünschenswert, die immunologischen Untersuchungstechniken in eine Form zu adaptieren, so daß sie allgemein verfügbar sind. Neue Entwicklungen wie monoklonale Antiseren, die z. B. an Partikel wie Bakterien geheftet werden können zum Zwecke einfacher Rosettentests, erscheinen als ein möglicher Weg hierzu.

Zusammenfassung

Konventionelles Vorgehen zur Diagnostik und Klassifizierung von Leukämien stützt sich im wesentlichen auf Hämatomorphologie und Zytochemie. Bei akuten Leukämien ohne myeloisch-monozytäre Differenzierungsmerkmale ist jedoch hiermit keine Klassifizierung möglich, was somit für 30 % der akuten Leukämien des Erwachsenen und für 90 % kindlicher Leukämien zutrifft. Da neue Therapiemaßnahmen gerade bei diesen akuten Leukämieformen die Möglichkeit eines kurativen Vorgehens eröffnet haben, ist eine klinisch relevante Typisierung der Leukämiezellen von wesentlicher Bedeutung.

Mit neuen immunologischen Methoden ist eine experimentelle Zuordnung von Zellen ohne morphologische Information möglich. Immunologisch definierbare Strukturen oder Marker kennzeichnen in spezifischer Weise Differenzierungsgrade von Zellen, die morphologisch oder zytochemisch nicht erkennbar sind. Die konsequente Anwendung dieses Prinzips zur Untersuchung akuter Leukämiezellen ermöglichte die Diagnosestellung sowie die Klassifizierung nach unterschiedlichen Reifegraden lymphatischer Differenzierung. Nach Etablierung einer ontogenetisch orientierten immunologischen Leukämieklassifizierung wurden in Zusammenarbeit mit zahlreichen Kliniken 339 Patienten (226 Kinder, 113 Erwachsene) mit akuter undifferenzierter oder lymphatischer Leukämie untersucht. Die biologisch-medizinische Relevanz dieser Klassifizierung wurde durch signifikant unterschiedliche Geschlechts- und Altersverteilungen sowie durch charakteristische Unterschiede im klinischen Erscheinungsbild dokumentiert. Die prognostische Auswertung mittels Life-table-Analyse bei 127 Kindern, die nach zwei momentan üblichen Chemotherapieprotokollen behandelt wurden, ergab unterchiedliche Prognosen, je nach dem immunologischen Leukämiezelltyp. Die immunologische Typisierung stellt somit einen Weg dar, den Differenzierungsgrad von Tumorzellen bei Diagnose zu registrieren und zum In-vivo-Verhalten der malignen Zelle bezüglich Wachstumsrate, Infiltrationseigenschaften und Therapieansprechbarkeit zu korrelieren.

Literatur

1. Baker MH, Falk JA, Carter WH, Taub RN (1979) Early diagnosis of relapse in acute myeloblastic leukemia. N Engl J Med 301:1353
2. Borella L, Sen L, Dow LW, Casper IT, (1977) Cell differentiation antigens versus tumor-related antigens in childhood acute lymphoglastic leukemia (ALL). Clinical significance of leukemia markers. In: Thierfelder S, Rodt H, Thier E (eds) Immonological diagnosis of leukemias and lymphomas. Springer, Berlin Heidelberg New York (Hämatologie und Bluttransfusion, vol 20)
3. Brouet JC, Valensi F, Daniel MT (1976) Immunological classification of acute lymphoblastic leukaemias: evaluation of its clinical significance in a hundred patients. Br J Haematol 33:319
4. Catovsky D (1975) T-cell origin of acid-phosphatase-positive lymphoblasts. Lancet 2:327
5. Chessels JM, Hardisty RM, Rapson NT, Greaves MF (1977) Acute lymphoblastic leukaemia in children: classification and prognosis. Lnacet 2:1307
6. Gahmberg CG, Jokinen M, Andersson LC (1978) Expression of the major sialoglycoprotein (glycophorin) on erythroid cells in human bone marrow. Blood 52:379

7. Greaves MF, Janossy G (1978) Patterns of gene expression and the cellular origin of human leukaemias. Biochem Biophys Acta 516:193
8. Greaves MF, Brown G, Rapson N, Lister TA (1975) Antisera to acute lymphoblastic leukemia cells. Clin Immunol Immunopathol 4:67
9. Haas RJ, Netzel B, Janka GE, Rodt H, Thiel E, Thierfelder S (1978) Diagnostischer Einsatz spezifischer Antiseren bei der akuten lymphatischen Leukämie im Kindesalter. Klin Paediat 191:446
10. Huhn D, Thiel E, Rodt H (1980) Classification of normal and malignant lymphatic cell using acid phosphatase and acid esterase. Klin Wochenschr 58:65
11. Jäger G, Hoffmann-Fezer G, Thiel E, Ruppelt W, Thierfelder S (1977) Myeloid membrane markers. I. Expression of marker antigens specific for granulocytes and their precursor cells. Exp Hematol 5:535
12. McCoffrey R, Harnison TA, Parkman R, Baltimore D (1975) Terminal deoxynucleotidyl transferase activity in human Leukemic cells and in normal human thymocytes. N Engl J Med 292:775
13. Mínowada J, Ohnuma T, Moore GE (1972) Rosette-forming human lymphoid cell lines. I. Establishment and evidence for orign of thymus-derived lymphocytes. J Natl Cancer Inst 49:891
14. Murphy SB, Borella L, Sen L, Mauer A (1975) Lack of correlation of lymphoblast cell size with presence of T cell markers or with outcome in childhood acute lymphoblastic leukaemia. Br J Haematol 31:95
15. Pinkel D, Simone J, Aur RJ, Borella L, Hustn HO (1978) Perspectives in diagnosis, prognosis and therapy of childhood acute lymphocytic leukemia. In: Bentvelzen et al. (eds) Advances in comparative leukemia research 1977. Elsewier/North-Holland, Amsterdam, p 375
16. Reinherz EL, Kung PC, Goldstein G, Levey RH, Schlossman SF (1980) Discrete stages of human intrathymic differentiation: Analysis of normal thymocytes and leukemic lymphoblasts of T-cell lineage. Proc Natl Acad Sci USA 77:1588
17. Riehm H, Gudner RH, Welte K (1977) Die West-Berliner Studie zur Behandlung der akuten lymphoblastoiden Leukämie des Kindes. Klin Paediat 189:89
18. Rodt H, Netzel B, Thiel E, Jäger G, Huhn D, Haas R, Götze D, Thierfelder S (1977) Classification of leukemic cells with T- and 0-ALL-specific antisera. In: Thierfelder S, Rodt H, Thiel E (eds) Immunological diagnosis of leukemias and lymphomas. Springer, Berlin Heidelberg New York (Hämatologie und Bluttransfusion, vol 20, p 87)
19. Sallan SE, Ritz J, Pesando J, Gelber R, Coval F, Schlossman SF (1980) Cell surface antigens: prognostic implications in childhood acute lymphoblastic leukemia. Blood 55:395
20. Schlossman SF, Chess L, Humphreys RE, Strominger JL (1976) Distribution of Ia-like molecules on the surface of normal and leukemic human cells. Proc Natl Acad Sci USA 73:1288
21. Simone JV, Verzosa MS, Rudy JA (1975) Initial features and prognosis in 363 children with acute lymphocytic leukemia. Cancer 36:2099
22. Thiel E, Rodt H, Huhn D, Thierfelder S (1976) Decrease and altered distribution of human T antigen on chronic lymphatic leukemia cells of T type, suggesting a clonal origin. Blood 47:723
23. Thiel E, Rodt H, Netzel B, Huhn D, Wündisch GF, Haas RJ, Bender B, Thierfelder S (1978) T antigen positive but E-rosette negative acute lymphatic leukemia. Blut 36:363
24. Thiel E, Rodt H, Huhn D, Netzel B, Grosse-Wilde H, Ganeshaguru G, Thierfelder S (1980) Multimarker classification of acute lymphoblastic leukemia. Evidence for further T subgroups and evaluation of their clinical significance. Blood 56:759
25. Thierfelder S, Rodt H, Thiel E (eds) (1977) Immunological diagnosis of leukemias and lymphomas. Springer, Berlin Heidelberg New York (Hämatologie und Bluttransfusion, vol 20)
26. Tsukumoto I, Wong KY, Lampkin BC (1976) Surface markers and prognostic factors in acute lymphoblastic leukemia. N Engl J Med 294:245
27. Vogler LB, Crist WM, Bockman DE, Cooper MD (1978) Pre.B-cell leukemia. A new phenotype of childhood lymphoblastic leukemia. N engl J Med 298:872

Therapie der akuten lymphatischen Leukämien bei Erwachsenen

H. Löffler*

Das Kapitel der erfolgreichen und zukunftweisenden Therapie der akuten lymphatischen Leukämie (ALL) wurde von Pädiatern geschrieben. Es beginnt mit der Entdeckung der Wirksamkeit des Aminopterin und erfährt eine erneute Steigerung mit der Einführung der Kortikosteroide und des Vincristins als der beiden wichtigsten Standardmedikamente für die Induktionstherapie [6, 11, 16, 21]. Außerdem wurde in dieser ersten Phase der Entdeckung die Wirksamkeit von 6-Mercaptopurin und von Cyclophosphamid beschrieben. Ein ganz entscheidender Schritt auf dem Wege zum Konzept der Heilung waren die Entwicklung von Standards zur Beurteilung einer wirksamen Kombinationstherapie und v. a. die Einführung der Leukämieprophylaxe des zentralen Nervensystems (ZNS-Prophylaxe) [36]. An wichtigen Medikamenten sind nach 1960 die Anthracycline und die L-Asparaginase hinzugekommen; auf einige neue Entwicklungen werde ich hinweisen.

Bisherige Ergebnisse der Therapie

Analysiert man die Literatur im Hinblick auf Therapiestudien bei Erwachsenen-ALL, so findet man vor den 70er Jahren lediglich Berichte über wenige Fälle, vielfach wird die Existenz der ALL bei Erwachsenen ignoriert oder für unwichtig gehalten. Noch in der 1974 erschienenen 3. Auflage der von Gunz und Baikie herausgegebenen *Leukemia* [10] konnte die ALL bei Erwachsenen auf einer knappen halben Seite abgehandelt und auf die relative Seltenheit und das schlechtere Ansprechen auf die Therapie hingewiesen werden. Aus der Zeit vor 1972 wird in Einzelstudien maximal über 14 Erwachsene mit ALL berichtet [34], danach finden sich Publikationen, in denen die Ergebnisse der Therapie von mehr als 20 Erwachsenen mit ALL erfaßt sind (Tabelle 1). Berücksichtigt man lediglich die Studien mit mehr als 50 Patienten, die ab 1978 publiziert sind, so errechnet sich bei 593 Patienten insgesamt eine komplette Remission bei 435 (= 73%; Tabelle 2). Ihre mediane Remissionsdauer liegt zwischen 15 und 24 Monaten, die mediane Überlebenszeit zwischen 10 und 27 Monaten.

* II. Medizinische- und Poliklinik im Städt. Krankenhaus, 2300 Kiel

Tabelle 1. Ergebnisse der Chemotherapie bei Erwachsenen-ALL. Studien mit > 20 Patienten ab 1972. (*V* = Vincristin, *P* = Prednison, *D* = Daunorubicin, *Do* = Doxorubicin, *C* = Cyclophosphamid, *6-MP* = 6-Mercaptopurin, *MTX* = Methotrexat, *Asp* = L-Asparaginase, *A* = Cytosin-Arabinosid)

Komplette Remissionen n	%	Autoren	Jahr	Medikamente
40	76	Bernard	1972 [s. 38]	V, P, D
21	43	Whitecar	1972 [s. 38]	V, P, A, C
27	85	Pavlovsky	1973 [s. 38]	V, P, D (Do)
38	60	Rodriguez	1973 [s. 38]	V, P, 6-MP, MTX
30	73	Jacquillat et al.	1973 [14]	V, P, D
68	56	Freireich	1975 [7]	Diverse
20	75	Muriel	1974 [s. 38]	V, P, D
33	67	Bernard et al.	1975 [2]	V, P, D
27	78	Einhorn et al.	1975 [5]	Diverse
20	60	Noon	1976 [23]	Diverse
23	78	Gee et al.	1976 [8]	V, P, D
22	64	Cavalli et al.	1977 [4]	V, P, D, Asp
25	72	Shaw und Raab	1977 [35]	V, P, Do
32	78	Ruggero et al.	1979 [31]	V, P, (D, C)

Definition der ALL

Bei Durchsicht der Literatur findet man auch heute noch divergierende Definitionen der ALL, so daß einige Hinweise angebracht erscheinen. Pragmatisch wurden in der Vergangenheit alle Fälle von akuter Leukämie, die morphologisch keine Zeichen der Differenzierung zur granulozytären, monozytären oder erythrozytären Reihe erkennen ließen, in die ALL-Gruppe eingestuft. Dabei wurde besonders auf das Vorhandensein von Auerstäbchen oder von Granula im Zytoplasma geachtet. Heute muß zusätzlich gefordert werden, daß die Blasten keine Peroxydase- und keine diffus verteilte Esteraseaktivität der Stärkegrade 2–4 (bei einer Skala von 0–4) besitzen dürfen. Sind diese Bedingungen erfüllt, so kann die Einstufung in die ALL/AUL-Gruppe erfolgen. Die weitere Untergliederung kann mit immunologischen, zytochemischen und biochemischen Methoden, welche sich auf den Nachweis von speziellen Markern gründen, durchgeführt werden.

Tabelle 2. Ergebnisse der Chemotherapie bei Erwachsenen-ALL. Studien mit > 50 Patienten seit 1978

Autoren	Jahr	n	Komplette Remissionen n	(%)	Mediane Remissionsdauer (Monate)	Mediane Überlebenszeit (Monate)
Lister et al.	1978 [19]	51	36	(71)	18,5	21
Sackmann-Muriel et al.	1978 [32]	75	46	(61)	24	10
Henderson et al.	1979 [12]	149	107	(72)	15	17
Weil et al.	1979 [39]	88	61	(69)	24	–
Willemze et al.	1979 [41]	75	63	(84)	15	27
Omura et al.	1980 [24]	99	79	(80)	16,9	24,2
Sackman-Muriel et al.	1980 [33]	56	43	(77)	–	–

Merke: Das Fehlen von Granula oder Auerstäbchen allein genügt nicht zur Einstufung einer akuten Leukämie in die ALL/AUL-Gruppe, ebenso wie der Nachweis von Granula im Zytoplasma allein nicht mit letzter Sicherheit eine ALL ausschließt.

Therapie

Die Versuche, die äußerst erfolgreiche Therapie der ALL im Kindesalter auf Erwachsene zu übertragen, führte zu erheblichen Enttäuschungen. Dies lag weniger an der initialen Remissionsrate, die heute auf über 70% angestiegen ist, sondern v. a. an den frühen Rezidiven und an der kürzeren Überlebenszeit. Alle vergleichenden Therapiestudien bei Kindern und Erwachsenen führten zu schlechteren Ergebnissen bei Erwachsenen, auch wenn sehr intensive Therapieprotokolle, wie das L-2-Protokoll des Memorial Sloan-Kettering Cancer Center eingesetzt wurden [8].

Im folgenden sollen die verschiedenen Phasen der Therapie besprochen und die möglichen Ursachen erörtert werden, welche zu den unterschiedlichen Ergebnissen bei Kindern und Erwachsenen führen.

Induktionsbehandlung

Unbestritten an erster Stelle der Therapie stehen Prednison oder Prednisolon und Vincristin. Einige Arbeitsgruppen haben grundsätzlich ein Anthracyclin als drittes Medikament eingesetzt [1, 14, 21, 22, 35], andere nur, wenn nach 3 – 4 Wochen Prednisolon-Vincristin-Therapie allein keine komplette Remission eingetreten war (8, 12, 32, 40, 41; Tabelle 3). Die Berechtigung zur Drei-Mittel-Induktionsbehandlung ergibt sich aus dem Vergleich der Resultate bei Kindern und Erwachsenen nach kombinierter Vincristin-Prednisolon-Behandlung: die komplette Remissionsrate verhält sich wie 90 : 50. Die Indikation wird – zumindest bis zum Alter von 30 – 40 Jahren – zwingend, wenn man den durchschnittlichen Anstieg der kompletten Remissionen auf über 70% bei den Autoren findet, die primär drei Mittel im Therapiekonzept eingeplant haben. Dieses Vorgehen wird auch von Woodruff [42] in seiner Übersichtsarbeit gefordert. Schließlich sind die besten publizierten Ergebnisse in größeren Serien unter Zusatz von Anthracyclin und durch Ergänzung mit L-Asparaginase erzielt worden [12, 19, 41].

Tabelle 3. Effekt von einzelnen Medikamenten und -Kombinationen bei Erwachsenen-ALL (Abkürzungen s. Tabelle 1)

Medikament oder Kombination	Komplette Remissionen %
P	~ 35
V	~ 40
D/Do	~ 25
Asp	~ 50
V, P	~ 50
V, P, D (ASP)	~ 70 – 80
6-MP	~ 10
MTX	~ 15
A	~ 20
C	(Kinder ~ 40)

Vorsicht in der Induktionsbehandlung ist besonders dann geboten, wenn Patienten mit sehr großer Tumormasse zur Behandlung kommen. Es kann dann trotz entsprechender Prophylaxe infolge des massiven Abfalls von Abbauprodukten (Harnsäure) zu Nierenversagen kommen. Deshalb ist in solchen Fällen eine Vorphase mit reduzierten Prednisolon- und evtl. Vincristindosen gerechtfertigt. Da bei der Behandlung von Erwachsenen mit ALL in der Regel auch Patienten mit AUL eingeschlossen werden bzw. gar nicht abgegrenzt werden, war es für unsere Konzeption sehr wichtig, die L-Asparaginase als obligaten Bestandteil in die Therapie aufzunehmen. Wir hatten nämlich schon früher gefunden, daß Patienten, die gegen die Therapie mit Prednisolon, Vincristin und ein Anthracyclinantibiotikum resistent waren, mit L-Asparaginase in eine Remission kamen. Dies gilt v. a. auch für zytochemisch völlig undifferenzierte Fälle, also AUL [15, 20, 25].

Konsolidationstherapie

Die kürzere Dauer der kompletten Remission und der Überlebenszeit bei Erwachsenen wirft die Frage auf, ob eine Intensivierung der Anfangsbehandlung zu einer Verbesserung führen kann. Bei Kindern konnte gezeigt werden, daß die Dauer der Remission in Beziehung zur Intensität der Chemotherapie in den ersten zwei Monaten steht [38], dies gilt insbesondere für sog. Risikopatienten [29]. Auch aus den vorliegenden Ergebnissen bei Erwachsenen läßt sich ableiten, daß eine intensivere Frühtherapie zu den besten medianen Remissionszeiträumen und zur längsten Überlebenszeit führt (Tabelle 2). Im Prinzip sind sich die meisten Therapiegruppen heute auch einig über die Notwendigkeit einer intensivierten Induktionsbehandlung bzw. Konsolidationsphase und auch die Mittel, die eingesetzt werden, sind weitgehend identisch, unterschiedlich gehandhabt wird der Zeitpunkt und die Sequenz des Einsatzes der Mittel. Pharmakokinetische und toxische Aspekte spielen dabei eine ebenso wichtige Rolle wie biologische Faktoren des betroffenen Organismus.

Als wichtiges Argument für die Anwendung einer Konsolidationsphase oder auch einer intensivierten Induktionstherapie bei Erwachsenen kann der Hinweis gelten, daß bei Kindern durch Einführung einer 2phasigen Induktion und Reinduktion einige prognostisch ungünstige Faktoren bedeutungslos wurden und die komplette Remissionsdauer wie auch die rezidivfreie Überlebenszeit für das gesamte Kollektiv anstiegen [13].

ZNS-Prophylaxe und ZNS-Therapie

Im Behandlungsplan der ALL des Kindesalters ist die ZNS-Prophylaxe bestehend aus intrathekaler Methotrexatgabe (IT-MTX) und die Schädelbestrahlung integraler Bestandteil. Die Einführung geht auf die Beobachtung zurück, daß mit Zunahme der Überlebenszeit durch effektive Therapie die Frequenz der ZNS-Rezidive parallel lief: mehr als 50 % der Kinder mit ALL entwickelten eine ZNS-Leukämie. Die Studien des St. Jude-Kinderkrankenhauses in Memphis, USA, über die wirksame Meningiosisprophylaxe markieren neben der Erprobung und Entwicklung wirksamer Kombinationsschemata durch die ALGB die entscheidenden Schritte in der Behandlung der ALL des Kindesalters mit realistischer Heilungschance. Mit Einführung der Meningiosisprophylaxe sank die Häufigkeit des primären Rezidivs im ZNS von 60 auf ungefähr 10 % [36]. Obwphl auch bei Erwachsenen-ALL eine Korrelation zwischen Überlebenszeit und ZNS-Befall beschrieben ist, war bisher nicht klar, ob eine prophylaktische Therapie zu einer Verbesserung der Prognose beiträgt. In diesem Zusammenhang ist wichtig, daß der Effekt der Meningiosisprophylaxe bei Kindern in der Regel erst nach einer Remission von 24 Monaten zum Tragen kommt [37]. Wenn dies auch für Erwachsene zutrifft, so sind bei den bisher beschriebenen Überlebenszeiten wesentliche Effekte wohl nicht ablesbar. Erst in diesem Jahr erschien eine vergleichende Therapiestudie der South Eastern Cancer Study Group [23], welche den Wert der bei Kindern standardisierten kombinierten Schädelbestrahlung mit 2 400 rd und der IT-MTX-Gabe gegenüber der fehlenden Meningiosisprophylaxe belegt. Dieser Effekt gilt bisher allerdings nur für eine signifikante Verlängerung des freien Intervalls vor ZNS-Befall; die Verlängerung der hämatologischen Remission oder der Überlebenszeit wurde nicht bewiesen, da auch bei dieser Studie die mediane Remissionsdauer nur 16,9 und die mediane Überlebenszeit 24,2 Monate betrugen. Nach Willemze et al. sollen alleinige IT-MTX-Gaben gegenüber der kombinierten MTX-Gabe plus Schädelbestrahlung gleich effektiv sein. Dies steht allerdings im Widerspruch zu den sehr umfangreichen Erfahrungen bei Kindern mit und ohne Risikofaktoren. Kürzlich wurde dies durch eine Vergleichsstudie bei Kindern erneut bestätigt [9]. Aus der gleichen Studie ergibt sich, daß Methotrexatinfusionen (500 mg/m^2) zusammen mit IT-MTX-Gaben zwar zu wirksamen Spiegeln im Liquor cerebrospinalis führen und wirksamer sind als alleinige normaldosierte IT-MTX-Gaben; sie reichen aber ohne Schädelbestrahlung für eine wirksame Prophylaxe offensichtlich noch nicht aus.

Behandlung der manifesten Meningosis leucaemica

Bei primärem Befall vor Beginn der Therapie wird die ZNS-Behandlung sofort mit der Induktionstherapie begonnen. Zumindest bei Kindern und Adoleszenten ist die kombinierte MTX- plus Strahlentherapie angezeigt. Bei Resistenz oder ungenügendem Effekt von MTX ist Cytosin-Arabinosid eine Alternative.

Prognostische Untergruppen und Faktoren

Im speziellen Fall der ALL-Gruppe bei Erwachsenen könnte ein anderes Verteilungsmuster der immunologischen Untergruppen Ursache der insgesamt schlechteren Prognose sein. Bereits früher war bei Kindern die schlechtere Prognose der „klassischen" T-ALL (E-Rezeptor positiv) beschrieben worden, bei der häufiger als bei anderen Typen prognostisch ungünstige Parameter, wie hohe periphere Leukozytenzahlen, große extramedulläre Tumormasse (Mediastinaltumor, Leber-, Milz- und Lymphknotenvergrößerungen) und häufiger männliches Geschlecht, gefunden wurden und die auch häufiger durch Meningiosis leucaemiac sowie beim männlichen Geschlecht durch Hodeninfiltrate kompliziert waren. Die weitere Klassifizierung in Subvarianten bedarf noch der Überprüfung hinsichtlich ihrer prognostischen Bedeutung.

Bei einigen Kindern und Erwachsenen wurde das Philadelphia-Chromosom (Ph^1) bei ALL beschrieben. Diese Beobachtung hat neben der wissenschaftlichen wahrscheinlich praktische Bedeutung, da die Patienten anscheinend schlechter auf die

ALL-Therapie ansprechen. Wenn wirklich 25% der Erwachsenen-ALL ein Ph^1 besitzen, könnte dies ebenfalls zur schlechteren Prognose beitragen [3]. Sicherlich ist die insgesamt schlechtere Prognose bei Erwachsenen nicht entscheidend durch unterschiedliche Behandlung bedingt, wie Vergleiche zwischen beiden Altersgruppen unter gleicher Chemotherapie zeigten [8, 14, 15, 31]. Neben den oben erwähnten zellbiologischen Faktoren, in die auch proliferationskinetische Daten eingehen, sind sicherlich Faktoren des betroffenen Organismus bedeutsam. Einige Arbeitsgruppen fanden neuerdings eine Korrelation zwischen Alter und Prognose bei Erwachsenen [12, 23], während andere diese Differenz nicht sahen oder die vom Kindesalter bekannten Parameter herausstellten, wie Ausbreitung der Krankheit [19] oder hohe Leukozytenzahlen [40, 41].

Ruggero et al. [29] haben die eigenen zusammen mit den Daten von Willemze et al. [40, 41], Scavino et al. [34] und Lister et al. [19] von 138 Patienten ausgewertet und eine signifikant bessere Überlebenszeit ($p < 0,0002$) bei Patienten unter 40 Jahren gefunden als bei Patienten über 40 Jahren; auch die komplette Remissionsrate unterschied sich mit 83% gegen 65% signifikant. Die prognostische Bedeutung der peripheren Blastenzahl zum Zeitpunkt der Diagnose ist nur bei Patienten unter 40 Jahen bedeutsam: Patienten mit niedrigeren Blastenzahlen haben eine längere Überlebenszeit.

Für die Praxis ist es wichtig, auf die schlechtere Verträglichkeit aggressiverer Therapieschemata bei älteren Patienten hinzuweisen. Dies betrifft sowohl einzelne Medikamente als auch Kombinationen hochdosierter Medikamente. In diesem Zusammenhang ist die Mitteilung von Weil et al. [39] bedeutsam, die unter intensivierter Therapie bei Patienten jenseits des 50. Lebensjahrs eine erhebliche Zunahme von Induktionstodesfällen registrieren mußten.

Erhaltungstherapie

In verschiedenen Studien hat sich v. a. die Arbeitsgruppe aus Memphis mit der Erhaltungstherapie beschäftigt. Dabei erwies sich die kontinuierliche Gabe von 6-Mercaptopurin und die intermittierende Gabe von Methotrexat als beste Kombination bei Kindern. Der Zusatz eines 3. oder sogar 4. Medikaments führte zu keiner Verlängerung der Remission. Wegen der kürzeren Remissionsdauer bei Erwachsenen sind Überlegungen angebracht, ob diese Therapie ausreicht. Entsprechend wurden Reinduktionsphasen nach einer Zeit mit Erhaltungstherapie empfohlen und sind in einige Therapieschemata eingebaut. Sicher ist, daß auch bei Erwachsenen die Erhaltungstherapie effektiv ist; bisher ist unklar, welche Strategie die besten Ergebnisse bringt. Die bisher größte Serie mit 149 ausgewerteten Erwachsenen mit ALL der CALGB ergab im Vergleich einer intermittierenden parenteralen Erhaltungstherapie mit 6-Mercaptopurin und Methotrexat begleitet von Reinduktionsphasen mit Vincristin, Prednisolon und BCNU mit einer oralen Gabe der gleichen Medikamente und begleitet von Reduktionsstößen von Vincristin und Prednisolon keinen signifikanten Unterschied; die kontinuierliche orale Erhaltungstherapie war mindestens gleich gut. Es ist deshalb gegenwärtig gerechtfertigt, die im Kindesalter erprobte und bewährte kontinuierliche 6-Mercaptopurin- und intermittierende Methotrexatgabe als Standarderhaltungstherapie beizubehalten.

Supportive Therapie

Die allgemein gültigen Regeln der supportiven Therapie müssen bei Erwachsenen mit ALL besonders genau beachtet werden, da vermehrt mit Komplikationen zu rechnen ist. Neben der Vorbeugung und Behandlung der Hyperurikämie und der Blutungsneigung steht bei Erwachsenen die Infektionsprophylaxe und -behandlung im Mittelpunkt. Zwei Gesichtspunkte sind dabei gegenwärtig aktuell:

a) Die selektive Dekontamination zur Beseitigung potentiell pathogener aerober Bakterien und Hefen im Verdauungstrakt bei Erhaltung der anaeroben intestinalen Mikroflora.

b) Die Verhütung der Pneumocystis-carinii-Infektion durch Co-Trimoxazolprophylaxe.

Beide Modalitäten werden im BMFT-Protokoll verwirklicht. Granulozytengaben sind bei bestehender Indikation sinnvoll.

Behandlung von Rezidiven

Die Wahl der Therapie hängt vom Zeitpunkt des Rezidivs und von der vorausgegangenen Therapie ab. Die allgemeine Erfahrung zeigt, daß kurzfristig eingetretene Rezidive zwar häufig noch auf das ursprünglich gegebene Induktionsschema ansprechen, die Dauer der Remission ist jedoch sehr kurz. Bei Rezidiven nach langdauernder erster kompletter Remission sind auch früher schon erneute langdauernde Remissionen erreicht worden. Die Situation wird erleichtert, wenn für die Rezidivbehandlung noch sehr wirksame, vorher nicht benutzte Medikamente zur Verfügung stehen. Dann kann die Rate der 2. und 3. kompletten Remission bei Kindern noch um 90% liegen. Reaman et al. [28] erreichten sogar bei 10 Patienten nach dem 4. oder weiteren Rezidivs jeweils noch komplette Remissionen mit der Kombination von L-Asparaginase, Prednisolon, Vincristin und Daunorubicin.

Bei dem heute üblichen kombinierten Einsatz aller als wirksam erkannten Medikamente ist man nach einem Versuch mit dem vorher erfolgreichen Induktionsschema dann berechtigt, auf experimentelle Behandlungsmethoden überzugehen, wenn für den Patienten ein Nutzen zu erwarten ist. Zu diesen experimentellen Behandlungsmethoden gehört auch die Knochenmarktransplantation, die nach den bisher vorliegenden Erfahrungen bei ALL dann erwogen werden kann, wenn ein 2. Rezidiv eingetreten und eine Remission erreicht wurde. Die Daten reichen jedoch für eine generelle Empfehlung gerade im Hinblick auf die genannten günstigen Ergebnisse der Chemotherapie bei Rezidiven im Kindesalter noch nicht aus.

Neue oder wenig erprobte Medikamente und Kombinationen (Tabelle 4)

Experimentelle Therapieverfahren werden bei Rezidiven nach Ausschöpfung aller verfügbaren Möglichkeiten oder bei primärer Resistenz nach Erfolglosigkeit der erprobten Verfahren erwogen. Kandidaten für experimentelle Therapie sind die resistenten B-ALL-Formen. Die hochdosierte Methotrexat-Leukovorin-Rescue-Therapie kann auch bei Resistenz gegen konventionelle Methotrexatdosen mit Erfolg eingesetzt werden und hat sich auch in Einzelfällen bei Resistenz gegen die üblichen Kombinationstherapieschemata bewährt. Allerdings halten die erzielten Remissionen in der Regel nur kurz an.

Tabelle 4. Zusätzliche bzw. neue Möglichkeiten bei Rezidiv oder primärer Resistenz

HD-MTX-Leukovorin-Rescue
HD-Cytosin-Arabinosid
Cytosin-Arabinosid + VM 26
Vindesine
HD-Thymidin
AMSA
2-Desoxycoformycin (Adenosindesaminaseinhibitor)

Ähnliche Effekte zeichnen sich für das hochdosierte Cytosin-Arabinosid ab, wenn auch mit diesen Verfahren bisher nur wenige Erfahrungen vorliegen. Bei Kindern ist überraschenderweise die Kombination des Podophyllinderivates VM 26 mit Cytosin-Arabinosid bei Rezidiven erfolgreich eingesetzt worden [30].

Vindesine, das zuletzt entwickelte Vincaalkaloid scheint zumindest bei einem Teil der Fälle auch nach Ausschöpfen der Vincristinwirkung noch erfolgreich anwendbar [17].

Durch Infusion sehr großer Dosen von Thymidin (etwa 75 g/m^2/Tag) wurde bei einzelnen Patienten ein deutlicher zytokinetischer Effekt ausgeübt, der zu einem Abfall der Blasten im peripheren Blut und auch zur Rückbildung extramedullärer leukämischer Infiltrate bei Patienten mit T-ALL geführt hat. Untersuchungen über die Kombination des hochdosierten Thymidins mit zellzyklusspezifischen Zytostatika werden zeigen, ob dieses Verfahren praktikabel ist [18].

Von wissenschaftlichem und vielleicht praktischem Interesse ist eine Substanz, die – ähnlich wie die L-Asparaginase – keinen allgemein zytostatischen Effekt ausübt, sondern über die Hemmung eines Enzyms wirkt. Es handelt sich um das Desoxycoformycin, das ein Inhibitor der Adenosindesaminase ist. Der Effekt dieser Substanz scheint nach bisherigen Erfahrungen im wesentlichen auf lymphatische Zellen, überwiegend T-Lymphozyten, beschränkt zu sein und betrifft kaum andere Blutzellen [27].

Multizentrische ALL/AUL-Therapiestudie des Erwachsenen

Abschließend soll auf die inzwischen genehmigte Therapiestudie im Rahmen des Programms der Bundesregierung zur Förderung von Forschung und Entwicklung im Dienste der Gesundheit hingewiesen werden, deren Therapieprotokoll sich auf das Westberliner Protokoll von Riehm et al. [29] stützt.

Die Therapie umfaßt eine 2phasige Induktionstherapie in den ersten 8 Wochen, eine Erhaltungstherapie zwischen der 10. und 18. Woche, eine wiederum 2phasige Reinduktionstherapie von Woche 20 bis 26 und eine abschließende Erhaltungstherapie von Woche 28 bis 130 (Abb. 1).

Es handelt sich um eine multizentrische prospektive, nicht randomisierte Studie, an der sich nur Kliniken und Krankenhäuser beteiligen können, die über hinreichende Erfahrungen in der Behandlung von akuten Leukämien und über ausreichende Möglichkeiten der supportiven Therapie verfügen. Eine Vorstudie brachte

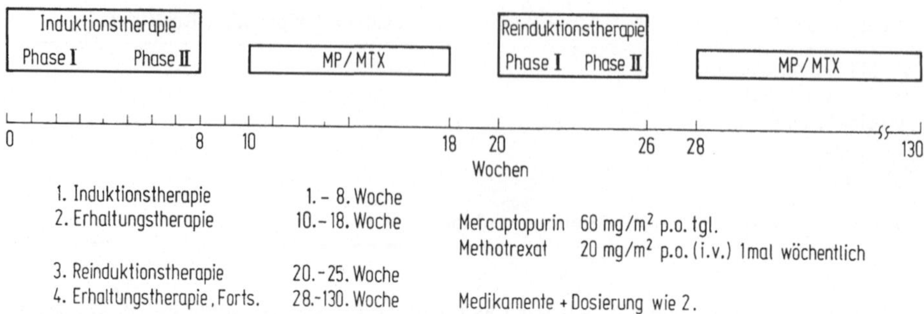

Abb. 1. Schema der ALL/AUL-Therapiestudie beim Erwachsenen

mit Stand vom Dezember 1979 die in Tabelle 5 zusammengestellten Resultate: von insgesamt 38 erfaßten Patienten kamen 27 (= 71%) in eine komplette Remission. Von den 22 Patienten, die jünger als 35 Jahre waren, kamen 20 (= 91%) in eine komplette Remission. Unter Berücksichtigung der eigenen Erfahrungen und der Literatur, insbesondere der CALGB-Studie, wurden als Zielgruppe Adoleszenten und Erwachsene bis zum 35. Lebensjahr ausgewählt. Bei älteren Patienten sind Dosismodifikationen und eine zeitliche Verschiebung der L-Asparaginasebehandlung bis zur Erreichung einer Thrombozytenzahl von mindestens 50 000/μl empfohlen worden.

Tabelle 5. Vorläufige Ergebnisse der Vorstudie (BMFT ALL/AUL-Therapiestudie 01/80). Stand Dezember 1979

		Komplette Remissionen	
	n	n	(%)
Gesamt	38	27	(71)
Ersterkrankungen	31	23	(74)
Rezidive	7	4	(57)
$<$ 35 Jahre	22	20	(91)
$\geq$ 35 Jahre	9	3	(33)
$<$ 35 Jahre	22	20	(91)

Literatur

1. Bernard J, Paul R, Boiron M, Jacquillat C, Maral R (Hrsg) (1969) Rubidomycin. Springer, Berlin Heidelberg New York
2. Bernard J, Weil M, Jacquillat C (1975) Adv Biosci 14:97
3. Catovsky D (1979) Br J Haematol 42:493
4. Cavalli F, Hartmann H, Tschopp L, Sauter C, Alberto P (1977) Schweiz Med Wochenschr 107:1361
5. Einhorn LH, Meyer S, Bond WH, Ohn RJ (1975) Oncology 32:214
6. Faber S, Diamond LK, Mercer RD, Sylvester RF, Wolff JW (1948) N Engl J Med 238:787
7. Freireich JF, Gehan EA, Speer JF, Heilbrunn L, Smith T, Bodey GP, McCredie KB, Rodriguez V, Hart JS, Burgess MA (1975) Adv Biosci 14:131

8. Gee TS, Haghbin M, Dowling MD, Cunningham I, Middleman MP, Clarkson BD (1976) Cancer 37:1256
9. Green MD, Freeman AI, Sather HN, Sallan SE, Nesbit ME jr, Cassady JR, Sinks LF, Hammond D, Frei E III (1980) Lancet 1:1398
10. Gunz F, Baikie AG (1974) Leukemia, 3rd edn. Grune & Stratton, New York
11. Henderson ES (1969) Semin Hematol 6:271
12. Henderson ES, Scharlau C, Cooper MR, et al. (1979) Leuk Res 3:395
13. Henze G, Langermann HJ, Kropp H, Müller S, Scheer U, Riehm H (1979) The Berlin-West ALL therapy study 1970/76: Favourable prognosis in patients with T-characteristics (Abstract). Int. Soc. Haematol. Europ. and Afric. Div., 5th Meet, August 1979
14. Jacquillat C, Weil M, Gemon M-F, et al. (1973) Cancer 33:3278
15. Jacquillat C, Weil M, Auclerc WF (1978) Cancer Chemother Pharmacol 1:113
16. Karon M, et al. (1966) Clin Pharmacol Ther 7:332
17. Krivit W, Chilcote R, Pyesmany A, Anderson J, Hammond D (1979) Cancer Chemother Pharmacol 2:267
18. Kufe DW, Beardley P, Karp D, Parker L, Rosowsky A, Canellos G, Frei E III (1980) Blood 55:580
19. Lister TA, Whitehouse JMA, Beard MEJ et al. (1978) Br med J 1:199 – 203
20. Löffler H, Pralle H (1971) Therapiewoche 21:1265 – 1272
21. Mathé G, Hayat M, Schwarzenberg L et al. (1967) Lancet 2:380 – 382
22. Mathé G, Schwarzenberg L, Amiel JL, Schneider M, Cattan A, Schlumberger JR (1966) Sem Hop Paris 42:2960 – 2965
23. Noon MA, Hess CE, (1977) South Med J 69:1157 – 1160
24. Omura GA, Moffitt S, Vogler WR, Salter MM (1980) Blood 55:190 – 204
25. Pralle H, Löffler H (1977) Blut 35:179 – 186
26. Pralle H, Löffler H (1979) Verh Dtsch Ges Inn Med 85:724 – 727
27. Prentice HG, Ganeshaguru K, Bradstock KF et al. (1980) Lancet 1:170 – 172
28. Reaman GH, Ladisch S, Echelberger C, Poplack DG (1980) Cancer 45:3090 – 3094
29. Riehm H, Gadner H, Welte K (1977) Klin Paediatr 189:89 – 102
30. Rivera G, Aur RJA, Dahl GV, Avery T, Pratt C (1979) Proc Am Soc Clin Oncol 20:370
31. Ruggero D, Baccarini M, Gobbi M, Tura S (1979) Scand J Haematol 22:154 – 164
32. Sackmann-Muriel F, Svarch E, Eppinger-Helft M et al. (1978) Chancer 42:1730 – 1740
33. Sackmann-Muriel F, Pavlovsky S, Bustelo P et al. (1980) Proc Am Soc Clin Oncol 21:C-458 (Abstr)
34. Scavino HF, George JN, Sears DA (1976) Cancer 38:672 – 677
35. Shaw MT, Raab SO (1977) Med Pediatr Oncol 3:261 – 266
36. Simone JV (1973) N Engl J Med 289:1248 – 1249
37. Simone JV (1976) Br J Haematol 32:465 – 472
38. Simone JV (1980) Br J Haematol 45:1 – 4
39. Weil M, Auclerc MF, Jacquillat C, Bernard J (1979) Proc Am Soc Clin Oncol 20:189 (Abstr)
40. Willemze R, Hillen H, Hartgrink-Groneveld CA, en Haanen C (1975) Blood 46:823
41. Willemze R, Hillen H, Den Ottolander GJ, Drenthe-Schonk A, Hartgrink-Groneveld CA, en Haanen V (1979) Ned Tijdschr Geneeskd 123:1782
42. Woodruff R (1978) Cancer Treat Rev 5:95 – 113

Therapie der akuten Leukämien beim Kind*

H. Riehm[1], H. Gadner[2], G. Henze[1], A. Jobke[3], H.-J. Langermann[1], U. Lasson[4], R. Ludwig[5], St. Müller-Weihrich[6], D. Niethammer[7], J. Ritter[8], G. Schellong[8] und W. Wahlen[9]

Vor 30 Jahren gelang Sidney Farber und seinen Mitarbeitern der Nachweis, daß der Folsäureantagonist Aminopterin kurzfristige hämatologische Remissionen bei einigen Kindern mit akuter lymphoblastischer Leukämie (ALL) zu bewirken vermag [4]. In den 50er Jahren wurden weitere wirksame Therapieelemente (u. a. 6-Mercaptopurin) entdeckt und in die ALL-Behandlung eingeführt. Erste zaghafte Versuche von Kombinationstherapien in den USA brachten sowohl höhere Remissionsquoten als auch länger anhaltende Erstremissionen. In den 60er Jahren formierten sich kooperative Studiengruppen, die systematisch Chemotherapiekonzepte zur Behandlung der ALL entwickelten und damit auch die Behandlungsergebnisse zu verbessern vermochten. Es war das Verdienst von Pinkel und seiner Schule am St. Jude Children's Hospital in Memphis/Tenn., Anfang der 70er Jahre durch Einführung der präventiven Bestrahlung des Zentralnervensystems gezeigt zu haben, daß die Vermeidung der so gefürchteten ZNS-Leukämie tatsächlich die Heilungschance bei ALL zu öffnen vermochte [1, 11, 19]. Rückblickend läßt sich aber sagen, daß auch andere Therapiemodalitäten — ohne präventive Strahlentherapie des ZNS —, die im vorletzten Jahrzehnt zur Anwendung kamen, die Zahl von langzeitig überlebenden Kindern in Erstremission nennenswert erhöhten [5, 7, 12, 21]. War in den 60er Jahren die ZNS-Leukämie das entscheidende Handikap auf dem Wege zu einer kurativen Therapie, so blieb im vergangenen Jahrzehnt der systemische Rückfall, vorwiegend im Knochenmark, die Hauptgefahr [5, 6, 10, 11, 14, 18, 20]. Zur Überwindung dieser Schwierigkeit hat es sich als richtig erwiesen, die Intensität der Chemotherapie unter Einbeziehung mehrerer wirksamer Substanzen und Inkaufnahme einer erhöhten Therapietoxizität zu steigern [5, 7, 12, 14, 16, 20]. Die Verfügbarkeit von mehreren zwischenzeitlich entdeckten antileukämischen Prinzipien mit unterschiedlichem Wirkungsmodus (u. a. weitere Antimetabolite, L-Asparaginase, Cyclophosphamid und Antracycline) haben diese Aufgabe erleichtert. In zusammenfassenden aktuellen Darstellungen aus der Sicht amerikanischer Autoren, die maßgeblich an der Entwicklung der zunehmend effektiveren ALL-Therapie beteiligt waren, werden die erreich-

* Unterstützt durch die Stiftung Volkswagenwerk

[1] Kinderklinik der Freien Universität Berlin, [2] St. Anna-Kinderspital Wien, [3] Kinderklinik der Universität Freiburg/Breisg., [4] Kinderklinik der Universität Kiel, [5] Kinderklinik der Universität Heidelberg, [6] Kinderklinik der Technischen Universität München, [7] Kinderklinik der Universität Tübingen, [8] Kinderklinik der Universität Münster/Westf., [9] Kinderklinik der Universität Homburg/Saar

ten Erfolge besprochen und Folgerungen für die Zukunft abgeleitet [5, 10, 17, 21]. Eine weitere Besserung der Therapieergebnisse brachte — besonders aus Sicht der Berliner Arbeitsgruppe — die schrittweise Verbesserung und Intensivierung der remissionseinleitenden *Induktionsbehandlung* während der Phase der höchsten zellulären Wirkstoffsensibilität [12, 13, 16].

Die akuten Leukämien beim Kind und auch bei Jugendlichen können heute als prinzipiell heilbare Systemerkrankungen betrachtet werden: Die akute lymphoblastische Leukämie mit Regelmäßigkeit und die akute myeloische Leukämie bei einer Minderzahl der Patienten. Entscheidend für die prospektive Heilungsrate ist die Qualität der eingesetzten antileukämischen Therapie. Die Qualitätsmerkmale der effektivsten ALL-Therapie sind allerdings noch nicht eindeutig bestimmbar. Es gibt aber Hinweise, daß die bisher als besonders wirksam eingeschätzte Dauertherapie gegenüber der Anfangsbehandlung an Boden verloren hat. Bei Anwendung von Standardtherapieformen in Einzelinstitutionen und kooperativen Studiengruppen in den Ländern der westlichen Hemisphäre ist heute eine Heilungsquote von 35–45% eine realistische Ziffer, wenn das gesamte zur Diagnose kommende Krankengut in die Berechnungen einbezogen wird. Nur wenige Studien überschreiten den angegebenen Wert [7, 14], z. B. Behandlungspläne, die Methotrexat in mittelhoher Dosierung enthalten [9] oder der Berliner Therapieplan der Behandlungsgruppe BFM [8, 12, 13, 16]. Spätfolgen der kombinierten Chemo-Radio-Therapie (u. a. Zweittumoren, genetisches Risiko) lassen sich bisher noch nicht sicher einschätzen, insgesamt ist die Inzidenz von Zweittumoren bei geheilten Leukämiepatienten offenbar kleiner als die bei soliden Tumoren, bei denen die Heilung vorwiegend durch den Einsatz der Strahlenbehandlung erreicht wurde.

Der in die BMF-Studien mündende Berliner Behandlungsplan und sein spektakuläres Ergebnis sollen nach einer Studiendauer von genau 10 Jahren — am 6. Oktober 1970 wurde bei dem ersten Studienpatienten die ALL-Diagnose gestellt — ausführlicher besprochen werden.

Von 1970–1976 wurden alle ALL-Patienten (n = 119, Tabelle 1) der Universitäts-

Tabelle 1. Charakterisierung der Patientengruppen der BFM-Studien 1970/76 und 1976/79 mit der korrespondierenden CCR-Wahrscheinlichkeit nach 120 Monaten (BMF-Studie 1970/76) und 48 Monaten (BMF-Studie 1976/79) am 1. Oktober 1980. (Die Patientengruppen entsprechen denen der Abbildungen 4, 5, 6 und 7)

	Studie 1970/76		Studie 1976/79	
	n (%)	p-CCR nach 120 Monaten	n (%)	p-CCR nach 48 Monaten
Knaben	78 (65,5)	0,55 ± 0,06	89 (56,3)	0,77 ± 0,05
Mädchen	41 (34,5)	0,58 ± 0,08	69 (43,7)	0,80 ± 0,05
< 2 Jahre	10 (8,4)	0,50 ± 0,16	15 (9,5)	0,80 ± 0,10
2–10 Jahre	88 (73,9)	0,57 ± 0,05	107 (67,7)	0,85 ± 0,04
> = 10 Jahre	21 (17,6)	0,52 ± 0,11	36 (22,8)	0,53 ± 0,11
Thymustumor	15 (12,6)	0,47 ± 0,13	14 (8,9)	0,75 ± 0,13
Leuko < 25 000/mm³	79 (66,4)	0,64 ± 0,06	107 (67,7)	0,80 ± 0,04
Leuko > = 25 000/mm³	40 (33,6)	0,40 ± 0,08	51 (32,3)	0,74 ± 0,07
Risikoind. < = 2	76 (63,9)	0,65 ± 0,06	103 (65,2)	0,79 ± 0,05
Risikoind. > = 3	43 (36,1)	0,40 ± 0,08	55 (34,8)	0,76 ± 0,06
Gesamt	119	0,56 ± 0,05	158	0,78 ± 0,04

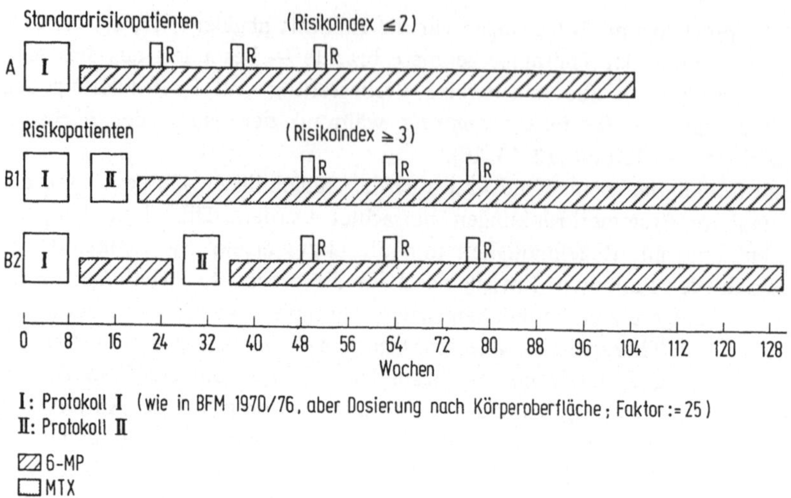

Abb. 1. Die Therapiestudie 1970/76 erfolgte im wesentlichen nach Plan A. Dauertherapie in Berlin (n = 64) mit 6-MP, MTX, VCR und P, in Münster/Westf. (n = 55) mit 6-MP, MTX, CP, VCR und P [8, 12, 13, 16]. Der Risikoindex berechnet sich aus der Summe folgender Einzelfaktoren: initiale Leukozytenzahl $\geqq$ 25 000/mm³ (3 Punkte), gesicherter Primärbefall des ZNS (2 Punkte), Thymustumor (1 Punkt), fokal positive saure Phosphatasereaktion (1 Punkt), negative PAS-Reaktion (1 Punkt), Lebensalter bei Diagnosestellung $<$ 2 oder $\geqq$ 10 Jahre (1 Punkt) und signifikanter extranodaler Tumor (1 Punkt). Therapiegruppe B in B 1 und B 2 randomisiert (*6-MP* = 6-Mercaptopurin; *MTX* = Methotrexat; *VCR* = Vincristin; *P* = Prednison; *CP* = Cyclophosphamid; *R* = Reinduktionen mit VCR/P für 2 Wochen)

Kinderkliniken Berlin und Münster nach Therapieplan A behandelt, wobei die Dauertherapie in diesen beiden Institutionen etwas unterschiedlich gehandhabt wurde (Abb. 1 und 2). Die BFM-Studie 1976/79 machte sich die Erfahrungen der ersten Behandlungsstudie zu Nutzen. Dabei wurde eine neue Behandlungsstrategie nach Trennung des Gesamtkollektivs mit Hilfe eines Risikoindexes in Patienten mit Standardrisiko und solche mit erhöhtem Risiko konzipiert (Abb. 1, 2, 3). Während Standardrisikopatienten nur die 8wöchige Induktionstherapie I erhielten, wurde bei den Risikopatienten an die gleiche Induktionstherapie nach erreichter Remission eine etwas kürzere Reinduktion angeschlossen — Therapie B_1 und B_2 —. Die Trennung der beiden Risikogruppen — Gruppe A umfaßte etwa ²/₃ und Gruppe B ¹/₃ der Patienten — erfolgte v. a. nach der initialen Leukozytenzahl neben anderen diagnostischen Parametern (s. Legende in Abb. 1), die aus Studie 1 ein erhöhtes Rückfallrisiko signalisiert hatten.

Nach 10- bzw. 4jähriger Laufzeit der beiden Studien (Studie 2, n = 158 an 8 Institutionen, Tabelle 1) wurde die derzeitige Wahrscheinlichkeit der Heilbehandlung am 1. Oktober 1980 mit 56 % für Studie 1 und 78 % für Studie 2 berechnet (Abb. 4). Anzumerken ist hier, daß stets in beiden Studien die Gesamtgruppen zur Bewertung kamen und Therapieversager jeglicher Art (Remissionsversager, interkurrente Todesfälle gerechnet vom Therapiebeginn, Rückfälle jeglicher Art) in die Analyse mit eingeschlossen wurden. Das Ergebnis der Studie 1 wird dadurch noch verbessert,

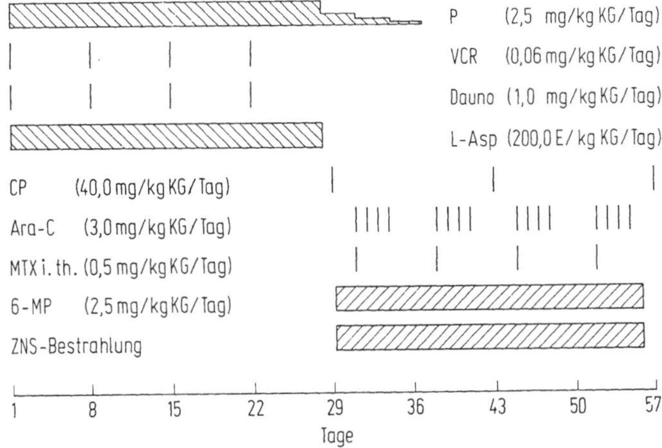

Abb. 2. Induktionstherapie nach Protokoll I der BFM-Studien 1970/76, 1976/79 und 1979/81. Berechnungsgrundlage für die Wirkstoffdosierungen in Studie 1970/76 war das Körpergewicht der Patienten, in den beiden nachfolgenden Studien die Körperoberfläche (s. Abb. 1). In Studie 1979/81 wurde L-Asp nur 21 Tage lang von Tag 1 bis Tag 22 verabreicht. Die Schädelbestrahlung erfolgte (mit Dosisreduktionen im 1. und 2. Lebensjahr) in den Studien 1976/79 und 1979/81 für Standardrisikopatienten mit 1800 rd Herddosis und für Risikopatienten mit 2400 rd Herddosis. In Behandlungsstudie 1970/76 wurde bei allen Patienten eine Bestrahlung der Neuroaxis und/oder des Schädels mit einer Herddosis von 850 rd bzw. 1800/2400 rd durchgeführt [8, 12, 13, 16]. (Dauno = Daunorubicin; *L-Asp* = L-Asparaginase; *Ara-C* = Cytosin-Arabinosid; weitere Abk. s. Abb. 1).

daß mit ca. 5–8% Erfolgszuwachs durch sekundär kurativ behandelte Kinder – vorwiegend Jungen mit solitärem Hodenrückfall und Spätrezidive im Knochenmark bei beiden Geschlechtern – gerechnet werden darf (unveröffentlichte Ergebnisse).

Bei Patientengruppe A ist das Therapieergebnis der Studie 2 gegenüber dem der Studie 1 z. Z. etwas besser, obwohl die gleiche Anfangsbehandlung in beiden Studien durchgeführt wurde (Abb. 5). Aus Abb. 6 geht überzeugend hervor, daß in Be-

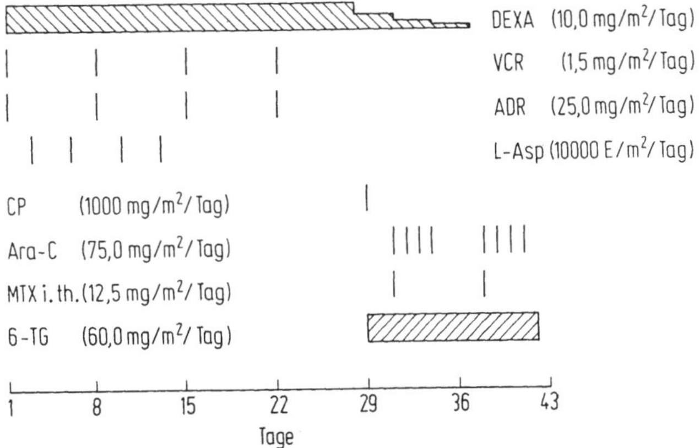

Abb. 3. Induktionstherapie nach Protokoll II der BFM-Studien 1976/79 und 1979/81. (*DEXA* = Dexamethason, *ADR* = Adriamycin; *6-TG* = 6-Thioguanin; weitere Abk. s. Abb. 1 und 2).

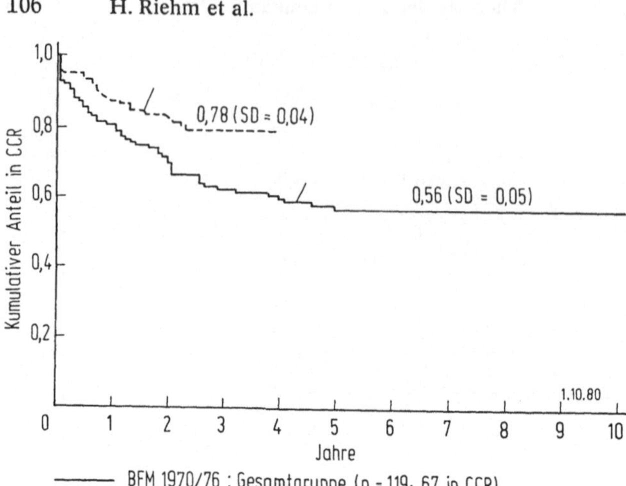

Abb. 4. Vergleich der Wahrscheinlichkeit der kompletten kontinuierlichen Remission (*CCR*) der beiden BFM-Therapiestudien nach 10 bzw. 4 Jahren. Die Schrägstriche in beiden Kurven symbolisieren jeweils den letzten Protokollpatienten. Alle initialen Therapieversager und interkurrenten Todesfälle wurden wie Rückfälle behandelt. Statistische Methoden nach Cox [2] und Cutler u. Ederer [3].

handlungsstudie 2 als Konsequenz der 1976 eingeführten neuen Behandlungsstrategie Patienten mit erhöhtem Risiko von dieser Therapieform entscheidend profitieren. Der Unterschied der beiden Kurvenverläufe ist statistisch hoch signifikant. Die risikoangepaßte Behandlung hat damit bewirkt, daß beide Risikogruppen derzeit

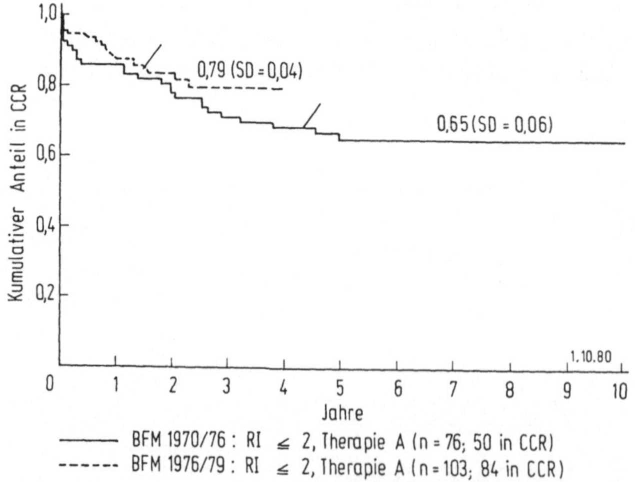

Abb. 5. CCR-Wahrscheinlichkeit in beiden Therapiestudien für Patienten mit Standardrisiko (Risikoindex RI $\leq$ 2) und Behandlung nach Plan A. Der geringe Unterschied der Kurvenverläufe mag u. a. mit der verbesserten Dauertherapie in Zusammenhang stehen. 45 von 50 CCR-Patienten der BFM-Studie 1970/76 sind länger als 5 Jahre rezidivfrei, Rezidive nach 5 Jahren sind bisher nicht aufgetreten

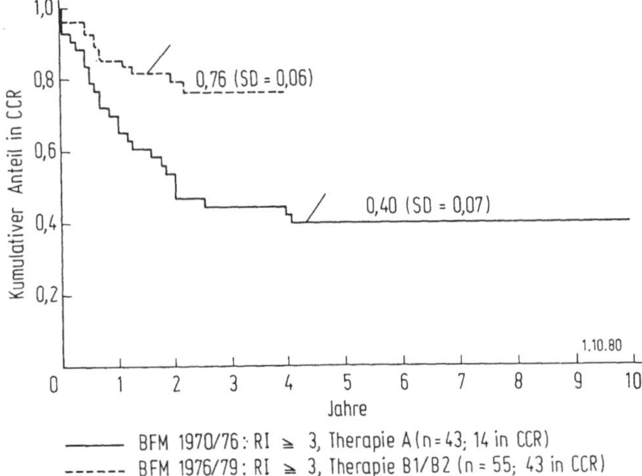

Abb. 6. CCR-Wahrscheinlichkeit in beiden Therapiestudien für Patienten mit erhöhtem Rückfallrisiko (Risikoindex RI $\geq$ 3) und unterschiedlicher Anfangsbehandlung (A bzw. B 1/B 2). Signifikanter Unterschied der Kurvenverläufe nach 4 Jahren (p $\leq$ 0,01). Alle CCR-Patienten der BMF-Studie 1970/76 sind länger als 4 Jahre rezidivfrei, keine Rezidive nach 4 Jahren

die gleiche Langzeitprognose haben. Die Rückfallgefährdung in bezug zur Zeit bei Risikopatienten läßt in Abb. 7 sehr deutlich erkennen, daß das Rückfallrisiko in Studie 2 (Risikopatienten der Studie 1 wurden ja nach Therapieplan A behandelt) nicht nur ingesamt geringer ist als in Studie 1, sondern nach unserem derzeitigen Erfahrungsstand schon im 4. Jahr auf Null abgesunken ist. Daraus kann geschlossen werden, daß die Intensivierung der Therapie bei Risikopatienten das Auftreten des Rückfalls tatsächlich zu verhindern vermag und nicht nur zeitlich verschiebt.

Auf dem Wege zu einer weiteren risikoangepaßten Behandlungsstrategie wurden in Behandlungsstudie 1979/81 besonders die Erfahrungen der Studie 1976/79 bei Risikopatienten genutzt. Der Behandlungsplan der z. Z. noch offenen Studie (erwartete

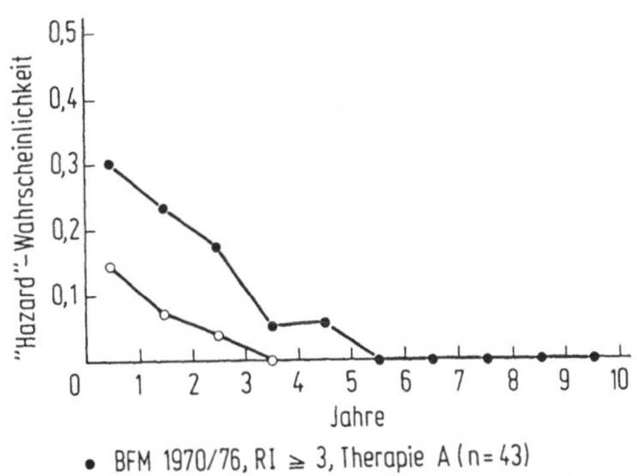

Abb. 7. Rückfallwahrscheinlichkeit in beiden Therapiestudien für Risikopatienten (RI $\geq$ 3) in bezug zur Zeit nach Therapiebeginn unter Einschluß aller Therapieversager

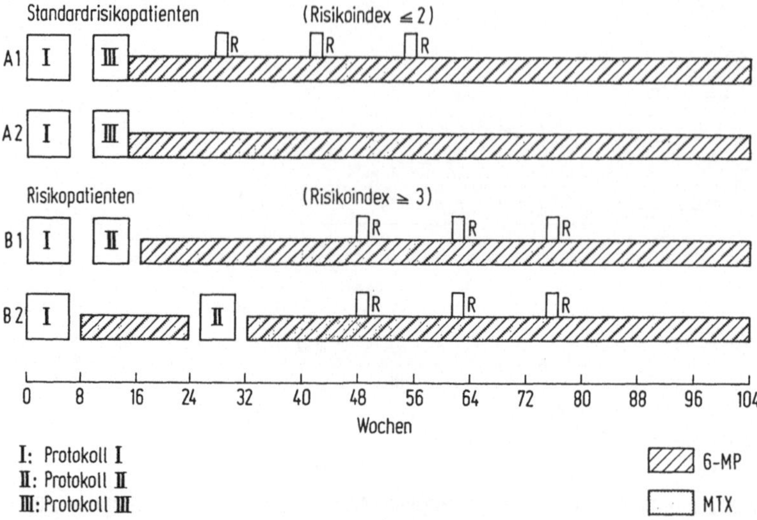

Abb. 8. BFM-Therapiestudie 1979/81 (seit 1. 4. 1979 offen). Randomisation der Patienten mit Standardrisiko (Risikoindex < = 2) in A 1 und A 2 (mit oder ohne VCR/PRED-Reinduktionen, Protokoll I und III) sowie der Patienten mit erhöhtem Risiko (Risikoindex > = 3) in B 1 und B 2 (wie in BFM-Studie 1976/79). Das Zwischenergebnis nach 18 Monaten für A 1/A 2-Patienten (CCR-Wahrscheinlichkeit 0,92 gegenüber 0,81 bzw. 0,84 der BFM-Studien 1970/76 und 1976/79) lassen eine verbesserte Langzeitbilanz in der noch offenen BFM-Studie 1979/81 für Patienten mit Standardrisiko erwarten. (Abkürzungen wie in Abb. 1)

Patientenzahl in 20 Institutionen der BRD und Österreich ca. 300) hat an dem Therapiekonzept für Risikopatienten nichts geändert. Patienten mit Standardrisiko erhalten jedoch nach erreichter Vollremission eine frühe Reinduktionsbehandlung nach Therapieprotokoll III (Abb. 8, 9). Die Behandlungsstudie läßt schon nach $1^1/_2$jähriger Laufzeit erkennen, daß Standardrisikopatienten erneut deutlich von diesem Therapiezusatz im gleichen Sinne wie B-Patienten in Studie 2 und 3 profitieren und eine weiter verbesserte Endprognose zu haben scheinen.

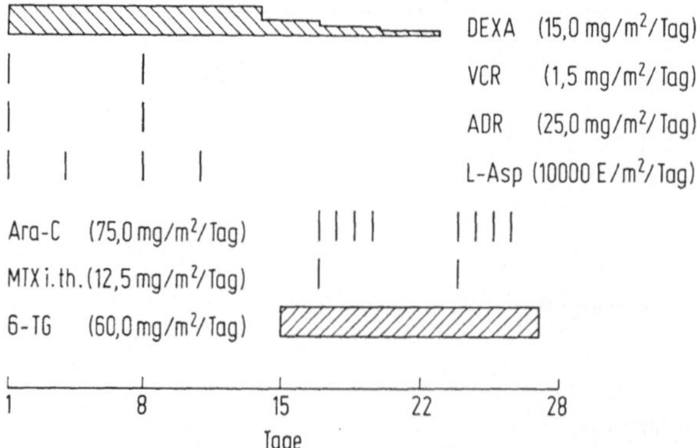

Abb. 9. Induktionstherapie nach Protokoll III der BFM-Studie 1979/81 für Patienten mit Standardrisiko (s. Abb. 8; Abkürzungen wie in Abb. 1, 2 und 3)

Nach dem Erfahrungsstand der 3 konsekutiven Behandlungsstudien läßt sich summarisch ein Risikokatalog bei ALL zusammenstellen. Danach sind eine hohe initiale Leukozytenzahl, eine Hepatosplenomegalie, das erste Lebenshalbjahr und eine ALL mit immunologischer B-Charakteristik gesicherte Risikofaktoren. Naturgemäß signalisiert die nicht oder nur unvollständig erreichte hämatologische Remission im Knochenmark nach 4 Behandlungswochen ein hohes Rückfallrisiko, auch wenn danach die komplette Remission noch erreicht werden sollte. Nicht gesicherte, aber mögliche Risikofaktoren sind der primäre ZNS-Befall und die betonte Lymphadenopathie. Fraglich bis unwahrscheinlich ist bisher, ob ALL-Patienten mit T-Charakteristik und mit einem Lebensalter über 10 Jahren eine schlechtere Langzeitprognose haben. Dasselbe gilt nach unseren Erfahrungen für ALL-Fälle mit L_2-Morphologie nach der FAB-Klassifikation und negativer PAS-Reaktion (vormals als akute undifferenzierte Leukämie bezeichnet). Der Risikokatalog ist in seiner unterschiedlichen Gewichtung von der angewandten Therapie abhängig. In anderen Studien mit einem weniger befriedigenden Gesamtergebnis wäre diese Zusammenstellung zu modifizieren. Gesichert ist in allen Studien, daß Patienten mit erhöhter oder hoher Leukozytenzahl (und einer entsprechend hohen Zahl von im peripheren Blut zirkulierenden Leukämiezellen) Risikopatienten darstellen, die aber — wie gezeigt — bei Anwendung einer entsprechenden Therapiestrategie nicht notwendigerweise eine schlechtere Prognose haben müssen. Unsere Berechnungen ergaben darüber hinaus, daß das Ausmaß der Hepatosplenomegalie zumindest partiell einen von der Leukozytenzahl unabhängigen Risikofaktor darstellt, dasselbe gilt auch für junge Säuglinge. Völlig unabhängig von den genannten Risikofaktoren haben — wie erwähnt — Patienten mit B-ALL in allen bekannten Behandlungsstudien eine katastrophal schlechte Prognose in bezug auf das Erreichen der Erstremission und damit natürlich auch hinsichtlich des Langzeitüberlebens. Das Nichterreichen der Remission nach 4 Behandlungswochen und das Rezidiv sind naturgemäß bei Diagnosestellung nicht verwertbare Risikofaktoren. Ein systemimmanentes Problem stellt die Fehldiagnose zwischen ALL und der akuten nicht-lymphoblastischen Leukämie dar, eine Schwierigkeit, die in kooperativen Studien eine nicht unbedeutende Rolle spielt.

Die Strategie der nächsten Behandlungsstudie im Frühjahr 1981 könnte folgendes Aussehen haben: Mit Hilfe aller verfügbaren Daten aus den vorangegangenen Studien, Einzelanalysen und multifaktoriellen Berechnungen sind wir in der Lage, 3 Risikogruppen zu formulieren, die sich in einem Verhältnis von 65% zu 25% und 10% zusammensetzen. Berechnungsgrundlage für diesen Risikofaktor ist die absolute Leukämiezellzahl im peripheren Blut sowie die Größe von Leber und Milz. Da in Studie 2 und 3 die zeitliche Position von Protokoll II — frühe und spätere Therapieintensivierung — für die Prognose ohne Belang war (Abb. 1 und 8), wird in Studie 4 die intensivierte Behandlungsphase in unterschiedlicher Intensität für die 3 Risikogruppen nach je 8wöchiger Dauertherapie durchgeführt. Protokoll IV ist ein durch VM 26- und Ara-C-Infusionen ergänztes Protokoll II (Abb. 3). Das Studienziel ist einerseits, die verbesserte Risikoeinteilung prospektiv auf ihren Nutzen hin zu prüfen und andererseits durch Randomisation der Gesamtgruppe bezüglich der Dauer der Erhaltungstherapie eine Abkürzung mit den entsprechenden Vorteilen zu erreichen. Bei unseren Berechnungen hatten wir uns zum Ziel gesetzt, eine Patientengruppe mit niederem Rückfallrisiko ausfindig zu machen, die dann möglicherweise einer weniger intensiven Therapie zugeführt werden könnte. Ausgehend von einer erwünschten Heilungschance um 90 % gelang uns die Charakterisierung einer solchen Gruppe nicht mit der nötigen Treffsicherheit.

Eine für jede Risikogruppe geltende Heilungschance zwischen 80 und 90 % läßt sich nach den Erfahrungen unserer Behandlungsstudien und deren inneren Gesetzmäßigkeiten mit Wahrscheinlichkeit voraussagen. Damit wäre mit den Mitteln der antileukämischen Chemotherapie ein vorläufiger Endpunkt erreicht. Eine weitere Verbesserung der kurativen Rate läßt sich auch mit dem Material von großen multinationalen Studien möglicherweise nicht mehr sicher beweisen. Eine Reduktion der Therapieintensität bei prognostisch günstigen und noch zu definierenden Patientengruppen ist aber denkbar, erstrebenswert und wahrscheinlich auch statistisch belegbar.

Auch bezüglich der im Kindesalter selteneren akuten nicht-lymphoblastischen Leukämien, vornehmlich der akuten myeloischen und der akuten myelomonozytären Leukämie – scheint sich bei Anwendung derselben Erfolgsrezepte eine sinnfällige prognostische Besserung einzustellen [15]. Eine seit 1974 in Gang befindliche kooperative Studie, der zwischenzeitlich mehr als 20 Institutionen angeschlossen sind – konnte eine bemerkenswerte 6-Jahresbilanz erzielen (s. Beitrag Creutzig et al.). Wir erwarten von diesem therapeutischen Ansatz – einer 8wöchigen außerordentlich intensiven Induktionsbehandlung, gefolgt von einer 2jährigen Erhaltungstherapie – eine auf das Gesamtkollektiv bezogene Heilungsrate von ca. 40 %, vornehmlich zugunsten der myeloisch und myelomonozytär differenzierten Leukämieformen. Das derzeitige Zwischenergebnis der Vorstudie (Berlin/Münster) nach 6 Jahren beläuft sich auf eine Heilungswahrscheinlichkeit von 39 % (n = 23), das der Studie BFM 78 nach 2 Jahren von 46 % (n = 67). Pauschal kann gesagt werden, daß etwa 1/4 der Patienten Remissionsversager sind oder einen frühen Tod erleiden, ein knappes Drittel während des 1. und 2. Jahres nach Diagnosestellung rezidiviert und ca. 40 % der Kinder und Jugendlichen Langzeitremissionen zu erwarten haben. Stellvertretend für zahlreiche, die neue Situation kennzeichnende Analysen ist in Abb. 10 anhand des gesamten Krankengutes von 90 Patienten eine Trennung bezüglich des Lebensalters bei Diagnosestellung vorgenommen worden. Wäre nicht ein einzelnes Rezidiv in der Altersgruppe über 10 Jahre im 4. Halbjahr aufgetreten, hätten beide Gruppen eine ähnliche Prognose. Bei den nicht-lymphoblastischen Leukämien ist uns bisher als Risikofaktor nur die zytologische bzw. zytochemische Differenzierung der Leukämiezellen bekannt, wobei die akute Monozytenleukämie und die erythropoetisch-differenzierte akute Leukämie am Erfolgszuwachs nicht teilhaben.

Zusammenfassend läßt sich feststellen, daß nach unseren Erfahrungen die konsequente Intensivierung der Anfangsbehandlung bei über 70 % aller akuten Leukämien im Kindesalter und auch in der Adoleszenz in unterschiedlichem Maße die Prognose zu verbessern vermocht hat. Unabdingbare Voraussetzung für die risikoreiche Behandlung beider Leukämieformen ist die Durchführung der Initialbehandlung in Fachinstitutionen, die einen Stab von speziell geschulten Ärzten und Pflegekräften für diese Aufgabe einsetzen können. Zwingend notwendig ist weiterhin die konsequente Nutzung von Supportivmaßnahmen der verschiedensten Art. Nach den Erfahrungen in unserer Studiengruppe anhand von ca. 600 Patienten ließ sich damit

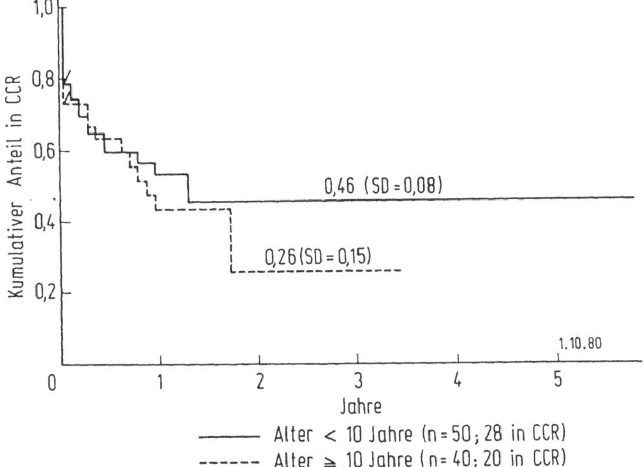

Abb. 10. CCR-Wahrscheinlichkeit bei 90 Patienten mit nicht-lymphoblastischer Leukämie (BFM-AML-Vorstudie 1974 in Münster/Westf. und Berlin, BFM-AML-Studie 1978 in 22 Kinderkliniken) bezüglich des Lebensalters bei Diagnosestellung (Behandlungsplan s. [15]). Alle initialen Therapieversager und interkurrenten Todesfälle nach Therapiebeginn wurden wie Rückfälle bewertet

die therapieabhängige Morbidität bei ALL entscheidend besser kontrollieren und die von der Grundkrankheit unabhängige Gesamtmortalität auf ein vertretbares Maß von unter 5 % senken.

Literatur

1. Aur RJA, Simone JV, Hustu HO, Verzosa MS (1972) A comparative study of central nervous system irradiation and intensive chemotherapy early in remission of childhood acute lymphocytic leukemia. Cancer 29:381 – 391
2. Cox DR, (1972) Regression models and life-tables. J R Statist Soc B 34:187 – 220
3. Cutler S, Ederer F (1958) Maximum utilisation of the lifetable method in analyzing survival. J Chronic Dis 4:699 – 712
4. Farber S, Diamond LK, Mercer RS, Sylvester RF, Wolff JA (1948) Temporary remissions in acute leukemia in children produced by folic acid antagonist, 4-aminopteroyl-glutamic acid (Aminopterin). N Engl J Med 238:787 – 793
5. Frei E III, Sallan SE (1978) Acute lymphoblastic leukemia: Treatment. Cancer 42: 828 – 838
6. George SL, Aur RJA, Mauer AM, Simone JV (1979) A reappraisal of the results of stopping therapy in childhood leukemia. N Engl J Med 300:269 – 273
7. Haghbin M, Tan CC, Clarkson BD, Mike V, Burchenal JH, Murphy ML (1974) Intensive chemotherapy in children with acute lymphoblastic leukemia (L-2 protocol). Cancer 33:1491 – 1498
8. Henze G, Langermann HJ, Ritter J, Schellong G, Riehm H (1981) Treatment strategy for different risk groups in childhood acute lymphoblastic leukemia — A report from the BFM Study Group. Springer, Berlin Heidelberg New York (Modern trends in human leukemia) Haematology and Blood Transfusion Vol. 26, 87 – 93
9. Moe PJ, Seip M (1978) High dose methotrexate in acute lymphocytic leukemia in childhood. Acta Paediatr Scand 67:265 – 268
10. Pinkel D (1979) The ninth annual David Karnofsky lecture: Treatment of acute lymphocytic leukemia. Cancer 43:1128 – 1137

11. Pinkel D, Hustu HO, Aur RJA, Smith K, Borella LD, Simone JV (1977) Radiotherapy in leukemia and lymphoma of children. Cancer 39:817 – 824
12. Riehm H, Gadner H, Welte K (1977) Die West-Berliner Studie zur Behandlung der akuten lymphoblastischen Leukämie des Kindes – Erfahrungsbericht nach 6 Jahren. Klin Paediatr 189:89 – 102
13. Riehm H, Gadner H, Henze G, Langermann H-J, Odenwald E (1980) The Berlin therapy study 1970 – 1976 in childhood acute lymphoblastic leukemia. Am J Pediatr Hematol Oncol 2:299 – 306
14. Sallan SE, Camitta BM, Cassady RJ, Nathan DG, Frei E III (1978) Intermittent combination chemotherapy with adriamycin for childhood acute lymphoblastic leukemia: clinical results. Blood 51:425 – 433
15. Scheer U, Schellong G, Riehm H (1979) Verbesserte Prognose der akuten myeloischen Leukämien bei Kindern nach intensivierter Anfangstherapie. Klin Paediatr 191:104 – 110
16. Schellong G, Breu H, Gröbe H, Voß W (1978) Intensivierung der Anfangstherapie nach dem West-Berliner Protokoll bei akuter lymphoblastischer Leukämie; Ergebnisse nach 2 1/2 Jahren in Münster. Klin Paediatr 190:65 – 72
17. Simone JV, (1979) Childhood leukemia as a model for cancer research: The Richard and Hinda Rosenthal foundation award lecture. Cancer 39:4301 – 4307
18. Simone JV, Aur RJA, Hustu HO, Verzosa M, Pinkel D (1975) Combined modality therapy of acute lymphoblastic leukemia. Cancer 35:25 – 35
19. Simone JV, Verzosa MS, Rudy JA (1975) Initial features and prognosis in 363 children with acute lymphoblastic leukemia. Cancer 36:2099 – 2108
20. Winkler K, Marsmann G, Grosch-Wörner I, Caspers S, Kabisch H, Matzke E, Meissner C, Müller J, Franke HD, Langendorff G, Hess A, Landbeck G (1980) Hamburger ALL-Studien. Klin Paediatr 192:134 – 141
21. Zuelzer WW (1978) Childhood leukemia – A perspective. Johns Hopkins Med J 142:115 – 127

Münchener Studie zur Behandlung der akuten lymphoblastischen Leukämie im Kindesalter (ALL 77-01)

R. J. Haas, G. Janka, B. Netzel, M. Helmig für die Mitglieder der Studie*

In den letzten 6 – 7 Jahren haben intensive Chemotherapie Protokolle verschiedener Arbeitsgruppen bei mehr als 50 % von Kindern, die an akut lymphatischer Leukämie (ALL) erkrankten ein rezidivfreies Überleben von 5 und mehr Jahren erbracht [10, 12]. Diese Ergebnisse lassen sich über eine 4-Phasentherapie erreichen. Ein ALL-Patient hat bei Diagnose etwa 10^{12} leukämische Zellen oder 1 kg Tumormasse [14]. Die erste Phase – die Induktionstherapie – sollte in möglichst kurzer Zeit eine exponentielle Zytoreduktion erreichen, die innerhalb von spätestens 4 Wochen über 95 % der Zellen zerstört. Dieser Effekt wird als hämatologische Vollremission bezeichnet. Neu ist die Erkenntnis, daß eine 2. sog. Intensivphase der Chemotherapie nach Erreichen der hämatologischen Remission die Langzeitergebnisse verbessern kann. Dieser Effekt ist am ehesten über eine Beeinflussung der G 0 Population leukämischer Zellen zu verstehen, die in der Induktionsphase nicht voll erreicht wird, aber innerhalb der Intensivphase durch Eintritt in die Zellproliferation chemotherapeutisch zerstört werden kann. Unter G_0-Population versteht man eine bei Diagnosestellung zahlenmäßig schwankende Anzahl wenig proliferierender leukämischer Blasten, die durch Zerstörung des proliferierenden Zellpools zum Wiedereintritt in die Zellproliferation gezwungen werden können [15]. In der dritten Behandlungsphase wird die prophylaktische Schädelbestrahlung mit gleichzeitiger intrathekaler Methotrexatapplikation durchgeführt, die die Frequenz der Meningosis leucaemica von 50 % auf unter 10 % senken konnte [2]. Die intrathekale Methotrexatapplikation erreicht therapeutische Spiegel in den unteren Abschnitten der Rückenmarksmeningen, jedoch im Einzelfall ungenügende Konzentrationen in den höheren Abschnitten [11]. Daher ist vielerorts [3, 7, 8] eine zusätzliche mittelhochdosierte systematische Gabe von Methotrexat, gefolgt von Citrovorumfaktor („rescue") üblich, die

* Kinderklinik der Universität München [Dr. von Haunersches Kinderspital] München
In Zusammenarbeit mit:

F. Lampert, U. Kaufmann, Universitäts-Poliklinik Gießen; E. Kleihauer, E. Kohne, G. Gaedicke, Universitäts-Kinderklinik Ulm; U. Göbel, R. Remy, Universitäts-Kinderklinik B Düsseldorf; V. Schöck, Kinderklinik d. Krankenhauses Sarepta (Bethel) Bielefeld; P. Klose, Städt. Krankenhaus Harlaching, München; F. Kötz, DRK Kinderklinik Siegen; E. Pongratz, Kinderkrankenhaus Josefinum Augsburg; O. Sauer, Universitäts-Kinderklinik Mannheim; U. Keuth, Landeskinderklinik Neunkirchen; E. Ehnert, Kinderklinik Waldbröl; D. Schuhmacher, Krankenanstalten der Stadt Remscheid; M. Westerhausen, St. Johannes Hospital, Med. Klinik Duisburg; H. Rodt, E. Thiel, Abt. Immunologie, Institut f. Hämatologie, Gesellschaft f. Strahlen- und Umweltforschung, München

therapeutische Methotrexatspiegel im Liquorraum erbringt [9]. Eine systematische hochdosierte Methotrexatapplikation innerhalb der Intensivphase war auch integraler Bestandteil der Münchener ALL-Studie 77-01 (Abb. 1).

Für die Dauertherapie gilt, daß sie 2$^1/_2$ Jahre lang nach Diagnosestellung durchgeführt weren soll. Die besten Ergebnisse wurden bisher durch die Kombination von 2 oder mehreren DNS-Synthese-hemmenden Präparaten, individuell als Maximaldosis auf den Patienten angepaßt, erzielt. Aufgrund dieser Überlegung führten wir seit Ende 1976 bis Ende 1979 eine intensive Induktionstherapie und Intensivphasentherapie bei der Münchener ALL-Studie 77-01 durch. An der kooperativen Studie waren 12 Kliniken beteiligt.

Durch die Anwendung von Antiseren kann die ALL immunologisch unterteilt werden [4, 5]. Das Modell für die Entwicklung der einzelnen Typen der ALL entspricht folgender Vorstellung: Ausgehend von einer pluripotenten Stammzelle bzw. lymphatischen Stammzelle erfolgt eine Differenzierung in Richtung lymphatische leukämische Blasten mit einem leukämieassoziierten Antigen auf der Oberfläche der Blasten. Die Gruppe „common type ALL" (c-ALL) ist jedoch nicht homogen, ein Teil der Zellen hat T-Antigen zusätzlich auf der Oberfläche der Zellen. In weiteren Differenzierungsschritten verliert die Zelle das c-Antigen und nur noch T-Antigen ist nachweisbar (Prä-T-Leukämie). Sowohl die Gruppe c/T als auch die Prä-T-Leukämie läßt sich noch nicht mit dem klassischen Rosettentest erfassen, sondern nur mit einem Anti-T-Zellserum [13]. Die T-Zell-Leukämie schließlich ist in der Lage, Rosetten zu bilden und reagiert zusätzlich mit Anti-T-Zellserum. T-Zell-Leukämien sollen mehreren Studien zufolge eine schlechtere Prognose haben [13]. Ziel der Münchener ALL-Studie 77-01 war es daher auch, den prognostischen Wert von Oberflächenmarkern der ALL herauszustellen.

Patientengut

104 ALL-Patienten wurden von Dezember 1976 bis Dezember 1979 in die Studie aufgenommen. Es fand keine Selektion statt. Die Diagnose erfolgte konventionell, unter Einschluß der Zytochemie. Wurde bis zum Tag 29 nach Diagnosestellung hämatologisch keine Vollremission durch Knochenmarkpunktion nachgewiesen, wurden die Patienten als Therapieversager bezeichnet (2 Patienten). Die klinischen Parameter bei Diagnosestellung sind in Tabelle 1 dargestellt. Bei den meisten

Tabelle 1. Klinische Anfangsparameter

Patientenzahl	104
männl. Patienten	49
Alter (Jahre)	
Durchschnitt	5
Anzahl < 2 und > 10	30
Mediastinalbefall	12
ZNS-Befall	6
Hepatosplenomegalie (Leber und Milz 2 cm)	55
Leukozyten/mm^3	
Mittelwert	7 100
Anzahl $> 25\,000$	30

Patienten wurden immunologische Untergruppen der ALL durch den Nachweis von Zelloberflächenmarkern, die mittels spezifischer heterologer Antiseren erkennbar sind, aus Knochenmarkzellen definiert. Dabei wurde Rosettenbildung zusätzlich erfaßt. Testverfahren waren die direkte und indirekte Immunfluoreszenz, der Komplementfixationstest und der mikrozytotoxische Test [5]. Von 71 Patienten der Studie liegen Daten vor. In 38 % der Fälle fanden sich ALL-Formen der Untergruppen c (für common), in 10 % der Fälle ALL-Leukämien mit einem T-Zellmarker, die gleichzeitig zur Rosettenbildung befähigt waren. Weitere 10 % besaßen einen T-Zellmarker, ohne daß eine Rosettenbildung nachweisbar war. 41 % der Leukämiezellen hatten sowohl den c-Marker wie den T-Marker, waren also Mischformen. Ein Fall war eine undifferenzierte Form der ALL (AUL). In keinem Fall war Oberflächenimmunglobulin auf den Zellen nachweisbar (B-ALL).

Klinisch differieren die Krankheitsbilder: T-Zell-Leukämien haben häufig einen Mediastinaltumor und/oder hohe Leukozytenzahlen bei Diagnose. Eine eindeutige Korrelation zwischen Leukozytenzahlen über $25 \cdot 10^3/\mu l$ und einem immunologischen Subtyp konnte jedoch nicht gefunden werden, obwohl die Tendenz hohe Leukozytenzahlen und reine T-Zellmarker gegeben ist.

Therapieplan

Folgende Prinzipien waren maßgebend (Abb. 1):

a) In der Induktionsphase wurde eine aggressive Viermittelkombination (Vincristin, Adriamycin, Asparaginase und Prednison) gegeben, um initial eine maximale Zellreduktion zu erreichen.

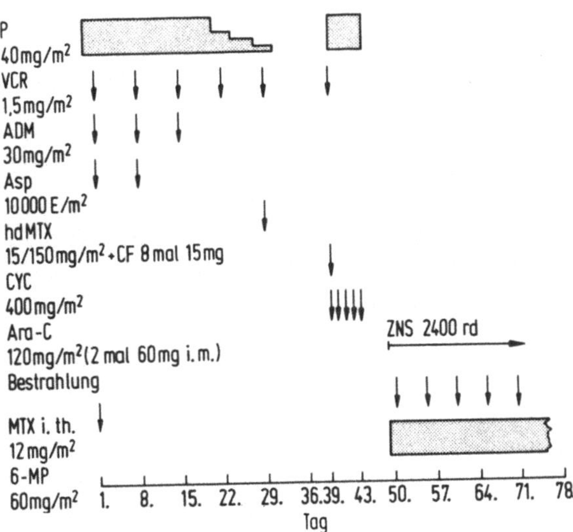

Abb. 1. Münchener ALL-Studie 77 – 01. Therapieplan. (*P* = Prednison, *VCR* = Vincristin, *ADM* = Adriamycin, *Asp* = Asparaginase, *hdMTX* = hochdosiert Methotrexat über 24 h mit anschließender Leucovoringabe (*LF*) 8mal 15 mg alle 6 h, *CYC* = Cyclophosphamid, *Ara-C* = Cytosin-Arabinosid, *MTX i.th.* = Methotrexat intrathekal, *6-MP* = 6-Mercaptopurin)

b) In der Intensivphase wurden Zytostatika angeboten, die in der Induktion nicht zur Anwendung kamen. Der erste Bestandteil war eine 24-h-Infusion mit Methotrexat, gefolgt von Leucovorin. Die MTX-Dosis wurde so gewählt, daß Leukämiewirksame Plasmakonzentrationen von über 10^{-6} mol/l erzielt wurden [6]. Der 2. Bestandteil war das sog. COAP-Schema (Cyclophosphamid, Vincristin, Cytosin-Arabinosid und Prednison). Durch die intramuskuläre Applikation von Cytosin-Arabinosid ließ sich der Therapiezyklus ambulant durchführen.

c) Aus der Memphis-Studie wurden unverändert die Schädelbestrahlung mit 2 400 rd kombiniert mit intrathekalen Methotrexatgaben sowie die kontinuierliche Kombinationschemotherapie mit 6-Mercaptopurin und Methotrexat in der Erhaltungsphase für 2¹/₂ Jahre übernommen.

Die Dauer des stationären Aufenthalts erstreckte sich in der Regel bis nach dem Ende der hochdosierten Methotrexatinfusion am Tag 29. Vielfach konnten die Kinder auch bereits am Tag 22 entlassen werden und mußten dann nochmals für 2 Tage für die Methotrexattherapie aufgenommen werden. Das COAP-Schema wurde in der Regel ambulant durchgeführt. Die prophylaktische ZNS-Bestrahlung wurde, soweit die Kinder nicht von weit entfernten Orten eingewiesen wurden, ambulant durchgeführt.

Ergebnisse

Von 104 Patienten erreichten 93 eine komplette Remission bis zum Tag 29; 2 Patienten waren Therapieversager; 9 Patienten verstarben innerhalb der Induktion (s. u.). 7 Fälle verstarben in kompletter Remission. Von 86 Patienten, die für die Remissionsdauer beurteilbar sind, erlitten 25 Patienten ein Knochenmarkrezidiv nach 4 – 39 Monaten. 2 Patienten erlitten ein ZNS-Rezidiv. Beide Patienten mit ZNS-Rezidiv hatten keinen ZNS-Befall bei Diagnosestellung. Die nähere Analyse dieser 27 Rezidivpatienten ergab, daß 13 Patienten Leukozytenwerte über $25 \cdot 10^3/\mu l$ bei Diagnosestellung hatten. Nur ein Patient hatte einen Mediastinaltumor. Von 19 Rezidivfällen mit bekannten Oberflächenmarkern waren 6 Patienten positiv für T-Zell-Antigen; 9 Rezidivpatienten hatten weder hohe Leukozytenzahlen noch T-Zell-Antigen noch einen Mediastinaltumor; bei allen 9 Patienten war die Reaktion auf saure Phosphatase ebenfalls negativ.

In Abb. 2 wird mit Hilfe der Life-table-Methode die Remissionswahrscheinlichkeit der Patienten mit hohen und niedrigen Leukozytenzahlen sowie für die Gesamtgruppe dargestellt. Für die 23 Patienten, die bei Diagnosestellung Leukozytenzahlen über $25 \cdot 10^3/\mu l$ hatten und für die Remissionsdauer beurteilbar sind, ergibt sich erwartungsgemäß bei 13 Rezidiven in dieser Gruppe eine niedrige Remissionswahrscheinlichkeit. Für die 63 Patienten, die für die Remissionsdauer beurteilbar sind und deren Leukozytenzahlen unter $25 \cdot 10^3/\mu l$ bei Diagnose lagen, ergibt sich bei 14 Rezidiven in dieser Gruppe eine hohe Remissionswahrscheinlichkeit von über 70% bei 36+ Monaten.

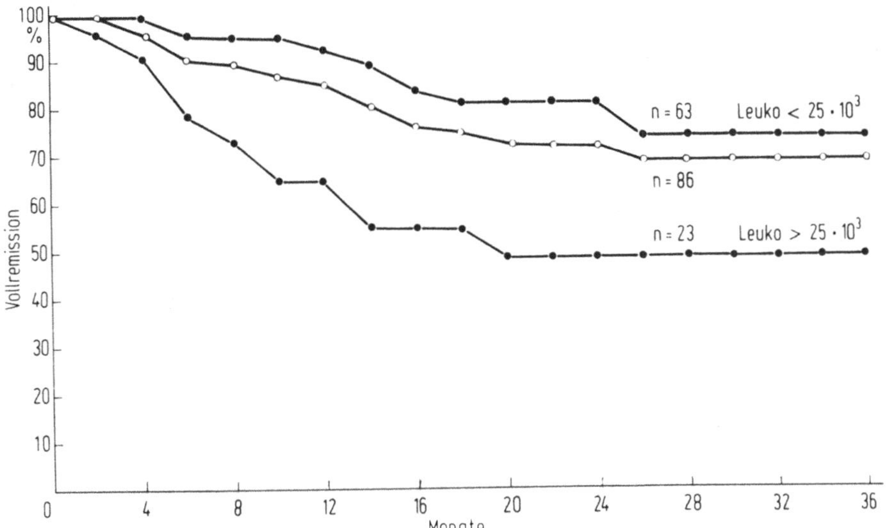

Abb. 2. Remissionswahrscheinlichkeit nach der Life-table-Methode für Patienten der ALL-Studie *77 – 01*, Patienten (n = Anzahl) mit hoher und niedriger Leukozytenzahl bei Diagnose sind aufgeschlüsselt

In Abb. 3 wird die Remissionsdauer nach Oberflächenmarkern aufgeschlüsselt. Hier zeigt sich eine schlechte Prognose für die T-Zell-Leukämien (6 Rezidive von 14 diagnostizierten Fällen). Überraschend haben Patienten mit c/T Marker die beste Prognose.

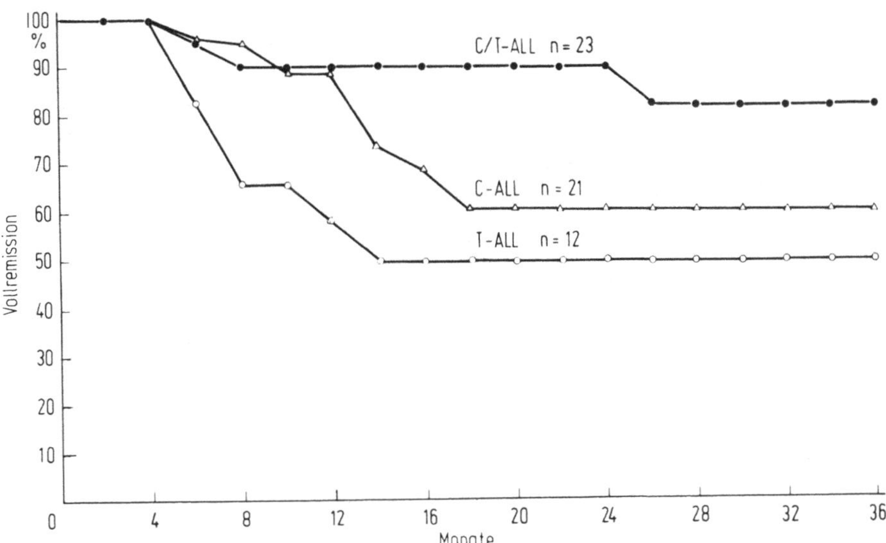

Abb. 3. Remissionswahrscheinlichkeit für Patienten der ALL-Studie 77 – 01 entsprechend den immunologischen Marken bei Diagnose

Schwere Komplikationen der Therapie

In Tabelle 2 sind die Todesfälle der Therapie von ALL 77-01 innerhalb der Induktionsphase aufgelistet. Zum Vergleich werden Daten von Patienten, die in unserer Klinik von 1976 nach der alten Memphis-Therapie behandelt wurden, aufgelistet. Bei der intensiveren Chemotherapie des Protokolls ALL 77-01 verstarben 9 von 104 Patienten, davon 8 an Sepsis. Nicht tödliche Infektionen in der Induktionstherapie wurden bei 50 Kindern beobachtet. Bei 7 Patienten kam es zu einer Sepsis.

Remissionstherapie

Während der hämatologischen Remission kam es in 7 Fällen zu tödlichen Infektionen, wobei in 3 Fällen eine Sepsis verantwortlich war; 2 Fälle hatten eine Pneumocystis-carinii-Infektion.

Diese Untersuchungen dienten als Grundlage für das weitere Vorgehen bei der supportiven Behandlung. So wurde als Konsequenz der gehäuften bakteriellen, meist endogen bedingten Infektionen in der Induktionstherapie seit März 1979 eine prophylaktische Therapie durchgeführt: Colistin 100 100 E/kg KG/Tag in 3 Einzeldosen; Trimethoprim-Sulphamethoxazol (TMP-SMZ) 5 mg/kg KG/Tag, Trimethoprimanteil in 2 Einzeldosen; Amphoterizin B Lutschtabletten 6mal 1 Tablette/Tag und Amphoterizin B Suspension 6mal 2 ml/Tag. Die Dauer der Therapie wurde vom Tag 1 der Induktionstherapie bis zum Zeitpunkt, an dem die Granulozyten über 1 000/mm^3 lagen, festgesetzt. Zusätzlich wurde zur Prophylaxe der interstitiellen Pneumonie die TMP-SMZ-Gabe in gleicher Dosierung während der Schädelbestrahlung und 4 Wochen darüber hinaus gegeben. Durch diese einfach durchzuführende Maßnahme trat eine deutliche Verbesserung auf: Von den Patienten der Studie ALL 77-01 waren 6 der 8 tödlichen Sepsisfälle in den Jahren vor Einführung der prophylaktischen Antibiotikagabe aufgetreten. Nur zwei Sepsisfälle (Pseudomonas) wurden nach März 1979 mit tödlichem Ausgang registriert. Bei den nicht tödlichen bakteriellen Infekten wurden von 93 beobachteten Fällen alle Patieten mit Sepsis und 36 von 43 schweren Infekten vor 1979 registriert.

Tabelle 2. Todesursachen – Induktionstherapie

	Memphis-Therapie	ALL 77 – 01
Ausgewertete Fälle	116	104
Davon: Tod in Induktion	7	9
Davon: Sepsis	3	8
Davon: E-Koli, Enterokokken	1	2
Pseudomonas	1	4
Klebsiella	1	–
Candida	–	2
Davon: Nekrotisierende Kolitis	1	1
Hirnblutung	1	–
Zytomegalie	1	–
Interst. Pneumonie	1	–

Kommentar

Die Analyse des Protokolls 77-01 ergibt im wesentlichen folgendes:

a) Patienten mit Leukozytenzahlen unter $25 \cdot 10^3/\mu l$ bei Diagnosestellung haben entsprechend der Life-table-Analyse ein sehr gutes Ansprechen auf die Therapie gezeigt (Remissionsniveau nach 36 Monaten bei > 70 %).

b) Patienten mit Leukozytenzahlen über $25 \cdot 10^3/\mu l$ oder T-Zell-Marker (E-Rosetten positiv oder negativ) haben vergleichbar schlecht auf die Therapie angesprochen. Zu dieser Gruppe zählen etwa 30 % aller ALL-Patienten.

c) Die anfänglich hohe Letalität innerhalb der Induktions- und Intensivphasentherapie wurde seit Einführung einer supportiven Therapie nicht mehr beobachtet.

d) Das Protokoll 77-01 hat bisher nur in 2 Fällen ein ZNS-Rezidiv erbracht, so daß kein Hinweis gegeben ist, daß durch die zeitlichen Verschiebungen der ZNS-Bestrahlung gegenüber der alten Studie VII (Memphis) ein Nachteil für die Patienten erwachsen ist.

e) Die Dauer des stationären Aufenthalts betrug in der Regel 4 Wochen. Intensivphasentherapie und Schädelbestrahlung konnten — soweit dies organisatorisch möglich war — ambulant durchgeführt werden.

f) Die Mitglieder der Studie haben inzwischen genügend positive Erfahrung mit einer verstärkten Induktionstherapie und dem integrierenden Bestandteil der Intensivphase der 24-h-Infusion von Methotrexat sammeln können.

Schlußfolgerungen für eine Phase 2 des ALL-77-Protokolls

a) Patienten mit c- oder c/T-Zell-Marker und Leukozytenzahlen unter $25\,000/\mu l$ bei Diagnosestellung können gemäß einem verbesserten Protokoll ALL 77-02 behandelt werden. Eine Randomisierung für diese Patienten hinsichtlich der Induktionstherapie verbietet sich, da die Gefahr einer Übertherapie mit unnötiger Toxizität besteht.

b) Protokoll ALL 77-02 beinhaltet eine risikogerechte Therapie für Patienten mit reinen T-Zell-Markern und/oder Leukozytenzahlen über $25 \cdot 10^3/\mu l$ oder röntgenologisch sichtbarem Mediastinaltumor, basierend auf den guten Ergebnissen der Kombination von Methotrexat und Asparaginase [7] sowie Cytosin-Arabinosid und hochdosiertem Cyclophosphamid [10]. Die Erhaltungstherapie in Phase 4 bleibt bei Risiko- und Nichtrisikopatienten identisch.

Literatur

1. Brouet JC, Toben HR, Chevalier A, Seligmann M (1975) T and B membrane markers on blast cells in 69 patients with acute lymphoblastic leukemia. Ann Immunol 125:46
2. Dritshilo A, Cassady JR, Camitta B (1976) The role of irradiation in central nervous system treatment and prophylaxis for acute lymphoblastic leukemia. Cancer 37:2729
3. Freeman AJ, Wang JJ, Sinks LF (1977) High dose methotrecxate in acute lymphocytic leukemia. Cancer Treat Rep 61:727

4. Graeves MF, Brown G, Rapson NT, Lister TA (1975) Antisera to acute lymphoblastic leukemia cells. Clin Immunol Immunopath 4:67
5. Haas RJ, Netzel B, Janka GE, Rodt H, Thiel E, Thierfelder S (1978) Diagnostischer Einsatz spezifischer Antiseren bei der akuten lymphatischen Leukämie im Kindesalter. Klin Paediatr 191:446
6. Janka GE, Wiesner H, Bidlingmaier F, Haas RJ (1977) Hochdosierte Methotrexat-Therapie bei Kindern mit Osteosarkom und Leukämie: Methotrexat-Spiegelbestimmungen in Blut und Liquor mit einem spezifischen Radioimmunoassay. 10. Int. Chemotherapie-Kongreß, Zürich, September 1977
7. Lobel JS, O'Brien RT, McIntosh S, Aspnes GT, Capizzi RL, (1979) Methotrexate and asparaginase combination chemotherapy in refractory acute lymphoblastic leukemia in childhood. Cancer 43:1089
8. Moe PJ, Seip M (1978) High dose methotrexate in acute lymphocytic leukemia in childhood. Acta Paediatr Scand 67:265
9. Pitman SW, Frei E (1977) Weekly methotrexate-calcium leucovorin rescue: Effect of alkalinazation on nephrotoxity, pharmacokinetics in the CNS, and use in CNS non-Hodgkin's lymphoma. Cancer Treat Rep 61:695
10. Riehm H, Gadner RH, Welte K (1977) Die West-Berliner Studie zur Behandlung der akuten lymphoblastoiden Leukämie des Kindes. Erfahrungsbericht nach 6 Jahren. Klin Paediatr 189:89
11. Shapiro WR, Young DF, Mehta BM (1976) Methotrexate: Distribution in cerebrospinal fluid after intravenous, ventricular and lubar injections. N Engl J Med 293:161
12. Simone J, Aur R, Hustu H, Verzosa M, Pinkel D (1978) Three to ten years after cessation of therapy in children with leukemia. Cancer 42:839
13. Thiel E, Rodt H, Netzel B, Huhn D, Wündisch GF, Haas RJ, Bender-Götze C, Thierfelder S (1978) T-Zell-Antigen positive, E-Rosetten negative akute Lymphoblasten Leukämie. Blut 38:363
14. Valeriote F, Vietti TJ (1977) Cellular kinetics and conceptual basis of chemotherapy. In: Sutow WW, Vietti TJ, Fernbach DJ (eds) Clinical pediatric oncology. Mosby, St Louis, p. 182
15. Wagner HP, Cottier H, Cronkite EP (1972) Variability of proliferative patterns in acute lymphoid leukemia of children. Blood 39:176

Supportive Maßnahmen in der Leukämiebehandlung

Die Wirksamkeit von totaler und selektiver Dekontamination bei der Induktionstherapie akuter Leukämien

E. Kurrle, S. Bhaduri, D. Krieger und H. Heimpel*

Der Erfolg der Induktionstherapie akuter Leukämien hängt im wesentlichen von zwei Faktoren ab: von der Wirksamkeit der zytostatischen Therapie und der Qualität der supportiven Maßnahmen. Insbesondere bei den heute üblichen aggressiven Chemotherapieschemata, die zu einer längeren Phase einer völligen Knochenmarkaplasie führen, kommt der supportiven Therapie eine zunehmende Bedeutung zu. Die wesentlichen Folgen der Knochenmarkinsuffizienz, Anämie, Thrombozytopenie und Granulozytopenie, sind in sehr unterschiedlichem Maße einer Substitutionstherapie zugänglich. Die Substitution mit Erythrozytenkonzentraten ist seit langem ohne größere Schwierigkeiten durchführbar; auch die Gabe von prophylaktischen Thrombozytentransfusionen gehört heute zur Standardtherapie bei Patienten mit einer schweren Thrombozytopenie. Wie mehrere große Statistiken gezeigt haben, konnte durch die Einführung von Thrombozytentransfusionen die Häufigkeit von tödlichen Blutungskomplikationen bei Patienten mit akuter Leukämie drastisch gesenkt werden. In demselben Maße haben jedoch die Todesfälle durch Infektionen trotz der Entwicklung immer wirksamerer Antibiotika zugenommen [4, 11]. Es stellt sich somit die dringliche Frage, welche Möglichkeiten einer Infektprophylaxe wir heute haben. Die Substitutionstherapie mit prophylaktischen Granulozytentransfusionen ist in der Praxis kein gangbarer Weg. Prophylaktische Granulozytentransfusionen wurden zwar bei bestimmten Patientengruppen, wie z. B. bei Knochenmarktransplantationen, mit einem gewissen Erfolg bereits erprobt [3], doch kommen sie bei der Behandlung akuter Leukämien aus logistischen Gründen und wegen der Gefahr einer raschen Immunisierung derzeit nicht in Frage.

Ein anderer Weg der Infektprophylaxe, die Ausschaltung potentiell pathogener Keime durch gnotobiotische Techniken, wurde in den letzten zehn Jahren beschritten. Zunächst wurde die totale Dekontamination durch nichtresorbierbare Antibiotika erprobt. Da bei total dekontaminierten Patienten die Gefahr einer Kolonisation des Gastrointestinaltrakts durch antibiotikaresistente Keime besteht, die dann zu lebensbedrohlichen Infektionen führen können [18], sollte dieses Verfahren nur in Verbindung mit einer strikten reversen Isolation durchgeführt werden. Das eigentliche Ziel der totalen Dekontamination, ein völlig keimfreier Patient in einem sterilen Milieu, konnte jedoch in der Regel nicht erreicht werden, da eine völlige Dekontamination bestimmter Körperregionen,

---

* Abt. Innere Medizin III, Hämatologie und Onkologie und Sektion Infektionskrankheiten des Departments für Innere Medizin der Universität Ulm. Mit Unterstützung der Deutschen Forschungsgemeinschaft, SFB 112 „Zellsystemphysiologie“ (Projekt E 1)

wie z. B. des Oropharynx, auf unüberwindbare Schwierigkeit stößt [1, 13]. Die Wirksamkeit dieser sehr aufwendigen Verfahren wurde in den letzten Jahren in mehreren prospektiv randomisierten Studien untersucht, die übereinstimmend zeigten, daß hierdurch zwar die Infekthäufigkeit bei Patienten mit akuter Leukämie unter der Induktionstherapie gesenkt werden kann [7, 8, 15, 17, 18, 21], eine absolut sichere Infektprophylaxe konnte jedoch nie erreicht werden.

In den letzten Jahren wurden neuere Verfahren der antimikrobiellen Dekontamination eingeführt, die als selektive [19] oder partielle [9] Dekontamination bezeichnet wurden. Auch die Bactrimprophylaxe [10, 12] ist in ihrem Prinzip eine derartige Form der Dekontamination. Diese neueren Verfahren basieren auf der Erkenntnis, daß die einzelnen Mikroorganismen der gastrointestinalen Flora eine sehr unterschiedliche Pathogenität aufweisen. Die geringste Pathogenität haben die Keime der anaeroben Flora. Obwohl sie mehr als 95% der Keime der Darmflora ausmachen, sind sie für weniger als 5% der Infektionen bei Patienten mit akuter Leukämie verantwortlich (2). Darüber hinaus erfüllen die anaeroben Keime eine sehr nützliche Funktion, indem sie die Ansiedlung und unkontrollierte Vermehrung exogener aerober, potentiell pathogener Keime verhindern können. Diese Eigenschaft der anaeroben Flora wurde als Kolonisationsresistenz bezeichnet [20]. Im Gegensatz zur anaeroben Flora haben aerobe Keime eine weit höhere Pathogenität. Gramnegative Erreger wie Enterobacteriaceae und Pseudomonasarten sind für die überwiegende Mehrzahl der Infektionen bei Patienten mit akuter Leukämie verantwortlich [2]. Die selektive Dekontamination berücksichtigt diese unterschiedliche Pathogenität und strebt daher lediglich eine Elimination von bestimmten aeroben Keimen (Enterobacteriaceae, Pseudomonas) und Pilzen an und beeinflußt die anaerobe Flora nur wenig. Somit bleibt die natürliche Kolonisationsresistenz der Darmflora erhalten, was den Vorteil hat, daß selektiv dekontaminierte Patienten im Gegensatz zu total dekontaminierten nicht strikt revers isoliert werden müssen, sondern auf Normalstationen behandelt werden können.

Die ersten prospektiven Studien über die Wirksamkeit der selektiven Dekontamination und der Bactrimprophylaxe bei Patienten mit akuter Leukämie zeigen, daß es sich hierbei um wirksame Verfahren der Infektprophylaxe handelt [9, 10, 12, 19]. Vergleichende prospektive Studien zwischen totaler und selektiver Dekontamination liegen bis heute nicht vor. Wir haben daher in einer retrospektiven Studie an jeweils 50 konsekutiven Patienten mit akuter Leukämie die Wirksamkeit beider Therapieformen verglichen.

Material und Methoden

Patienten. Es wurden retrospektiv jeweils 50 total dekontaminierte und isolierte (Gruppe ITD) und 50 selektiv dekontaminierte (Gruppe SD) Patienten ausgewertet (Tabelle 1). Die total dekontaminierten Patienten wurden in den Jahren 1975 – 1980 behandelt, die selektiv dekontaminierten in den Jahren 1978 – 1980. Alle Patienten mit der Diagnose einer akuten Leukämie, die in unsere Klinik aufgenommen wurden, wurden in dem entsprechenden Zeitraum isoliert und total dekontaminiert, sofern ein freier Isolator zur Verfügung stand und der Patient dieser Art der Behandlung zustimmte. Für die Patienten der SD-Gruppe stand entweder kein

Tabelle 1. Klinische Daten der untersuchten Patienten. (*ITD* = strikte reserve Isolation und totale antimikrobielle Dekontamination; *SD* = selektive antimikrobielle Dekontamination ohne reverse Isolation)

	ITD	SD
Zahl der Patienten	50	50
Alter (Medianwert)	36	43
Diagnose:		
akute myeloische Leukämie	32	28
akute nichtmyeloische Leukämie	18	22
Stadium der Erkrankung		
Ersterkrankung	40	29
1. Rezidiv	9	16
2. Rezidiv	1	5
Durchschnittliche Behandlungsdauer (Monate)	41	41

Isolator zur Verfügung, oder sie lehnten eine reverse Isolation ab. Die Patientendaten zeigen, daß die selektiv dekontaminierten Patienten einen etwas höheren Altersdurchschnitt hatten und häufiger zum Zeitpunkt des 1. oder 2. Rezidivs behandelt wurden. Die mittlere Therapiedauer war in beiden Gruppen mit jeweils 41 Tagen gleich. Die absolute Granulozytenzahl lag bei den total dekontaminierten Patienten an 65 % der Behandlungstage unter 500/mm^3 im Vergleich zu 71 % bei der selektiv dekontaminierten Gruppe.

Isolation und Dekontamination. Die total dekontaminierten Patienten erhielten entweder das in Tabelle 2 angegebene Dekontaminationsschema oder eine Kombination von tgl. 3,0 g Neomycin, 1,0 g Gentamicin, 0,3 g Polymyxin B, 150 000 E Bacitracin und $6 \cdot 10^6$ E Nystatin. Sie wurden in einem Isolierbettsystem untergebracht und erhielten sterile Kost und Getränke [6]. Die selektiv dekontaminierten Patienten wurden mit verschiedenen Kombinationen der in Tabelle 3 angegebenen Antibiotika dekontaminiert. Sie wurden auf Normalstationen behandelt und erhielten nichtsteriles Essen.

Tabelle 2. Medikamente zur totalen antimikrobiellen Dekontamination

Gastrointestinaltrakt	
Neomycin	2,0 g/Tag
Cefazolin	2,0 g/Tag
Polymyxin B	0,6 g/Tag
Amphotericin B	2,0 g/Tag
Oropharynx	
Neomycin	
Bacitracin	
Amphotericin B	
Körperöffnungen	
Neomycin	
Bacitracin	
Miconazol	
Haut	
Tego S	

Tabelle 3. Medikamente zur totalen antimikrobiellen Dekontamination

Polymyxin B		
Nalidixinsäure		
Cotrimoxazol		
Nystatin		
Amphotericin B		
Schema I:	Nalidixinsäure	100 mg/kgKG/Tag
	Polymyxin B	10 mg/kgKG/Tag
	Amphotericin B	2,0 g/Tag
Schema II:	Cotrimoxazol	2,88 g/Tag (= 3mal 2 Tabl.)
	Polymyxin B	0,4 g/Tag
	Amphotericin B	2,0 g/Tag

Mikrobiologische Untersuchungen. Zweimal pro Woche wurden bei den untersuchten Patienten Proben von Rachenspülungen, Stuhl und Urin zur Isolierung und Identifizierung aerober Mikroorganismen kultiviert. Bei einem Anstieg der Körpertemperatur über 38,5° C und/oder dem Verdacht auf das Vorliegen einer Infektion wurden diese Kulturen wiederholt, ferner wurden Kulturen von Blut, Sputum und ggf. von Hautläsionen angelegt.

Infektionen. Infektionen wurden aufgrund klinischer, radiologischer oder mikrobiologischer Befunde dokumentiert. Als schwere Infektionen wurden Septikämien, Infektionen vitaler Organe (z. B. Pneumonien) und ausgedehnte lokale Infekte bezeichnet. Lokal begrenzte Infekte (z. B. Pharyngitis, Hautinfekte) wurden als leichte Infektionen klassifiziert. Fieberepisoden, bei denen klinisch, radiologisch und mikrobiologisch keine Infektzeichen gefunden wurden, wurden als Fieber unklarer Genese bezeichnet. Kurzfristige Fieberepisoden, die offensichtlich in zeitlichem Zusammenhang mit der Gabe von Transfusionen oder Medikamenten standen, wurden nicht berücksichtigt.

Ergebnisse

Durch die selektive Dekontamination konnte das Ziel einer Elimination von gramnegativen Keimen weitgehend erreicht werden. So waren lediglich in 7% der Überwachungskulturen von Faeces gramnegative Keime nachweisbar, im Vergleich zu 5% bei der ITD-Gruppe. Auch die Ergebnisse der Dekontamination von Candida spp. waren in beiden Gruppen gleich gut. In der ITD-Gruppe konnten in 16% und in der SD-Gruppe bei 17% der Fälle der Stuhlkulturen Candida nachgewiesen werden.

Zum Zeitpunkt der stationären Aufnahme war die Infekthäufigkeit in beiden Patientengruppen gleich groß. Während der stationären Behandlung erwarben die selektiv dekontaminierten Patienten etwas, jedoch nicht signifikant weniger Infektionen als die total dekontaminierten (Tabelle 4). In beiden Therapiegruppen waren die Infektionen am häufigsten im Bereich der oberen Luftwege lokalisiert. Insgesamt blieben von den total dekontaminierten Patienten nur 6 während der gesamten Behandlungsdauer infektfrei, im Vergleich zu 12 bei den selektiv dekontaminierten Patienten.

Tabelle 4. Häufigkeit von Infektionen

	Initiale Infektionen		Erworbene Infektionen	
	ITD	SD	ITD	SD
Leichte Infektionen	14	6	28	24
Schwere Infektionen	4	9	15	13
davon Säptikämien	2	1	6	6
Fieber unklarer Genese	5	9	10	7
Gesamt	23	24	53	44
Häufigkeit pro Patient	0,46	0,48	1,06	0,88

Die durchschnittliche Dauer der einzelnen Fieberepisoden war bei den selektiv dekontaminierten Patienten deutlich kürzer, nämlich 5 gegenüber 8 Tagen bei der Gruppe mit totaler Dekontamination. Dieser Unterschied kommt auch bei einem Vergleich der Häufigkeit von Fiebertagen in beiden Therapiegruppen zum Ausdruck. SD-Patienten hatten signifikant ($P < 0{,}01$) weniger Fiebertage als ITD-Patienten (bei 38° C: 21 zu 28 %; bei 39° C: 8 zu 17 %; bei 40° C 2 zu 6 %).

Dementsprechend benötigten die selektiv dekontaminierten Patienten nur an 33 % der Behandlungstage systematische Antibiotika im Vergleich zu 42 % bei den total dekontaminierten.

Eine Analyse des Erregerspektrums (Tabelle 5) zeigt, daß zum Zeitpunkt der stationären Aufnahme Infektionen durch gramnegative Erreger in beiden Therapiegruppen überwogen. Durch die gnotobiotischen Maßnahmen konnte der Anteil dieser Erreger in beiden Patientengruppen deutlich gesenkt werden. Beide Gruppen unterscheiden sich jedoch insofern, als bei den erworbenen Infektionen der total dekontaminierten Patienten die gramnegativen Keime immer noch die häufigsten Erreger blieben, während in der selektiv dekontaminierten Gruppe die Infektionen überwiegend durch grampositive Kokken hervorgerufen wurden.

Diskussion

Frühere Untersuchungen haben gezeigt, daß durch totale antimikrobielle Dekontamination und strikte reverse Isolation die Infekthäufigkeit bei Patienten mit akuter Leukämie gesenkt werden kann [7, 8, 14, 15, 17, 18, 21]. Es ist bis heute jedoch nicht eindeutig gesichert, daß diese Verfahren das Ergebnis der Induktionstherapie, d. h. die Höhe der Remissionsrate und die mittlere Remissionsdauer, verbessern kön-

Tabelle 5. Erregerspektrum für initiale und erworbene Infektionen

Erreger	Initiale Infektionen		Erworbene Infektionen	
	ITD	SD	ITD	SD
	%	%	%	%
Grampositive Kokken	25	13	27	54
Gramnegative Stäbchen	60	75	37	18
Pilze	–	6	11	12
Sonstige	–	–	5	2
Nicht identifiziert	15	6	20	14

nen. Da diese Behandlungsform durch die Isolation eine erhebliche psychologische Belastung für die Patienten darstellt und ferner einen sehr hohen Aufwand an Kosten und Personal bedingt, läßt sich die totale antimikrobielle Dekontamination mit strikter reverser Isolation als Routinemaßnahme bei der Induktionstherapie akuter Leukämien bis heute kaum rechtfertigen [14, 16].

Besondere Beachtung verdienen daher die neueren Verfahren der selektiven oder partiellen Dekontamination [9, 19] und der Bactrimprophylaxe [10, 12], die nach den Ergebnissen der ersten klinischen Studien ebenfalls zur Infektprophylaxe bei Patienten mit akuten Leukämien mit Erfolg eingesetzt werden können. Diese Verfahren haben gegenüber der totalen Dekontamination den Vorteil, daß bei den so behandelten Patienten die anaerobe Darmflora erhalten bleibt, d. h. die Kolonisationsresistentz nicht wesentlich beeinträchtigt wird. Somit entfällt die Notwendigkeit für eine reverse Isolation, und die Patienten können auch auf Normalstationen behandelt werden.

In der vorliegenden retrospektiven Studie wurde der Frage nachgegangen, ob die beiden Verfahren, totale Dekontamination mit strikter reverser Isolation und selektive Dekontamination ohne Isolation sich in ihrer Wirksamkeit unterscheiden. Die entscheidende Voraussetzung für derartige retrospektive Studien ist die Vergleichbarkeit der beiden Therapiegruppen in Hinsicht auf prognostische Faktoren. Da die selektiv dekontaminierten Patienten einen etwas höheren Altersdurchschnitt aufwiesen und häufiger wegen des 1. oder 2. Rezidivs behandelt wurden, muß diese Patientengruppe insgesamt als prognostisch etwas ungünstiger angesehen werden als die Gruppe der total dekontaminierten Patienten.

Dennoch schnitten die selektiv dekontaminierten Patienten eher günstiger ab. Sie hatten signifikant weniger Fiebertage und erwarben etwas weniger neue Infektionen. Außerdem war die mittlere Dauer ihrer infektiösen Episoden deutlich kürzer. Das Hauptziel der selektiven Dekontamination, eine Verhütung von Infektionen mit gramnegativen Keimen, konnte zwar nicht vollständig erreicht werden, doch zeigen die Ergebnisse, daß der Anteil an gramnegativen Keimen am Erregerspektrum von Infektionen deutlich gesenkt werden konnte. Auch in dieser Beziehung unterschieden sich die selektiv dekontaminierten Patienten vorteilhaft von den total dekontaminierten. Die Ergebnisse deuten somit darauf hin, daß in Hinsicht auf die Infektprophylaxe die selektive Dekontamination ohne Isolation genauso wirksam oder sogar noch effektiver ist als die totale Dekontamination mit strikter reverser Isolation. Allerdings scheint es erforderlich, diese vorläufigen Ergebnisse durch eine prospektive Studie weiter abzusichern.

Literatur

1. Bodey GP, Rosenbaum B (1974) Effect of prophylactic measures on the microbial flora of patients in protected environment units. Medicine (Baltimore) 53:209 – 228.
2. Bodey GP, Rodriguez V, Chang HY, Narboni G (1978) Fever and infection in leukemia patients. Cancer 41:1610 – 1622
3. Buckner CD, Clift RA, Sanders JE, Thomas ED (1978) The role of a protective environment and prophylactic granulocyte transfusions in marrow transplantation. Transplant Proc 10:255 – 257

4. Chang HY, Rodriguez V, Narboni G, Bodey GP, Luna MA, Freireich EJ (1976) Causes of death in adults with acute leukemia. Medicine (Baltimore) 55:259 – 268
5. Dankert J, Gaus W, Gaya H, Krieger D, Linzenmeier G, van der Waaij D (EORTC Gnotobiotic Project Group Writing Committee) (1978) Protective isolation and antimicrobial decontamination in patients with high suspectibility to infection. III. The quality of protective isolation and antibiotic decontamination of the alimentary tract. Infection 6:175 – 191
6. Dietrich M, Abt C, Pflieger H (1975) Experiences with a new isolated bed system in the treatment of acute leukemia. Med Prog Technol 3:85 – 89
7. Dietrich M, Gaus W, Vossen J, van der Waaij D, Wendt F EORTC (Gnotobiotic Project Group Writing Committee) (1977) Protective isolation and antimicrobial decontamination in patients with high suspectibility to infection. I. Clinical results. Infection 5:107 – 114
8. Dietrich M, Abt C, Arnold R, Pflieger H, Hoelzer D, Kurrle E, Rasche H, Kubanek B, Heimpel H, Fliedner TM (1979) Die Wirksamkeit gnotobiotischer Maßnahmen bei der Behandlung der akuten Leukämie: Ergebnisse einer prospektiv randomisierten klinischen Studie. Onkologie 2:102 – 107
9. Guiot HFL, van Furth R (1977) Partial antibiotic decontamination. Br Med J 1:800 –802
10. Gurwith MJ, Brunton JL, Lank BA, Harding GKM, Ronald AR (1979) A prospective controlled investigation of prophylactic trimethoprim/sulfamethoxazole in hospitalized granulocytopenic patients. Am J Med 66:248 – 256
11. Hersh EM, Bodey GP, Nies BA (1975) Causes of death in acute leukemia. A ten year study of 414 patients from 1954 – 1963. JAMA 193:99 – 103
12. Hughes WT, Kuhn S, Chaudhary S, Feldman S, Verzosa M, Aur RJA, Prnit C, George SL (1977) Successful chemoprophylaxis for pneumocystis carinii pneumonitis, N Engl J Med 297:1419 – 1426
13. Kurrle E, Abt C, Bhaduri S, Heimpel H, Krieger D, Vanek E, Kubanek B (1979) Possibilities and problems of protective isolation and antimicrobial decontamination in man. Zentralbl Bakteriol [Suppl] 7:63 – 66
14. Kurrle E, Bhaduri S, Heimpel H, Hoelzer D, Krieger D, Vanek E, Kubanek B (1980) The efficiency of strict reverse isolation and antimicrobial decontamination in remission induction therapy of acute leukaemia. Blut 40:187 – 195
15. Levine AS, Siegel SE, Schreiber AD, Hauser J, Preisler H, Goldstein IM, Seidler F, Simon R, Perry S, Bennett JE, Henderson ES (1973) Protected environments and prophylactic antibiotics — A prospective controlled study of their utility in the therapy of acute leukemia. N Engl J Med 288:478 – 483
16. Pizzo AP, Levine AS (1977) The utility of protect-environment regimens for the comparised host: a critical assessment. Prog Hematol 10:311 – 332
17. Rodriguez V, Bodey GP, Freireich EJ, McCredie KB, Gutterman JU, Keating MJ, Smith TL, Gehan EA (1978) Randomized trial of protected environment — prophylactic antibiotics in 145 adults with acute leukaemia. Medicine (Baltimore) 57:253 – 266
18. Schimpff SC, Greene WH, Young VM, Fortner CL, Jepsen L, Cusack N, Block JB, Wiernik PH (1975) Infection prevention in acute nonlymphocytic leukaemia — laminar air flow room reverse isolation with oral, nonabsorbable antibiotic prophylaxis. Ann Intern Med 82:351 – 358
19. Sleijfer DT, Mulder NH, de Vries-Holpers HG, Fidler V, Nieweg HO, van der Waaij D, van Saene HKF (1980) Infection prevention in granulocytopenic patients by selective decontamination of the digestive tract. Eur J Cancer 16:859 – 869
20. Van der Waaij D (1979) The colonization resistance of the digestive tract in man and animals. Zentralbl Bakteriol [Suppl] 7:155 – 161
21. Yates JW, Holland JF (1973) A controlled study of isolation and endogenous microbial suppression in acute myelocytic leukaemia patients. Cancer 32:1490 – 1498

Zellersatz und Knochenmarktransplantation in der Behandlung akuter Leukämien

U. W. Schaefer, F. Schüning, M. Bamberg, J.-H. Beyer, W. R. Boecker, D. K. Hossfeld, M. R. Nowrousian, S. Öhl, U. Rüther, C. G. Schmidt, O. Wetter, E. Scherer, G. Schmitt, E. Haralambie, G. Linzenmeier, H. Grosse-Wilde, E. Hierholzer, E. Kuwert, W. Luboldt, K. Henneberg, L. Gerhard, L. D. Leder, H. J. Richter, V. Reinhardt, D. Hantschke*

Die Behandlung der akuten Leukämien hat in den vergangenen 2 Dekaden deutliche Fortschritte gemacht. Die Verbesserungen sind teils durch effektivere Chemotherapieprotokolle bedingt, teils aber Folge von wirksameren Antibiotikakombinationen, gnotobiotischen Maßnahmen und gezieltem supportiven Zellersatz in der Phase der Aplasie. Während die Prognose der akuten lymphatischen Leukämie (ALL) im Kindesalter heute relativ günstig ist, ist sie für die akute myeloische Leukämie (AML) des Erwachsenen noch sehr schlecht. Zwar lassen sich bei der AML des Erwachsenen mit neueren Chemotherapiekombinationen Remissionsquoten von 60 – 84 % erzielen, doch bleiben Heilungen die Ausnahme. Nur 20 % der Patienten überleben 2 Jahre oder mehr in Vollremission [5]. Rezidiviert die AML, so ist die Prognose praktisch infaust. Zwar kann man bei 20 – 40 % erneut eine Remission erreichen, doch ist diese meist von kurzer Dauer. Im allgemeinen ist die durchschnittliche Überlebenszeit nach dem Rückfall kürzer als 6 Monate.

Supportiver Zellersatz

Der gezielte Ersatz von zellulären Bestandteilen des Blutes durch angereicherte Präparationen ist heute unverzichtbarer Bestandteil einer modernen Leukämiebehandlung. Die Erythrozytensubstitution ist meist unproblematisch. Bei älteren Patienten sollte man den Hb-Wert nicht unter 10 g% fallen lassen. Jugendliche tolerieren häufig auch Werte von 7 g% ohne wesentliche Beschwerden. Die Indikation zur Erythrozytentransfusion muß kritisch gestellt werden, da Erythrozytenkonserven i. allg. nicht frei von Leukozyten sind, und eine Alloimmunisierung gegen zelluläre Antigene zu vital bedrohlichen Problemen während einer länger dauernden Knochenmarksinsuffizienz führen kann. Andererseits gibt es Hinweise, daß eine Hypertransfusion mit Erythrozyten die Restitution der restlichen Hämopoese beschleunigen kann [20, 21].

---

* Innere Klinik (Tumorforschung) Westdeutsches Tumorzentrum, Universitätsklinikum Essen (GH). Mit finanzieller Unterstützung durch die Deutsche Forschungsgemeinschaft (SFB Essen)

Thrombozyten können durch thrombozytenhaltiges Plasma oder besser durch angereicherte Zellpräparationen, die mit Hilfe von Blutzellseparatoren gewonnen werden, ersetzt werden. Mit Separatoren, die nach dem Prinzip des diskontinuierlichen oder kontinuierlichen Flusses arbeiten, kann man $4-10 \cdot 10^{11}$ Blutplättchen in einem Konzentrat erhalten. Nach unserer Erfahrung lassen sich auch bei durch Ganzkörperbestrahlung völlig ausgeschalteter Thrombopoese mit derartigen Zellkonzentraten von histoinkompatiblen Spendern 2–3 Tage lang die Plättchen im peripheren Blut über $25 \cdot 10^3/mm^3$ halten. Spenden histokompatible Familienmitglieder des Kranken, so ist die Überlebenszeit der transfundierten Zellen deutlich länger. Bei Vorliegen von fieberhaften Infekten oder bei Sensibilisierung des Patienten durch multiple Transfusionen muß man mit einer geringeren Effizienz der Thrombozytentransfusionen rechnen.

Die Indikation für die Gabe von Granulozytenkonzentraten, die mit Hilfe von Blutzellseparatoren oder durch Filtrationsleukapherese gewonnen werden können, ist weniger klar umrissen. Der therapeutische Effekt hängt von Quantität und Qualität des Zellpräparates, der Grundkrankheit des Patienten sowie immunologischen und bakteriologischen Faktoren ab. Therapieversagen ist häufig durch in vitro nicht nachweisbare Alloimmunisierung des Patienten oder durch eine unzureichende Zellkonzentration im Präparat bedingt. Nach den Studien von Alevi et al. [1], Graw et al. [8], Herzig et al. [11] und Higby u. Burnett [12] ist die Indikation zur Granulozytentransfusion bei konventionell zytostatisch behandelten Leukämiepatienten relativ zurückhaltend zu stellen. Nur bei Patienten mit länger anhaltender Granulozytopenie und durch positive Blutkulturen objektivierter Bakteriämie ließ sich durch Granulozytentransfusionen eine Verbesserung der Überlebensquote erzielen. Liegt keine Septikämie vor oder ist die Infektion durch nichtbakterielle Organismen bedingt, verbessert die Granulozytengabe nicht eindeutig die Überlebenschance der Patienten. Die prophylaktische Gabe von Granulozytenkonzentraten wird i. allg. nur während der aplastischen Phase nach Knochenmarktransplantation praktiziert. Auch unter diesen Bedingungen konnte zwar eine Reduktion von Infekten, jedoch keine signifikante Senkung der Mortalitätsrate aufgezeigt werden [4].

Die Indikation zur Transfusionstherapie mit Granulozytenkonzentraten besteht nach Ansicht der meisten Autoren dann, wenn bei granulozytopenischen Patienten ein fieberhafter Infekt nach einer 3tägigen breitwirksamen antibiotischen und antimykotischen Therapie nicht abgeklungen ist. Minimal sollten 10^{10} Granulozyten tgl. gegeben werden. Ist nach einer einwöchigen Behandlung keine Besserung erreicht, kann man noch kurzfristig einen Versuch mit höherer Transfusionsfrequenz und größeren Granulozytenmengen unternehmen. Die Verträglichkeit der Konzentrate ist je nach Präparation und Infusionsgeschwindigkeit unterschiedlich. Treten Reaktionen auf, so muß die Transfusion vorübergehend oder ganz gestoppt und hochdosiert Corticoid gegeben werden. Abgesehen von Fieber und Schüttelfrost können insbesondere pulmonale Nebenwirkungen Probleme bereiten. Neben einfacher Flüssigkeitsüberladung kommen als Ursache folgende pathophysiologische Mechanismen in Frage:

a) Sequestration von transfundierten Granulozyten in einem ausgedehnten pneumonischen Bezirk mit rascher Entwicklung einer respiratorischen Insuffizienz,

b) Interaktion zirkulierender Endotoxine und Granulozyten mit Ausbildung eines septischen Schocks,
c) intravaskuläre Aggregation von Granulozyten und nachfolgende Embolisation in den Lungen.

Bei der Herstellung kann die Ausbeute erhöht werden, indem man die Spender mit Steroiden vorbehandelt oder bei der Präparation Sedimentationsbeschleuniger einsetzt. Zellfunktion und Verträglichkeit lassen sich deutlich verbessern, wenn bei der Filtrationsleukapherese darauf geachtet wird, daß nur die ersten Fraktionen aus dem Filter eluiert und nach Elution zur Konzentration der Zellen mit niedriger G-Zahl zentrifugiert werden.

Sowohl für die Transfusion von Thrombozytenkonzentraten als auch für die von Granulozytenpräparationen sind eine negative lymphozytoxische Kreuzprobe sowie wegen des relativ hohen Kontaminationsgrades mit Erythrozyten eine ABO- und Rhesuskompatibilität von Spender und Empfänger Voraussetzung. Eine HLA-Identität zwischen Spender und Empfänger ist sowohl hinsichtlich der Granulozyten- als auch der Thrombozytenkonzentrate wegen der deutlich größeren Effektivität wünschenswert. Bie immunsupprimierten Patienten sollte man alle zellulären Blutprodukte vor der Transfusion mit 1 500 rd bestrahlen, damit nicht immunkompetente Lymphozyten eine Graft-versus-host-Reaktion induzieren können.

Knochenmarktransplantation

Die Transplantationsforschung hat in jüngster Zeit erhebliche Fortschritte gemacht, so daß dieses Therapiekonzept, obgleich es das experimentelle Stadium noch nicht verlassen hat, in der Behandlung der schweren Panmyelopathie, der kombinierten Immundefizienz des Kindes und der akuten Leukämie im Erwachsenenalter zu größerer Hoffnung berechtigt. Im Falle der akuten Leukämie wurde die Knochenmarktransplantation zunächst als letzte Therapiemöglichkeit, insbesondere bei refraktären Fällen, versucht [6, 7, 19, 22]. Es versteht sich, daß diese Ergebnisse naturgemäß schlecht ausfallen mußten. In den letzten Jahren ist es gelungen, die Indikationen zur Transplantation genauer zu stellen, die Auswahlkriterien zu beschreiben und dadurch die Risiken zu vermindern. Die neueren Daten von größeren Transplantationsserien lassen kaum noch daran zweifeln, daß die Transplantation der konventionellen Leukämietherapie überlegen ist, zu Heilungen führen und daher in zunehmendem Maße – entsprechende Spender vorausgesetzt – in die Primärtherapie der akuten Leukämie des Erwachsenen einbezogen werden kann.

Biologische Grundlagen

Für das Gelingen einer Knochenmarktransplantation ist die genetische Beziehung zwischen Spender und Empfänger von ausschlaggebender Bedeutung. Man weiß heute, daß das Haupthistokompatibilitätssystem, welches beim Menschen die Transplantationsantigene determiniert, auf dem Chromosom Nr. 6 lokalisiert ist. Man unterscheidet inzwischen die Loci HLA-A, -B, -C, -D und -DR. Diese Loci kodieren für kodominant vererbte Allele, welche teils durch serologische, teils durch zelluläre

Testmethoden auf peripheren Blutzellen nachgewiesen werden können (HLA-Test, MLC-Test, DR-Typisierung). Betont werden muß, daß die Identität der Loci A, B, C und D nicht in jedem Fall das Ausbleiben unerwünschter, ja tödlicher Immunreaktionen garantiert.

Bei der Transplantation von hämopoëtischen Zellen sind zwei verschieden gerichtete Immunreaktionen zu erwarten, die Wirt-gegen-Transplantat-Reaktion (Host-versus-graft-Reaktion, HVGR) und die Transplantat-gegen-Wirt-Reaktion (Graft-versus-host-Reaktion, GVHR). Beide Reaktionen sind Folge der immungenetischen Differenz von Spender und Empfänger. Die HVGR ist die Immunantwort des Empfängers auf die Verpflanzung fremden Gewebes; sie führt zu einer Abstoßung des Transplantats. Die GVHR dagegen beruht auf einer Reaktion der transplantierten immunkompetenten Zellen gegen die ihnen fremden Histokompatibilitätsantigene des Empfängers; sie kann zu einer akuten oder chronischen Unverträglichkeitsreaktion führen. Die GVH-Krankheit kann sehr schwer verlaufen und letal enden. Die Unverträglichkeit ist um so heftiger, je größer die genetische Diskrepanz zwischen Spender und Empfänger ist. Voraussetzung für das Zustandekommen einer GVHR ist die immunologische Insuffizienz des Empfängerorganismus. Bei voller Immunkompetenz des Rezipienten wird ein genetisch differentes Knochenmarktransplantat als inkompatibel erkannt und sofort abgestoßen. Das Besondere bei der Transplantation von hämopoëtischem Gewebe ist also, daß nicht nur eine unilaterale, sondern eine bilaterale Immunreaktion ablaufen kann. Diese doppelte immunologische Barriere macht Knochenmarktransplantationen immer noch problematisch. Das klinische Syndrom, das aus der GVHR folgt, kann sehr komplex sein. Der Schweregrad der GVH-Krankheit wird nicht nur von der immunologischen GVH-Reaktivität, sondern auch von der Art der Konditionierungsbehandlung und von der erhöhten Infektanfälligkeit des Empfängers bestimmt. Zielorgane der GVHR sind die Haut, die Leber und der Darm. Klinisch bilden Exantheme, Ikterus, Durchfälle, Infekte und allgemeine Hinfälligkeit einen typischen Symptomenkomplex. Der Verlauf der GVH-Krankheit kann akut oder chronisch sein. Während einer GVHR besteht eine ausgeprägte Immundefizienz, die eine Anfälligkeit gegen Infektionen durch Bakterien, Viren oder Protozoen bedingt.

Obgleich es möglich ist, Inzidenz und Schweregrad der GVHR zu mildern, ist diese immunologische Unverträglichkeitsreaktion immer noch ein ernstes Problem der praktischen Transplantation. Donorselektion nach Transplantationsantigenen und immunsuppressive Behandlung des Empfängers sind zwar in der Praxis bewährt, doch bleiben die Ergebnisse noch unbefriedigend. Auch wenn HLA- und MLC-kompatible Geschwister als Spender ausgewählt werden, kann es bei etwa 10 – 20 % der Transplantationen zu lebensbedrohlich schweren Unverträglichkeitsreaktionen kommen.

Technik der Knochenmarktransplantation

Die Knochenmarkentnahme wird unter sterilen Bedingungen in Spinalanästhesie oder in Vollnarkose vorgenommen. Man aspiriert das Knochenmark durch multiple Beckenpunktionen und suspendiert es in einer heparinisierten Gewebekulturflüssigkeit. Bei der Leukämie beträgt die transplantierte Zellzahl, bezogen auf Kilogramm

Körpergewicht des Empfängers, $1-4 \cdot 10^8$ Markzellen. Insgesamt müssen dem Spender etwa 500 – 1 300 ml Knochenmark entnommen werden. Das gewonnene Mark wird filtriert und dem Empfänger intravenös infundiert. Die Gefährdung des Knochenmarkspenders ist als sehr gering einzustufen. Sie beschränkt sich im wesentlichen auf das Narkoserisiko. Die Konditionierung des Leukämiepatienten für die Transplantation geschieht durch eine supraletale Radio-Chemo-Therapie. Die meisten Zentren geben hohe Dosen Cyclophosphamid und eine Ganzkörperbestrahlung von 1 000 rd. Nach erfolgter Transplantation erhält der Patient 100 Tage lang wöchentlich Methotrexat als GVHR-Prophylaxe. Im übrigen erfolgt eine supportive Therapie mit Granulozyten- und Thrombozytenkonzentraten.

Klinische Ergebnisse

Die Konditionierungstherapie vor Transplantation verfolgt zwei Ziele, nämlich die Eliminierung der malignen Zellpopulationen und eine maximale Immunsuppression, um ein Abstoßen des Transplantats zu verhindern und einen kompletten hämatopoëtischen Chimärismus zu ermöglichen. Nimmt man die allogene Knochenmarktransplantation im Rezidiv der Leukämie vor, so sind häufig auch mit supraletal dosierter Radio- oder Chemotherapie die leukämischen Zellen nicht endgültig zu beseitigen. Von den meisten Zentren wird z. Z. das von der Seattle-Gruppe eingeführte Konditionierungsprotokoll benutzt, das eine Ganzkörperbestrahlung von 1 000 rd mit einer vorangehenden 2tägigen Cyclophosphamidbehandlung vorsieht. Aggressivere Konditionierungsprogramme mit mehreren Zytostatika, z. B. das SCARI-Protokoll der Los-Angeles-Gruppe [7], das Ganzkörperbestrahlung, Cyclophosphamid, Cytosin-Arabinosid, 6-Thioguanin und Daunomycin enthält, sind wegen zu hoher Toxizität wieder aufgegeben worden. Chemotherapie ohne Ganzkörperbestrahlung wurde in Baltimore und Bethesda [10] erprobt, jedoch war die Rückfallquote hoch und die Organtoxizität erheblich.

Transplantation im Rezidiv

Die Überlebenszeitkurve der Patientengruppe, die im Rezidiv der Leukämie allogenes Knochenmark von histokompatiblen Geschwistern erhält, läßt 3 verschiedene Phasen erkennen. In der frühen Posttransplantationsphase, die die ersten 4 Monate umfaßt, ist die Mortalität durch Auftreten von GVHR, von Infekten und von leukämischen Rezidiven hoch. Die sich anschließende 2. Phase dauert bis 2 Jahre nach der Transplantation. Die Mortalität ist geringer und vorwiegend auf leukämische Rezidive zurückzuführen. In der darauf folgenden Phase, die für einzelne Patienten schon 9 Jahre umfaßt, zeigt die Überlebenskurve einen horizontalen Verlauf; Rezidive kommen nicht mehr vor. Etwa 15 % der Patienten erreichen diese Phase und sind wahrscheinlich von ihrer Krankheit geheilt. Diese Zahl erscheint niedrig, doch muß man bedenken, daß es sich um chemotherapierefraktäre Patienten handelte, die ohne Knochenmarktransplantation keine Überlebenschance gehabt hätten [22 – 24].

Das Angehen des Transplantats, der „Take“, ist im Falle der Leukämie kein besonderes Problem. Über 90 % der Patienten akzeptieren das fremde Knochenmark. Ernste Schwierigkeiten bereiten dagegen GVHR, Infekte und leukämische Rezidive. Auch bei Wahl von HLA-MLC-kompatiblen Geschwisterspendern zeigen 50% der Patienten Symptome einer GVHR, welche bei 10–20% lebensbedrohlich verlaufen kann. Eine schwere interstitielle Pneumonie wird bei etwa der Hälfte der Fälle beobachtet.

Bei der Transplantation im leukämischen Rückfall ist das Risiko groß, daß die leukämischen Zellen nicht vollständig eliminiert werden und erneut zu einem Rezidiv der Grundkrankheit führen. Für die ALL ist eine Rezidivquote von etwa 60%, für die AML eine Quote von etwa 40% anzunehmen. Offensichtlich ist im Rückfall die Tumormasse so groß und infolge vorangegangener Chemotherapie sehr resistent, so daß nicht einmal eine supraletale Radio-Chemo-Therapie in der Lage ist, eine befriedigende Heilungsquote zu erreichen. Versuche, den chemotherapeutischen Anteil der Vorbehandlung zu intensivieren, haben sich nicht bewährt. Zwar traten weniger häufig Rezidive auf, doch verstarben zu viele Patienten an den toxischen Nebenwirkungen der Konditionierung. Geprüft wird z. Z., ob es möglich ist, durch fraktionierte Applikation die Strahlendosis über 1 000 rd zu steigern. Erfolgversprechender als die Intensivierung der Vorbehandlung erscheint jedoch die Vorverlegung des Transplantationstermins.

Transplantation in der Vollremission

Inzwischen sind mehrere Zentren dazu übergegangen, bereits im Stadium der Vollremission zu transplantieren, wenn die Tumormasse klein ist, noch keine Chemotherapieresistenz vorliegt und die Patienten in sehr gutem Allgemeinzustand sind. Zwar sind die Beobachtungszeiten noch relativ kurz und die publizierten Fallzahlen klein, doch deutet sich eine Neuorientierung der Transplantation und der Leukämietherapie überhaupt an. Es sind kaum noch Zweifel möglich, daß die Transplantation nicht mehr im leukämischen Rezidiv, sondern in der Vollremission erfolgen sollte. Die vorliegenden Resultate berechtigen schon jetzt zu der Annahme, daß bei der AML die Knochenmarktransplantation der konventionellen Leukämietherapie mit zytostatischer Polychemotherapie überlegen ist. Plateauphänomene in den Überlebenskurven der transplantierten Patienten lassen hoffen, daß über 50% der AML-Patienten durch eine allogene Knochenmarktransplantation geheilt werden können. Bei der ALL dagegen sind die Ergebnisse offensichtlich noch unbefriedigend, über ein Drittel der Patienten erlitt ein leukämisches Rezidiv trotz frühzeitiger Knochenmarktransplantation, während im Falle der AML bisher nur vereinzelt Rezidive beobachtet wurden.

Die Seattle-Gruppe erreichte nach Transplantation im leukämischen Rezidiv bei 6 von 16 Patienten, die isologes Knochenmark von identischen Zwillingen erhielten, und bei 14 von 110 Patienten, die allogenes Mark von HLA-MLC-kompatiblen Geschwistern bekamen, langjährige Vollremissionen, die jetzt 4–9 Jahre anhalten. Von März 1976 bis März 1978 wurden in Seattle 19 Patienten mit akuter, nicht-lymphozytärer Leukämie in der ersten Vollremission allogen transplantiert. Die Analyse im Juni 1979 zeigte eine Überlebenskurve mit deutlichem Plateau bei 63% [23]. Von 22 Patienten mit akuter lymphoblastischer Leukämie, welche in der 2. oder folgenden Remission allogen transplantiert wurden, lebten noch 11 15–

35 Monate nach Transplantation; 10 Patienten erlitten erneut ein leukämisches Rezidiv [24]. Die Gruppe in Duarte/Kalifornien berichtete über 33 Patienten mit akuter Leukämie, die entweder im Rezidiv oder in Vollremission allogen transplantiert wurden. Von 10 Patienten, die in kompletter Remission eine Knochenmarkverpflanzung erhielten, lebten noch 7 8 – 35 Monate nach der Behandlung, einer erlitt ein leukämisches Rezidiv. Von 11 Patienten, die das Transplantat in Teilremission oder im frühen Rückfall erhielten, überlebten 6 in anhaltender Remission 8 – 33 Monate. Nur einer von 12 Patienten, welche im Rezidiv transplantiert wurden, lebt über 10 Monate rückfallfrei [3]. Die Gruppe am Royal Marsden Hospital in Sutton verglich 28 Patienten mit akuter myeloischer Leukämie, deren erste Remission mit Chemotherapie und Immuntherapie erhalten wurde, mit 22 Patienten die in der ersten Remission allogenes Knochenmark erhielten. Während nur 4 von den 22 transplantierten Patienten einen Rückfall erlitten, kam es bei 19 der 28 chemoimmuntherapeutisch behandelten Patienten zu einem leukämischen Rückfall. 14 (= 64 %) der transplantierten Patienten und 8 (= 29 %) der chemoimmuntherapeutisch behandelten Patienten leben noch in anhaltender Remission [16]. Mannoni et al. berichteten kürzlich über die Ergebnisse der Gruppe in Creteil bei Paris. Von 11 Patienten mit akuter, nichtlymphoblastischer Leukämie, die in der ersten Vollremission allogen transplantiert wurden, leben 9 1 – 21 Monate nach Transplantation ohne Rückfall [13].

Zu großer Hoffnung berechtigt die Tatsache, daß die verschiedenen Gruppen bei der Analyse der Überlebenskurven jeweils deutliche Plateauphänomene aufzeigen konnten. Da ein derartiges Plateau bei erwachsenen Patienten mit akuter Leukämie, die eine konventionelle Therapie erhielten, i. allg. nicht nachweisbar ist, scheint die Knochenmarktransplantation eine deutlich höhere Heilungschance zu bieten als die zytostatische Chemotherapie.

Eigene Resultate

An der Inneren Klinik (Tumorforschung) am Westdeutschen Tumorzentrum in Essen wurden seit Dezember 1975 bei insgesamt 16 Patienten Knochenmarktransplantationen durchgeführt. Eine weitere Patientin verstarb nach Beendigung der Konditionierungstherapie am Abend vor der geplanten Transplantation. Einer der 17 Patienten litt an einer Panmyelopathie, die übrigen an einer akuten Leukämie. 4 Patienten mit Leukämie wurden in Vollremission transplantiert, die übrigen im Rezidiv der Erkrankung. Ein AML-Patient erhielt autologes kryokonserviertes Knochenmark, das in der ersten Vollremission entnommen und eingefroren worden war. Die übrigen Leukämiepatienten hatten HLA-MLC-kompatible Geschwister als Spender. In einem Fall (W. K.) bestand eine ABO-Inkompatibilität, die eine Plasmapherese vor der Transplantation notwendig machte.

In Anlehnung an das Vorgehen der Seattle-Gruppe erhielten die Patienten vor der Transplantation an 2 aufeinanderfolgenden Tagen je 60 mg/kg KG Cyclophosphamid (Tag -6, -5) und am Tag -1 eine letale Ganzkörperbestrahlung von 860 rd am Linearbeschleuniger. Die gesamte Betreuung einschließlich Strahlentherapie erfolgte unter strikten gnotobiotischen Bedingungen bei totaler Dekontamination und umgekehrter Isolation in einem Laminar-air-flow-Zelt. Die Resultate bei den Leuk-

Tabelle 1. Knochenmarktransplantation bei akuter Leukämie

Patient	Alter/ Geschlecht	Diagnose	Spender	Take	GVHR	Todesursache	Überlebens- zeit (Tage)	Status
M. O.	16/w.	ALL/Rezidiv	Schwester	Ja	Nein	ZNS-Infekt (Virus?)	128	–
G. F.	24/w.	ANLL/Rezidiv	Schwester	Ja	Nein	Myokardblutung	17	–
H. B.	38/m.	ANLL/Rezidiv	autolog	Ja	–	Infekte	145	–
G. Sch.	29/w.	ANLL/Rezidiv	Schwester	Ja	Späte GVHR Grad II – III	GVHR und Infekte	241	–
G. J.	41/w.	ANLL/Rezidiv	Schwester	Ja	Nein	Rezidiv	59	–
E. Bl.	21/w.	ANLL/Rezidiv	Bruder	Ja	Nein	–	> 1 080	Ausgezeichnet
W. K.	23/m.	ANLL/Rezidiv	Bruder	Ja	Nein	Rezidiv	615	–
G. L.	25/w.	ANLL/Rezidiv	Schwester	Ja	Nein	Rezidiv	385	–
E. B.	32/w.	ANLL/Rezidiv	Bruder	Ja	Akute GVHR Grad III – IV	GVHR und Infekte	39	–
M. K.	23/w.	ANLL/Rezidiv	Bruder	Ja	Nein	Rezidiv	109	–
J. L.	19/w.	ANLL/Vollrem.	Bruder	Ja	Nein	–	> 330	Rezidiv
M. B.	18/m.	ANLL/Vollrem.	Schwester	Ja	Späte GVHR Grad II	–	> 283	Gut
D. Sch.	21/m.	ANLL/Rezidiv	Schwester	Ja	Nein	interstitielle Pneumonie	14	–
F. K.	27/m.	ANLL/Vollrem.	Bruder	Ja	Nein	–	> 186	Ausgezeichnet
I. T.	31/w.	ANLL/Vollrem.	Schwester	Ja	Nein	Pilzpneumonie	20	–

ämiepatienten sind in Tabelle 1 aufgeführt. In allen Fällen kam es zu einem Angehen des Transplantats; 2 Patienten verstarben an kardiotoxischen Wirkungen der Vorbehandlung; ein Patient erkrankte an einer schweren akuten GVHR; 2 entwickelten eine späte chronische GVHR, welche bei einem Patienten kontrolliert werden konnte, bei dem anderen in Verbindung mit Infektionen zum Tode führte. Bei allen 3 Patienten betraf die GVHR insbesondere die Haut und die Leber. Der Darm war nur geringfügig betroffen, eine Tatsache, die wir mit der weitgehenden Keimfreiheit des dekontaminierten Darms in Verbindung bringen [15]. Tierexperimentell konnte nämlich gezeigt werden, daß bei keimfreien Mäusen der Schweregrad der chronischen GVHR deutlich geringer ist [2]. Nach Transplantation erlitten 5 Patienten erneut ein leukämisches Rezidiv, bemerkenswerterweise auch eine Patientin, die in Vollremission transplantiert wurde. Eine interstitielle Pneumonie fand sich bei einem Patienten. Von den 10 Patienten, die im leukämischen Rezidiv allogen transplantiert wurden, lebt noch eine junge Frau. Da ihre Überlebenszeit schon 3 Jahre beträgt, nehmen wir an, daß sie endgültig geheilt ist; 3 der 4 Patienten, die in Vollremission transplantiert wurden, leben noch; ein Patient ist ohne Beschwerden, ein Patient hat eine milde chronische GVHR ohne wesentliche Beeinträchtigung des Allgemeinbefindens; eine Patientin verstarb an einer Pilzpneumonie und eine Patientin erlitt ein leukämisches Rezidiv, sie konnte jedoch durch aggressive Polychemotherapie in eine erneute Remission gebracht werden. Der Patient, der autologes konserviertes Mark erhalten hatte, überlebte 5 Monate und verstarb an Infekten [18].

Ausblick

Während die allogene Knochenmarktransplantation im leukämischen Rezidiv nur eine geringe Heilungschance von ca. 15% bietet, ist durch die Vorverlegung des Transplantationstermins in die Vollremission ein deutlicher Fortschritt erzielt worden. Bei der AML des Erwachsenen ist die Hoffnung berechtigt, daß über die Hälfte der Patienten durch eine allogene Knochenmarktransplantation geheilt werden kann. Bei der ALL sind die Resultate offensichtlich weniger günstig, da auch bei frühzeitiger Transplantation noch eine hohe Rezidivgefahr besteht. Sicherlich sind Fallzahlen und Beobachtungszeit noch zu kurz, doch sollte man in Zukunft bei AML-Patienten von vornherein die allogene Knochenmarktransplantation in Betracht ziehen und die Voraussetzungen dafür prüfen. In Frage kommen nur junge Patienten, die HLA-MLC-kompatible Familienmitglieder als Spender haben, das sind etwa 20–30% der Kranken. Transplantationen mit Mark von nichtverwandten Spendern wurden bisher nur selten gewagt und verliefen nur ausnahmsweise erfolgreich [9]. Es ist zu hoffen, daß Fortschritte bei der Therapie bzw. Prävention der GVHR gemacht werden, so daß eines Tages auch vermehrt unverwandte Spender ausgewählt werden können. Umfassendere Typisiermethoden, In-Vitro-Inkubation des Marks vor der Transplantation mit Antithymozytenglobulin [17] und spezifischere Immunsuppressiva (Cyclosporin A) werden hoffentlich die GVHR-Barriere überwinden helfen. Im übrigen sollte auch der Weg der autologen Transplantation mit kryokonserviertem Mark aus der Remissionsphase weiter geprüft werden, um Patienten ohne geeigneten Spender noch eine therapeutische Chance bieten zu können. Daß mit konserviertem autologen Knochenmark erneut Vollremissionen erzielt werden können, wurde inzwischen von mehreren Zentren gezeigt.

Ob man durch Inkubation des autologen Transplantats in vitro mit einem Antileukämieserum die leukämische Restpopulation eliminieren kann, wird bereits bei der ALL geprüft [14]. Für die AML gibt es leider bisher keine geeigneten Antiseren.

Die Kapazität der deutschen Transplantationszentren ist noch begrenzt. Aktive Gruppen sind in München, Tübingen, Ulm und Essen. Insgesamt wurden dort bisher ca. 70 Knochenmarktransplantationen durchgeführt. Wir glauben nicht, daß es sinnvoll ist, eine Vielzahl weiterer Zentren zu etablieren, man sollte vielmehr die vorhandenen weiter ausbauen. Es muß betont werden, daß die Knochenmarktransplantation eine noch im Versuchsstadium befindliche und sehr komplexe Intensivtherapie ist, die eines vielseitig qualifizierten Mitarbeiterstabes bedarf.

Literatur

1. Alevi JP, Root RK, Djerassi I et al. (1977) Leucocyte transfusion in acute leukemia. N Engl J Med 296:706
2. Bekkum van DW, Knaan S (1977) Role of bacterial microflora in development of intestinal lesions from graft-versus-host reaction. J Natl Cancer Inst 58:787
3. Blume KG, Beutler E, Bross KJ et al. (1980) Bone-marrow ablation and allogeneic marrow transplantation in acute leukemia. N Engl J Med 302:1041
4. Clift RA, Sanders JE, Thomas ED, Williams B, Buckner CD (1978) Granulocyte transfusion for the prevention of infection in patients receiving bone marrow transplants. N Engl J Med 298:1052
5. Gale RP (1979) Advances in the treatment of acute myelogenous leukemia. N Engl J Med 300:1189
6. Gale RP, U.C.L.A. Bone-Marrow Transplantation Team (1977) Bone-marrow transplantation in acute leukaemia. Lancet 2:1197
7. Gale RP, Feig SA, Sarna G (1977) A cytoreductive conditioning program for bone marrow transplantation in resistant leukemia (SCARI). Transplant Proc 9:177
8. Graw RG, Herzig G, Perry S, Henderson ES (1972) Normal granulocyte transfusion therapy: Treatment of septicemia due to gramnegative bacteria. N Engl J Med 287:367
9. Hansen JA, Clift RA, Thomas ED, Buckner CD, Storb R, Giblett ER (1980) Transplantation of marrow from an unrelated donor to a patient with acute leukemia. N Engl J Med 303:565
10. Herzig GP, Bull MI, Decter J et al. (1975) Bonc-marrow transplantation in leukemia and aplastic anemia: NCI experience with four grafting regimens. Transplant Proc [Suppl 1] 7:817
11. Herzig RH, Herzig GP, Graw RG, Bull MI, Ray KK (1977) Efficacy of granulocyte transfusion therapy for gram-negative sepsis. A prospective randomized controlled study. N Engl J Med 296:701
12. Higby DJ, Burnett D (1980) Granulocyte transfusion: Current status. Blood 55:2
13. Mannoni P, Vernant JP, Rodet M et al. (1980) Marrow transplantation for acute nonlymphoblastic leukemia in first remission. Blut 41:220
14. Netzel B, Rodt H, Haas RJ, Kolb HJ, Thierfelder S (1980) Immunological conditioning of bone marrow for autotransplantation in childhood acute lymphoblastic leukaemia. Lancet 1:1330
15. Nowrousian MR, Schaefer UW, Schmidt CG et al. (1979) Gnotobiotic results in bone marrow transplantation. In: Fliedner TM, Heit H, Niethammer D, Pflieger H (Hrsg) Proc 6th Internat Symp on Gnotobiology, Ulm, June 6 – 10, 1978. Fischer, Stuttgart New York (Zentralbl Bakt Suppl 7:275)
16. Powles H, Clink M, Bandini G et al. (1980) The place of bone-marrow transplantation in acute myelogenous leukaemia. Lancet 1:1047

17. Rodt H, Netzel B, Niethammer D et al. (1977) Spezific absorbed antithymocyte globulin for incubation treatment in human marrow transplantation. Transplant Proc 9:187
18. Schaefer UW, Nowrousian MR, Öhl S, Schmidt CG (1978) Cryopreservation of bone marrow. In: Rainer H, Borberg H, Mishler JM, Schaefer UW, (eds) Cell-separation and cryobiology. Selected papers of an international symposium, Vienna, Nov. 9 – 12, 1977. Schattauer, Stuttgart New York, p 243
19. Schaefer UW, Schmidt CG (1979) Knochenmarktransplantation bei akuter Leukämie: ein kuratives Therapiekonzept? Dtsch Med Wochenschr 104:1715 – 1718
20. Smith PJ, Jackson CW, Dow LW, Edwards CC, Whidden MA (1980) Effect of hypertransfusion on bone marrow regeneration in sublethally irradiated mice. I. Enhanced granulopoietic recovery. Blood 56:52
21. Smith PJ, Jackson CW, Whidden MA, Edwards CC (1980) Effect of hypertransfusion on bone marrow regeneration in sublethally irradiated mice. II. Enhanced recovery of megakaryocytes and platelets. Blood 56:58
22. Thomas ED, Buckner CD, Banaji M et al. (1977) One hundred patients with acute leukemia treated by chemotherapy, total body irradiation, and allogeneic marrow transplantation. Blood 49:511
23. Thomas ED, Buckner CD, Clift RA et al. (1979) Marrow transplantation for acute nonlymphoblastic leukemia in first remission. N Engl J Med 11:597
24. Thomas ED, Sanders JE, Flournoy N et al. (1979) Marrow transplantation for patients with acute lymphoblastic leukemia in remission. Blood 54:468

Knochenmarktransplantation bei Patienten mit akuten Leukämien in Remission und schweren aplastischen Anämien*

K. Wilms[1], H. Link[1], P. Meyer[1], P. Wernet[1], H. D. Waller[1], D. Niethammer[2], V. Neef[2], W. Schneider[3], F. Schunter[3], W. Frommhold[4], A. C. Voss[4]

Am Klinikum der Universität Tübingen wurden bisher 13 Knochenmarktransplantationen (KMT) zur Behandlung von Patienten mit akuten Leukämien und schweren aplastischen Anämien durchgeführt. Im Zeitraum zwischen August 1976 und Februar 1979 erfolgte die Indikationsstellung zur Transplantation bei uns erst nach Ausschöpfung der konventionellen Therapiemöglichkeiten wie auch an anderen Zentren, d. h. bei Patienten mit Leukämien im Rezidiv nach intensiver zytotoxischer Vorbehandlung, bei Patienten mit aplastischen Anämien nach längerem Verlauf mit infektiösen Komplikationen und langer Transfusionsanamnese. Eine hohe Frühletalität und hohe Rezidivquoten bei Patienten mit akuter Leukämie beeinträchtigten die Therapieergebnisse an allen Transplantationszentren. Unsere eigenen ersten Resultate waren ebenfalls entmutigend.

Nachdem zunächst für die aplastische Anämie gezeigt worden war, daß durch eine frühzeitige Indikationsstellung zur Knochenmarktransplantation bei Vorliegen eines kompatiblen Geschwisterspenders, eine wesentliche Verbesserung der Behandlungsergebnisse erzielt wird, wurde in den letzten Jahren von mehreren Zentren gezeigt, daß bei der Transplantation von Patienten in der kompletten Remission (CR) einer akuten Leukämie eine Verbesserung der rezidivfreien Überlebensrate von 15% auf 60% erreicht werden kann [2, 7, 14, 15]. Wir entschlossen uns im Sommer 1979 zur Indikationsstellung für Patienten mit akuten Leukämien in der Vollremission unter der Vorstellung, daß bei geringerer Leukämiezellmasse, geringerer Vorbelastung durch zytotoxische Medikamente, größerer Knochenmarkreserve und in besserem Allgemeinzustand durch Fehlen leukämiebedingter Komplikationen eine Verminderung der Rezidivrate und der Frühletalität erreicht werden kann.

---

* Mit Unterstützung durch die Deutsche Forschungsgemeinschaft: Forschergruppe „Leukämieforschung"

Unser Dank gilt allen Mitarbeitern des Transplantationsteams, besonders den Schwestern und Pflegern der Hämatologischen Intensivstation der Medizinischen Klinik, die mit großem persönlichem Einsatz die bisherigen Transplantationen ermöglicht haben

[1] Medizinische Klinik

[2] Kinderklinik

[3] Abteilung für Bluttransfusionswesen und

[4] Medizinisches Strahleninstitut der Universität Tübingen

Patienten

a) Von August *1976* bis Februar *1979* transplantierten wir auf der Hämatologischen Intensivstation der Medizinischen Universitätsklinik Tübingen 3 Patienten mit akuten Leukämien im manifesten Rezidiv (1 ALL, 1 AMMoL, 1 AUL), die sich resistent gegenüber wiederholter konventioneller Therapie verhalten hatten, sowie 3 Patienten mit schwerer aplastischer Anämie und einer Behandlungsanamnese zwischen 5 und 36 Monaten.

b) Von Oktober *1979* bis Juni *1980* wurden Transplantationen bei 5 Patienten mit akuten Leukämien in *Vollremission* und 2 Patienten mit schwerer aplastischer Anämie durchgeführt. Die Leukämiediagnosen lauteten: ALL in 2. CR (Nr. 7), AML in 2. CR (Nr. 8), AUL in 1. CR (Nr. 10), AML in 1. CR (Nr. 11), APromL in 1. CR (Nr. 12). Die Patienten mit AML und APromL hatten zur Remissionsinduktion Adriamycin, Vincristin und Cytosin-Arabinosid erhalten, die Patienten mit ALL und AUL Daunomycin, Vincristin, Prednisolon, Cytosin-Arabinosid, Cyclophosphamid und L-Asparaginase. Bei den Patienten Nr. 7 und 10 war eine manifeste Meningeosis leucaemica mit intrathekalen Methotrexatinstillationen und ZNS-Bestrahlung behandelt worden. Die Patienten mit schwerer aplastischer Anämie hatten eine 2 bzw. 4 Monate lange Anamnese vor der Transplantation und waren mit 4 bzw. 14 Transfusionen vorsensibilisiert.

c) Knochenmarkspender. Mit Ausnahme von Patient Nr. 4, der Knochenmark von seiner Mutter erhielt, wurden Geschwister als Knochenmarkspender herangezogen. Außer bei Patienten Nr. 2 bestand eine Identität der HLA-A, B, C, D_R-Antigene zwischen Patient und Spender. Patient Nr. 2 stimmte nur in einem Haplotyp mit dem Spender überein. Die gemischte Lymphozytenkultur war bei den Patienten Nr. 2 und 10 positiv, bei den übrigen negativ. Blutgruppenunterschiede stellten kein Problem dar. Das Alter der Spender lag zwischen 3 und 45 Jahren.

Methodik

Bei Patienten mit akuten Leukämien wurde am Tag −10 und −5 jeweils 12 mg Methotrexat intrathekal injiziert. Am Tag −5 wurde der Patient in eine Laminar-air-flow-Einheit zur Umkehrisolation bei topischer und enteraler Dekontamination [16] verlegt. Am Tag −5 und −4 wurden jeweils 60 mg/kg KG Cyclophosphamid infundiert. Zur Vermeidung einer hämorrhagischen Zystitis wurden eine Alkalisierung, Gabe von Uro-Mitexan, Hydratation und forcierte Diurese sowie eine Allopurinolprophylaxe durchgeführt [5]. Am Tag 0 erfolgte die Ganzkörperbestrahlung mit 10 Gy durch einen Linearbeschleuniger bei einer Dosisleistung von 0,07 Gy/min. Die Lungendosis wurde mit Satellitentechnik auf 8 Gy begrenzt. Während der Ganzkörperbestrahlung der Patienten erfolgte die Knochenmarkentnahme beim Spender in Vollnarkose durch Punktionen am Beckenkamm. Dabei wurde eine Mindestmenge von $3 \cdot 10^8$ Knochenmarkzellen/kg KG des Empfängers angestrebt.

Seit November 1979 wird bei allogener Knochenmarktransplantation eine Präinkubation der aspirierten Knochenmarkzellsuspension mit Antithymozytenglobulin der Münchener Arbeitsgruppe um Thierfelder [8] zur Prophylaxe einer Graft-versus-host-Reaktion (GVHR) durchgeführt.

Nach der Transplantation erhielten die Patienten zur weiteren GVH-Prophylaxe 15 mg/m² Methotrexat am Tag 1 und 10 mg/m² am Tag 3, 6, 11 und dann wöchentlich bis Tag 102, sofern die Leukozytenzahl nicht unter 3 000/μl lag. Bei entsprechender Anamnese erfolgte die Methotrexatapplikation im Wechsel intrathekal.

Eine prophylaktische Behandlung mit Cotrimoxazol erfolgt bei allen Patienten vom Aufnahmetag bis mindestens Tag 102. Am Tag −8 wurde ein untertunnelter Silikonkatheter in die V. subclavia für die Durchführung einer Hyperalimentation ab Tag 1, Blutentnahmen sowie Injektion von Antibiotika und Blutprodukten implantiert. Die supportive Therapie wurde mit Präparationen von Erythrozyten, Granulozyten und Thrombozyten in der Phase der Knochenmarkaplasie entsprechend den Richtlinien der Tabelle 1 durchgeführt. Sämtliche Blutpräparationen wurden von der Transfusion mit 15 Gy bestrahlt.

Bei Patienten mit aplastischer Anämie erfolgte die Konditionierung durch 50 mg Cyclophosphamid/kg KG von Tag −5 bis −2 einschließlich und Ganzkörperbestrahlung durch den Linearbeschleuniger mit 3 Gy. Eine Präinkubation des Knochenmarks mit ATG wurde nicht durchgeführt. Der Patient Nr. 2 erhielt vor der Infusion des haploidentischen Knochenmarks nur eine Vorbehandlung mit Antithymozytenglobulin [10] (40 mg/kg KG an Tag −5 bis −2), der Patient Nr. 5 eine fraktionierte Ganzkörperbestrahlung von 1,4 Gy sowie „Buffy-coat"-Zellen an den Tagen 2, 3, 4. Patient Nr. 6 erhielt nach der Cyclophosphamidkonditionierung Spender-„buffy-coat"-Zellen an den Tagen 1, 2, 3.

Bei jedem Patienten wurde die Indikation zur Knochenmarktransplantation individuell von einer dafür konstituierten Ethikkommission geprüft.

Ergebnisse

Unsere bisherigen Ergebnisse der Knochenmarktransplantation können in 2 Gruppen eingeteilt werden:

a) Patienten mit hohem Risiko (Tabelle 2; 1976 – 1979):

   Alle Patienten in dieser Gruppe sind verstorben. Der Patient Nr. 1 verstarb an akutem Linksherzversagen, das durch eine Summation der Adriamycinvorbehandlung bei Überschreitung der kumulativen Dosis von 550 mg/m² und der cyclophosphamidbedingten Kardiotoxizität gedeutet wurde, am Tag 16. Die Patienten Nr. 3 und 4 verstarben an präexistierenden septischen und pneumonischen Infektionen durch gramnegative Keime.

Tabelle 1. Indikationen für den Blutzellersatz bei Patienten nach der Knochenmarktransplantation in der aplastischen Phase

1.	**Erythrozytentransfusionen**	Hämoglobinwert < 10 g⁰/₀
2.	**Thrombozytentransfusionen**	Thrombozyten < 25 · 10³/μl
3.	**Granulozytentransfusionen**	Bei Granulozyten < 500/μl klinisch manifeste febrile Infektion, die nicht innerhalb von 24 h auf Antibiotika anspricht

Tabelle 2. Knochenmarktransplantationen bei 6 Patienten mit hohem Risiko (8/1976–2/1979)

Patient Nr.	Alter (Jahre) Geschlecht	Diagnose	Überlebenszeit (Tage)	Todesursache
1	21/m.	ALL, 3. Rezidiv	16	Akutes Linksherzversagen
2	34/w.	Aplast. Anämie	78	Abstoßung, Bronchopneumonie
3	34/m.	AMMoL, therapieresistent	11	Klebsiellensepsis, Verbrauchskoagulopathie, persistierende Leukämie
4	20/m.	AUL, Rezidiv	21	Klebsiellensepsis und Kolipneumonie
5	24/m.	Aplast. Anämie	34	GVHR, Sepsis
6	11/m.	Aplast. Anämie	13	Interstitielle und alveoläre Pneumonie

Von den Patienten mit aplastischer Anämie in dieser Gruppe verstarb ein Patient an einer akuten Graft-versus-host-Krankheit mit Desquamation der Darmschleimhaut, die beiden anderen Patienten an infektiösen Komplikationen am Tag 13 bzw. 78 nach Knochenmarktransplantation.

b) Patienten mit niedrigem Risiko (Abb. 1; 1979–1980):
Von diesen sieben Patienten, die seit Oktober 1979 transplantiert wurden, überleben 6 Patienten. Alle Patienten zeigten ein gutes „Take" des transplantierten Knochenmarks und wiesen bei den zytogenetischen Untersuchungen einen kompletten Chimärismus auf. Dieser war nur bei Patient Nr. 7 nicht zu demonstrieren, bei dem eine syngene Transplantation von seinem identischen Zwilling erfolgte.

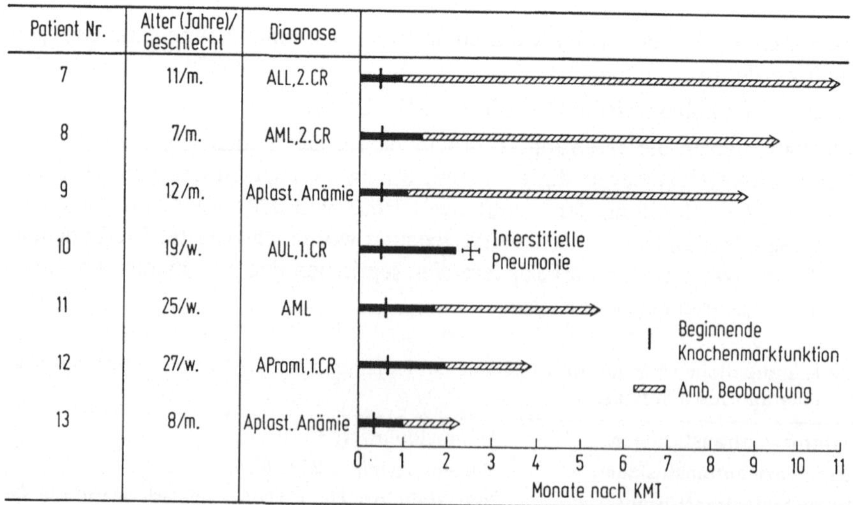

Abb. 1. Knochenmarktransplantationen bei 7 Patienten mit geringem Risiko (10/1979–8/1980)

Bei den Patienten mit akuter Leukämie (Nr. 7, 8, 10, 11, 12) verstarb eine Patientin am Tag 65 an einer interstitiellen Pneumonie ungeklärter Ätiologie. Die übrigen Patienten leben ohne Anhalt für ein Rezidiv.
Beide Patienten mit schwerer aplastischer Anämie überleben 8,7 bzw. 2,2 Monate (Nr. 9 u. 13) bei guter Knochenmarkfunktion, nachdem sie am Tag 30 bzw. 31 aus der hämatologischen Intensivbetreuung entlassen werden konnten.

c) Besondere Probleme:
Patient Nr. 7 zeigte nach vorhergegangener Meningeosisprophylaxe und Meningeosisrezidiv vor der KMT unter den monatlich durchgeführten intrathekalen Methotrexatinstillationen die Symptomatik einer Leukenzephalopathie, die nach Sistieren der intrathekalen Injektionen eine Normalisierungstendenz ohne Anhalt für ein Rezidiv aufweist.
Die Patienten Nr. 11 und 12 zeigten trotz Präinkubation mit ATG Symptome einer chronischen GVHR an der Leber und an der Haut, die prompt auf eine Therapie mit Prednisolon ansprachen.
Die Patientin Nr. 11 entwickelte unter dieser Behandlung im Rahmen der verzögerten Rekonstitution des Immunsystems am Tag 160 einen Herpes zoster mit Generalisation und Auftreten einer Zosterpneumonie.
Der Patient Nr. 9, der bei aplastischer Anämie kein mit ATG präinkubiertes Knochenmark erhalten hatte, zeigte ausgeprägte Zeichen einer chronischen GVHR, v. a. an der Haut und an den Schleimhäuten, die ebenfalls auf eine Kortikosteroidtherapie ansprachen. Der weitere Verlauf war jedoch durch eine obstruktive Bronchiolitis kompliziert.

Diskussion

In der Anfangsphase stellten wir die Indikation zur KMT bei Patienten mit akuten Leukämien nur im Rezidiv nach Ausschöpfung aller chemotherapeutischer Möglichkeiten. Die Ergebnisse an anderen Zentren mit weniger als 20% Überlebenden nach 2 Jahren waren trotz der infausten Prognose unbefriedigend [11, 12]. Besonders deprimierend war die hohe Rate der Frühletalität, die auch unsere eigenen Ergebnisse belastete. Bei der Analyse der Komplikationen und Todesursachen konnten folgende Risikofaktoren erarbeitet werden:

a) Rezidivierende oder persistierende Leukämie;
b) Graft-versus-host-Krankheit;
c) interstitielle Pneumonien;
d) klinische Probleme, die aus dem schlechten Allgemeinzustand der schwerkranken Patienten resultierten, die in Terminalstadien ihrer Leukämie transplantiert wurden.

Um die Risikofaktoren a) und d) zu reduzieren, begann die Seattle-Gruppe, Knochenmarktransplantationen bei Patienten mit akuten Leukämien in Vollremission durchzuführen. Die ersten Analysen zeigten deutlich bessere Resultate mit einem Plateau bei 63% für AML [15] und 50% für ALL [6, 14]. Der Hauptgrund für diese besseren Überlebensraten lag an der Verminderung der Komplikationen direkt nach der KMT, der geringeren Letalität an interstitieller Pneumonie und v. a. der reduzierten Rezidivrate. Bestätigt wurden diese guten Ergebnisse durch Arbeitsgruppen in Duarte/USA [2] und London [7]. Auch wir können diese Daten erhärten, seit wir uns im Oktober 1979 zur Transplantation in der Remission entschlossen und bis Juni 1980 fünf Patienten mit akuten Leukämien in Vollremission transplantiert haben. Nur eine Patientin verstarb an der Komplikation einer interstitiellen Pneumonie am 65. Tag nach der Transplantation.

Wegen der Gefahr einer radiogenen Lungenschädigung begrenzen wir die Strahlendosis der Lunge wie andere europäische Zentren [1, 11] auf 8 Gy. Endgültige Ergebnisse über den Wert dieser Dosisreduktion liegen noch nicht vor.

Die Komplikation einer akuten GVHR versuchen wir durch Präinkubation der Knochenmarkzellen vom Spender mit ATG zu vermindern [8]. Für eine abschließende Beurteilung dieses Vorgehens reichen die bisherigen Erfahrungen an 14 Patienten noch nicht aus. Bei schwerer aplastischer Anämie sollte bei Vorliegen histokompatibler Geschwisterspender die Knochenmarktransplantation als Therapie der Wahl angesehen werden, weil sie der konventionellen Therapie überlegen ist, wie eine internationale Studie gezeigt hat. Die durch eine hohe Abstoßungsrate bedingte Frühletalität [5, 6] kann durch eine Sensibilisierung des Empfängers gegen Transplantationsantigene oder durch zu niedrige transplantierte Knochenmarkzellzahlen bedingt sein [6, 13]. Eine Verminderung der Abstoßungsrate kann durch frühzeitige Transplantation, zusätzliche Gabe von „Buffy-coat"-Zellen des Spenders nach der Transplantation [6], Ganzkörperbestrahlung mit 3 – 10 Gy [3, 4] oder durch eine totale nodale Bestrahlung [9] mit 7,5 Gy erreicht werden.

Unsere bisherigen Ergebnisse ermutigen uns, mit der Knochenmarktransplantation bei Patienten mit akuter Leukämie in Vollremission fortzufahren und Patienten mit schwerer aplastischer Anämie bei Vorliegen eines kompatiblen Geschwisterspenders möglichst frühzeitig zu transplantieren.

Literatur

1. Barret A, Barret AJ, Powles RL (1979) Total body irradiation and marrow transplantation for acute leukaemia. The Royal Marsden Hospital experience. Pathol Biol 27:357 – 359
2. Blume KG, Beutler E, Bross KJ et al. (1980) Bone-marrow ablation and allogeneic marrow transplantation in acute leukemia. N Engl J Med 302:1041 – 1046
3. Gale RP, UCLA bone marrow transplant team (1978) The role of cyclophosphamide and total-body irradiation in marrow transplantation for severe aplastic anemia. In: Baum SJ, Ledney GD (eds) Experimental Hematology today 1978. Springer, Berlin Heidelberg New York, pp 157 – 162
4. Gluckmann E, Devergie A, Dutreix A, Dutreix J, Boiron M, Bernard J (1979) Total body irradiation in bone marrow transplantation. Hôpital Saint-Louis results. Pathol Biol 27:349 – 352
5. Link H, Wilms K, Meyer P, Neef V, Niethammer D, Schunter F, Schneider W (1980) Uromitexan bei hochdosierter Endoxantherapie im Rahmen der Knochenmarktransplantation. Beitr Onkol 5:11 – 116
6. Lohrmann HP (1979) Symposium on Immunobiology of bone marrow transplantation: Storb R. Marrow transplantation for the treatment of acute leukemia and aplastic anemia. Munich, March 8 – 10, 1979. Blut 39:67 – 70
7. Powles RL, Clink HM, Bandini G et al. (1980) The place of bone-marrow transplantation in acute myelogenous leukemia. Lancet 1:1047 – 1050

8. Rodt H, Netzel B, Kolb HJ, Janka G, Rieder I, Belohradsky B, Haas RJ, Thierfelder S. Antibody treatment of marrow grafts in vitro: A principle for prevention of graft-versus-host disease. In: Baum SJ, Ledney GD (eds) Experimental hematology today. Springer, Berlin Heidelberg New York, pp 197 – 206
9. Slavin S, Fuks Z, Strober S, Kaplan H, Howard RJ, Sutherland DER (1979) Transplantation tolerance across major histocompatibility barriers after total lymphoid irradiation. Transplantation 28:359 – 361
10. Speck B, Gluckman E, Haak HL, van Rood JJ (1977) Treatment of aplastic anemia by antilymphocyte globulin with hand without allogeneic bone-marrow infusions. Lancet 2:1145 – 1148
11. Speck B, Cornu P, Nissen C, Gratwohl A, Sartotius J (1979) The Basel experience with total body irradiation for conditioning patients with acute leukemia for allogeneic bone marrow transplantation. Pathol Biol 27:353 – 355
12. Stewart PS, Buckner CD, Clift RA, Sanders JE, Storb R, Leonard JM, Thomas ED (1979) Allogeneic marrow grafting for acute leukemia: A follow-up of longterm survivors. Exp Hematol 7:509 – 518
13. Storb R, Thomas ED, Weiden PL et al. (1978) One-hundred-ten patients with aplastic anemia (AA) treated by marrow transplantation in Seattle. Transplant Proc 10:135 – 140
14. Thomas ED, Sanders JE, Flournoy N et al. (1979) Marrow transplantation for patients with acute lymphoblastic leukemia in remission. Blood 54:468 – 476
15. Thomas ED, Buckner CD, Clift RA et al. (1979) Marrow transplantation for acute non-lymphoblastic leukemia in first remission. N Engl J Med 301:597 – 620
16. Wilms K, Meyer P, Bader RE (1977) Umkehrisolation in Sterileinheiten zur Infektionsprophylaxe bei Patienten mit schwerer Knochenmarkinsuffizienz. Internist 18:399 – 406

Autologe bzw. allogene Transplantation peripherer kryokonservierter Stammzellen zur Therapie des Rezidivs bei akuter Leukämie

U. Essers, R. Seelis, Sz. Pusztai-Markos, K.-H. Stürner, M. Ewers, S. Teitel und M. W. Scheiwe*

Die Behandlung des Rezidivs einer akuten Leukämie ist aus 2 Hauptgründen schwierig: Erstens müssen die Blasten durch intensive zytostatische Therapie vernichtet werden. Zweitens darf die Zahl der überlebenden normalen Stammzellen nur soweit vermindert werden, daß aus ihnen eine erneute Regeneration der normalen Hämatopoese erfolgen kann. Diese Problematik, die bereits bei der Initialbehandlung der akuten Leukämie gegeben ist, wird bei der Behandlung des Rezidivs noch akzentuiert. Infolge der vorangegangenen Chemotherapie ist mit einer vermehrten Resistenz der Blasten und einer Verminderung der Zahl und der Proliferationskapazität der verbleibenden normalen Stammzellen zu rechnen. Wir versuchen daher, im Rezidiv durch Retransfusion autologer, in der Vollremission gewonnener peripherer Stammzellen die Therapie des Rezidivs zu verbessern.

Methode

Zellseparation

Bei den hier beschriebenen Patienten wurde eine Haemonetics 30 benutzt, obwohl eine mit kontinuierlichem Fluß arbeitende Maschine für die Gewinnung peripherer mononukleärer Zellen effektiver ist. (Ein entsprechender Separator war nicht vorhanden.) Die Separationstechnik wird in folgenden Schritten durchgeführt:

- Der Patient erhält 70 USP-Einheiten Heparin/kg KG i. v.
- Sammlung des letzten Teils des plättchenreichen Plasmas, des „Buffy coats“ und eines kleinen Teils der Erythrozytenfraktion (1 min, 20 ml/min Blutfluß). Aufbewahrung der gesammelten Zellen bei 0° C in einem Biotestbeutel (Biotest Serum Institut, Frankfurt/Main).
- Zusatz von ACD Formel B 1:8 v/v zur Zellsuspension.
- Eine Sitzung besteht aus 6 Umläufen, wobei ein Volumen von etwa 3 l Blut bearbeitet wird.

* Medizinische Fakultät der Technischen Hochschule Aachen

Vorbereitung zum Frieren

- Zentrifugieren der Probe (800 g, 10 min, 4° C).
- Volumenreduktion von etwa 450 – 500 ml auf 160 ml.
- Aufbewahren des Plasmas bei −40° C.
- Zusatz von 80 ml 30% DMSO in Aminosäurelösung, so daß eine Endkonzentration von 10% DMSO erreicht wird (Dauer des DMSO-Zusatzes 10 min, Aminomel LS 4, Nr. 48 256, Boehringer, Mannheim).
- Während des Zusatzes von DMSO wird durch vorsichtiges Kneten des Beutels gemischt.
- Abfüllen in 2 Teflon-Kapton-Beutel zu je 120 ml (DF 1 000, Gambro, Hechingen).
- Transfer in das Friergerät zusammen mit einer Referenzprobe gleicher Temperatur.

Friervorgang

- Ablauf des programmierten Friervorganges [7].
- Abkühlraten: 6° C/min (flüssige Phase), 90 s Phasenübergangszeit, 2° C/min bis −35° C, 20° C/min bis −100° C.
- Überführen des Beutels in den Lagerbehälter mit flüssigem Stickstoff, in den der Beutel bis zur halben Höhe eintaucht.

Tauen, Revitalisieren, Waschen

- Auftauen in einem Wasserbad 39° C mit Schüttler (280/min) in 45 s.
- Langsames Zufügen des Revitalisierungsmediums mit einem speziellen Atomizer (Revitalisierungsmedium: 77% Aminosäurelösung Aminomel LS 4, 20% Eigenplasma, 3% ACD-B) bis zur 5fachen Verdünnung. Flußrate des Mediums: 4,6 ml/min (in den ersten 15 min), 46 ml/min (weitere 15 min). Zellen und Lösung werden im Eiswasserbad gehalten.
- Entfernung des Überstands durch Zetrifugieren (400 g, 20 min, 4° C).
- Resuspendieren in etwa 200 ml autologem Plasma, das vorher bei −40° C gelagert worden war.
- Retransfusion durch einen Mikroaggregationsfilter in 15 min.
- Vitalitätsprüfung der aufgetauten Zellen mit Aethidiumbromid und Fluoresceindiacetat [2]. Bestimmung der CFU-c (= „colony forming units" der Granulopoese, gewonnen durch Kultvierung von 10^6 mononukleären Zellen aus peripherem Blut und in Agar geplatet unter Zusatz von „colony stimulating activity" aus Plazenta [1]).

Ergebnisse

Die autologe Retransfusion peripherer mononukleärer Zellen wurde bei 6 Patienten mit akuter Myeloblastenleukämie bzw. akuter myelomonozytärer Leukämie durchgeführt.

Die Initialbehandlung der Patienten mit akuter Myeloblastenleukämie wurde mit COAP durchgeführt. Die zytostatische Behandlung des Rezidivs erfolgte nach dem Programm: Cytosin-Arabinosid 100 mg/m²/24 h als Dauerinfusion Tag 1 – 7; Daunomycin 45 mg/m² Tag 1, 2, 3 und Thioguanin oral 3 × 40 mg Tag 1 – 7.

Im Mittel wurden bei 6 Patienten (n = 36) mit akuter Leukämie in Vollremission (CR) pro Sitzung 5,9 ± 1,6 · 10^9 Zellen gewonnen und 2,4 ± 0,75 · 10^{10} vitale Zellen re-infundiert. Die Zahl der CFU-c pro 10^6 mononukleärer Zellen (MNZ) variierte bei den hier (Tabelle 1) beschriebenen Patienten mit akuter Leukämie in CR zwischen 5 und 40 pro 1 · 10^6 mononukleäre Zellen. In die Berechnung der Mittelwerte sind nicht mit aufgenommen die Zellen, die der Bruder des Patienten Nr. 3 spendete. Auch ist bei den retransfundierten Zellen nicht die Zahl derjenigen Zellen bei der Berechnung des Mittelwertes berücksichtigt, die die Patientin Nr. 5 erhielt, da hier durch Beschädigung der Beutel bei der Lagerung Zellen verloren gingen.

Diskussion

Von 55 Patienten mit akuter Myeloblastenleukämie, die wir in den Jahren 1972 – 1977 initial mit Cytosin-Arabinosid und Thioguanin relativ niedrig dosiert zytostatisch behandelten, kamen 22 in komplette Remission (CR), 4 in eine 2. CR und weitere 4 in eine 3. CR [4]. Die Rezidive wurden mit COAP [9] behandelt. Werden die Patienten mit akuter Myeloblastenleukämie initial intensiver zytostatisch behandelt, so steigt der Prozentsatz der Vollremission; die Wahrscheinlichkeit, im Rezidiv erfolgreich zu behandeln wird aber geringer, weil im Rezidiv in der Regel intensiver zytostatisch behandelt werden muß als initial, um die Resistenz der Leukämiezellen zu durchbrechen. Die Schädigung der verbleibenden normalen Stammzellen ist aber um so größer, je intensiver die zytostatische Therapie ist. Die Retransplantation autologer Stammzellen ist daher eine Möglichkeit, die Erfolgsaussicht der Behandlung des Rezidivs der akuten Myeloblastenleukämie zu vergrößern.

Die Retransfusion autologer, in CR gewonnener, kryokonservierter peripherer Stammzellen hat gegenüber der autologen Knochenmarktransplantation [3, 5] folgende Vorteile:

a) Zur Entnahme der Zellen ist keine Vollnarkose erforderlich.
b) Bei den bereits intensiv zytostatisch vorbehandelten Patienten ist das Mark oft zellarm, so daß die Aspiration Schwierigkeiten bereitet.
c) Die Wahrscheinlichkeit, Zellen der leukämischen Restpopulation zu gewinnen, ist im peripheren Blut geringer als im Knochenmark.

Von 6 Patienten im Rezidiv kamen 4 nochmals in eine CR. Bei der Patientin, die eine Woche nach der Retransfusion autologer Stammzellen verstarb, war die Zahl der retransfundierten Zellen zu niedrig. Außerdem sind 8 Tage für die Regeneration der Hämatopoese zu wenig. Bei den mit Erfolg retransfundierten Patienten stieg die Leukozytenzahl um den 12. – 14. Tag auf 1 000/μl. Gleichzeitig sank das Fieber. Weiterhin sind bei Patientin Nr. 5 die Stammzellen entnommen worden, während eine zytostatische Erhaltungstherapie lief (Cytosin-Arabinosid 80 mg/m²/Tag i. v., Tag 1 – 5, Thioguanin 70 mg/m² oral, Tag 7 – 11, Pause bis Tag 21 [5]).

Tabelle 1. Rezidivtherapie — Verlaufsdaten. (Abkürzungen s. Text)

Patient Nr.	Alter (Jahre) Geschlecht	Diagnose	Datum der Diagnose	Datum der CR	Zeit der Zell-entnahme	Separ. MNZ	Separ. CFU-c	Datum des Rezidivs	Retrans-fusion	retransf. MNZ (vital)	retransf. CFU-c (vital)	Dauer der 2. CR (Monate)	Todes-datum	Dauer der Behand-lung insgesamt (Monate)
1	23/m.	AML	Febr. 77	Juni 77	Juli – Okt. 77	$2{,}1 \cdot 10^{10}$	$2{,}0 \cdot 10^{5}$	Nov. 77	2. 12. 77	$1{,}8 \cdot 10^{10}$	$2{,}5 \cdot 10^{5}$	10	5. 11. 78	21
2	32/m.	AMMoL	Mai 79	Sept. 79	Okt. 79	$4{,}1 \cdot 10^{10}$	$3{,}9 \cdot 10^{5}$	März 80	Apr. 80	$3{,}6 \cdot 10^{10}$	$5{,}9 \cdot 10^{5}$	4	25. 8. 80	15
3	42/m.	AML	Jan. 79	Mai 79	Juni – Juli 79	$3{,}3 \cdot 10^{10}$	$1{,}7 \cdot 10^{5}$	Nov. 79	Dez. 80	$2{,}7 \cdot 10^{10}$	$2{,}7 \cdot 10^{5}$	4		
		Bruder als Spender	2. Rez. März 80	Mai 80	Zellen des Bruders	$3{,}9 \cdot 10^{10}$	$14{,}2 \cdot 10^{5}$	2. Rez. März 80	März 80	$3{,}2 \cdot 10^{10}$	$17 \cdot 10^{5}$	5	Aug. 80	19
4	43/m.	AML	Juli 79	Nov. 79	Jan. – März 80	$2{,}5 \cdot 10^{10}$	$1{,}3 \cdot 10^{5}$	Juni 80	16. 6. 80	$1{,}8 \cdot 10^{10}$	$1{,}6 \cdot 10^{5}$	Teilrem. 2 Monate	Aug. 80	13
5	52/w.	AMMoL	Aug. 75	Dez. 75	Juli – Dez. 75	$2{,}4 \cdot 10^{10}$	$2{,}8 \cdot 10^{5}$	Okt. 79	2. 11. 79	$6 \cdot 10^{9}$	$5 \cdot 10^{5}$	0,25	10. 11. 79	35
6	38/m.	AML	Apr. 80	Juli 80 Nov. 80 dauert noch an	Juli, Aug., Sept. 80	$3{,}1 \cdot 10^{10}$	$0{,}4 \cdot 10^{5}$	Okt. 80	5. 11. 80	$2{,}5 \cdot 10^{10}$	$1{,}13 \cdot 10^{5}$	3 +	lebt	10 +

Die Zellen wurden zwar jeweils am Ende der Therapiepause entnommen; eine Schädigung der Zellen durch die Erhaltungstherapie ist jedoch nicht auszuschließen.

Bei den anderen 5 Patienten wurde keine Erhaltungstherapie durchgeführt. Es ist nicht auszuschließen, daß dies der Grund für die Kürze der erzielten CR ist. Das hier beschriebene Patientengut stellt allerdings insofern eine negative Auslege dar, als weitere Patienten zur Zeit des Berichts noch nicht rücktransfundiert sind, weil sie eine lange CR haben.

Die Zahl der CFU-c pro 10^6 mononukleärer Zellen war bei den hier beschriebenen 6 retransfundierten Patienten niedriger (5 – 40 CFU-c) als bei Normalpersonen. Bei männlichen Normalpersonen (n = 27) fanden wir 4 – 91 (Mittel 36) CFU-c pro 10^6 mononukleärer Zellen und bei weiblichen Normalpersonen (n = 26) 3 – 53 (Mittel 30) CFU-c. Die Zahl der pro Sitzung mit dem Zellseparator Haemonetics 30 gewonnenen nukleären Zellen liegt mit einem Mittelwert von $5{,}9 \pm 1{,}6 \cdot 10^9$ bei den Patienten mit AML in CR nicht unter dem bei Normalen erzielten Mittelwert von $5{,}9 \pm 2{,}7 \cdot 10^9$. Die Zahl der vital (Fluoreszenzmethode) retransfundierten mononukleären Zellen war bei den Leukämiepatienten im Mittel pro Einheit mit $4{,}2 \pm 1{,}6 \cdot 10^9$ gegenüber der Zellzahl bei Normalperson vermindert (normal: $5{,}0 \cdot 10^9$).

Bemerkenswert ist, daß in der Regel nach dem Auftauen mehr CFU-c nachgewiesen wurden als vor dem Einfrieren, was nicht zurückgeführt werden kann auf eine isolierte Schädigung der immunkompetenten Zellen beim Einfriervorgang oder beim Auftauen, wie zahlreiche Kontrolluntersuchungen ergaben.

Der Patient Nr. 3 erhielt zunächst im 1. Rezidiv eine autologe Retransfusion und im 2. Rezidiv eine Transfusion mononukleärer Zellen des HLA-identischen Bruders. Es wurden $3{,}9 \cdot 10^{10}$ mononukleäre Zellen dem Bruder entnommen, davon $14{,}2 \cdot 10^5$ CFU-c und $3{,}2 \cdot 10^{10}$ mononukleäre Zellen vital retransfundiert, davon $17 \cdot 10^5$ CFU-c. Es kam zu einer Graft-versus-host-Reaktion des Stärkegrades II. Das Transplantat wurde im Verlauf von 6 Wochen abgestoßen. Die erneute Vollremission dauerte 5 Monate.

Daß bei einem Patienten (Nr. 4) nur eine Teilremission erzielt wurde, war durch das frühe Wiedererscheinen der Blasten, d. h. durch ihre Therapieresistenz bedingt. Eine intensivere zytostatische Therapie des Leukämierezidivs ist daher bei den nächsten Patienten geplant. Weiterhin ist zu erwarten, daß die Dauer der Zweitremission um so länger wird, je intensiver die Zytoreduktion vor der autologen Retransfusion erfolgt. Sollte sich bei einer größeren Zahl von Patienten keine Relation zwischen der Intensität der Zytostatikatherapie des Rezidivs und der Länge der folgenden CR ergeben, so spräche dieses Ergebnis für eine Übertragung von vitalen Leukämiezellen mit der Retransfusion.

Literatur

1. Burgess AW, Wilson EMA, Metcalf D (1977) Stimulation by human placental conditioned medium of hemopoietic colony formation by human marrow cells. Blood 49:573
2. Dankberg F, Persidsky MD (1976) A test of granulocyte membrane integrity and phagocytic function. Cryobiology 13:430
3. Dicke KA, Spitzer G, Zander AR, Verma DS, Vellekoop L (1980) High dose cytoreductive therapy followed by autologous bone marrow transplantation in leukemia, breast and lung cancer. Exp Hematol [Suppl 7] 8:138

4. Essers U, Ewers M, Knechten H (1980) Langzeitergebnisse mit einer niedrig dosierten initialen cytostatischen Therapie bei akuter Myeloblastenleukämie. Verh Dtsch Ges Inn Med 86, 112
5. Gorin NC, Parlier Y, Nayinan A, Duhamel G (1980) High dose chemotherapy and autologous bone marrow transplantation. A study on 24 patients. Exp Hematol [Suppl 7] 8:138
6. Guyer R (1973) Experiences in the treatment of acute myeloblastic leukemia. In: Stacher A (Hrsg) Leukaemie and maligne Lymphome. Urban & Schwarzenberg, München, S. 107
8. Seelis R, Essers U, Scheiwe MW, Pusutai-Markos Z, Stürmer KH, Ewers M, Jung H (1979) Retransfusion of cryopreservated stem cells and lymphocytes from peripheral blood in patients with malignant disease after chemotherapy. Cryobiology 16:598
7. Scheiwe MW, Schwindke P (1978) Verbesserung des Einfriervorganges biologischer Zellsuspensionen durch automatische Berücksichtigung des thermischen Verhaltens der Probe. Biomed Tech (Berlin) 23:144
9. Whitecar JP, Bocy GP, Freireich EJ (1970) Combination chemotherapy (COAP) of adult acute leucemia. Proc Am Assoc Cancer Res 11:83

Zur Effizienz der Granulozytentransfusion bei Granulozytopenie verschiedener Genese. Klinische Daten über 367 Infektepisoden

D. Kamanabroo, Th. Büchner, D. Urbanitz*

Die Diskussion über den Wert der Granulozytensubstitution bei Granulozytopenien unterschiedlicher Genese ist bis heute nicht abgeschlossen. An der Medizinischen Universitäts-Klinik Münster gehört diese Therapie zum Behandlungsprotokoll von Infektionen bei Granulozytopenien. Die folgenden klinischen Resultate aus einem vergleichsweise großen Krankengut sollen Aufschlüsse über die therapeutische Effizienz geben.

Methoden

Für die Granulozytentransfusion galten folgende Richtlinien:

Die Granulozytentransfusion ist indiziert bei kritischer Granulozytopenie (d. h. absolute Granulozytenzahl $< 500/\mu l$) und antibiotikaresistenten Infektzeichen.

Die Granulozytengewinnung von ABO-kompatiblen Random-Spendern erfolgte mittels eines Latham Zellseparators (Haemonetics 30) oder (in $^1/_4$ der Separationen) mittels Filtrationsleukapherese (Leukopack Fenwal). Die Spender erhielten als Konditionierung 9 mg Dexamethason p.o., der mittlere Granulozytenertrag lag bei 2,2 (Zentrifugation) bzw. 3,4 (Filtration) $\cdot 10^{10}$ pro Spender.

Zur Effizienz der Granulozytentransfusion wurden retrospektiv die Krankheitsverläufe nach folgenden Kriterien ausgewertet:

a) Infektrückbildung bei fortbestehender Granulozytopenie.

b) Infektrückbildung nach Überwindung der Granulozytopenie (Recovery).

c) Letaler Ausgang der Infektepisode.

Unter Infektrückbildung wurden verstanden:

- Signifikanter Temperaturabfall und
- Demarkierung oder Rückbildung lokaler Infekte.

Der klinische Verlauf jedes Patienten wurde in Infektepisoden unterteilt.

* Medizinische Klinik und Poliklinik der Universität Münster

Tabelle 1. *Granulozytopenie verschiedener Genese.* (225 Patienten mit Indikation zur Granulozytentransfusion)

	n	%
Infektepisoden	367	100
Infektrückbildung während der Granulozytopenie	215	58,6
Infektrückbildung bei Recovery	79	21,5
Letaler Ausgang im Infekt	73	19,9
Granulozytentransfusion pro Patient $\bar{x}$ = 12 (3 – 69)		
Granulozytentransfusion pro Infektepisode $\bar{x}$ = 7,3 (2 – 36)		

Ergebnisse

Tabelle 1 zeigt die Ergebnisse für sämtliche 225 behandelten Patienten und 367 Infektepisoden. Es wurden insgesamt 2 700 Granulozytentransfusionen verabreicht. Faßt man die Infektrückbildungen während der Granulozytopenie und bei Recovery zusammen, so ergibt sich, daß 294 Infektepisoden (= 80 %) beherrscht werden konnten; 73 Infektepisoden (= 20 %) endeten letal.

Tabelle 2 enthält die Ergebnisse für 124 Patienten mit akuter Leukämie in Erstbehandlung oder im Rezidiv. Hierbei konnten 189 Infektepisoden (= 79 %) beherrscht werden.

Tabelle 3 zeigt die Ergebnisse von 51 Patienten mit anderen Neoplasien und therapiebedingter Myelosuppression; 40 Infektepisoden (= 71 %) konnten beherrscht werden.

Tabelle 4 enthält die Ergebnisse von 53 Patienten mit Panmyelopathie. Hierbei wurden 58 Infektepisoden (= 88 %) beherrscht.

Aus Tabelle 5 ergeben sich die Daten über 7 Patienten mit Agranulozytose, die eine Indikation zur Granulozytentransfusion boten; 6 Infektepisoden konnten beherrscht werden.

Tabelle 2. *Akute Leukämie.* (124 Patienten mit Indikation zur Granulozytentransfusion)

	n	%
Infektepisoden	238	100
Infektrückbildung während der Granulozytopenie	146	61,4
Infektrückbildung bei Recovery	43	18
Letaler Ausgang im Infekt	49	20,6
Granulozytentransfusion pro Patient $\bar{x}$ = 16,5 (6 – 69)		
Granulozytentransfusion pro Infektepisode $\bar{x}$ = 8,5 (2 – 36)		

Tabelle 3. *Neoplasien außer Leukämien. Myelosuppression durch Therapie.* (51 Patienten mit Indikation zur Granulozytentransfusion)

	n	%
Infektepisoden	56	100
Infektrückbildung während der Granulozytopenie	30	53,5
Infektrückbildung bei Recovery	10	17,8
Letaler Ausgang im Infekt	16	28,7

Granulozytentransfusion pro Patient $\bar{x}$ = 6 (4 – 24)
Granulozytentransfusion pro Infektepisode $\bar{x}$ = 5,4 (4 – 24)

Diskussion

Die hier vorgelegten Daten resultieren nicht aus einer randomisierten Studie. Dennoch glauben wir zeigen zu können, daß die Granulozytentransfusion zur Überwindung von Infektepisoden beigetragen hat. Das zeigen insbesondere die Ergebnisse der Infektrückbildung bei anhaltender Granulozytopenie.

Die antiinfektiöse Wirkung transfundierter Granulozyten konnte durch verschiedene Funktionsstudien in vivo sowie Studien über Verläufe von Infektionen wahrscheinlich gemacht werden (Übersicht bei 4). In randomisierten Studien überlebten Patienten mit dokumentierter Infektion unter Granulozytentransfusion länger als in der Kontrollgruppe [1]. Bei gramnegativer Sepsis überlebten mehr Patienten in der Gruppe mit Granulozytentransfusion als in der Kontrollgruppe [3]. Auch die prophylaktische Gabe von Granulozytentransfusionen ergab weniger Todesfälle durch Infektion gegenüber der Kontrollgruppe [2]. In einer weiteren randomisierten Studie [5] hatte die Granulozytentransfusion keinen signifikanten Einfluß auf die Überlebenszeit von Patienten mit akuter Leukämie. Lokale Infektionen und Sepsis erschienen unter prophylaktischer Granulozytentransfusion gegenüber der Kontrollgruppe wesentlich reduziert [2].

An einer großen Fallzahl bestätigen die hier vorgelegten Ergebnisse Daten anderer Autoren über eine antiinfektiöse Wirkung von Granulozytentransfusionen bei Patienten mit kritischer Granulozytopenie sowohl bei rasch nachfolgender Recovery wie auch bei Fortbestehen des Granulozytenmangels. Aus den Ergebnissen wird abgeleitet, daß Granulozytentransfusionen bei richtiger Indikationsstellung und konsequenter Durchführung die infektbedingte Letalität bei Granulozytopenie verschiedener Genese verringern kann.

Tabelle 4. *Panmyelopathie.* (53 Patienten mit Indikation zur Granulozytentransfusion)

	n	%
Infektepisoden	66	100
Infektrückbildung während der Granulozytopenie	36	54,5
Infektrückbildung bei Recovery	22	33,3
Letaler Ausgang im Infekt	8	12,2

Granulozytentransfusion pro Patient $\bar{x}$ = 4,5 (2 – 14)
Granulozytentransfusion pro Infektepisode $\bar{x}$ = 3,6 (2 – 14)

Tabelle 5. *Agranulozytose.* (7 Patienten mit Indikation zur Granulozytentransfusion)

	n
Infektepisoden	7
Infektrückbildung während der Granulozytopenie	3
Infektrückbildung bei Revovery	3
Letaler Ausgang im Infekt	1
Granulozytentransfusion pro Patient $\bar{x}$ = 5,4 (3 – 9)	
Granulozytentransfusion pro Infektepisode $\bar{x}$ = 5,4 (3 – 9)	

Literatur

1. Alavi JB, Root RK, Djerassi I et al. (1977) A randomized clinical trial of granulocyte transfusions for infection in acute leukemia. N Engl J Med 296:706
2. Clift RA, Sanders JE, Thomas ED, Williams B, Buckner CD (1978) Granulocyte transfusions for the prevention of infection in patients receiving bone-marrow transplants. N Engl J Med 298:1052
3. Herzig RH, Herzig GP, Graw RG, Bull MI, Ray KK (1977) Successful granulocyte transfusion therapy for gram-negative septicemia. N Engl J Med 296:701
4. Higby DJ, Burnett D (1980) Granulocyte transfusions: current status. Blood 55/1:2
5. Winston DR et al. (1980) Prophylactic granulocyte transfusions during human bone marrow transplantation. Am J Med 68:893

Granulozytentransfusionen bei Patienten mit akuter Leukämie Die Regeneration der Granulopoese als entscheidender Überlebensfaktor

H. Pflieger, R. Arnold, B. Kubanek und M. Wiesneth*

Patienten mit akuter Leukämie sind während der zytostatischen Induktionstherapie durch Granulozytopenie einem erhöhten Infektionsrisiko ausgesetzt. Die Inzidenz mikrobieller Infektionen korreliert signifikant mit dem Ausmaß der Granulozytopenie [2]. Ziel der vorliegenden Studie war es. den therapeutischen Effekt von Granulozytentransfusionen bei fiebernden Patienten zu untersuchen, die auf Antibiotika nicht ansprachen.

Patienten und Methodik

Von 40 Patienten mit einem Durchschnittsalter von 33 (5 – 68) Jahren befanden sich 28 im 1., 4 im 2. und 5 im 3. Schub ihrer Krankheit; 3 Patienten waren im Blastenschub einer chronisch-myeloischen Leukämie. Vor und jeweils 7 – 10 Tage nach einem Zytostatikastoß wurden Knochenmarkuntersuchungen durchgeführt. Diese Untersuchungen gaben Aufschluß über den Erfolg der zytostatischen Therapie und über die Regeneration der normalen Hämopoese.

Granulozytentransfusionen waren indiziert bei weniger als 100 neutrophilen Granulozyten/μl Blut mit Aplasie oder Hypoplasie der Granulopoese, kombiniert mit Fieber über 39° C, das innerhalb von 48 h auf Antibiotika nicht ansprach. Vor Beginn der Antibiotikatherapie mit Carbenicillin und Gentamycin wurden 2 Blutkulturen angelegt. Außerdem wurden Proben von Rachenspülflüssigkeit, Stuhl, Urin und von bakteriologisch relevanten Läsionen untersucht. Die antibiotische Behandlung wurde, falls erforderlich, den bakteriologischen Untersuchungsergebnissen angepaßt.

Die Granulozyten wurden mit dem Blutzellseparator von AMINCO [3] oder durch Filtrationsleukapherese [4] von Familienangehörigen der Patienten oder von Blutspendern gewonnen. Alle Spender/Empfänger-Paare waren blutgruppenidentisch und rhesuskompatibel und wiesen eine negative lymphozytotoxische Kreuzprobe [7] auf**. Die Patienten erhielten im Mittel 5 (1 – 12) Transfusionen mit jeweils 2,1 (0,5 – 8,5) · 10^{10} Granulozyten/m² Körperoberfläche.

* Abt. Hämatologie und Onkologie des Zentrums für Innere Medizin, Kinderheilkunde und Dermatologie der Universität Ulm

Mit Unterstützung der Deutschen Forschungsgemeinschaft, SFB 112

** Wir danken Dr. S. F. Goldmann für die Durchführung der Kreuzproben

Erfolgsparameter für die Transfusionsbehandlung waren Blutkulturen, Fieberverlauf und Rückbildung von lokalen Läsionen, wie Schleimhautgeschwüre oder Pneumonien [5]. Zusätzlich wurde untersucht, ob die klinische Wirksamkeit von Granulozytentransfusionen mit der Anzahl transfundierter Zellen und mit dem posttransfusionellen Granulozytenanstieg im Blut (Granulozyten/μl nach Transfusion — Granulozyten/μl vor Transfusion) korreliert. Die statistische Auswertung erfolgte mit dem G-Test nach Woolf [6].

Ergebnisse

26 Patienten zeigten unter Transfusionsbehandlung im aplastischen oder hypoplastischen Stadium der Granulopoese eine bleibende oder passagere klinische Besserung (Tabelle 1).

Bei 7 von 18 Patienten mit positiven Blutkulturen wurden die Kulturen negativ (Tabelle 2). 20 Patienten wurden fieberfrei; 5 weitere Patienten entfieberten nach Regeneration der Granulopoese. Von 18 Patienten mit lokalen Läsionen gingen bei 11 die Läsionen und das Fieber zurück; bei weiteren 5 Patienten bildeten sich die Läsionen, nicht aber das Fieber zurück (Tabelle 3).

Der posttransfusionelle Granulozytenanstieg korrelierte mit der Anzahl transfundierter Granulozyten ($p < 0{,}001$). Die Entfieberung korrelierte mit der transfundierten Granulozytenzahl ($p < 0{,}01$) und mit einem Granulozytenanstieg von über 500/μl Blut ($p < 0{,}001$).

Tabelle 1. Klinische Untersuchungsergebnisse und Transfusionsdaten von 40 Patienten

Negativwerden von Blutkulturen		7/18
Entfieberung		20/40
Rückbildung von lokalen Läsionen		16/18
Posttransfusioneller Granulozytenanstieg > 500/μl Blut		19/35
Anzahl der Granulozytentransfusionen		5 (1 – 12)
Granulozyten · 10^{10}/m^2 Körperoberfläche und Transfusion	2,1	(0,5 – 8,5)

Tabelle 2. Bakteriologische Befunde von 18 Patienten mit positiven Blutkulturen; 3 Patienten wiesen zwei verschiedene Erreger auf

Erreger	Negativwerden von Blutkulturen
E. coli	2/5
Klebsiella spp.	0/3
Candida spp.	2/3
Staph. epidermidis	2/3
Strept. faecalis	1/3
Pseudomonas spp.	2/2
Staph. aureus	0/1
Mucor	0/1

Tabelle 3. Lokale Läsionen bei 18 Patienten; 6 Patienten wiesen 2, ein Patient wies 3 verschiedene Läsionen auf

Lokale Läsion	Rückbildung der lokalen Läsion
Pneumonie	5/7
Mundgeschwüre	6/7
Pharyngitis, Tonsillitis, Laryngitis	6/6
Cholezystitis	2/2
Otitis media	1/1
Sinusitis maxillaris	1/1
Bronchitis	1/1
Abszesse	1/1

19 Patienten erreichten eine Remission ihrer akuten Leukämie. Bei 16 Patienten waren die Granulozytentransfusionen wirksam. 3 Patienten, die niedrige Granulozytenzahlen erhalten hatten, sprachen nicht an. 5 von 6 Patienten ohne Entfieberung wurden nach Regeneration der Granulopoese fieberfrei. Der 6. Patient mit multiplen Abszessen blieb bis zum Tod im Rezidiv der Leukämie septisch.

21 Patienten starben innerhalb von Tagen bis Wochen nach Beginn der zytostatischen Behandlung ohne Regeneration der Granulopoese. 10 Patienten zeigten unter Granulozytentransfusionen eine passagere Besserung, davon 3 eine Rückbildung von lokalen Läsionen ohne Entfieberung. 18 der Patienten waren primär zytostatikarefraktär oder im Endstadium ihrer Krankheit. Die übrigen 3 Patienten starben in der Knochenmarkaplasie: 2 davon erhielten niedrige Granulozytenzahlen. Der 3. Patient hatte eine Mucorsepsis, die erst postmortal festgestellt und deshalb inadäquat behandelt worden war.

Diskussion

26 von 40 Patienten zeigten unter Behandlung mit Granulozytentransfusionen eine Besserung. Der Therapieerfolg korrelierte signifikant mit der Anzahl übertragener Granulozyten und mit dem posttransfusionellen Granulozytenanstieg. Der Anstieg hing seinerseits von der Anzahl transfundierter Granulozyten und von der Alloimmunisierung der Patienten ab [1]. In einigen Fällen dürften die Granulozyten zwar zur Rückbildung lokaler Läsionen, jedoch nicht zur Elimination der Sepsis ausgereicht haben. Patienten mit zytostatikarefraktären Leukämien und Patienten in fortgeschrittenen Leukämiestadien starben trotz passagerer Transfusionserfolge an septischen Komplikationen. Granulozytentransfusionen im 1. oder 2. Schub einer akuten Leukämie erscheinen sinnvoll, da in diesem Krankheitsstadium Aussicht auf Remission besteht. Bei Patienten mit fortgeschrittenen Leukämien sind die Ergebnisse der zytostatischen Therapie schlecht. Die Indikation zu Granulozytentransfusionen muß hier mit Zurückhaltung gestellt werden.

Literatur

1. Arnold R, Goldmann SF, Pflieger H (1980) Lymphocytotoxic antibodies in patients receiving granulocyte transfusions. Vox Sang 38:250 – 258
2. Bodey GP, Buckley M, Sathe YS, Freireich EJ (1966) Quantitative relationships between circulating leukocytes and infections in patients with acute leukemia. Ann Intern Med 64:328 – 340
3. Pflieger H, Arnold R, Dietrich M, Goldmann SF, Niethammer D (1977) High dose granulocyte substitution after bone marrow transplantation in a case of aplastic anaemia in childhood. Helv Paediatr Acta 32:241 – 249
4. Pflieger H, Dietrich M, Arnold R, Wildfeuer A (1978) High granulocyte yield with a simple method of filtration leukapheresis. Klin Wochenschr 56:409 – 414
5. Pflieger H, Arnold R, Bhaduri S, Haghou F, Heimpel H (1979) Parameters for determining the clinical efficacy of granulocyte transfusion therapy. In: Mandelli F (ed) Therapy of acute leukemias. Lombardo, Rome, pp 631 – 635
6. Sachs L (1978) Angewandte Statistik, 5. Aufl. Springer, Berlin Heidelberg New York
7. Terasaki PI, Park MS (1976) Microdroplet lymphocyte cytotoxicity test. In: Ray GB, Hare DB, Pedersen PD, Mullally DI (eds) NIAID manual of tissue typing techniques 1976 – 1977, NIH, Washington

Einsatz von Granulozytenkonzentraten bei granulozytopenischen Patienten

P. Höcker, M. Mann, E. Krasa, E. Pittermann und W. Schmidmeier*

Trotz mehrerer kontrollierter Studien und klinischer Berichte (1 – 9, 11, 14) ist die Wertigkeit der Granulozytensubstitution bei der Infektionsbekämpfung granulozytopenischer Patienten noch immer umstritten. Unser Bericht stützt sich auf die Erfahrungen bei der Transfusion von mehr als 700 Granulozytenkonzentraten. Dabei sollen Durchführung und Wirksamkeit der Granulozytensubstitution bei granulozytopenischen Patienten diskutiert werden.

Die Indikation zur Granulozytentransfusion wurde bei Vorliegen der in Tabelle 1 angeführten Kriterien gestellt. Bei Erwachsenen wurde in der Regel die Gabe von 2 Granulozytenkonzentraten (GK) tgl. über 3 Tage vorgesehen, während Kinder unter 15 Jahren zunächst nur ein Konzentrat tgl. erhielten. Nach Möglichkeit wurden zur Granulozytenspende Verwandte des Patienten herangezogen. Aus organisatorischen Gründen war dies aber fast nur bei Kindern möglich, während für Erwachsene nichtverwandte Spender eingesetzt werden mußten. Verwandte werden als Spender nicht nur wegen der besseren Verträglichkeit im HLA-System bevorzugt; im Durchschnitt ist bei Verwandten auch die Ausbeute an Granulozyten besser, da Verwandte besser motiviert sind und daher eine Konditionierung mit Kortikosteroiden 12 oder 4 h vor Beginn der Leukapherese möglich ist. Soweit verfügbar, wurden HLA-kompatible Spender bevorzugt.

Zu Beginn der Substitutionsbehandlung wurden 2 GK tgl. transfundiert, die zur Vermeidung einer GVHR mit 1 500 rd bestrahlt wurden. Sobald der Patient fieberfrei war, aber noch keine Zeichen einer Knochenmarkerholung aufwies, wurde die

Tabelle 1. *Indikation zur Granulozytentransfusion*

Granulozyten	< 200/μl
bzw.	
Leukozyten	< 500/μl
Gesicherte bakterielle Infektion	
(oder dringender Verdacht)	
Fieber	> 38,5° C
(1 – 2 Tage erfolglose Antibiotikatherapie)	
Erholung der Myelopoese wahrscheinlich	
(Remissionsinduktion bei AL, intensive Zytostatikatherapie bei soliden Tumoren)	

* Intensivblutbank – Allgemeines Krankenhaus, Hämatologisch-Onkologisches Zentrum (III. Med. Abt. und Ludwig-Boltzmann-Institut für Leukämie-Forschung und Hämatologie), Hanusch-Krankenhaus und St. Anna Kinderspital (Wien)

Tabelle 2. Grundkrankheiten und Transfusionsfrequenz bei Granulozytensubstitution. (*GK* = Granulozytenkonzentrate)

Grundkrankheit	Anzahl Patienten	Anzahl GK	GK/n
Leukosen	53	372	7,02
Kinder	24	101	4,21
Erwachsene	29	271	9,34
Maligne Lymphome	16	88	5,50
Kinder	3	11	3,67
Erwachsene	13	77	5,92
Paraproteinämien	4	58	14,50
Knochentumoren	6	39	6,50
Hodentumoren	7	42	6,00
Übrige solide Tumoren	19	90	4,74
Psoriasis (MTX)	1	5	–
Hautnerkosen	1	13	–
KM-Schädigung	8	58	7,25
M. Crohn	1	1	–
Gesamt	116	766	

Substitutionsbehandlung mit einem GK tgl. fortgesetzt, bis es zu einem Anstieg der Granulozyten in der Peripherie über $1{,}0 \cdot 10^9/l$ kam. Trat ein Anstieg der Granulozyten über $1{,}0 \cdot 10^9/l$ bereits auf, während der Patient noch fieberte, so wurde die Granulozytensubstitution eingestellt.

Die GK wurden mittels intermittierender (Haemonetics 30) oder kontinuierlicher (AMINCO Celltrifuge) Zentrifugation hergestellt, wobei die mittlere Ausbeute etwa $1{,}3 \cdot 10^{10}$ Granulozyten betrug. Die meisten GK wurden an Patienten mit akuten Leukämien verabreicht. Die Erwachsenen erhielten – im Unterschied zu Kindern – die doppelte Anzahl an GK pro Patient. Ein ähnliches Verhältnis fand sich auch bei malignen Lymphomen. Weitere Indikationen waren Paraproteinämien und solide Tumoren. Eine besondere Gruppe bildeten Knochenmarkschäden allergisch-toxischer Natur, aplastische Anämien und Panmyelopathien, die eine hohe Transfusionsfrequenz aufwiesen. Eher seltene Indikationen waren Granulozytopenien nach MTX-Behandlung bei Psoriasis, Hautnekrosen bei fraglicher Granulozytenfunktionsstörung und M. Crohn (Tabelle 2).

Die Granulozytentransfusionen konnten bei 65 Erwachsenen und 18 Kindern ausgewertet werden. Als Erfolg wurde eine Fiebersenkung oder eine Besserung des klinischen Zustands und/oder eine Abheilung von Ulcera bei persistierender Granulozytopenie angesehen. Verschlechterte sich der Zustand des Patienten während der Granulozytensubstitution oder traten schwere Transfusionsreaktionen auf, wurde die Granulozytensubstitution als Versager eingestuft. Nach diesen Kriterien konnte bei 37 Erwachsenen und bei 12 Kindern die Granulozytensubstitution als Erfolg bewertet werden, während 28 Erwachsene und 6 Kinder zu den Versagern gerechnet werden mußten.

Prüft man einzelne Altersgruppen, so ist der Prozentsatz an jüngeren Patienten (15 – 40 Jahre) in der Erfolgsgruppe höher, während bei der Versagergruppe ein Überwiegen der Patienten in der Altersgruppe von 41 – 60 Jahren festzustellen ist.

Über 60 Jahre ist der Anteil der Patienten bei der Erfolgs- und Versagergruppe gleich hoch. Vergleicht man die Leukozyten- bzw. Granulozytenwerte und Thrombozytenwerte zu Beginn der Granulozytensubstitution in den einzelnen Gruppen, so finden sich bei der Erfolgsgruppe und bei Kindern zu Beginn der Substitution etwas niedrigere Leukozytenwerte, während bei den Granulozyten keine Unterschiede festgestellt werden können. In der Versagergruppe sind die Thrombozytenwerte niedriger als in der Erfolgsgruppe, allerdings ist die Streuung sehr groß. Kinder zeigen gegenüber Erwachsenen deutlich niedrigere Thrombozytenwerte. Bei Aufteilung in einzelne Untergruppen läßt sich bei der Erfolgsgruppe ein hoher Anteil mit Thrombozytenwerten über $40 \cdot 10^9$/l feststellen, während der größere Anteil der Versagergruppe Thrombozytenwerte unter $40 \cdot 10^9$/l aufweist.

Soweit aus diesen Daten Schlüsse gezogen werden können, dürften das Alter und die Thrombozytenwerte zu Beginn einer Granulozytensubstitution eine gewisse Bedeutung für den Verlauf haben.

Als entscheidend für eine erfolgreiche Granulozytensubstitution wird die zugeführte Granulozytenmenge angesehen [10, 13]. In Tabelle 3 sind die durchschnittlichen Mengen an transfundierten Leukozyten und Granulozyten sowohl pro Konzentrat als auch pro m^2 Körperoberfläche angeführt. Dabei finden sich zwischen der Erfolgs- und Versagergruppe fast keine Unterschiede, hingegen sind die pro m^2 Körperoberfläche transfundierten Leukozyten bzw. Granulozytenmengen bei den Kindern gegenüber den Erwachsenen deutlich höher. Diese Differenz findet eine gewisse Bestätigung in der letzten Zeile der Tabelle 3, wo die tgl. transfundierten Granulozytenkonzentrate angeführt sind. Bei der Erfolgsgruppe wurden in 29 Fällen 2 GK tgl. transfundiert, womit die niedrige Granulozytenmenge pro Einzelkonzentrat kompensiert werden konnte. In der Versagergruppe hingegen liegt der Anteil der 2mal tgl. transfundierten GK mit 14 von 28 deutlich niedriger. Bei den Kindern wurde fast ausschließlich nur ein GK tgl. transfundiert, da die pro m^2 Körperoberfläche transfundierte Granulozytenmenge ausreichen dürfte.

Entscheidend ist die Wiederherstellung der Myelopoese. Es sollen daher nur solche Patienten GK erhalten, bei denen eine begründete Aussicht auf eine Erholung des Knochenmarks besteht. Von großer Bedeutung ist auch die transfun-

Tabelle 3. Durchschnittlich transfundierte Leukozyten und Granulozytenmengen pro Granulozytenkonzentrat (GK) und bezogen auf m^2 Körperoberfläche. In der letzten Zeile ist die Zahl der tgl. transfundierten GK angeführt. Angegeben sind die Mittelwerte, in Klammern Standardabweichung

	Erwachsene				Kinder	
	n	Erfolg	n	Versager	n	(Gesamt)
Leukozyten $\cdot 10^{10}$	37	1,89 (0,43)	28	1,71 (0,48)	34	1,70 (0,61)
Leukozyten/m^2 ($\cdot 10^{10}$)	30	1,06 (0,25)	20	0,92 (0,31)	31	2,35 (1,17)
Granulozyten $\cdot 10^{10}$	37	1,36 (0,78)	25	1,24 (0,52)	33	1,30 (0,59)
Granulozyten/m^2 ($\cdot 10^{10}$)	30	0,78 (0,23)	20	0,77 (0,27)	31	1,80 (1,14)
2 GK tgl./1 GK tgl.		29/8		14/14		1/33

Tabelle 4. Erfolg und Versager der Granulozytensubstitution bei verschiedenen Grundkrankheiten bzw. Ausgangssituationen

Grundkrankheit	Erwachsene				Kinder			
	Erfolg		Versager		Erfolg		Versager	
	n	(%)	n	(%)	n	(%)	n	(%)
Akute Leukämie (1. Remissionsinduktion)	10	(26)	5	(18)	15	(54)	–	–
Akute Leukämie (Rezidiv)	1	(3)	5	(18)	9	(32)	3	(–)
Solide Tumoren	19	(48)	3	(11)	2	(7)	–	–
Agranulozytose	3	(8)	–	–	–	–	–	–
Sonstige (Panmyelopathie, Paraproteinämie, M. Hodgkin, CLL)	6	(15)	15	(53)	2	(7)	3	–
Gesamt	39	(100)	28	(100)	28	(100)	6	

dierte Granulozytendosis, die möglichst hoch sein soll. Vor allem soll die Granulozytensubstitution intensiv (2 GK tgl.) und ohne Unterbrechung bis zum Einsetzen der Myelopoese erfolgen. Dabei ist eine Mindestdauer von 4 Tagen bei einer Obergrenze von 10 – 14 Tagen anzustreben.

Neben der tgl. zugeführten Granulozytenmenge ist auch die Dauer der Granulozytensubstitution für den Ausgang der Transfusionsbehandlung von Bedeutung. Die höchste Erfolgsrate liegt bei einer Granulozytensubstitution von 5 – 12 Tagen Dauer, was als Zeichen der Bedeutung einer früh einsetzenden Knochenmarkerholung für die Infektbeherrschung angesehen werden kann. Bei einer Granulozytensubstitution von mehr als 12 Tagen ist die Erfolgsrate nur noch gering. Bei Kindern genügen in der Regel bereits 1 – 4 GK, um eine Infektion zu beherrschen.

Erfolgreiche Granulozytensubstitution bei Besserung der Knochenmarkfunktion findet man bei Patienten in der Remissionsinduktion akuter Leukämien oder mit passagerer Myelosuppression nach zytostatischer Therapie solider Tumoren. Ist die Chance einer Knochenmarkerholung aber gering, so wird auch die Granulozytensubstitution wenig erfolgreich sein. Dies gilt v. a. für Patienten mit therapieresistenten Rezidiven akuter Leukämien. Aber auch bei aplastischen Anämien, therapieresistenten malignen Lymphomen, Paraproteinämien ist in einem hohen Prozentsatz eine Granulozytensubstitution erfolglos (vgl. Tabelle 4).

Literatur

1. Alavi JB, Root RK, Djerassi I, Evans AE, Gluckman SJ, MacGregor RR, Guerry D, Shaw JM, Koch P, Cooper RA (1977) A randomized clinical trial of granulocyte transfusions for infections in acute leukemia. N Engl J Med 296:706
2. Curtis JE, Hasselback R (1977) Leucocyte transfusion for the prophylaxis and treatment of infections associated with granuloytopenia. Can Med Assoc J 117:341
3. Fortuny IE, Bloomfield CD, Hadlock DC, Goldmann B, Kennedy BJ, McCullough JJ (1975) Granulocyte transfusion: a controlled study in patients with acute nonlymphocytic leukemia. Transfusion 15:548
4. Gmür J, Felten A, Frick P (1978) Was nützen Granulozytentransfusionen bei der Infektbekämpfung akuter Leukämien? In: Forschungsergebnisse der Transfusionsmedizin

und Immunhämatologie, Bd 5, (hrsg von Dtsch Ges f Bluttransf u Immunhaematol). Medicus, Berlin S 91

5. Graw RG, Herzig G, Perry S, Hendersson ES (1972) Normal granulocyte transfusion therapy. Treatment of septicemia due to gram-negative bacteria. N Engl J Med 287:367
6. Herzig R, Herzig G, Graw RG, Bull M, Ray KK (1977) Efficacy of granulocyte transfusions therapy for gram negative sepsis: A prospective randomiced study. N Engl J Med 296:701
7. Hershko C, Naparstek E, Eldor A, Izak G (1978) Granulocyte transfusion therapy: A clinical trial in patients with acute leukemia and sepsis. Vox Sang 34:129
8. Higby DJ, Burnett D (1980) Granulocyte transfusions: Current status. Blood 55:2
9. Hill ON, Burnside SA (1978) Importance of suppertive granulocyte transfusion during antileukemic chemotherapy. J Clin Hematol Oncol 8:67
10. Höcker P, Pittermann E, Mann M, Krasa E (1980) Supportive Behandlung mit Blutkomponenten bei zytostatisch bedingter Knochenmarkdepression. Wien Klin Wochenschr 92:530
11. Lowenthal RM, Goldman B, Buskard NA, Murphy BC:, Grossman L, Starring RA, Park DS, Spites A, Galton D (1975) Granulocyte transfusions in treatment of infections in patients with acute leukemia and aplastic anaemia. Lancet 1:353
12. Schiffer CA (1980) Granulocyte support for the oncologic patient. 16th Congress of the International Society of Blood Transfusion, Montreal, August 1980, Abstract no 310
13. Senn HJ (1975) Die methodische und klinische Problematik der Leukozytentransfusion Dtsch Med Wochenschr 100:389
14. Vogler WR, Winton EF (1977) A controlled study of granulocyte transfusion in patients with neutropenia. Am J Med 63:548

Retrospektive Untersuchung zur Indikationsstellung und Häufigkeit von Thrombozytenübertragungen

H. Linker, R. Janser und R. Gross*

Durch die Polychemotherapie gelingt es, verschiedene Leukoseformen in eine Remission zu bringen, bei einigen Tumorarten Lebensverlängerungen zu erreichen und bei anderen zumindest die Lebensqualität zu verbessern. Die im Rahmen dieser Behandlung auftretende Knochenmarkdepression erfordert jedoch häufig die Substitution von Blut- und Blutbestandteilen. Um lebensgefährliche Blutungen verhindern zu können, müssen funktionstüchtige Thrombozyten übertragen werden. Die Notwendigkeit der Übertragung von Thrombozyten läßt sich gut belegen. In den Jahren 1954 – 1959, als noch keine routinemäßigen Thrombozytentransfusionen erfolgten, waren über 60% der Todesfälle bei Leukämien mit oder ausschließlich auf Blutungen zurückzuführen. Dieser Anteil konnte bereits bis zum Jahr 1972 auf etwa 23% gesenkt werden [2].

In einer retrospektiven Untersuchung wurden die Krankenakten von 444 Patienten mit Tumoren und malignen hämatologischen Erkrankungen aus den Jahren 1975 – 1977 ausgewertet. Es sollte geprüft werden, wie häufig Thrombozyten übertragen wurden, welcher Art diese Thrombozytenübertragungen waren und wie die Indikation zur Thrombozytentransfusion gestellt worden war.

Ergebnisse

Von den 444 Patienten wurden 174 mit Vollblut und/oder Blutbestandteilen substituiert. Diese Patienten benötigten 3 757 Blutübertragungen, von denen 1 960 auf Thrombozytenkonzentrate entfielen. Ausschließlich Thrombozyten erhielten nur 3 Patienten. Die 1 960 Thrombozytenkonzentrate wurden aufgrund folgender Indikationsstellung gegeben:

390 Thrombozytenkonserven (= 19,9%) wurden bei einer klinisch registrierten hämorrhagischen Diathese und bei Thrombozytenzahlen von unter 30 000/μl verabreicht. 134 (= 6,8%) bei klinisch manifester hämorrhagischer Diathese und bei Thrombozytenzahlen von über 30 000/μl, 1 044 = 53,3% bei Thrombozytenzahlen unter 30 000 ohne daß klinisch eine Blutungsneigung vorlag und 392 (= 20%) bei Thrombozytenzahlen von über 30 000/μl, ohne daß eine Blutung vorlag. Bedingt durch die Grunderkrankung ergab sich ein höherer Thrombozytenbedarf für die Patienten mit hämatologischen Systemerkrankungen. Von den 444 hatten 144

* Medizinische Universitätsklinik Köln

Tabelle 1. Verteilung der Transfusionstage in der Woche

Mo	Di	Mi	Do	Fr	Sa	Sonn- u. Feiertage
102 = 20,1 %	74 = 14,6 %	82 = 16,2 %	69 = 13,6 %	152 = 30 %	22 = 4,3 %	6 = 1,2 %

eine hämatologische Erkrankung und 300 hatten verschiedene Arten von Tumoren. Es entfielen jedoch 1 789 (= 91,3 %) aller Thrombozytenkonserven auf insgesamt 66 substituierte Patienten mit Leukosen. Auch für den einzelnen Tumorpatienten wurden weniger Trombozyten benötigt. Es erhielten 78,3 % der 23 substituierten Patienten mit Tumorleiden 2–10 Konserven, während auf dieselbe Gruppe nur 28,8 % der Patienten mit hämatologischen Systemerkrankungen entfielen. Demgegenüber erhielten allein 8 Patienten mit einer Leukose ca. 1/3 (664 = 33,9 %) aller Thrombozytenkonserven, davon benötigte ein Patient allein bereits 132 Thrombozytenkonserven.

Insgesamt ergab sich ein Bedarf von 1 960 Thrombozytenkonserven für 98 Patienten. Diese 1 960 Thrombozytentransfusionen wurden an zusammen 507 Tagen vorgenommen. Diese Tage werden als „Transfusionstage" bezeichnet. Der Begriff drückt somit aus, daß an einem bestimmten Tag ein Patient mit Thrombozyten substituiert wurde. Er sagt nichts über die Anzahl und Art der Substitution aus. Ordnet man diese „Transfusionstage" dem jeweiligen Wochentag zu, so zeigt sich eine auffällige Häufung an Freitagen mit 30 % und Montagen mit 20,1 %, während auf Samstage nur 4,3 % und auf Sonn- und Feiertage nur 1,2 % der „Transfusionstage" entfielen (Tabelle 1). Die 392 Thrombozytenkonserven, die bei Thrombozytenzahlen von über 30 000/μl gegeben wurden, ohne daß eine Blutung klinisch manifest war, wurden dem jeweiligen Wochentag zugeordnet. Es zeigte sich, daß diese 392 Thrombozytenkonserven an insgesamt 100 Transfusionstagen verabreicht wurden. Dabei ergab sich mit 42 % eine noch deutlichere Häufung von Transfusionen an Freitagen (Tabelle 2). Bei einer Analyse der Art der Thrombozytentransfusionen zeigte sich für die beurteilte Zeit von 1975–1977, daß in Köln die 1 960 Thrombozytentransfusionen 834mal aus Thrombozytenkonzentraten (PC), 1 068mal aus plättchenreichen Plasmen (PRP) und 58mal aus durch Plasmapherese gewonnenen Thrombozytenkonzentraten bestanden.

Diskussion

Aufgrund einer unübersichtlichen und oft unzureichenden Dokumentation der klinischen hämorrhagischen Diathesezeichen war es schwer, retrospektiv anhand der

Tabelle 2. Verteilung der 100 „Transfusionstage" in der Woche, an denen bei Thrombozytenwerten von über 30 000/μl Substitutionen erfolgten, ohne daß eine Blutung vorlag

Mo	Di	Mi	Do	Fr	Sa	Sonn- u. Feiertage
21 %	9 %	9 %	12 %	42 %	6 %	1 %

Krankenunterlagen die Kriterien zur Indikationsstellung der Thrombozytensubstitution zu erkennen. Schwierigkeiten in der Beurteilung einer Blutungsgefährdung nur über klinische Befunde sind wahrscheinlich einer der Gründe dafür, daß 20% der Thrombozytenkonserven bei Thrombozytenzahlen von über 30 000/μl ohne hämorrhagische Diathesezeichen gegeben wurden. Durch die dadurch sicher häufig unnötigen und verfrühten Transfusionen besteht jedoch eine sehr rasche Immunisierung im HLA-System. Bekanntlich führt diese dann zu einer schnelleren Destruktion der transfundierten Thrombozyten [1, 4]. In der Regel sind zwar erst nach 100 Transfusionen 80% der Patienten im HLA-System immunisiert, aber immerhin schon 5% der Patienten nach 1 – 10 Transfusionen [4]. Der Zeitpunkt der Immunisierung ist daher nie vorhersehbar.

Um die Blutungsgefährdung übersichtlicher dokumentieren zu können und damit zu objektiveren Beurteilungen der Indikation zu kommen, sollte die klinisch erfaßbare hämorrhagische Diathese auf standardisierten Dokumentationsbögen niedergelegt werden. Neben der Zählung der Thrombozyten sollte auch die Funktion der vorhandenen Thrombozyten mit erfaßt werden. Der einzige Thrombozytenfunktionstest, der bei niedrigen Thrombozytenzahlen durchführbar ist, ist der Ausbreitungstest [3].

In den letzten Jahren werden zum Thrombozytenersatz immer häufiger die Blutzellseparatoren eingesetzt und Plättchen von einem Spender in hoher Zahl übertragen. Wir haben nicht den Eindruck, daß dadurch die Indikationsstellung unbedingt strenger erfolgt, sondern daß über ein höheres Angebot auch der Verbrauch gesteigert wird und die strenge Indikationsstellung weiterhin zu wünschen wäre. Bei normal funktionierenden Plättchen unter einer Zahl von 30 000/μl sowie fehlenden klinischen Zeichen einer hämorrhagischen Diathese sollten Übertragungen unterbleiben.

Der mögliche Einsatz kryokonservierter Thrombozyten könnte zu einer weiteren Senkung der rein prophylaktisch gegebenen Thrombozytenkonzentrate führen, da HLA-identische oder sogar von Leukämiepatienten in deren Remissionsphase entnommene Plättchen in tiefgefrorenem Zustand zu jeder Zeit greifbar wären.

Literatur

1. Brubaker LH, Rosenstein DL (1975) Risk and utility of platelet transfusion. Mo Med 72/5:231 – 237
2. Graw RG, Herzig G, Perry S, Henderson ES, Seymour P (1972) Normal granulocyte transfusion therapy: treatment of septicemia due to gram-negative bacteria. N Engl J Med 287:367 – 371
3. Linker H, Lay M, Borberg H, Reuter H (1974) Der Plättchenausbreitungstest zur Indikationsstellung und Erfolgskontrolle von Plättchentransfusionen. Forschungsergebnisse der Transfusionsmedizin und Immunhämatologie. Bericht des 16. Kongresses der Deutschen Gesellschaft für Bluttransfusion, Berlin 1974, Bd 2, S 733 – 741
4. Shulman NR, Marder VJ, Hiller MG, Collier EM (1964) Platelet und leukocyte isoantigens and their antibodies: Serologic, physiologic and clinical studies. Prog Hematol 4:222

Podiumsdiskussion über akute Leukämien

Behandlungsergebnisse und supportive Maßnahmen

Leitung: R. Gross, Med. Univ.-Klinik, Köln

Teilnehmer: Th. Büchner, D. Gerecke, H. Heimpel, H. Löffler, H. Riehm, Ch. Sauter, H. J. Senn, W. Wilmanns

Gross: Wir werden in einzelnen Abschnitten Themen des Podiumsgespräches abhandeln. Dabei werden wir uns hauptsächlich mit der *akuten Leukämie* zu befassen haben, deren Behandlung ja heute das zentrale Thema war.

Die Teilnehmer dieses Gespräches sind erfahrene Kenner der Behandlung akuter Leukämien; sie haben z. T. selbst Chemotherapieschemata ausgearbeitet oder haben in kooperativen Gruppen mitgearbeitet und dabei solche Therapieschemata benutzt. Wir wissen, daß gerade in letzter Zeit eine Fülle von verschiedenen Therapieverfahren angeboten wurde. Ich möchte daher zunächst jeden der an der Diskussion teilnehmenden Kollegen bitten, uns sein Therapieschema zu nennen, also in kurzen Worten zu sagen, wie er die akute myeloische Leukämie (AML) und die akute lymphatische Leukämie (ALL) behandelt. Die Zuhörer werden damit vielleicht einen Überblick erhalten über die vielen Modifikationen der Therapie, die letzthin alle von der Kombination eines Antimetaboliten mit Anthracyclinen abzuleiten sind. Wir wollen zunächst die verschiedenen *Möglichkeiten der Induktionstherapie* abhandeln. Darf ich als ersten Herrn Büchner bitten, uns kurz zu sagen, wie er die AML und wie er die ALL behandelt.

Büchner: Bei der *Behandlung der AML* haben wir uns für die intensivierte Induktionstherapie entschieden und haben sie seit 2¹/₂ Jahren angewandt. Sie besteht aus einer Dreierkombination von Thioguanin, Cytosin-Arabinosid und Daunomycin in maximaler Dosierung, dem TAD-Protokoll, welches von Gale und Cline 1977 publiziert wurde. Es hat den Vorteil — und diesen Vorteil hat es auch in unseren Händen —, daß damit bei den meisten Patienten mit einem Zyklus bereits eine Remission induziert werden kann. Ein weiterer Vorteil ist die hohe Remissionsrate, die bei unseren 60 Patienten bei 72% liegt. — Für die *Behandlung der ALL im Erwachsenenalter* haben wir uns einer kooperativen Therapiestudie angeschlossen, bei der das Protokoll von Riehm in für Erwachsene adaptierter Form angewandt wird. Ich darf kurz sagen, daß es sich um eine intensive Induktionstherapie handelt, die sich über insgesamt 8 Wochen erstreckt. Verschiedene Chemotherapeutika werden eingesetzt und auch eine prophylaktische Schädelbestrahlung durchgeführt. Die bisherigen Erfahrungen an etwa 25 Erwachsenen mit ALL sind günstiger als mit den bis dahin angewandten Therapieschemata.

Sauter: Unser Behandlungsschema für *AML* habe ich in meinem Referat dargestellt. Wir haben uns in der Schweiz geeinigt auf die Therapie „Cytosar", das heißt Cytosin-Arabinosid, Daunomycin und Vincristin. Sie wird in 4 aplasierenden Zyklen durchgeführt. Was die *ALL* anbelangt, sind wir im Augenblick in einem Übergangsstadium, denn wir besitzen in der Schweiz kein einheitliches Protokoll. Für Zürich kann ich sagen, daß wir bei Patienten mit sehr hohen Leukämiezellzahlen ganz vorsichtig mit der Behandlung (Steroide) beginnen und anschließend eine intensive Induktion und Konsolidation mit den üblichen Medikamenten durchführen.

Senn: Ich kann das sehr kurz machen, da wir in einer kooperativen Gruppe verbunden sind. Für die *AML* gilt das von Herrn Sauer Gesagte. Zu diesem Programm ist hinzuzufügen, daß es sich von den Therapieverfahren der letzten Jahre nur in der Wahl der Medikamente, bzw. der Intensität der Therapie unterscheidet. Seit Jahren erreicht man bei der *AML* Vollremissionen in steigenden Prozentsätzen. Wenn heute 70% Vollremissionen erreicht werden, so deshalb, weil man heute besonders das Daunomycin höher und länger dosiert. Was die *ALL* anbelangt, so befinden wir uns in einer Übergangsphase und verwenden z. Z. das ViDaP-Schema, plus L-Asparaginase. Es wird im Rahmen einer hoffentlich baldigen nationalen Studie abgelöst werden. Die Vollremission liegt bei etwa 70%.

Wilmanns: Ich habe die *Therapieschemata der AML* bereits heute morgen gezeigt und möchte hier nur kurz wiederholen: Wir verwenden das LAM-5-Protokoll, daß in der EORTC eingeführt ist. Wir sehen darunter relativ gute und lange Remissionszeiten. Es handelt sich um eine Kombination von Adriamycin am 1. oder an den ersten beiden Tagen, Vincristin am 2. Tag und Cytosin-Arabinosid 7 Tage lang; anschließend 14 Tage Pause. Die Therapie wird 3- bis 4mal bis zur Vollremission eingesetzt und auch noch während der Vollremission wird eine Konsolidierungsbehandlung vorgenommen. Bei der *akuten nichtlymphatischen Leukämie (ANLL) mit schlechter Prognose,* insbesondere wenn auf schwere toxische Nebenwirkungen geachtet werden muß, bevorzugen wir die Kombination von Thioguanin und Cytosin-Arabinosid. Bei der *ALL* verwenden wir das Lister-Schema, das nicht ganz so intensiv ist wie das von Herrn Riehm heute morgen propagierte Therapieschema; die Toxizität der 2maligen Anthracyclingabe im Abstand von 8 Tagen erscheint uns zu hoch. Aber wir richten uns auch hier nach individuellen Faktoren und können uns im Augenblick nicht entschließen, uns einer randomisierten Therapiestudie anzuschließen.

Löffler: Wir haben alle bei der großen Gruppe der *AML* im Laufe der Jahre einen Lernprozeß durchgemacht, der über das COAP-TRAP-Schema bis zum ADOA-Schema reicht, welches im Grunde dem EORTC-Schema entspricht. Auch wir haben jetzt die Phase der Cytosin-Arabinosid-Therapie verlängert, entsprechend auf 7 Tage. Möglicherweise werden wir aber auch hier noch Änderungen durchführen, da die Ergebnisse noch lange nicht befriedigend sind. Bei den *monozytären Leukämien* haben wir mit dieser Therapie schlechte Erfahrungen gehabt; diese Patienten besitzen von vornherein schon eine sehr ungünstige Prognose. Die Therapie der *ALL* führen wir entsprechend dem Studienprotokoll durch, das heute bereits mehrfach zitiert wurde.

Heimpel: Zur Behandlung der *AML* setzten wir bis 1979 Daunomycin und Cytosin-Arabinosid ein; ab 1979 verwenden wir das TRA-Schema, welches dem Gale-Schema entspricht und aus Thioguanin, Cytosin-Arabinosid und Daunomycin zusammengesetzt ist. Nach Repopulation des Marks erfolgt eine „early intensification" mit 2 Stößen COAP. Diese Umstellung beruht darauf, daß unsere Remissionsraten mit dem erstgenannten Schema zwar absolut befriedigend, also um 60% und bei ausgewählten Gruppen noch höher waren; die Remissionszeiten erschienen uns aber relativ unbefriedigend. Wir glauben, daß es deshalb wichtig ist, relativ aggressiv und mit mehr als 3 Medikamenten in der ersten Induktionsphase zu behandeln. Dies gilt für die *AML*, es gilt auch für die *akute myelomonozytäre Leukämie (AMMoL)*, für die akute *Monozytenleukämie* oder überwiegend *monozytär differenzierte Leukämie*, sofern die sonstigen Kriterien der intensiven Behandlung erfüllt sind. Bei der *ALL* gehen wir nach dem von Herrn Hölzer bei uns in Ulm geleisteten BMFT-Protokoll, das heute schon mehrfach erwähnt und von Herrn Löffler hier angegeben wurde.

Gerecke: Wir haben in Köln für die Therapie der *AML des Erwachsenen* zwei feste Programme laufen; eines ist das modifizierte COAP-Schema, das seit 1975 eingesetzt wird und an dem wir aus 2 Gründen festhalten: Einmal erreichen wir damit eine Remissionsquote um 63%, die nach unserer Einschätzung befriedigend ist; zum anderen beobachten wir sehr günstige Ergebnisse in der Remissionserhaltung bei einer mittleren Remissionsdauer von 24 Monaten. Diese Ergebnisse sollen morgen im einzelnen vorgestellt werden. Wir sind außerdem an die EORTC-Studie angeschlossen, die von Herrn Wilmanns heute morgen vorgestellt wurde. Daneben haben wir einige Pilotfälle unter der Therapie mit TAD, setzen also im Prinzip das von Herrn Büchner hier in Deutschland propagierte Induktionsschema ein. Was die *ALL des Erwachsenen* angeht, so scheint es uns notwendig, uns hier an einer überregionalen Studie zu beteiligen, die mehrfach schon erwähnt wurde.

Riehm: Ich möchte bei diesem Podiumsgespräch das Mandat der Leukämiepatienten im 2. Lebensjahrzehnt vertreten, da hier das höchste Interesse auch für Sie und das Auditorium liegt. Bei der *AML* verwenden wir ein Therapieprogramm, das seit 5 Jahren als kooperative Studie läuft (federführend ist für diese Studie Herr Schellong, Münster). Im wesentlichen werden die gleichen Medikamente verwendet, die auch beim Erwachsenen verabreicht werden. Zusätzlich sind aber noch andere Präparate eingebaut, weil wir bisher nicht voraussagen können, welches Präparat wertvoll und welches nicht wertvoll ist. Frau Dr. Creutzig wird morgen über diese Studie berichten, bei der im übrigen die Mehrzahl der Patienten 10–16 Jahre alt ist. Zur ALL: Wir übersehen in unserer Kinderstudie immerhin 200 Patienten mit ALL und Non-ALL, die das 10. Lebensjahr überschritten haben, mit einer Verdünnung nach oben hin. Bei der akuten lymphoblastischen Leukämie ist die Situation stabilisiert. Unsere strategischen Vorstellungen der letzten 10 Jahre und deren schrittweise Verbesserung haben uns zu einem brauchbaren und zu einem angemessen guten Ergebnis geführt.

Gross: Können Sie bitte noch mit einem Satz sagen, um welche zusätzlichen Medikamente es sich bei Ihrer AML-Therapie handelt?

Riehm: Das ist das Vincristin, als zweites das Cyclophosphamid und drittens das Steroid. Viertens bekommen all diese Kinder eine präventive Behandlung des zentralen Nervensystems, das heißt sowohl eine Schädel-Hirn-Bestrahlung mit 1 800 rd wie auch die intrathekale Methotrexatapplikation. Damit sind, wenn Sie so wollen, 4 Elemente mehr dazugekommen. Zur Prognose: Von dieser Therapie profitieren die *AML* und die AMML — fast gleichzeitig — im Unterschied zu allen erythropoetisch differenzierten Leukämien sowie der Monoblasten- oder Monozytenleukämie. Die gute therapeutische Beeinflussung äußert sich in einem erstaunlich guten Remissionsniveau, wie wir dies nach der Vorstudie von 5½ – 6 Jahren und der eigentlichen Kooperativstudie von 2 Jahren ableiten können.

Gross: Vielen Dank. Ich habe noch eine spezielle Frage an Herrn Wilmanns: Sie haben mehrfach in Publikationen geschrieben, daß Sie von der *Anwendung von Prednison bzw. Prednisolon bei der AML* grundsätzlich abraten. Haben Sie dafür spezielle Gründe, haben Sie Erfahrungen, haben Sie experimentelle Daten? Es ist ja eine weitverbreitete Gewohnheit, zunächst einmal die Therapie mit Steroiden zu beginnen.

Wilmanns: Es sind mehrere Gründe. Erstens können wir uns auf eine mehrere Jahre zurückliegende Zusammenstellung von Wintrobe berufen. Er hat sämtliche Leukämiepatienten, die in der Zeit der Monotherapie mit Prednison allein behandelt worden waren, ausgewertet und festgestellt, daß praktisch fast 100% der Patienten mit akuter lymphoblastischer Leukämie angesprochen hatten, wohingegen alle anderen Leukämien entweder unbeeinflußt blieben oder sich progredient entwickelten. Wir selbst haben Ähnliches beobachtet, als wir früher unsere Leukämien entweder nur mit Prednison oder mit Puri-Nethol behandelten. Ein weiterer Grund waren unsere biochemischen Untersuchungen. Nach den Parametern der in vivo gemessenen DNS-Synthese reagierten nur die Lymphoblasten, niemals jedoch die akuten Myeloblasten. Ein Effekt war also nur bei akuter Lymphoblastenleukämie und bei akuter undifferenzierter Leukämie zu beobachten. Daher wurde Prednison aus den Kombinationsschemata bei der ANLL völlig verbannt.

Gross: Damit sind wir am Ende unseres ersten Durchganges. Ich darf die Damen und Herren im Auditorium fragen, ob sie zu den bisherigen Themen Bemerkungen machen wollen bzw. weitere Ausführungen wünschen.

Gasser (Zürich): Ich wollte Herrn Wilmanns nochmals in Erinnerung rufen, daß wir uns 1953 ausdrücklich gegen die Anwendung von Cortison bei der AML-Therapie wandten. Wir stützten uns dabei auf rein klinische Erfahrungen.

Kanzow (Solingen): Hier ist nun ein Dissens aufgetaucht. Herr Wilmanns hat das wiedergegeben, was auch Herr Gasser noch bestätigte und was auch mehrfach in der Literatur genannt worden ist; trotzdem wird im COAP-Schema Prednison ja in hoher Dosierung gegeben und mit einem recht guten Erfolg.

Gross: Richtig, hier besteht ein Widerspruch, und wir sollten diese offenen Punkte hier ansprechen und zu Ihrer Kenntnis geben.

Schwarzmeier (Wien): Ich glaube, es gibt eine Erklärung für die Wirksamkeit von Kortikosteroiden bei der AML. Es gibt nämlich eine gewisse Anzahl von AML-Patienten, in deren Blastzellen sich TDT findet. Die Ursachen dafür sind nicht klar, aber man weiß, daß *TdT-positive Zellen* cortisonempfindlich sind.

Senn: Hier müßte man die Frage der Klassifizierung und Typisierung und damit verbunden der Indikationsstellung noch genauer definieren. Ich möchte aber jetzt einen anderen Gesichtspunkt nennen, weshalb man wahrscheinlich — ich weiß das vom COAP-Schema — vielleicht doch besser nicht routinemäßig Prednison oder andere Steroide verwendet, es sei denn in kontrollierten Studien. Man will ja nicht die ohnehin schon bestehende und von Herrn Sauter auch näher charakterisierte Infektabwehrstörung während der Induktionsphase vermehren oder verlängern. Der Einfluß der Steroide auf die Granulozytenmigration ist bekannt, und man kennt auch ihre Beeinflussung der Phagozytosekapazität. Dazu hat die CALGB-Studie, die mehrfach heute zitiert wurde, Beweise erbracht, wonach die Addition von Vincristin und Prednison zu einem Induktionsschema, das damals Cytosin-Arabinosid und Thioguanin enthielt, nicht nur die Remissionsziffer nicht erhöht und die Remissionsdauer nicht verlängert hat, sondern die Gefahr der Infektkomplikationen eindeutig vermehrte. Ich glaube, dies ist auch ein Grund, Steroide nicht routinemäßige einzusetzen.

Gross: Vielen Dank. Dazu noch weitere Fragen?

Diedrich (Hamburg): Zu dieser Frage sollte noch vielleicht ergänzt und erwähnt werden, daß die CALGB vor 8 Jahren auch eine Studie veröffentlicht hat, mit der dieses Problem geklärt werden sollte. Die Zufügung von 2 mg/kg KG Prednison zu einem zytostatischen Schema hatte ungünstige Folgen, während die Zugabe von 1 mg Prednison/kg KG eher vorteilhaft war bezüglich der Remissionsinduktion. Es ist also wohl auch eine *Frage der Dosierung*.

Gross: Vielen Dank. Ich darf nun Herrn Gerecke bitten, hierzu noch abschließende Bemerkungen zu machen.

Gerecke: Ein ganz kurzer Kommentar, weil ich sehr dafür plädiere, jedenfalls im COAP-Programm, Prednison zu geben. In Kanada ist eine Studie gelaufen, bei der COA, das heißt kein Prednison, gegeben wurde. Die Remissionsquoten bei der AML des Erwachsenen waren dieselben. Ich glaube nicht, daß Prednison einen zytostatischen Effekt bei der AML im Erwachsenenalter hat, aber es gibt aus meiner Sicht zwei klinische Gründe, trotzdem daran festzuhalten; der eine ist, daß die hämorrhagische Diathese bei Thrombozytopenie durch Prednison günstig beeinflußt wird, und der 2. Grund für uns ist der, daß wir nicht selten bei langfristiger Behandlung mit Cytosin-Arabinosid Allergien in Form des sog. „Alexanfiebers“, zusammen mit Exanthemen, beobachten. Wir glauben, daß wir diese Nebenwirkungen von Cytosin-Arabinosid durch Prednison günstig beeinflussen können.

Gross: Wir dürfen nun einige besondere Formen, die heute früh teilweise schon in den Referaten behandelt wurden, nochmals hier ansprechen. Es tauchen dabei einige Probleme auf, die der Reihe nach diskutiert werden sollten. Als erstes: *Was macht man bei Leukozytenzahlen unter 4 000/μl?* Mit diesem Problem hat sich, wie sicher die Älteren unter Ihnen wissen, Jean Bernard in Paris schon vor Jahren beschäftigt. Er hat immer wieder die Notwendigkeit betont, auch in der schweren Leukozytopenie, die ja bei 16 % aller neu in einer Klinik aufgenommenen Patienten mit akuter Leukämie beobachtet wird ,die Behandlung durchzuführen. Über das Wie der Behandlung kann man verschiedener Meinung sein. Ändert man die Dosierung, wenn von vornherein eine Leukozytenzahl von 3 000 oder sagen wir 2 000 besteht? Ich darf dazu Herrn Büchner fragen und auch Herrn Riehm, die hier ihre besondere Erfahrung haben.

Büchner: Die Frage kann ich sehr kurz beantworten: Man ändert die Therapie bei uns nicht, sofern es sich um eine eindeutige AML handelt. Die Vorstellung, daß bei niedrigen Leukozytenzahlen das Knochenmark nur eine geringe Therapie vertragen würde, ist sicher völlig überholt und heute nicht mehr zu bestätigen.

Riehm: Um eine Nuance möchte ich mich von Herrn Büchner distanzieren. Ich glaube schon, daß das Knochenmark von Patienten mit sehr niedriger Leukozytenzahl (4 000 wäre noch ein ganz akzeptabler Wert) von etwa 2 000 oder auch bei unter 1 000 eine kleine „Markreserve" besitzt. Wir unterstellen, daß bei Kindern mit Leukozytopenie die Leukämie weitgehend knochenmarkständig ist und die Leukämiezellen nicht die Fähigkeiten und Chance hatten, aus dem Knochenmark zu emigrieren. Es kommt daher zu einer Akkumulation vorwiegend in den Markräumen, wodurch dann dort auch die normale Hämatopoese mehr dezimiert wird. Ich glaube aus der Erfahrung sagen zu können, daß diese Kinder initial mehr gefährdet sind, rasch eine bakterielle Allgemeininfektion zu bekommen. Dem tragen wir Rechnung, indem wir diese Kinder, wenn sie fiebern noch sorgfältiger und wenn irgend möglich noch früher mit entsprechenden Antibiotika behandeln.

Gross: Heißt dies konkret, Herr Riehm, daß Sie eine Dosisreduktion um 20 oder 30 % vornehmen, oder heißt das nur, daß Sie die Kinder besonders sorgfältig überwachen und besonders früh mit einer Antibiose beginnen?

Riehm: Die sekundäre Panmyelopathie zum Zeitpunkt der Diagnosestellung ist immer schon so weit fortgeschritten, daß eigentlich stets eine funktionell akzeptable oder funktionell wirksame normale Hämatopoese nicht mehr vorhanden ist. Wir machen in der Therapie keine Abstriche. Diese Patienten müssen durch die *initiale Aplasie* hindurch, bis der Zeitpunkt der Regeneration gekommen ist. Das kann in Zukunft vielleicht bedeuten, daß einige adjuvante Prinzipien, die heute noch nicht geklärt sind, zur Anwendung kommen. Sie wissen, daß kontrollierte Studien mit Lithium laufen, und wir führen in unserem Rahmen eine Studie mit einer frühen Hochtransfusion durch, um auf diese Weise quasi das Stammzellkompartiment in Richtung Granulopoese zu shiften. Wir besitzen darüber noch keine Ergebnisse; man kann aber diese initiale Markaplasie bestehen mit allen supportiven Maßnahmen. Sicher haben wir in dieser Phase leider auch gelegentlich ein Kind, das bedauerlicherweise einer Sepsis erliegt.

Löffler: Im Prinzip kann man m. E. sagen: Entscheidend ist das Knochenmark, nicht die periphere Leukozytenzahl, — zumindest beim Erwachsenen. Ergänzend möchte ich noch bemerken, daß ja viel problematischer die hohen Leukozytenzahlen sind. Dafür haben wir im ALL-Protokoll eine Vorphase mit reduzierten Dosen eingerichtet, um die dadurch verursachten schweren Komplikationen in den Griff zu bekommen.

Gross: Unter hohen *Leukozytenzahlen* verstehen Sie in diesem Fall *über 300 000/μl,* so daß es bei rascher Zellreduktion zu Hyperkaliämien, zu Uratnephropathien etc. kommen kann.
Hat dazu jemand noch eine Frage?

Hoelzer (Ulm): Herr Riehm, haben Sie bei den Kindern, die eine Leukozytopenie hatten und bei den Kindern, die eine hohe Leukozytenzahl aufwiesen, eine unterschiedliche Zusammensetzung des Knochenmarks gefunden hinsichtlich der Gesamtzellzahl und des Blastenanteils? Könnte man damit das unterschiedliche Vorgehen in der Therapie beider Gruppen begründen?

Riehm: Es ist recht schwer, den Markzellbestand zu quantifizieren. Gerade bei Kindern mit niedrigen Leukozytenzahlen ist die Markaspiration technisch oft ein Problem, weil eine Blutverdünnung auftritt, die zwar die Diagnose zweifelsfrei zuläßt, aber eine Auskunft über den wahren Zellbestand unmöglich macht. Die Zellularität oder die relative Verteilung der Leukämiezellen im Knochenmark ist stets bei oder über 90%. Wir können also von dem Restbestand der normalen Granulopoese kaum — da widerspreche ich Herrn Löffler — auf die Restfunktion des Knochenmarks schließen.

Gross: Sonst noch Fragen zu diesem Thema? Speziell zum Problem der niedrigen Zellzahlen und der Knochenmarkinsuffizienz?

Gardner (Wien): Ich möchte nochmals die Zahl 300 000 ansprechen. Sie scheint mir so in den Raum geworfen. Ich finde eine ALL mit einer Zellzahl von 300 000 initial nicht geeignet, gleich mit der Therapie voll anzufangen. Ich denke, man sollte zunächst mit niedrigen Steroiddosen eine Zellzahl von 20 000 oder 30 000 erreichen, um dann erst mit dem vollen Therapieprogramm zu beginnen.

Gross: 100 000 sind es im Protokoll. Nun kommen wir zu einer anderen wichtigen Frage, die heute früh auch z. T. schon angeklungen ist und über die es sehr kontroverse Äußerungen gibt. Muß man bei der Behandlung der akuten Leukämie eine *Altersgrenze* nach oben ansetzen? Sie haben heute früh die Bemerkung von Herrn Löhr als Vorsitzendem gehört, als er meinte, wir müssen praktisch bei 35jährigen Patienten schon die Behandlung einstellen. Auf der anderen Seite gibt es viele und maßgebliche Zentren auch im Ausland, deren gute Ergebnisse praktisch nur einer mehr oder minder freiwilligen Auswahl zu verdanken sind, indem sie aus dem Riesenangebot von Leukämien, das auf ihre knappen Betten einströmt, die Patienten heraussuchen, die jung sind und entsprechend gute Parameter aufweisen. Dies muß man immer in Rechnung stellen. Nun hat sich die Altersgrenze der Leukämie beträchtlich verschoben. Wir selbst und das National Cancer Institute haben eine Statistik vorgelegt, aus der eine bimodale Verteilung zu ersehen ist. Wir haben demnach eine Häufung der Leukämie im Kindesalter und außerdem einen immer stärkeren Shift zu den höheren Lebensaltern. Wenn ich die Literatur in den letzten 2–3 Jahren recht übersehe, dann sind v. a. in *CANCER* eine ganze Anzahl von Arbeiten nicht nur über die akute Leukämie, sondern auch über andere Tumoren erschienen, die sich mit der Behandlung von Patienten im hohen Lebensalter, das heißt mit 70, 75 oder 80 Jahren, beschäftigen. Hohes Alter wäre keineswegs ein Hinderungsgrund, eine Therapie konsequent und in der normalen Weise nach einem Standardschema durchzuführen. Daraus leite ich meine Frage an das Podium ab, ob man auch im höheren Lebensalter, beispielsweise jenseits des 65. Lebensjahres, eine AML behandelt und ob man dabei das volle Therapieprogramm appliziert oder ob man eine reduzierte Dosis oder ein milderes Schema gibt bzw. überhaupt nicht behandelt?

Büchner: Wir vertreten an unserer Klinik zu diesem Problem einen klaren, wenn auch vielleicht etwas extremen Standpunkt. Wir glauben, daß es absolute Kontraindikationen für die Remissionsinduktionstherapie gibt, beispielsweise eine schwere Herzinsuffizienz, eine frische Apoplexie oder eine körperliche und geistige Hinfälligkeit. Daß derartige Kontraindikationen beim alten Menschen häufiger als bei den jüngeren sind, liegt auf der Hand. So kommt es, daß wahrscheinlich mehr ältere Patienten von der Therapie ausgeschlossen werden als jüngere. Liegt aber eine derartige Kontraindikation nicht vor, so sehen wir auch keine Limitierung aufgrund des Lebensalters. Wir fühlen uns darin bestätigt, einmal durch die Ergebnisse in Los Angeles mit einer ebenso hohen Remissionsrate bei älteren Patienten über 60, zweitens in New York, drittens bei uns, wo von 15 Patienten über 60 Jahren 10 eine komplette Remission erreichten, also 67 %. Ich weiß, daß es andere Statistiken gibt, wo das Alter immer noch ein Prognostikum bedeutet. Vielleicht hat dies etwas mit der Intensität der Induktionstherapie zu tun und mit der Zahl der Zyklen, die benötigt werden, um einen alten Menschen in die Remission zu bringen. Bei uns kommen 3/4 der Patienten mit einem Zyklus in diese Remission, und wir glauben, daß wir durch Intensivierung der Induktionstherapie deren Risiko vielleicht sogar reduzieren können, vor allem im höheren Lebensalter.

Gross: Hat jemand hier am Podium eine andere Meinung als Herr Büchner?

Heimpel: Ich habe eine etwas andere Meinung. Ich will erstens sagen, daß aus den Analysen an unseren Patienten der letzten 10 Jahre und aus der Literatur klar ist, daß die Leukämie des alten Menschen gleich oder ähnlich derjenigen des mittleren Lebensalters ist. Der alte Mensch, das hat Herr Büchner schon gesagt, wird eben als alter Mensch — und je älter er wird, desto häufiger — die individuelle Kontraindikation haben. Diese Selektion geht auch in die Protokolle ein. Ich glaube, daß man das gesamte Krankengut auswerten muß und daß man dabei feststellt, daß die Prognose jenseits von 60 Jahren zunehmend schlechter wird. Ich meine, daß man individualisieren muß und bei einem 70jährigen oder 75jährigen auch fragen sollte, ob dieser Mensch bereit ist, alles das zu ertragen, was zwischen der ersten Injektion und der vielleicht eintretenden Remission liegt.

Gross: Ich möchte mich da sehr bestätigt fühlen. Wir sind diesbezüglich sehr kritisch und sehr skeptisch. Ich bin der Meinung, daß es nicht die Lebensverlängerung als solche ist, sondern *nur der Gewinn lebenswerten Lebens*, den wir erreichen wollen. Nicht nur von einem Zyklus in den anderen zu gehen ist der Sinn einer Therapie beim alten Menschen. Es kommt hinzu, daß diese Fälle relativ häufig (nach meiner Erfahrung etwa die Hälfte) verhältnismäßig protahiert und blande verlaufen und deshalb nur eine sehr milde Therapie benötigen. Wir fangen meist mit Vincristin und Thioguanin an, und in den meisten Fällen sind die Patienten dann ambulant behandlungsfähig. Wenn es dann wirklich zu einem schweren Schub kommt, kann man immer noch intensiver therapieren. Ich würde also im Regelfall zunächst einmal den Krankheitsverlauf beobachten und eine vorsichtige Behandlung einleiten und nicht gleich intensiv einsteigen.

Löffler: Darf ich ein Schlagwort aussprechen: Die Therapie soll ja nicht der Befriedigung des Therapeuten, sondern dem Patienten dienen. Hier gibt es natürlich keine allgemeine Altersgrenze. In diesem Zusammenhang möchte ich noch auf eines hinweisen: Bei älteren Menschen ist zum Beispiel auch die Nierenfunktion etwas eingeschränkt, und das ist eine ganz wichtige Sache bei der Therapie. Wenn Sie daran denken, welche schweren Komplikationen bei älteren Menschen allein durch Kortikosteroide auftreten, die wir bei jüngeren nicht beobachten, so muß man dies auch besonders einkalkulieren.

Waller (Tübingen): Ich möchte hier eine Bemerkung machen zu dem, was Herr Heimpel eben gesagt hat. Ich glaube, die Erstgespräche sollten Sie mit jedem Patienten führen und nicht nur mit dem alten Menschen. Ich glaube, das meinten Sie auch.

Heimpel: Das meine ich auch, Herr Waller. Nur wir wissen doch, daß wir einem alten Menschen die Dinge sehr viel genauer erklären müssen und daß es sehr viel häufiger vorkommt, daß ein alter Mensch in einer Klinik mit der Therapie überfahren wird, ohne daß er wirklich seinen Willen dazu sagen konnte.

Waller: Ich glaube, man sollte mit jedem Patienten über das, was man ihm zumutet, ausgiebig sich besprechen und dies nicht vom Alter abhängig machen.

Gross: Ich möchte jetzt Herrn Senn bitten, dazu etwas zu sagen. Vielleicht sieht man diese Probleme jenseits der Schweizer Grenze etwas anders als bei uns.

Senn: Nein, grundsätzlich nicht. Man kann es vielleicht auf einen kurzen Nenner bringen. Unsere Therapieziele sind beim älteren Menschen anders als beim jüngeren. Beim älteren Menschen, d. h. bei einem 60- oder 65jährigen, hat die Behandlung kein kuratives Ziel mehr, sondern soll eine *sinnreiche Palliation* bewirken. Daß dies etwas anderes ist, muß klar gesagt werden. Ich muß mich also dort einstellen auf möglichst viele gute Tage einer Qualitätsverbesserung im Sinne einer sinnreichen mittelfristigen Palliation. Deshalb sind unsere heute diskutierten intensiven Therapieschemata für jüngere Jahrgänge, seien es nun Jugendliche oder Erwachsene bis vielleicht 50 oder 55 Jahre, sinnvoll, nicht aber für die noch älteren Patienten.

Riehm: Ich möchte hier etwas ergänzen. Es gab heute früh zwischen Herrn Löffler und Herrn Löhr eine Art Mißverständnis oder kleinere Kontroverse. Hier ist der kurative Anspruch für diese Zielgruppe zwischen 15 und 35 Jahren formuliert worden. Dies ist durchaus eine Art von Strategie, die einer bestimmten Zielgruppe eine bestimmte prospektive Chance eröffnet. Hier deckt sich meine Ansicht ganz mit der von Herrn Senn. Wir haben zu stratifizieren, auch in unseren Therapieintentionen, besonders dann, wenn wir dem Patienten möglicherweise eine kurative Therapie anbieten können.

Gross: Herr Riehm, ich glaube, Sie haben sehr Wesentliches gesagt, was bisher heute noch nicht genügend angeklungen ist. Man muß, um Sie zu wiederholen, von vornherein entweder das kurative Ziel anstreben oder sich auf eine Palliation beschränken, was jeweils für die Wahl der Therapie entscheidend ist.

Van de Loo (Münster): Die Diskussion dreht sich um die Zumutbarkeit der Therapie beim älteren Menschen, wahrscheinlich ausgelöst durch die Bemerkung von Herrn Büchner, wonach mit einem aggressiven Schema in einem namhaften Prozentsatz, nämlich in etwa 2/3 der Fälle eine Vollremission erreichbar ist. Zunächst darf ich sagen, daß unsere Patienten grundsätzlich voll aufgeklärt werden. Sie werden darüber aufgeklärt, daß sie eine akute Leukämie haben mit ihren Spontanprognosen, und sie werden aufgeklärt über die Chancen bzw. über die Gefahren der Therapie. Wenn nun tatsächlich diese 2/3 der Patienten — unterstellen wir mal, eine solche Zahl würde sich auch in einem größeren Krankengut beweisen lassen — in einer Vollremission sind, dann wurde optimal palliativ behandelt, denn das Leben in der Vollremission ist in der Regel ein lebenswertes Leben. Insofern würde ich also doch bitten, Sie und die Zuhörer, den Versuch der aggressiven Therapie auch des älteren Menschen nicht in die unethische Ecke schieben zu wollen, sondern zunächst einmal abzuwarten, wie die Ergebnisse sich an einer größeren Fallzahl bestätigen lassen. Allerdings ist dies nur möglich unter den Bedingungen einer Klinik, die optimale Supportivmaßnahmen anbieten kann.

Gross: Es war keineswegs, Herr Van de Loo, die Absicht, die Intensivtherapie des alten Menschen als unethisch in die Ecke zu schieben. Dies ist vielmehr ein offenes Problem, und ich darf daran erinnern, daß noch bis vor 5 Jahren in jeder amerikanischen Zeitschrift das Alter von 60 Jahren oder 57 Jahren als absolute Grenze für die Leukämiebehandlung galt und daß man erst in den letzten Jahren die Publikationen vermehrt findet, wo Malignome bei älteren Menschen behandelt werden.

Pribilla (Berlin): Auf diese Statistiken, Herr Van de Loo, brauchen wir nicht zu warten. Sie gibt es schon. Wir haben in einer kooperativen Studie in Berlin mehr als 200 Patienten mit akuter Leukämie behandelt und haben bei den alten Menschen (wir haben eine große Zahl alter Menschen in Berlin) sehr schlechte Resultate mit der aggressiven Therapie beobachtet. Wir machen sie daher nicht mehr. Unsere Altersbegrenzung war anfangs 65 Jahre; wir haben sie jetzt auf 60 Jahre herabgesetzt und den Kollegen freigestellt, ob sie Patienten mit über 60 Jahren der Initialtherapie zuführen wollen. Die Ergebnisse sind also deutlich schlechter in der Gruppe der Älteren hinsichtlich der Zahl der Remissionen und der Dauer der Remissionen.

Gross: Ich darf also feststellen, daß hier unterschiedliche Meinungen auftauchen. Vielleicht kann dazu noch Herr Wilmanns eine kurze Bemerkung machen.

Wilmanns: Ich wollte nur darauf hinweisen, daß man sich nicht nur über das Alter unterhalten sollte, sondern v. a. über das *Erkennen von Risikofaktoren,* die ja in allen Lebensaltern vorkommen können. Sie sind im hohen Alter natürlich häufiger als beim jüngeren Patienten. Und dadurch läßt es sich erklären, was Herr Büchner gesagt hat, daß es tatsächlich über 70jährige Patienten gibt, die in eine gute lebenswerte Vollremission kommen können. Aber nicht allein das Alter ist entscheidend, sondern entscheidend ist das Erkennen der Risikofaktoren.

Grunze (Düren): Herr Gross, es gibt sicherlich beide Meinungen, dafür und dagegen. Es wurde offen auf dem Internistenkongreß besprochen, da haben wir ausdrücklich und mit viel Courage eine Liste der Krankheiten aufgestellt, wo es sinnlos wäre, ältere Menschen zu behandeln. Möglicherweise gibt es also, um den ethischen Standpunkt zu unterstreichen, auch einige hämatologische Varietäten, wie Promyelozyten- oder Monozyten- und akute Leukämien, vor deren Therapie man den Arzt in allgemeinen Krankenhäusern warnen sollte.

Gross: Ich glaube, wir sollten damit diese Diskussion abschließen. Ich darf nochmals feststellen, daß es differente Meinungen gibt, aber wohl insgesamt der Tenor doch dahingeht, daß man im höheren Alter mit entsprechenden Risikofaktoren vorsichtiger behandeln sollte. Sicher muß man auch ergänzen, daß der Übergang zwischen dem, was Sie, Herr Büchner, als Kontraindikation bezeichneten und dem, was andere als relative Kontraindikation ansehen, fließend ist, so daß es dann kein alternativ-qualitatives, sondern im Grunde ein quantitatives Problem wird, ein biologisch quantitatives Problem bei der Beurteilung des Patienten.

Wir hätetn dann eine Frage, die auch heute früh schon eingehend besprochen wurde, aber nochmals hier ergänzend auch Ihnen allen zur Diskussion vorgelegt werden sollte. Das ist die *Smoldering leukemia.* Der Nachteil ist, daß dieser Begriff völlig inhomogen verwendet wird. Es ist ganz charakteristisch, daß in der ersten Publikation 1954 4 Fälle zusammengestellt waren, von denen ich einen als aplastisches Syndrom, einen anderen als manifeste Leukämie bezeichnet hätte. Der Begriff hat sich jedoch auch bei uns allmählich durchgesetzt, und Herr Heimpel hat dazu heute früh einen sehr vorsichtig abwartenden Aspekt vertreten. Er blieb aber, wenn ich heute früh die Diskussion recht in Erinnerung habe, nicht ganz unwidersprochen. Ich möchte daher zunächst das Auditorium fragen, ob sie noch Bemerkungen oder Meinungen zum Referat von Herrn Heimpel äußern wollen.

Schwarzmeier (Wien): Herr Heimpel, Sie haben eine ganze Reihe von Medikamenten genannt, mit denen man solche Leukämieformen behandeln könnte. Darunter war das VM 26 nicht. Darf ich Sie fragen, was Sie davon halten?

Heimpel: Wir haben keine Erfahrungen mit VM 26. Es war ein Patient, der anbehandelt zu uns kam; wir haben deshalb das Mittel weitergegeben. Sie haben gesehen, daß diese Zusammensetzung ein wenig zufällig aussah. Dies zeigt einfach die eigene Unsicherheit während der vergangenen 12 Jahre, eine Unsicherheit in der Frage, was man eigentlich machen soll. Wir haben eben häufig aggressive Schemata so ein bißchen abgewandelt und uns vorgetastet bei Patienten, die noch soviel Markreserve hatten, daß sie lebensfähig waren, bei denen aber andererseits eine allmähliche Progredienz beobachtet wurde. Ich kann Ihnen wirklich nicht sagen, welches Schema bei der Smoldering leukemia nun das beste ist. Ich glaube, das kann Ihnen keiner sagen. Mir scheint nur, daß wir tatsächlich jetzt darangehen können und sollten, unter kontrollierten Bedingungen auch bei bestimmten Gruppen dieser atypischen Leukämien die Chemotherapie durchzuführen und auszuwerten.

Löffler: Herr Schwarzmeier, Sie meinten wahrscheinlich VP 16. Das VM 26 hat bisher bei der Leukämietherapie praktisch keine Rolle gespielt, bis auf eine Indikation in einem Rezidivschema zusammen mit Cytosin-Arabinosid bei der kindlichen ALL. Das VP 16 hat eine recht eigenartige Wirkung bei *Monozytenleukämien,* und man hat mehrfach über einen günstigen Effekt bei chronisch verlaufenden Monozytenleukämien berichtet.

Schwarzmeier: Ja, genau das war meine Frage.

Wilmanns: Sie haben ja heute morgen, Herr Heimpel, darauf hingewiesen, daß die Definition der Smoldering leukemia sehr schwierig sei. Sie erwähnten auch, daß Sie Patienten mit Verdacht auf Smoldering leukemia über eine Dauer von 3 Monaten beobachteten. Aber morphologisch können Sie sie nicht von den rasch proliferierenden Leukämien unterscheiden. Wir definieren sie nach einer niedrigen DNS-Syntheserate in den leukämischen Blasten des Knochenmarks. Bei den Patienten mit niedriger DNS-Synthese entschließen wir uns, sie keiner zytostatischen Behandlung zuzuführen. Ich hätte gerne Ihren Kommentar dazu.

Gross: Darf ich vielleicht noch etwas dazwischen bemerken: Dies ist ein sehr wichtiger Gesichtspunkt, Herr Wilmanns, nur deckt er sich natürlich nicht mit der bisherigen Definition der Smoldering leukemia.

Wilmanns: Da muß man eben die Definition neu überdenken.

Heimpel: Der Ausdruck Smoldering leukemia kann per definitionem nur durch die Beobachtung begründet werden, daß eine langsame Progredienz über einen definierten Zeitraum besteht. Was Sie fragen, ist, ob man in der Momentaufnahme aufgrund bestimmter Merkmale mit Wahrscheinlichkeit voraussagen kann, daß eine bestimmte Leukämie langsam progredient verlaufen wird und deswegen bei Beobachtung zur Smoldering leukemia wird. Hier gibt es tatsächlich einige Kriterien, und es gibt eine Arbeit von Cohn et al. über 30 Fälle, die praktisch zu den gleichen Ergebnissen kommen wie wir in unserer Analyse. Cohn et al. haben noch etwas Weiteres getan. Sie haben die Anfangspräparate ihrer 30 Patienten gemischt mit 20 akut verlaufenden Leukämien, die sofort behandelt wurden. Sie haben dann die Präparate nochmals blind ausgewertet. Dabei haben sie in 90% eine richtige Voraussage getroffen, angeblich, und haben zwei Kriterien aufgeführt, nämlich Ausreifung von morphologisch abnormen Zellen der Granulopoese über das Stadium der Promyelozyten und Myelozyten und zweitens die Persistenz von Erythroblasten und Megakaryozyten mit morphologischen Veränderungen. Das bedeutet: eine Leukämie, die relativ gut differenziert ist, bei der aber in allen Zellreihen morphologische Charakteristika der Leukämie beobachtet werden. Die Zahl der kernhaltigen Zellen im peripheren Blut, sowie monozytoide Differenzierungsmerkmale haben keine prognostische Bedeutung. Es scheint also zu gelingen, in einem gewissen Prozentsatz eine Voraussage zu treffen. Das gilt klassisch für das Di-Guglielmo-Syndrom. Zur Kinetik will ich nur bemerken, daß man die Ansicht nicht belegen kann, wonach die langsam proliferierende Blastenleukämie ein schlechterer Therapiekandidat wäre.

Gerecke: Eine kurze Frage an Herrn Heimpel: Sie haben nebenbei auch erwähnt, daß man Androgene versuchen kann bei der Behandlung der Smoldering leukemia, wahrscheinlich in der Vorstellung einer Stimulation der Erythropoese. Ist zu befürchten, daß man in dieser Situation möglicherweise den leukämischen Prozeß stimuliert?

Heimpel: Ich kann diese Frage nicht so recht konkret beantworten. Es gibt einige Arbeiten, die dies behauptet haben. Ich habe unsere Fälle und diese Arbeiten genau durchgesehen, und ich finde keinen konkreten Anhalt für den Effekt einer Androgentherapie. Er kann aber trotzdem möglich sein.

Gross: Hierzu gibt es eine Arbeit von Waldenström, die allerdings vor einigen Jahren, vor etwa 10 Jahren oder länger in der *Schweizer Medizinischen Wochenschrift* veröffentlicht wurde. Hiernach soll man durch eine Androgenbehandlung gewissermaßen eine Entscheidung herbeiführen können, d. h. entweder relativ rasch zu der Diagnose einer wirklich echten akuten Leukämie kommen oder aber die prognostisch günstige Verlaufsform finden. Ob das stimmt, kann ich nicht beurteilen. Waldenström hat keine Zahlen vorgelegt, sondern nur Kasuistiken aufgeführt.

Huhn (München): Man sollte in diesem Zusammenhang doch vielleicht noch eine Sonderform der Smoldering leukemia erwähnen, und zwar die sog. *subakute myelomonozytäre Leukämie.* Dies ist eine Leukämieform, die Herr Heimpel auf seinen Diapositiven heute morgen kurz aufgezeigt hatte, die in den letzten 5 Jahren in 3 oder 4 größeren Mitteilungen erstens aus der Schweiz von Miescher, dann im vergangenen Jahre von Gary aus London, dann von Sitou aus Paris und jetzt kürzlich aus Innsbruck von Abbrederis geschrieben worden sind. Jeweils wurden etwa 20 Patienten beobachtet. Die Leukämie ist gut morphologisch und klinisch definiert; sie betrifft ältere Menschen, das Durchschnittsalter liegt über 60 Jahre. Gewöhnlich findet man ein Vorstadium einer ineffektiven Erythropoese, oft auch eine sideroblastische Anämie, bei der die Thrombozytopenie nicht übermäßig ausgeprägt ist. Die Patienten weisen häufig eine Splenomegalie auf. Im peripheren Blut findet man weitgehend ausdifferenzierte Monozyten vermehrt, während im Knochenmark eher die granulozytären Vorstufen vermehrt sind.

Gross: Herr Huhn, ich darf gleich an diese Schilderung der Symptomatik und der Hämatologie die Frage an Sie anschließen: Was machen Sie mit einer solchen Leukämie?

Huhn: Bei diesen Leukämieformen ist der spontane Verlauf günstig, es handelt sich also um eine Smoldering leukemia, und die durchschnittliche Überlebenszeit bei diesen Patienten beträgt z. T. mehr als 2 Jahre. Es wird sehr von einer intensiven zytostatischen, überhaupt von jeglicher zytostatischen Behandlung abgeraten.

Gross: Werden Sie also weder zytostatisch behandeln noch Androgene geben?
Huhn: Bei diesen Patienten wird empfohlen, nur supportiv zu behandeln, also wenn nötig, Blut zu transfundieren.

Heimpel: Dem stimme ich zu. Ich hatte diese Gruppe auf meinem Diapositiv gezeigt. Sie stellt gewissermaßen einen Übergang zur sog. Ph_1-negativen CML dar. Eine solche Zwischenform ist ja auch von den Berlinern hervorragend beschrieben worden. Andererseits zeigte doch die Arbeit von Cohn, daß bei der Erkennung, d. h. in der Momentaufnahme, die monozytoide Differenzierung allein nicht ausreicht und daß es eben Fälle sind, die auch im myeloischen Anteil gut differenziert sind und eine Persistenz der beiden anderen Systeme haben.

Gross: Vielen Dank. Damit sind wir im Grunde schon mit dieser Schilderung, die Herr Huhn gerade gegeben hat, bei einem weiteren Thema, das wir kurz noch berühren wollen. Ich meine die *Präleukämie.* Die Präleukämie ist einmal eine Vermutung und beweist sich erst im nachhinein am Ausbruch der Leukämie. Die Frage ist nun, wie verhält man sich bei einer Präleukämie?

Heimpel: Ich möchte ganz klar sagen, daß außerhalb wissenschaftlicher Studien Patienten mit einer Präleukämie im präleukämischen Stadium nicht behandelt werden sollten. Wir haben keinen Beweis dafür, daß bei einem größeren Krankengut die Behandlung nützlich wäre. Es kommt hinzu, daß diese Patienten ohnehin sehr gefährdet sind und wahrscheinlich noch stärker durch die Therapie gefährdet würden. Ich meine aber, daß die Gesamtprognose doch insgesamt so schlecht ist, daß man beginnen sollte, wiederum bei einer Subgruppe Faktoren herauszufinden, die uns die frühzeitige Diagnose erlauben. Sie bestehen zum Beispiel in der Beteiligung aller 3 Zellsysteme, sie bestehen in einer Chromosomenanomalie, und sie bestehen in morphologischen Kriterien in mindestens einer Zellreihe. Es wäre gut, eine Gruppe herauszufinden, die mit einem so großen Risiko behaftet ist, daß eine Phase-II-Studie vertretbar wäre, nur um zu sehen, ob bei diesen Patienten eine akzeptable Remissionsrate erreicht werden kann. Hierfür gibt es aus Einzelfällen schon Beweise.

Gross: Wir haben damit das Kapitel der Induktionsbehandlung und die Frage der Spezialformen der Leukämien abgeschlossen und kommen nun zu dem bei den Referaten dieses Nachmittags angesprochenen Thema der *supportiven Therapie.* Hier begegnen wir einer Reihe von Problemen: die Frage der Substitution mit Immunglobulinen, des Thrombozyten- und des Leukozytenersatzes und schließlich die Infektionsprophylaxe. Wir waren uns im Vorgespräch heute nachmittag darüber einig, daß man ein Minimalprogramm parat haben sollte für diese Patienten. Ich möchte daher zunächst Herrn Büchner bitten, uns etwa über einen solchen Set zu sagen, und wir wollen dann anschließend weiter diskutieren.

Büchner: Ich glaube, das ist jetzt eine ganz wichtige Frage, was man zum Minimalprogramm und was man zur gezielten Behandlung zählt. Wir würden zum Set zählen, daß die Patienten orale, nicht resorbierbare Antibiotika erhalten. Soviel zur *Infektionspropylaxe,* mehr nicht im Rahmen prophylaktischer Maßnahmen. Wir würden zum Set die Thrombozytentransfusion bei sehr niedrigen Thrombozytenzahlen und bei hämorrhagischer Diathese zählen. Dies ist aber schon eine spezielle Indikation, und ich möchte zu den speziellen Indikationen vielleicht später noch etwas sagen.

Gross: Ich möchte die Diskussion beginnen mit dem Thrombozytenersatz und dem Leukozytenersatz. Der *Thrombozytenersatz* ist ja technisch relativ einfach und jede moderne Klinik hat entsprechende Separatoren. Ein großes Problem ist aber natürlich, daß man bei frühzeitigem Beginn auch relativ frühzeitig Antikörper stimuliert, so daß dann später zugeführte Thrombozyten ineffektiv sind, gerade dann, wenn sie tatsächlich gebraucht werden. Dausset hat einmal in Paris ausgerechnet, daß spätestens bei jeder 10. Thrombozytenübertragung oder Blutübertragung Antikörper gegen Thrombozyten entwickelt werden. Ähnliches müssen wir bei den Leukozyten in Rechnung stellen. Andererseits bin ich sehr beeindruckt worden durch Arbeiten der Gruppe um Freireich in Houston; danach soll man von vornherein dem Patienten in jedem Falle, und zwar täglich Leukozyten und Thrombozyten geben. Freireich hat vor kurzem mitgeteilt, daß durch eine solche permanente Substitution Patienten mit akuter Leukämie und unter intensiver Therapie eine Remissionsquote von 92% erreichen. Es sind immer kleine Fallzahlen, das kennen wir aus den Veröffentlichungen über das De-Vita-Schema; diese Zahlen werden dann langsam mit dem Abstand der Jahre geringer. Aber immerhin, es ist ein sehr hoher Prozentsatz, der hier von Freireich mitgeteilt wurde. Meine Frage geht nun an meine Kollegen: Würden Sie von vornherein Leukozyten übertragen bei Patienten, die unter einer intensiven Therapie stehen oder eine Intensivtherapie durchgemacht haben, — oder würden Sie abwarten, bis sich möglicherweise Komplikationen entwickelt haben?

Sauter: Es handelt sich also hier um *Granulozytenersatz.* Hierzu haben wir bei uns in Zürich ziemlich klar Stellung bezogen. Wir haben eine Studie durchgeführt bei AML-Patienten mit und ohne Granulozytentransfusion in Aplasie und haben gefunden, daß kein Unterschied besteht, ob die Patienten in der Aplasie Granulozyten erhielten oder nicht. Auch wenn die Zahl der untersuchten Patienten relativ klein ist, so scheint doch insgesamt kein Unterschied zu bestehen sowohl im Erreichen einer Remission wie auch in der Überlebenszeit. Dies ist der Grund, weshalb wir heute, das kann sich bald wieder ändern, keine Granulozyten transfundieren.

Wilmanns: Wenn bei Granulozytopenie ein Infekt auftritt, versuchen wir zunächst, ihn durch Antibiotika zu beherrschen. Wenn dies nach 4 Tagen nicht gelungen ist, führen wir Granulozyten per transfusionem zu, die wir über den Blutzellseparator gewonnen haben.

Gross: Herr Wilmanns, wenn Sie 4 Tage Antibiotika geben bei schwerer Granulozytopenie und der Patient bekommt Komplikationen, dann hat er bereits eine

Pneumonie, daran besteht kein Zweifel. Die Frage ist, kann man eine solche Pneumonie verhindern, wenn man frühzeitig mit der Substitution von Granulozyten beginnt. Das ist die entscheidende Frage, die wir alle, glaube ich, im Augenblick nicht definitiv beantworten können.

Senn: Wir haben die Zeitspanne von 4 Tagen, die jetzt gerade kritisch beleuchtet wurde, auf 2 Tage reduziert, also auf 48 h. Dies ist vielleicht ein Intervall, das man mit guten und bakteriziden Antibiotika heute abwarten darf. Ein streng prophylaktischer Granulozytenersatz ist heute ein Problem der Forschung und sein Wert ist noch nicht bewiesen. Man kann damit vielleicht den Einsatz von Infekten hinauszögern, nicht aber unbedingt die Morbidität und Mortalität des Patienten ändern. Das ist zumindest der jetzige Stand der Untersuchungen.

Gross: Vielen Dank. Ich glaube, die 48 h, die Sie genannt haben, sind ein sehr praktikabler Zeitraum.

Löffler: Es gibt einige mehr oder weniger kontrollierte Studien über den Granulozytenersatz, in denen ursprünglich die Grenze bei 72 h festgelegt war. Tatsächlich ist man nun damit etwas zurückgegangen. Wir sind jetzt auch dabei, die Frist von 48 h einzuhalten, wenn dies technisch machbar ist. Man muß hinzufügen, daß die Granulozytentransfusion keine Sache der Dauertherapie, sondern lediglich jeweils eine kurzfristige Überbrückung bedeutet.

Riehm: Ich möchte eine weitere Bemerkung machen: Als supportives Element scheint mir besonders wichtig zu sein, den *Patienten minutiös zu überwachen.* Dann wird man auch manches Mal ganz sicher um Präventivmaßnahmen einer Granulozytentransfusion herumkommen. Gerade im Rahmen einer Diskussion um den Granulozytenersatz sechint es mir wichtig, auf die besondere Bedeutung der Patientenbeobachtung hinzuweisen.

Gross: Vielen Dank. Es war sehr wichtig, daß Sie, Herr Riehm, darauf hingewiesen haben. Ich darf um weitere Fragen aus dem Auditorium bitten.

Keller (Friedrichsthal): Ich vertrete die im Kreiskrankenhaus tätigen Internisten: Mir war es Musik in den Ohren, was Herr Sauter gesagt hat. Jahrelang habe ich aus Ihren Reihen gehört, daß ich eigentlich keine Leukämien behandeln durfte, weil ich die nötigen supportiven Maßnahmen, also Erythrozytenkonzentrate oder Thrombozytenkonzentrate, nich tzur Verfügung habe. Nun muß ich aber doch einmal darauf hinweisen, daß es nach Ihrer Studie nicht unerläßlich ist, diese zusätzlichen Maßnahmen parat zu haben.

Gross: Das ist natürlich immer das gleiche Problem, inwieweit nämlich die technischen Voraussetzungen für eine optimale Behandlung gegeben sind. Optimal ist ja nicht unbedingt identisch mit maximal. Sicher wird man immer von den Risikofaktoren ausgehen. Kürzlich wurde über die *Dtsch Med Wochenschr* eine Leseranfrage gestellt, ob der eine oder andere *Arzt überhaupt berechtigt sei, noch eine akute Leukämie zu behandeln,* sofern nicht diese oder jene Voraussetzung gegeben ist. Prinzipiell gilt natürlich diese Frage für die gesamte Polychemotherapie; sofern man die erforderlichen Voraussetzungen erfüllt und auch die Kenntnisse besitzt, solche schwierigen Behandlungsverfahren durchzuführen, dann sollte man behandeln. Fehlt etwas, dann sind die Patienten in eine Spezialabteilung oder zum Spezialisten zu schicken. Dies ist auch der Grund, warum immer mehr Patienten praktisch in die *Zentren* strömen. Zweifellos ist damit ein sehr schwieriges Problem angesprochen, das z. T. natürlich auch ins Berufspolitische hineinreicht, was wir aber jetzt am Beispiel der Granulozytentransfusion nicht weiter diskutieren sollten.

Ich möchte nun auf ein andere Gebiet überleiten, und zwar auf die in letzter Zeit wieder diskutierte Frage, ob man zusätzlich zu Leukozytentransfusionen auch *Immunglobuline* verabreichen soll. Bei diesen Überlegungen oder Empfehlungen geht man davon aus, daß man sehr große Mengen von Immunglobulinen substituieren sollte, um überhaupt die Leukozyten sozusagen zu aktivieren. Wir dürfen dabei nicht übersehen, daß damit immense Kosten auf uns zukommen. Solche Kostenexplosionen sind praktisch auch für eine Universitätsklinik — oder gerade für diese — heute nicht mehr ohne weiteres tolerabel. Meine Frage lautet: Was halten Sie für die optimale Substitution mit Immunglobulinen; wir wissen ja, daß die Halbwertszeit der Immunglobuline etwa bei 3 Wochen liegt.

Sauter: Ich zeigte heute nachmittag ein Diapositiv, aus dem hervorging, daß die humorale Immunität bei Patienten mit AML eigentlich zu keinem Zeitpunkt einer erfolgreichen Remissionsinduktion gestört ist. Es gibt auch Arbeiten aus Houston, wonach nach einer kurzfristigen Induktion beispielsweise durch eine 7tägige Behandlung mit Cytosin-Arabinosid sie humorale Immunität sich sehr rasch erholt; am Tag 14 ist sie bereits wieder absolut normal, gemessen mit den Parametern, die verfügbar sind. Von einer Substitution mit Gammaglobulinen halten wir daher nichts und belasten folglich damit unsere Budgets nicht.

Gross: Darf ich konkret nachfragen: Heißt dies, daß Sie überhaupt keine Immunglobuline verabreichen, auch dann nicht, wenn Sie beispielsweise eine so intensive Chemotherapie durchführen, wie sie vorher von Herrn Büchner geschildert wurde? Würden Sie überhaupt nichts geben oder würden Sie im Ende der intensiven Chemotherapie solange Immunglobuline substituieren, bis sich die Proteinsynthese erholt hat, also beispielsweise diese Zeit mit etwa 15 g oder 10 g Immunglobulin überbrücken?

Sauter: Nein, wir geben überhaupt nichts.

Senn: Ich sehe keinen Grund, eine Immunglobulinsubstitution durchzuführen, bevor irgendwelche konkreten Daten vorliegen, — und die fehlen uns. Das Problem der Patienten liegt im *Zellersatz.* Sie haben zuwenig, entweder nur mäßig oder funktionell zuwenig Abwehrzellen. Das beweist ja auch das Infektspektrum, das Ihnen Herr Sauter gezeigt hat: Es handelt sich vorwiegend um gramnegative Infektionen, bei denen ein Angebot an funktionstüchtigen Phagozyten nötig ist; es fehlen also nicht Immunglobuline, welche wahrscheinlich auch in normaler Menge vorhanden sind.

Gross: Das ist sicher richtig, wenn Sie den Granulozytendefekt in den Mittelpunkt stellen. Andererseits sind alle Leute, die z. Z. in größeren Mengen Leukozyten transfundieren, der Überzeugung, daß man deren Wirksamkeit durch eine entsprechend adäquate Zufuhr von Immunglobulinen steigern könne.

Schäfer (Essen): Ich glaube nicht, daß die Meinungen hierüber einheitlich sind. Ich bin eher der Meinung von Herrn Senn. Aber es gibt Kollegen, die Granulozyten transfundieren und dabei die Immunglobulinsubstitution für empfehlenswert halten, weil diese einen zusätzlichen protektiven Effekt haben sollen. Ich persönlich bin darüber aber etwas im Zweifel.

Gross: Vielen Dank. Sind weitere Bemerkungen zu machen?

Gasser (Zürich): Ich wollte nur bemerken, daß es besonders im Kindesalter sinnvoll ist, Gammaglobuline zu geben, und zwar wegen der gefährlichen Infektionen mit Varizellen und mit Masern und so weiter. Dies ist ein sehr wichtiges Problem.

Gross: Darf ich Herrn Riehm bitten, sich auch dazu zu äußern? Nach Ihrer Meinung, Herr Gasser, ist die Situation im Kindesalter von der des Erwachsenen verschieden.

Riehm: Wir machen es etwas gezielter, Herr Gasser. Wir geben Varizellenhyperimmunseren, sowie Hepatitis-B-Hyperimmunserum. Insgesamt würde ich mich Ihnen ganz gern anschließen. In den letzten 10 Jahren war die Substitution ein wesentlicher Bestandteil im Rahmen unserer sehr intensiven Anfangstherapie; trotzdem konnten wir deren Effekt bisher nicht sicher objektivieren. Es ist auch außerordentlich schwer. Wir können die Fiebertage zählen, wir können die Infektionsepisoden zählen, doch hat uns dies bisher keine weiteren Informationen gebracht. Wir blieben bei dieser Behandlung, obwohl wir unser Budget belasten; wir sind uns aber nicht sicher, ob wir damit einen richtigen Dienst getan haben und ob dies ein integraler Bestandteil unserer supportiven Maßnahmen sein muß.

Mauch (Homburg): Ich möchte Herrn Riehm zustimmen. Wesentlich ist, ob die zur Behandlung einer Infektion notwendigen Immunglobulinchargen die nötige Spezifität besitzen. Solange dies nicht ausreichend bewiesen ist, hat die pauschale Therapie mit Immunglobulinen keinen großen Sinn. Darüber hinaus muß selbstverständlich bei der Wirksamkeit der Immunglobuline auch noch das zelluläre System als Effektormechanismus in Betracht gezogen werden.

Gross: Ich sehe mit Schmunzeln, daß Herr Gasser anderer Meinung ist; er möchte dazu noch einmal zwei Sätze sagen.

Gasser (Zürich): Ich möchte nicht mißverstanden werden. Ich sage, wenn ein Kind die Masern, die Varizellen oder andere solche Affektionen nicht durchgemacht hat, dann schützen wir es, wenn wir ihm fremdes Gammaglobulin geben. Ich sage ja nicht, daß es sonst allgemein nützt, aber das Kind hat ja keine Antikörper und Sie wissen, wie deletär Varizellen bei akuter Leukämie sich auswirken können.

Riehm: Ja, wir geben den Kindern Hyerimmunvarizellenserum anstelle von Immunglobulinen.

Kanzow (Solingen): Herr Gasser meinte gerade eben eine passive Impfung. Nun, bei dieser ganzen Substitution mit Plasmaprodukten müssen wir wohl auch bedenken, daß der Markt übersättigt ist und wir überschüttet werden von Werbespots und Besuchern, die ja offenbar in Hekatomben das alles loswerden wollen. Wenn wir bisher nur die AML besprochen haben, möchte ich gerne noch wissen, ob die akute lymphatische Leukämie bezüglich der Immunglobulinsubstitution gleich zu beurteilen ist.

Riehm: Die Indikation der Substitution richtet sich nach der Therapie, und diese ist different. In unseren Händen ist die Therapie der AML von ihrem Aufbau her mehr immunkrompromittierend. Deshalb sind auch die Probleme hier größer, und wir finden mehr Komplikationen bei der AML-Therapie als bei der ALL-Therapie. Auf der anderen Seite kennen wir die AML-Therapie noch nicht solange und müssen da wohl noch auch einen Lernprozeß durchmachen, analog wie bei der ALL-Therapie.

Gross: Nun kommen wir auf ein weiteres Gebiet, was ebenfalls zu Kontroversen führen dürfte, das ist die *Erhaltungstherapie.* Die Grundfrage lautet hier zunächst: Ist eine Erhaltungstherapie überhaupt nützlich? Wir haben zu dieser Frage heute früh differente Meinungen gehört. Die zweite Frage lautet: Wenn eine Erhaltungstherapie befürwortet wird, ist sie kontinuierlich oder intermittierend durchzuführen? Und schließlich ist eine dritte Frage zu stellen: Ist die Erhaltungstherapie relativ aggressiv oder verhältnismäßig schonend, d. h. das Stammzellkompartiment schonend vorzunehmen?

Gerecke: Ich glaube, daß Sie damit jetzt das zentrale Thema der AML-Therapie des Erwachsenen angesprochen haben. Wir sind uns alle einig, daß die akute myeloische Leukämie im Erwachsenenalter zur Remissionsinduktion einer intensiven aggressiven Chemotherapie bedarf; aber was zu geschehen hat, wenn die Remission erreicht ist, darüber gehen die Meinungen weit auseinander. Nicht alle sind sich darüber einig, daß man überhaupt chemotherapieren soll, und der Begriff der „unmaintainend remission" schwirrt im Augenblick durch die Literatur. Es gibt im Gegensatz zur Situation beim Kind Alternativansätze beim Erwachsenen; ich erinnere an die Therapie mit Androgenen, die im Augenblick von der EORTC erprobt wird. Wir haben ferner einen Vertreter des immuntherapeutischen Konzepts hier am Tisch. Meine persönliche Ansicht ist die, daß wir die Möglichkeiten der Chemotherapie zur Remissionserhaltung bei der AML des Erwachsenen sicherlich noch nicht ausgereizt haben. Tatsache ist, daß wir in den letzten 10 Jahren auf diesem Gebiet keinen wesentlichen Fortschritt erzielt haben. Meines Erachtens müßten die Erfolge, die von den Pädiatern erreicht wurden, prinzipiell auch für uns ein Modell darstellen, wobei wir natürlich mit anderen Zytostatika arbeiten als bei der akuten Lymphoidzelleukämie des Kindesalters.

Gross: Sie meinen also, daß eine sinnvolle und progressive kontinuierliche Chemotherapie der Immuntherapie vorzuziehen ist.

Gerecke: Ich glaube, daß wir nach erreichter Remission mit einer Tumorzellbeladung von etwa 10^9 Zellen im Erwachsenenorganismus nicht stehenbleiben können, daß wir eine weitere Zytoreduktion benötigen. Für mich ist eigentlich innerhalb der Chemotherapie nur die Frage relevant, ob wir diese Zytoreduktion sofort nach Erreichen der Remission mit aller Intensität durchführen, sozusagen in Form einer Frühkonsolidierung, oder ob wir dem Konzept einer Reinduktionstherapie folgen können, d. h. daß wir in größeren Abständen das Induktionsschema intermittierend wiederholen.

Gross: Gut, vielen Dank. Herr Büchner ist nun ein Protagonist der Immuntherapie, und ich darf ihn bitten, nochmals auf die Barrikaden zu steigen.

Büchner: Darf ich zunächst noch etwas zur Erhaltungstherapie sagen. Sie ist ja eine echte Kontroverse. Wir stehen auf dem Standpunkt, daß die einzige Phase in der Behandlung eines Patienten mit AML, in welcher eine wesentliche Zytoreduktion erwiesenermaßen stattfindet, die Induktionstherapiephase ist. Wir meinen, daß man diese Phase maximal nützen muß und führen deshalb eine intensivierte Induktionstherapie durch. Wir haben vor etwas mehr als 2 Jahren die Erhaltungschemotherapie verlassen. Wir fühlten uns dazu berechtigt aufgrund von Literaturdaten, die Herr Wilmanns heute früh z. T. zitiert hat. Wir führen statt einer Erhaltungstherapie eine *Konsolidierungstherapie durch Wiederholung der Induktionstherapie* durch. Danach bleiben die Patienten unbehandelt. So wie es bisher aussieht, sind die Remissionszeiträume nicht schlechter als vorher bei uns unter dauernder Erhaltungstherapie. Vielleicht befriedigt das Weglassen der Erhaltungstherapie den Therapeuten. Der Patient freut sich jedenfalls; ich glaube, beides muß zusammenfallen. Das ist eine Selbstverständlichkeit, Herr Löffler, auch bei uns. Gleichzeitig ist diese Frage aber auch eine wissenschaftliche. Wir führen daher kooperativ mit anderen Zentren eine kontrollierte Studie durch, in welcher wir vergleichen: 1) Erhaltungstherapie nach intensiver Induktionstherapie und Konsolidierung mit 2) demselben ohne Erhaltungstherapie. So können wir diese Frage einmal in absehbarer Zeit, zum Vorteil der Patienten, beantworten.

Gross: Ich möchte hier noch um eine Differenzierung bitten, Herr Büchner. Erhaltungstherapie, – kontinuierlich oder intermittierend, ist ein Unterschied; ich meine dabei die klassische Erhaltungstherapie, wie man sie früher etwa durch Gaben von Puri-Nethol und wöchentlicher Verabreichung von Methotrexat durchführte. Das ist hier aber nicht gemeint. Wenn ich Ihre eigenen Arbeiten richtig gelesen habe, dann wird die Erhaltungstherapie von Ihnen intermittierend vorgenommen, was Sie auch als Reinduktionstherapie bezeichnen können mit einer Dosis, die, mit der Induktionstherapie verglichen, geringer ist. Stimmt dies?

Büchner: Ja, man kann es mit einer *Reinduktionstherapie* vergleichen. Es kommt hierbei auch zu einer deutlichen Cytopenie. Es handelt sich um eine monatlich intermittierende Erhaltungstherapie, die durch umfangreiche Erfahrung begründet ist, weil sie dem CALGB-Protokoll-7421, das seit 1974 läuft, entspricht.

Schellong (Münster): Es gibt gute Anhaltspunkte dafür, daß eine Erhaltungstherapie bei der AML auch wichtig ist und vielleicht sogar für den kurativen Einsatz dieser Therapie mit eine entscheidende Bedeutung haben kann. Ich darf zunächst auf die kürzlich im *N Engl J Med* erschienene Arbeit von Weinstein et al. aus Boston zurückkommen, auf die Herr Büchner heute morgen schon hingewiesen hat. Ich möchte dazu ergänzen, daß zwischen Kindern und Erwachsenen bis zu 50 Jahren kein Unterschied bezüglich der sehr guten Remissionsdauer. Nach 2 Jahren waren 50% der Patienten in anhaltender kontinuierlicher Remission und danach sind bei den Patienten, die länger schon beobachtet worden sind, praktisch keine weiteren Rezidive mehr aufgetreten. Diese Zahl ist natürlich klein. Wir selbst machen in der pädiatrischen AML-Studie eine Dauertherapie ganz analog zur ALL. Wir geben kontinuierlich Thioguanin und geben alle 4 Wochen zusätzlich einen Viertagezyklus Cytosin-Arabinosid s.c., alle 8 Wochen eingeschlossen noch Adriamycin. Unsere Langzeiterfahrungen sind so, daß wir 40% der Ausgangspatienten, inkl. alle initialen Todesfälle, in einer anhaltenden Remission von 2–6 Jahren haben.

Sauter: Bei der Schweizerischen Arbeitsgruppe für klinische Krebsforschung ist derzeit eine ähnliche Studie in Gang, wie sie von Herrn Büchner erwähnt wurde. Das Induktionsschema habe ich Ihnen gezeigt mit den 4 harten Aplasien und den Induktionen, die sich über einen Zeitraum von 5 Monaten erstrecken. Ob man das „early consolidation" nennen will, ist ja weniger wichtig. Jedenfalls werden nachher die Patienten randomisiert in: Erhaltungstherapie, alle 8 Wochen — oder keine weitere Therapie. Die Resultate der seit April 1977 laufenden Studie waren so, daß sich die beiden Gruppen mit oder ohne Erhaltungstherapie weder in bezug auf Remissionslänge noch in bezug auf Überlebenszeit unterschieden hatten. Nun, das sind noch frühe Resultate und man wird wohl ein weiteres Jahr abwarten müssen.

Von Römeling (Erlangen): Sie haben für eine intensive Induktionstherapie plädiert. Gleichzeitig sind Sie bei der Immuntherapie ja auf ein funktionsfähiges Immunsystem angewiesen. Gibt es Grenzen der Aggressivität, welche das Immunsystem irreversibel schädigen, so daß eine nachfolgende Immuntherapie keine Aussicht auf Erfolg mehr hat?

Gross: Darf ich diese Frage vielleicht noch ein wenig zurückstellen; sie wird von Herrn Büchner beantwortet werden. Wir kommen jetzt zur Immuntherapie, die ja auch eine Form der Erhaltungstherapie ist.

Büchner: Zunächst zur *Immuntherapie allgemein:* Es handelt sich bei uns in der Studie um eine wissenschaftliche Fragestellung, nicht um eine probate Therapie, die irgendwie zu empfehlen ist. Andererseits handelt es sich um einen sehr interessanten Ansatz, wie wir heute morgen gesehen haben anhand der Daten, die von Bekesi und Holland vorgelegt wurden. Diese Daten lassen tatsächlich eine Plateaubildung erkennen. Wir wollen diese New Yorker Studie nicht verteidigen; wir meinen aber, daß uns hier Daten vorgelegt wurden, die einfach einer Nachprüfung bedürfen. Man muß dies in einer klinischen Studie kontrollieren.

Gross: Das ist m. E. völlig richtig, zumal bis heute nach meiner Kenntnis keine einzige Arbeit vorliegt, die unabhängig von der Gruppe von Bekesi und Holland ähnliche Daten vorgelegt hat.

Büchner: Hier ist eine spezielle Frage gestellt worden über die Beziehung zwischen intensiver Induktionstherapie und Immuntherapie. Ich würde sehr gern diese Frage an Herrn Urbanitz weitergeben, weil es sich hier um ein Detail handelt, das er wahrscheinlich besser kennt als ich.

Urbanitz (Münster): Zu dieser Frage möchte ich antworten, daß wir selbstverständlich bei diesem Therapiekonzept von Bekesi und Holland eine gewisse Schaukeltherapie betreiben, d. h. wir führen alternativ alternierend eine Immunsuppression durch die zytostatische Therapie während der Remission und andererseits eine Immunstimulation, also eine vermutlich spezifische Immunstimulation durch den immuntherapeutischen Ansatz durch. Dazu muß gesagt werden, daß die immuntherapeutischen Ansätze im Tierversuch ausführlich überprüft worden sein müssen, ehe man analoge Behandlungsverfahren beim Menschen durchführt. Dies ist in den Arbeiten von Bekesi und Holland geschehen. Selbstverständlich wäre zu befürchten, daß eine mehr aggressive Chemotherapie während der Remission mit einem immunsuppressiven Effekt verbunden sein könnte und damit die Immunstimulation nicht mehr zum Tragen kommen kann. Deswegen ist es u. E. ganz wichtig, möglichst original die Therapiestudie von Bekesi und Holland zu übernehmen, sowohl was die Chemotherapie, wie auch was den immuntherapeutischen Ansatz und hier speziell die bei der einzelnen Immuntherapie verabreichte Blastendosis angeht.

Gross: Vielen Dank, Herr Urbanitz. Wir haben nur noch wenige Minuten Zeit für unser Podiumsgespräch. Ich möchte gern mit einer Frage schließen, die ich an alle Teilnehmer hier richten möchte. Wir haben bisher immer nur davon gesprochen, was gut ist. Wir wissen alle, daß es bei der Leukämie des Erwachsenen eine große Zahl von Therapieversagern gibt. Ich möchte deshalb jeden der anwesenden Herren fragen, was er unter *Therapieversager* versteht und aus welchen Formen von Therapieversagern sein Krankengut zusammengesetzt ist.

Büchner: Als Therapieversager empfinden wir nicht Patienten, die versagt haben, sondern bei denen wir versagt haben. Einmal ist es möglich, daß wir insoweit versagt haben, als wir den Tumor nicht konsequent genug angegangen sind und eine halbherzige Therapie durchgeführt haben, unter der die Leukämie persistieren konnte. Eine andere, weit größere Gruppe ist aber jene Gruppe von Patienten, bei denen unsere supportive Therapie versagt hat.

Sauter: Ich glaube, ich kann nicht viel anders antworten, zumal ich in meinen am Vormittag gezeigten Diapositiven in der gleichen Reihenfolge, wie sie jetzt von Herrn Büchner angegeben wurde, die Versagerprobleme aufzählte: Das sind einmal in der Induktion die Infektionen, dann die resistenten Leukämien, wenn also bei einem Patienten nach der 2. Induktion keine Remission zu erreichen ist, – es sei denn, man findet noch zufällig eine ganz besondere Mischung. Eine weitere Gruppe sind die Patienten, bei denen Blutungen auftreten und durch Thrombozytenspende nicht zu beherrschen sind oder schwere Infektionen.

Wilmanns: Therapieversager sind zunächst einmal unsere eigenen Fehler, wenn wir die Progredienz der Leukämie vielleicht durch eine nicht genügend adäquat durchgeführte Therapie begünstigen. Therapieversager sind letale Komplikationen im Sinne von Infektionen, Blutungen oder beiden. Hierzu gehört auch die Komplikation einer Kardiomyopathie, die man übersehen kann. Schließlich möchte ich einen weiteren wichtigen Grund anführen, das ist das *Overtreatment*. Nichts ist für den Arzt, für den Patienten und für seine Angehörigen sowie für das Pflegepersonal belastender als die Pflege eines Patienten, der eine ungeheure Fülle von supportiven Maßnahmen benötigt, ohne daß dann doch die gewünschte Remission erreicht werden kann. Ich denke hier an die Komplikationen einer schweren Stomatitis, einer ausgedehnten Infektion, einer starken Blutungsneigung und so weiter. Die adäquate Therapie erfordert auf der einen Seite ein großes Maß an Literaturkenntnis; wir müssen einfach orientiert sein über die modernsten Ergebnisse, wie sie überall in der Welt erarbeitet werden, und zum anderen ist eine persönliche Erfahrung notwendig, ein genügendes Personal an Krankenpflegekräften, worauf Herr Riehm heute vormittag mit Recht hingewiesen hat. Daß da sicher in vielen Dingen ein Nachholbedarf besteht in Kliniken, das soll hier vielleicht auch besonders betont werden.

Gross: Vielen Dank, Herr Wilmanns, ich bin Ihnen besonders dankbar, daß Sie das Problem des Overtreatment noch angeschnitten haben. Ich darf jetzt Herrn Senn bitten.

Senn: Es wird allmählich schwierig, den Therapieversager neu zu definieren: Ich möchte ihn unterteilen in den primären und den sekundären Versager. Die primären wurden genannt. Das sind die Fälle, die wir nicht mehr behandeln können, also Frühtodesfälle, und es sind vielleicht jene 15 – 20%, die nicht in die Remission kommen. Ein Wort vielleicht noch zu den Patienten, die im ersten Anlauf versagen. Es ist nach unserer Erfahrung nur selten möglich, strategisch gesehen, einen Patienten, der unter einer optimalen primären Induktionsbehandlung nicht in Remission kommt, durch eine alternative Kombination zu behandeln. Vielleicht ist das momentan der Stand der Dinge, welcher nicht überboten werden kann. Die sekundären Versager möchte ich aber auch erwähnen. Es ist ja schön, daß wir 70% Vollremissionen erzielen, mit einer mittleren Dauer von 9 – 10 Monaten, sowie mittlere Überlebenszeiten von vielleicht zwischen 1½ und 2 Jahren, je nach Therapieprogramm. Aber die 50, 60 oder 70% derjenigen, die dann sekundär versagen, die können wir ja nicht mehr kurativ behandeln. Daher müßte die Therapie in der Zukunft, strategisch gesehen, so sein, daß wir eine optimalere Induktion erreichen, damit mehr Patienten länger qualitativ in einer Vollremission sich befinden, durch Optimierung der Primärtherapie, etwa durch neue Medikamentenkombinationen, oder durch den Einsatz — bei einer Minderheit von Patienten in der ersten Vollremission — der allogenen Transplantation.

Gross: Vielen Dank, Herr Senn. Obwohl wir hier im Grunde die gleiche Frage gestellt haben, bringt doch jeder der Redner ganz neue Aspekte. Ich darf jetzt Herrn Löffler bitten.

Löffler: Im Grunde sind eigentlich jetzt alle Begleitumstände und Faktoren genannt worden, die zum Therapieversagen führen. Ich möchte es daher ganz schlicht machen. Therapieversager gegenüber einer angewandten Therapie ist derjenige, der nicht die Kriterien der Teil- oder Vollremission, die vorher festgelegt wurden, erfüllt.

Heimpel: Ich muß bemerken, daß Therapieversager jeder Patient ist, bei dem es uns nicht gelingt, ihn in eine Vollremission zu bringen, die ihm mindestens 1/2 Jahr eine wesentliche Besserung und möglichst noch eine Erhöhung der Lebensqualität ermöglicht. Wir haben 160 Therapieversager aus den letzten 13 Jahren seit 12 Jahren analysiert; 1/4 der Fälle, grob abgerundet, wurde nie behandelt (dies entspricht dem, was ich heute morgen ausführte); 1/4 der Patienten wurde primär mit nicht voll aggressiven Schemata behandelt; 50% der Patienten wurden adäquat behandelt mit aggressiven Therapien. Von diesen haben wiederum etwa 20% primär eine Resistenz gegen die Chemotherapie entwickelt; 10% erlitten ein Frührezidiv, d.h. die Leukämiezellen traten vor der normalen Hämopoese wieder auf. Wir können also sagen: Der Prozentsatz der Leukämie, bei denen das Versagen auf eine ungenügende Sensitivität der Leukämiezellpopulation beruht, dürfte etwa bei 20% liegen. 20% sind andere Ursachen wie ungenügende Therapie oder früher Tod.

Gross: Vielen Dank, Herr Heimpel. Das waren vor allem exakte Zahlen. Ich darf Herrn Gerecke bitten.

Gerecke: Vielleicht nur eine Bemerkung: Auch den Patienten mit der Teilremission empfinde ich im Gegensatz zu den Äußerungen von Herrn Löffler als Therapie- oder Therapeutenversager, weil einfach die Lebenserwartung durch die Teilremission nur ganz unwesentlich verlängert wird. Wir bemühen uns, den Patienten dann durch eine weitere intensive Chemotherapie bis zur Vollremission weiterzubehandeln.

Riehm: Obwohl ich der letzte bin, so habe ich doch, glaube ich, die weitestgehende Definition. Therapieversager sind die Patienten, die wir nicht geheilt haben. Heilung bedeutet normale Lebenserwartung. Dieses Versagen trifft im Augenblick während des 1. und 2. Lebensjahrzehnts nach unseren Erfahrungen 20 bis 25% der ALL-Patienten und 60% der Non-ALL-Patienten, wobei ich in diese Diskussion durchaus auch eine fiktive Zahl von Patienten einbeziehe, die wir noch nicht kennen, die Zweittumoren erleiden und an diesen möglicherweise sterben; ferner sind hier einzubeziehen all die Nachfolgeprobleme, die sich aus der Kurativtherapie in der pädiatrischen Onkologie ergeben. Nochmals: Therapieversagen bedeutet: keine Heilung.

Gross: Vielen Dank. Wir sind damit am Ende unseres Podiumsgespräches. Ich darf Ihnen allen für Ihr Interesse und für Ihre aktive Teilnahme sehr herzlich danken.

Maligne Lymphome und verwandte Krankheiten

Plasmozytom

Therapie des multiplen Myeloms

H. Deicher und I. Schedel*

Obwohl das multiple Myelom (Plasmozytom) aufgrund seines abweichenden klinischen Bildes mit typischer Knochenlokalisation nicht zu den Non-Hodgkin-Lymphomen gezählt wird, handelt es sich doch der Herkunft der Zellen nach um eine Form des Immunozytoms, d. h. eine lymphoproliferative Erkrankung aus der B-Lymphozytenreihe mit niedrigem Malignitätsgrad. Die Masse der Tumorzellen sind differenzierte Plasmazellen, die in 99% der Fälle auch die Fähigkeit zur Produktion von Immunglobulinen oder Immunglobulinfragmenten beibehalten haben [18, 28]. Zum Tumorklon gehörige Zellen lassen sich aber auch im zirkulierenden Blut nachweisen, wobei neben typischen Plasmazellen auch atypische lymphatische Zellen vorkommen [14, 28]. Das Tumorzellprodukt, das Myelomprotein, ist in den meisten Fällen ein monoklonales Immunglobulin; seltener werden auch verschiedene Typen von Bruchstücken (u. a. Bence-Jones-Proteine) gefunden. Die monoklonale Natur des Tumors läßt sich durch die Identität idiotypischer Determinanten des zirkulierenden Myelomproteins, der zytoplasmatischen Immunglobuline der plasmazytoiden Zellen im Knochenmark und in anderen Lokalisationen und der Oberflächenimmunglobuline zirkulierender, zum Tumorzellklon gehörender lymphozytoider Zellen nachweisen. Der Anteil solcher Zellen am zirkulierenden Lymphozytenpool variiert mit dem klinischen Verlauf des Myeloms und kann bis zu 40% ausmachen. Diese Befunde deuten darauf hin, daß der Tumorklon beim Myelom aus Zellen unterschiedlicher Differenzierungsstadien besteht. Auch bei der Plasmazelleukämie, der sehr seltenen, besonders bösartigen Form der Erkrankung, zirkulieren neben typischen Plasmazellen unreife, atypische Zellformen [20].

Diagnose und Differentialdiagnose

Trotz Fortschritten in der Diagnostik und Therapie des multiplen Myeloms [29] kann von einer Frühdiagnose schon wegen des Fehlens krankheitsspezifischer klinischer Symptome keine Rede sein. Die untere Grenze der Erkennbarkeit von M-Gradienten in der Elektrophorese liegt bei etwa 2 g/l, was einer Tumorzellmasse von etwa $2 \cdot 10^{10}$ Zellen ($\cong$ 20 g) entspricht [22]. Da die Syntheseleistung von Myelomzellen bekannt ist (1 – 50 pg Myelomprotein/Zelle/Tag), kann aus der Menge des zirkulierenden Myelomglobulins, der Abbaurate und dem Plasmavolumen die Anzahl der Myelomzellen zu jedem Zeitpunkt der Erkrankung in guter Annäherung

* Abt. für Immunologie und Transfusionsmedizin, Zentrum für Innere Medizin und Dermatologie, Medizinische Hochschule Hannover

Tabelle 1. Laborergebnisse zur Differenzierung zwischen benigner monoklonaler Hyperglobulinämie und malignem Myelom. (Nach Hobbs [12]; Salmon [21])

	Benigne Monoklonale Hyperglobulinämie	Malignes Myelom
Bence-Jones-Protein im Urin	< 60 mg/24 h	> 60 mg/24 h
Sekundäres Antikörpermangelsyndrom	Selten	Häufig (98 %)
Serum-M-Protein > 10 g/l	Selten	Obligat
Progressiver Anstieg des M-Proteinserumspiegels	–	Typisch (99 %)
Tumorzellzahl	$< 5 \cdot 10^{11}/m^2$	$> 10^{11}/m^2$

bestimmt werden [23]. Die wichtigste Differentialdiagnose ist die gegenüber der sog. *benignen monoklonalen Hyperglobulinämie,* die sich durch niedrige Myelomproteinserumspiegel auszeichnet und in der Gesamtbevölkerung etwa 100mal häufiger als das Myelom vorkommt. Differentialdiagnostische Kriterien sind in Tabelle 1 aufgeführt. Von besonderer Bedeutung ist die langzeitige Beobachtung dieser Patienten, da immerhin rund 10 % innerhalb von 5 Jahren eine paraproteinämische Hämoblastose entwickeln. Ebenso wie die benigne monoklonale Hyperglobulinämie ist auch das echte solitäre Plasmozytom eine erst aus dem Verlauf heraus gesicherte Diagnose, da sich 80 % im späteren Verlauf als pseudosolitär erweisen [13].

Die Diagnose des multiplen Myeloms stützt sich nach Ossermann auf eine Reihe diagnostischer Kriterien (Tabelle 2), wobei 2 von 3 Kriterien für die Diagnose ausreichen [17]. In Zweifelsfällen bringt eine kurze Verlaufsbeobachtung mit Hinweisen auf Progreß (z. B. Zunahme der Myelomproteinkonzentration im Serum) zusätzliche Sicherheit. Das gelegentliche Auftreten von monoklonalen Immunglobulinen im Rahmen anderer Erkrankungen, insbesondere anderer lymphoproliferativer Krankheiten, bringt kaum je differentialdiagnostische Schwierigkeiten.

Stadieneinteilung

Aufgrund ausgedehnter Untersuchungen über Stoffwechsel und Kinetik von Myelomzellen, verbunden mit der Analyse klinischer Daten bei mehr als 150 Patienten mit multiplem Myelom, haben Durie u. Salmon [8] eine Stadieneinteilung angegeben, die aufgrund einfacher klinischer Daten die Zuordnung der Patienten in solche mit niedriger, mittlerer und hoher Tumorzellmasse erlaubt (Tabelle 3). Die Tumorzellmasse bei Patienten mit multiplem Myelom schwankt zwischen 0,3 und $4 \cdot 10^{12}/m^2$, während bei Patienten mit benigner monoklonaler Hyperglobulinämie i. allg. zwischen 1 und $5 \cdot 10^{11}$ Tumorzellen/m² nachweisbar sind. Die Brauchbarkeit

Tabelle 2. Diagnostische Kriterien für multiples Myelom. (Nach Osserman [18])

1. > 10 (15) % Polymorphe Plasmazellen im Knochenmarkausstrich
2. Nachweis eines monoklonalen M-Proteins
   – im Serum durch Zonenelektrophorese (Konzentration > 10 g/l)
   – im Urin durch Zonenelektrophorese und Immunelektrophorese
3. Nachweis osteolytischer Knochenherde oder fortgeschrittener strähniger Osteoporose

Tabelle 3. Stadieneinteilung des multiplen Myeloms. (Nach Durie u. Salmon [8])

Krankheits stadium		Myelomzellmasse (Zellen/m^2 Körperoberfläche)
I	*Patienten mit allen folgenden Kriterien:* 1. Hämoglobin > 10 g/100 ml 2. Serumkalzium normal 3. *Keine* röntgenologisch nachweisbaren Knochendestruktionen oder *ein solitärer* osteolytischer Herd 4. Geringe Myelomproteinkonzentrationen im Serum a) IgG < 5 g/100 ml b) IgA < 3 g/100 ml bzw. c) Bence-Jones-Proteinausscheidung im Urin < 4 g/24 h	$< 0,6 \cdot 10^{12}$
II	Patienten, die die Kriterien von I und III *nicht* erfüllen	$0,6 - 1,2 \cdot 10^{12}$
III	*Patienten mit einem oder mehreren der folgenden Kriterien:* 1. Hämoglobin < 8,5 g/100 ml 2. Serumkalzium < 12 mg/100 ml 3. Fortgeschrittene röntgenologisch nachweisbare Knochendestruktionen 4. Hohe Myelomproteinkonzentration im Serum a) IgG > 7 g/100 ml b) IgA > 5 g/100 ml bzw. c) Bence-Jones-Proteinausscheidung im Urin > 12 g/24 h	$> 1,2 \cdot 10^{12}$
Zusatzkriterium für alle Stadien	A oder B A = normale Nierenfunktion B = gestörte Nierenfunktion	

dieses Systems für die Klassifikation von Myelompatienten zeigte sich in verschiedenen Analysen [30], in denen signifikante Unterschiede in der Überlebensrate in Abhängigkeit von den Stadien I bis III nach Durie u. Salmon nachgewiesen wurden (Tabelle 4). Dabei wird die Tumorzellmasse aufgrund einer Regressionsgleichung errechnet, eine Methode, die mit einem Taschenrechnerprogramm auch zur Therapiekontrolle eingesetzt werden kann [24].

Neben der Tumorzellmasse als wichtigstem Kriterium beeinflussen eine Reihe anderer Parameter die Prognose der Erkrankung, von denen hier nur Nierenfunktion, Ausmaß der Anämie, Serumkalziumspiegel, Immunglobulintyp und Karnofsky-Stadium genannt werden sollen. Nach neueren Untersuchungen von Durie et al. [9] spielt auch die Zellkinetik des individuellen Myeloms für die Prognose eine wesentliche Rolle: Patienten mit einem 3H-Thymidin-Markierungsindex von > 3% der Plasmazellen im Knochenmark wiesen eine mittlere Überlebenszeit von 2 Monaten, solche mit einem niedrigen Index (< 1%) eine mittlere Überlebenszeit von 57 Monaten auf. Aus dem Markierungsindex und der Tumorzellzahl läßt sich die Gesamtmenge der DNS-synthetisierenden Tumorzellen als Maß für den Anteil aktiv sich teilender Zellen berechnen [10]. Weder Tumorzellmasse noch Markierungsindex können jedoch einen Hinweis auf Ansprechen gegenüber der gewählten Therapie geben. Hier müssen andere Untersuchungen, insbesondere die direkte Bestimmung

Tabelle 4. Beziehung zwischen kalkulierter Tumorzellmasse und mittlerer Überlebensrate bei multiplem Myelom. (Nach Woodruff et al. [30])

Stadium	n	Mittlere Überlebensrate (Monate)	
I	27	64	
			$p < 0.0001$
II	79	32	
			$p < 0.0001$
III	131	6	

der Empfindlichkeit der individuellen Tumorzelle gegen Zytostatika [25], herangezogen werden. Es ist eine alte Beobachtung, daß schnelles Ansprechen auf eine Chemotherapie i. allg. eine schlechte Prognose signalisiert, und Durie et al. [10] haben gezeigt, daß schnelles Ansprechen auf eine Chemotherapie mit einem hohen 3H-Thymidin-Markierungsindex korreliert.

Chemotherapie

Stilbamidine, Pentamidine und Lostderivate waren die ersten Chemotherapeutika, die erfolgreich beim multiplen Myelom eingesetzt wurden. Melphalan und Cyclophosphamid sind noch heute die meist gebrauchten Chemotherapeutika [5], wobei die intermittierende Stoßtherapie mit der Melphalan-Prednison-Kombination (Tabelle 5, Schema 1) sich gegenüber der niedrig dosierten Langzeittherapie als signifikant überlegen erwiesen hat. Mit diesem und ähnlichen Behandlungsschemata konnte bei einer Ansprechrate von etwa 50% eine mittlere Überlebenszeit von rund 2 Jahren, gerechnet vom Zeitpunkt der Diagnose, erreicht werden [2, 7]. Eine wesentliche Verbesserung dieser Daten konnte durch die Einführung neuerer Medikamente nicht erzielt werden (Tabelle 5; [2], insbesondere da die meisten der in den letzten 10 Jahren eingeführten Chemotherapeutika – abgesehen von alkylierenden Substanzen – beim Plasmozytom keinen Effekt zeigten. Bei effektiver Therapie wird i. allg. anfänglich ein Rückgang der Tumorzellmasse um 1–2 log erzielt, danach folgt eine „Plateauphase“, während der es auch bei Fortführung der Therapie nicht zu einer wesentlichen Reduktion der restlichen Tumorzellmasse kommt [21]. Da bei einer Reihe von Patienten nach erfolgreicher Chemotherapie eine erhöhte DNS-Synthese restierender Plasmazellen nachgewiesen wurde, wurde versucht, mit „zyklusspezifischen“ Medikamenten eine Verbesserung des Therapieergebnisses zu erzielen, jedoch ohne wesentlichen Erfolg. Kombinationen mehrerer Alkylanzien miteinander haben ebenfalls nicht zu einer signifikanten Verbesserung der Remissionsraten im Vergleich mit einer konventionellen Melphalan-Prednison-Stoßtherapie geführt (Tabelle 6). Und obwohl Patienten im Stadium III unter Behandlung mit BCMP (Tabelle 5, Schema 9) eine signifikant bessere durchschnittliche Überlebensrate aufwiesen als die mit Melphalan/Prednison behandelten Patienten der Kontrollgruppe [11] und auch bei Patienten mit günstiger Prognose (niedrige Tumorzellmasse; keine sekundären Komplikationen) die objektive Remissionsrate, gemessen an einem mindestens 50%igen Rückgang der M-Proteinkonzentration in Serum und/oder Urin, unter BCMP-Behandlung signifikant besser als unter MP-Therapie war, wurde dieser „Erfolg“ bei letzterer Gruppe durch die erhöhte Toxizität der BCMP-Kombination aufgehoben. Diese Beobachtung zeigt die

Tabelle 5. Chemotherapie des multiplen Myeloms. Medikamente und -Kombinationen [2, 7, 11, 19]

Kombination		Dosen mg/m²	Tag	Kurs-abstände (Wochen)
(1) Melphalan		8	1 – 4	4 – 6
Prednison		60	1 – 4	
(2) Melphalan		6	1 – 4	4
Adriamycin		25	1	
Prednison		60	1 – 4	
(3) Melphalan		6	1 – 4	4
Cyclophosphamid	i. V.	500	1	
Prednison		60	1 – 4	
(4) Melphalan		4	1 – 4	4
Cyclophosphamid	i. V.	300	1	
BCNU	i. V.	30	1	
Prednison		60	1 – 4	
(5) Cyclophosphamid		100	1 – 4	3
Adriamycin	i. V.	25	1	
Prednison		60	1 – 4	
(6) Vincristin	i. V.	1,0 mg ED	1	3
Cyclophosphamid		100	1 – 4	
Adriamycin	i. V.	25	2	
Prednison		60	1 – 4	
(7) Vincristin	i. V.	1,0 mg ED	1	3
Melphalan		5	1 – 4	
Cyclophosphamid		100	1 – 4	
Prednison		60	1 – 4	
(8) BCNU	i. V.	75	1	4
Cyclophosphamid		400	1	
Prednison		80	1 – 7	
(9) BCNU	i. V.	100	1	6
Cyclophosphamid	i. V.	300	1	
Melphalan	i. V.	8	1	
Prednison		50 initial		
(10) Vincristin	i. V.	0,03 mg/kg KG	1	5 – 6
BCNU	i. V.	0,5 – 1,0 mg/kg KG	1	
Cyclophosphamid	i. V.	10 mg/kg KG	1	
Melphalan		0,25 mg/kg KG	1 – 4	
	oder	0,1 mg/kg KG	1 – 7	
Prednison		1,0 mg/kg KG	1 – 7	
		0,5 mg/kg KG	8 – 14	

große Bedeutung der Medikamententoxizität besonders für Patienten mit geringerer Tumorzellmasse und entsprechend besserer Überlebenschance [30]. Gegen Melphalan/Prednison resistente Patienten wurden in einer größeren Anzahl nicht randomisierter kleinerer Studien mit verschiedenen Chemotherapiekombinationen be-

Tabelle 6. Remissionsinduktion bei multiplem Myelom mit verschiedenen Medikamentenkombinationen (*TZM* = Tumorzellmasse). (Alexanian et al [2])

Rückgang der Urin-Mikroglobuline auf < 200 mg/24 h
Rückgang der Urin-MK auf < 200 mg/24 h

Kombination	n	Remission (n)	Remissionsrate (%)
Melphalan Adriamycin Prednison	68	26	44
Melphalan Cyclophosphamid Prednison	75	34	47
Melphalan Cyclophosphamid BCNU	71	27	46
Cyclophosphamid Adriamycin Prednison	51	14	29
Vincristin Cyclophosphamid Adriamycin Prednison	43	17	44
Vincristin Melphalan Cyclophosphamid Prednison	54	25	62
Gesamt	355	143	45

handelt, z. B. mit Adriamycin, BCNU, Cyclophosphamid und Prednison [19], wobei mittlere Überlebenszeiten von bis zu einem Jahr und unterschiedliche Remissionsraten mitgeteilt wurden (s. 19). 87% Remissionen bei unbehandelten und 50% Remissionen bei vorbehandelten Patienten wurden von Case et al. [6] bei Benutzung einer anderen Kombination (Tabelle 5, Schema 10) erreicht, die mittlere Remissionszeit (mittlere Überlebensraten sind noch nicht erreicht) betrug für unbehandelte Patienten 20 Monate, für die vorbehandelte Gruppe 22 Monate; die vorläufige mittlere Überlebenszeit bei der nicht vorbehandelten Gruppe von 46 Patienten zeigte mit 47 Monaten ein signifikant besseres Ergebnis als historische Kontrollen mit Melphalan/Prednison aus der gleichen Arbeitsgruppe. Auch dieses Ergebnis bedarf jedoch der Bestätigung durch randomisierte prospektive Studien.

Von besonderer Bedeutung ist die Beantwortung der Frage nach der Effektivität einer Erhaltungstherapie nach erfolgreicher Remissionsinduktion. Alexanian et al. [3] haben in einer ersten Studie 1977 berichtet, daß hinsichtlich Remissionsdauer und Überlebensrate zwischen Patienten, die nach Induktion einer objektiven Remission mit Melphalan/Prednison mit der gleichen Kombination oder mit BCNU/Prednison weiterbehandelt wurden, und solchen, die keine weitere Therapie erhielten, keine signifikanten Unterschiede nachweisbar waren. Eine größere Studie an 116 Patienten [2] kam zum gleichen Ergebnis. Die Frage nach dem Wert einer Erhaltungstherapie ist daher offen und bedarf nach neueren Untersuchungen von

Durie et al. [9] einer differenzierten Beantwortung. Diese Autoren konnten an einer Gruppe von 127 Patienten mit multiplem Myelom zeigen, daß 44 % der Patienten nach Remissionsinduktion in eine stabile Plateauphase eintreten, gekennzeichnet durch niedrigen Zellumsatz, niedrige Spermidinausscheidung im Urin und geringere Myelomkoloniebildung in der Knochenmarkkultur. 38 % der Patienten zeigten demgegenüber ein unstabiles Verhalten mit höherem Zellumsatz, signifikant höheren Spermidinspiegeln im Urin und vermehrter Koloniebildung in vitro. Nur je 9 % der Patienten zeigten entweder eine sehr langsame Remissionsinduktion oder Progreß unter der Behandlung. Alexanian et al. [3] haben die Patientengruppe charakterisiert, bei der mit einer relativ stabilen Plateauphase nach erfolgreicher Remissionsinduktion am ehesten zu rechnen ist. Besonders unter dem Aspekt der Nebenwirkungen (s. u.) sollte bei solchen Patienten ein Fortlassen jeder Erhaltungstherapie erwogen werden.

Therapie des Rezidivs

80 % erfolgreich mit Melphalan/Prednison behandelter Patienten zeigen nach Rezidiv eine 2. Remission, allerdings i. allg. von kürzerer Dauer [2, 3]. Bei erfolgloser Therapie stehen heute bewährte Alternativschemata [6], aber auch einfachere Maßnahmen wie Wechsel des Alkylans zur Verfügung. Positive Erfahrungen liegen auch mit BCNU-Adriamycin-Kombinationen vor [1]. Andere Mehrfachdrogenkombinationen sind in Erprobung, insbesondere auch alternative Schemata mit kürzeren Intervallen zwischen den Therapiestößen. Größere Studien stehen hier jedoch noch aus.

Risiken der Therapie

Die bekannten Nebenwirkungen der Chemotherapie wie Myelotoxizität etc. brauchen hier nicht im einzelnen erwähnt zu werden. Akute Leukosen wurden bei 6 % von Myelompatienten, die länger als 2 Jahre überlebten, beschrieben [4], wobei der potentielle onkogene Effekt einer langzeitigen Behandlung mit Alkylanzien offensichtlich eine wesentliche Rolle spielt, da die Frequenz von Leukosen bei Behandelten wesentlich höher als bei normalen Individuen oder unbehandelten Myelompatienten liegt. Auch unter diesem Gesichtspunkt muß die Behandlungsindikation streng gestellt werden.

Beurteilung des Therapieerfolgs

Für die Beurteilung des Therapieerfolgs existieren unterschiedliche Schemata. Sie orientieren sich an der Konzentration der M-Gradienten in Serum und/oder Urin, der Tumorzellmasse und an weiteren einfachen Laborkriterien wie Sternalmarkbefund, Hämoglobin, Serumkalziumspiegel und dem Ausmaß des sekundären Antikörpermangelsyndroms. Eine deutsche Arbeitsgruppe hat kürzlich in Anlehnung an die South West Oncology Group (SWOG, zit. nach 22) folgende Definitionen ausgearbeitet (Multiples Myelom, Therapieprotokoll MM01, Multizentrische Therapiestudie, in Vorbereitung):

Remission (R): Regression der Tumorzellmasse um mehr als 75 %. Rückgang der Paraproteingesamtmenge im Serum auf weniger als 25 % des Ausgangswertes oder

Rückgang der Bence-Jones-Proteinausscheidung um mehr als 90 % bzw. Urinkonzentrationen unter 0,2 g/24 h.

Partielle Remission: Mehr als 25 %, aber weniger als 75 % Regression der Tumorzellmasse. Entsprechend Rückgang der Paraproteingesamtkonzentration im Serum auf mehr als 25 %, aber weniger als 75 % des Ausgangswertes. Rückgang der Bence-Jones-Proteinausscheidung im Urin von weniger als 90 %, aber mehr als 25 % der Ausgangskonzentration im 24-h-Urin.

Keine Remission (NC = „no change"): Weniger als 25 % Regression der Tumorzellmasse. Entsprechend Rückgang der Paraproteingesamtmenge von weniger als 25 % des Ausgangswertes. Rückgang der Bence-Jones-Proteinausscheidung im Urin von weniger als 25 % der Ausgangsmenge im 24-h-Urin.

Rezidiv: Nach therapieinduzierter Remission wird ein Rezidiv der Erkrankung diagnostiziert, wenn eines der folgenden Kriterien erfüllt ist:

a) Nachweisbare Größenzunahme von lytischen Knochenherden oder Neuauftreten solcher Herde im Verlaufe der Behandlung.
b) Wiederauftreten eines M-Gradienten im Serum bzw. eines Bence-Jones-Proteins im Urin bei Patienten, bei denen diese unter einer Therapie nicht mehr nachweisbar waren.
c) Anstieg der Myelomproteinkonzentration im Serum bzw. der Bence-Jones-Proteinkonzentration im Urin um 25 % der Ausgangsmenge über dem niedrigsten erreichten Serum- bzw. Urinspiegel oder Erreichen der Ausgangskonzentrationen, gemessen in 2 aufeinanderfolgenden Proben innerhalb von 14 Tagen.

Um die relative Unsicherheit der elektrophoretischen Bestimmungsmethode auszuschalten, ist neben der Doppelbestimmung zur Sicherung dieses Kriteriums erforderlich:

- Nachgewiesener Anstieg des Plasmazellanteils im Knochenmark auf mehr als 15 % der Gesamtzellzahl *oder*
- Auftreten einer Hyperkalzämie, wenn vorher ein normaler Serumkalziumwert vorgelegen hat.

Progreß: Als Progreß wird das Fortschreiten der Erkrankung ohne vorher induzierte Remission (NC) oder unter einer laufenden Therapie definiert. Ein Progreß wird festgestellt, wenn folgende Kriterien erfüllt sind:

a) Nachweisbare Größenzunahme von lytischen Knochenherden oder Neuauftreten solcher Herde im Verlaufe der Behandlung.
b) Anstieg der M-Proteinkonzentration im Serum bzw. der Bence-Jones-Proteinkonzentration im Urin um 25 % der Ausgangsmenge über den vorherigen Kontrollwert, gemessen in zwei aufeinanderfolgenden Proben innerhalb von 14 Tagen.

Um die relative Unsicherheit der elektrophoretischen Bestimmungsmethode auszuschalten, ist neben der Doppelbestimmung zur Sicherung dieses Kriteriums erforderlich:

- Nachgewiesener Anstieg des Plasmazellanteils im Knochenmark auf mehr als 15 % der Gesamtzellzahl *oder*
- Auftreten einer Hyperkalzämie, wenn vorher ein normaler Serumkalziumwert vorgelegen hat.

Zusätzliche Therapiemaßnahmen

Die Strahlentherapie war die erste effektive Behandlung des multiplen Myeloms. Heute kommt eine alleinige Strahlentherapie nur noch bei dem seltenen solitären Plasmozytom in Frage, soweit nicht die Indikation zu einem chirurgischen Eingriff gegeben ist. Auch beim multiplen Myelom ist die Strahlentherapie gleichwohl die wichtigste adjuvante Behandlungsmaßnahme. Die Indikationen sind in Tabelle 7 aufgeführt [16]. Da Myelomherde auf die Strahlentherapie i. allg. gut ansprechen, ist auch die palliative Bestrahlung bei Knochenschmerzen — insbesondere bei Versagen der Chemotherapie — eine wichtige Therapieform, wobei i. allg. eine wesentliche Besserung mit Dosen von 20–25 Gy (= 2 000–2 500 rd) erreicht werden kann. Für die Strahlentherapie solitärer Läsionen oder für die alleinige Behandlung werden die üblichen Tumordosen eingesetzt.

Besteht eine eindeutige Indikation für den Einsatz einer lokalen Strahlentherapie, so sollte dieser für die Dauer der Behandlung Vorrang vor der Fortführung der zytostatischen Therapie eingeräumt werden. Die sinnvolle Kombination von Strahlen- und Chemotherapie erfordert stets die enge Kooperation der beteiligten Ärzte.

Die chirurgische Versorgung von pathologischen Frakturen, Wirbelkompressionen etc. richtet sich nach den Erfordernissen des Einzelfalls. Das gleiche gilt für Antibiotika, Bluttransfusionen etc. Bei symptomatischer Hyperkalzämie stellt der Einsatz der Chemotherapie die wichtigste Maßnahme dar. In lebensbedrohlichen Fällen ist eine adjuvante symptomatische Behandlung mit Infusionen, Diuretika, Calcitonin und/oder Mithramycin notwendig. Bei Vorliegen eines Hyperviskositätssyndroms können Plasmapheresen durchgeführt werden.

Ausblick

Neben der Untersuchung neuerer Medikamente in ihrer Wirkung auf das multiple Myelom, z. B. auch des Interferons [über dessen positive Wirkung beim Myelom

Tabelle 7. Indikationen für adjuvante Strahlentherapie bei multiplem Myelom. (Nach Mill [16])

A. Multiples Myelom
1. Destruktion tragender Skelettanteile: Wirbelkörper, Femur, Humerus, Beckenschaufel, Gelenkanteile
2. Nachbestrahlung primär operativ versorgter pathologischer Frakturen bei Plasmozytom
3. Nachbestrahlung primär operativ versorgter Querschnittssyndrome
4. Extramedulläre Plasmozytome mit Lokalsymptomen

B. Solitäres Plasmozytom

C. Symptomatische Therapie
Palliative Bestrahlung bei Knochenschmerzen

erste Fallberichte vorliegen] (15), wird die Erfassung und Bewertung zellkinetischer Daten für die bessere Verlaufsbeobachtung des individuellen Tumors wichtig sein [9, 25]. Hier bietet sich neben der Erfassung der Gesamttumorzellmasse nach den Untersuchungen der Arbeitsgruppe Salmon die Messung des Urinspermidinspiegels als weiteres Kriterium zur Beurteilung der zellkinetischen Situation an [9]. Von großem Nutzen, wenn auch aufwendiger, sind die Untersuchungen des Markierungsindex von Tumorzellen in vitro [9] und die Bestimmung der individuellen Sensitivität der Tumorzelle in der Tumorstammzellagarkultur [25], die beim Myelom bereits mit Erfolg angewandt wird. Diese Untersuchungen werden v. a. für die Behandlung von resistenten und Rezidiv-Patienten von Bedeutung sein.

Eine andere Dimension erhält die Frage nach dem besten Management des multiplen Myeloms, wenn man sich auf die eingangs erwähnte Differenz zwischen benigner monoklonaler Hyperglobulinämie einerseits und multiplem Myelom andererseits zurückbesinnt: auf der einen Seite der offensichtlich in seiner Proliferation kontrollierte Monoklon von in der Regel weniger als $5 \cdot 10^{11}$ Zellen, auf der anderen Seite das nicht kontrollierte progressive Wachstum des Myelomklons. Übergänge zwischen beiden Formen sind dokumentiert. Eine Störung des für die normale Immunreaktion zuständigen Regulationssystems mit seinem Gleichgewicht zwischen Helfer- und Suppressor-T-Lymphozyten ist mit der Entstehung von immunglobulinproduzierenden Lymphomen und Autoimmunerkrankungen bei Versuchstieren eng verknüpft [27]. Ein besseres Verständnis der Regulation des Immunsystems und der Dysregulation bei Lymphomen wird vielleicht zu neuen Therapieansätzen beim multiplen Myelom führen mit dem Ziel, den unkontrollierten Monoklon einer spezifischen Regulation mit der Möglichkeit seiner Elimination zu unterwerfen.

Literatur

1. Alberts DS, Durie BGM, Salmon SE (1976) Doxorubicin/BCNU chemotherapy for multiple myeloma in relapse. Lancet 1:926 – 928
2. Alexanian R, Salmon S, Bonnet J, Gehan E, Haut A, Weick J (1977) Chemotherapy for multiple myeloma. In: Tagnow HJ, Staquet MJ, (eds) Recent advances in cancer treatment. Raven, New York, p. 19 – 37
3. Alexanian R, Gehan E, Haut A, Saiki J, Weick J (1978) Unmaintained remissions in multiple myeloma. Blood 51:1005 – 1011
4. Bergsagel DE (1977) Acute leukemia and multiple myeloma: natural history or iatrogenic disease? Drug Ther 8:9
5. Bergsagel DE, Pruzanski W (1975) Treatment of plasma cell myeloma with cytotoxic agents. Arch Intern Med 135:172 – 176
6. Case DC, Lee BJ, Clarkson BD (1977) Improved survival times in multiple myeloma treated with melphalan, prednisone, cyclophosphamide, vincristine and BCNU: M-2 Protocol. Am J Med 63:897 – 903
7. Cohen HJ, Silberman HR, Larsen WE, Johnson L, Bartolucci AA, Durant JR (1979) Combination chemotherapy with intermittent 1-3-bis (2-chloroethyl) 1-nitrosourea (BCNU), cyclophosphamide, and prednisone for multiple myeloma. Blood 54:824 – 836
8. Durie BGM, Salmon SE (1975) A clinical staging system for multiple myeloma. Cancer 36:842
9. Durie BGM, Russell DH, Salmon SE (1980) Reappraisal of plateau phase in myeloma. Lancet 2:65 – 68
10. Durie BGM, Salmon SE, Moon TE (1980) Pretreatment tumor mass, cell kinetics, and prognosis in multiple myeloma. Blood 55:364 – 372

11. Harley JB, Pajak TF, McIntyre OR, Kochwa S, Cooper MR, Coleman M, Cuttner J (1979) Improved survival of increased-risk myeloma patients on combined triple-alkylating-agent therapy: A study of the CALGB. Blood 54:13 – 22
12. Hobbs JR (1971) Immunocytoma o' mice an' men Br Med J 2:67 – 72
13. Krull P, Holsten H, Seeberg A, Deicher H (1972) Klinische und röntgenologische Besonderheiten des solitären Plasmozytoms. Roefo 117:324
14. Kyle RA (1975) Multiple myeloma: review of 869 cases. Mayo Clin Proc 50:29
15. Mellstedt H, Björkholm M, Johansson B, Ahre A, Holm G, Strander H (1979) Interferon therapy in myelomatosis. Lancet 1:245 – 247
16. Mill WB (1975) Radiation therapy in multiple myeloma. Radiology 115:175 – 178
17. Osserman EF (1959) Plasma-cell myeloma: II. Clinical aspects. N Engl J Med 261: 952 – 1006
18. Osserman EF (1978) Multiple myeloma and related plasma cell dyscrasias. In: Immunological diseases. Ed.: M. Samter, *1*, 499 Little & Brown, Waltham
19. Presant CA, Klahr C (1978) Adriamycin, 1,3-bis (2-chloroethyl)-1-nitrosourea (BCNU, NSC 409962), cyclophosphamide plus prednisone (ABC-P) in melphalan-resistant multiple myeloma. Cancer 42:1222 – 1227
20. Pruzanski W, Platto ME, Ogryzlo MA (1969) Leukemic form of immunocytic dyscrasia (plasma cell leukemia). Am J Med 47:60
21. Salmon SE (1975) Expansion of the growth fraction in multiple myeloma with alkylating agents. Blood 45:119 – 129
22. Salmon SE, Durie BGM (1975) Cellular kinetics in multiple myeloma: A new approach to staging and treatment. Arch Intern Med 135:131 – 138
23. Salmon SE, Smith BE (1970) Immunoglobulin synthesis and total body tumor cell number in IgG multiple myeloma. J Clin Invest 49:1114 – 1121
24. Salmon SE, Wampler SB (1977) Multiple myeloma: Quantitative staging and assessment of response with a programmable pocket calculator. Blood 49:379 – 387
25. Salmon SE, Hamburger AW, Soehnlen B, Durie BGM, Alberts DS, Moon TE (1978) Quantitation of differential sensititvity of human-tumor stem cells to anticanger drugs. N Engl J Med 198:1321 – 1327
26. Schedel I, Peest D, Schneider KD, Stünkel K, Fricke M, Eckert G, Reale G, Deicher H (1980) Idiotype bearing peripheral blood lymphocytes in human multiple myeloma and Waldenström's macroglobulinemia. Scand J Immunol 11:437 – 444
27. Talal N (1977) Autoimmunity and lymphoid malignancy: Manifestations of immunoregulatory disequilibrium. In: Talal N (ed) Autoimmunity. Genetic, immunologic, virologic, and clinical aspects. Academic Press, New York San Francisco London, pp 184 – 207
28. Waldenström JG (1970) Diagnosis and treatment of multiple myeloma. Grune & Stratton, New York
29. Warner NL, Potter M, Metcalf D (eds) (1974) Multiple myeloma and related immunoglobulin-producing neoplasms. UICC Tech Rep Ser 13
30. Woodruff RK, Wadsworth J, Malpas JS, Tobias JS (1979) Clinical staging in multiple myeloma. Br J Haematol 42:199 – 205

Non-Hodgkin-Lymphome einschließlich chronische lymphatische Leukämie

Zytostatische Therapie der Non-Hodgkin-Lymphome von hohem Malignitätsgrad

G. Brittinger*

Histopathologisch werden unter dem Oberbegriff der Non-Hodgkin-Lymphome (NHL) von hohem Malignitätsgrad das zentroblastische, das lymphoblastische und das immunoblastische Lymphom zusammengefaßt. Beim lymphoblastischen Lymphom findet außerdem eine Untergliederung in einen B-, einen T- und einen unklassifizierten Typ statt ([9]; Tabelle 1). Nach neueren Untersuchungen sind diese Erkrankungen in prognostischer Hinsicht uneinheitlich. Wie die Kieler Lymphomgruppe in einer noch laufenden prospektiven Studie zeigen konnte [4] (Abb. 1), lassen die Überlebenskurven von Patienten mit immunoblastischen sowie lymphoblastischen Lymphomen des T- und des unklassifizierten Typs aller Ausbreitungsstadien über einen großen Teil ihres Gesamtverlaufs einen steilen Abfall erkennen. Beim immunoblastischen Lymphom erreicht die Kurve erst nach knapp 2 Jahren ein Plateau bei einer Überlebenswahrscheinlichkeit von weniger als 0,2. Im Gegensatz dazu nimmt die Kurve der Patienten mit einem zentroblastischen Lymphom nach einem vergleichbar steilen initialen Abfall bereits nach etwa 12 Monaten einen horizontalen Verlauf, der nach 2 Jahren auf einem geringfügig tieferen Niveau bei-

Tabelle 1. Histopathologische und klinische Einteilung der Non-Hodgkin-Lymphome entsprechend der Rappaport- und der Kiel-Klassifikation

Klinische Einteilung	Rapport-Klassifikation	Kiel-Klassifikation
Intermediäre Prognose	Nodular „histiocytic" lymphoma (NH)	*Niedriger Malignitätsgrad* Zentrozytisches Lymphom
	Diffuse poorly differentiated lymphocytic lymphoma (DPDL)	*Hoher Malignitätsgrad* Zentroblastisches Lymphom Primäre Form Sekundäre Form
Ungünstige Prognose	Diffuse lymphocytic-„histiocytic" (mixed) lymphoma (DLH, DM)	Lymphoblastisches Lymphom B-Typ (Burkitt-Typ und andere Formen) T-Typ (convoluted-cell type und andere Formen)
	Diffuse „histiocytic" lymphoma (DH)	Unklassifizierter Typ
	Diffuse undifferentiated lymphoma (DU)	Immunoblastisches Lymphom B- und T-Typ

* Hämatologische Abt. der Medizinischen Klinik und Poliklinik der Universität [GHS] Essen

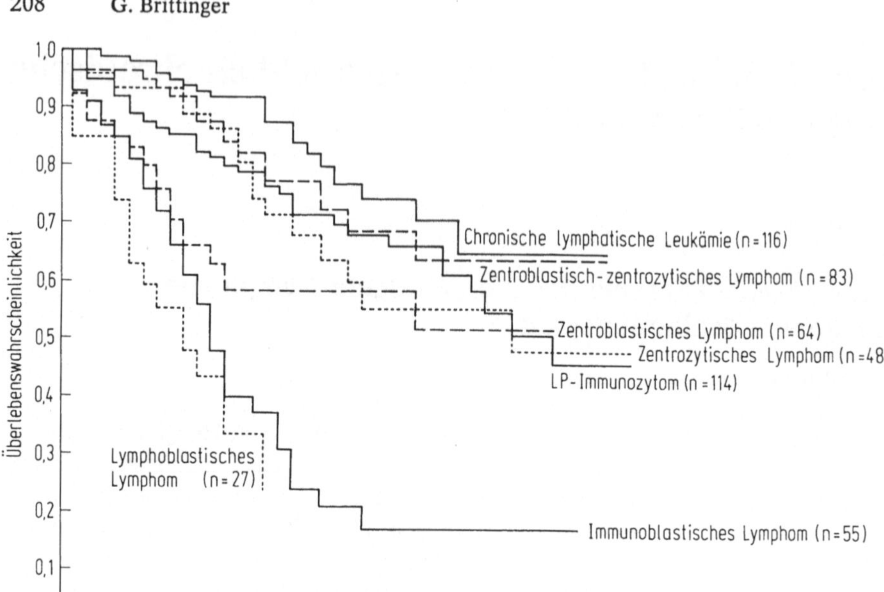

Abb. 1. Überlebenskurven von 507 Patienten mit den verschiedenen Non-Hodgkin-Lymphom-Entitäten der Kiel-Klassifikation (ohne lymphoblastisches Lymphom vom Burkitt-Typ). Vorläufige Ergebnisse einer prospektiven Studie der Kieler Lymphomgruppe. (Aus Brittinger et al. [4])

behalten wird. Die Überlebenswahrscheinlichkeit ist dabei mit 0,5 – 0,6 recht hoch, so daß bei einem beträchtlichen Prozentsatz der Gesamtpopulation Dauerremissionen oder sogar Heilungen zu erwarten sind.

Die Überlebenskurve der Patienten mit einem zentroblastischen Lymphom unterscheidet sich nach Ablauf von etwa 2 Jahren nicht wesentlich von derjenigen der Patienten mit einem zentrozytischen Lymphom, einer Lymphomentität, die histopathologisch den NHL von niedrigem Malignitätsgrad zugeordnet wird. Dieser Befund hat zu der Arbeitshypothese geführt, das zentroblastische und das zentrozytische Lymphom aus klinischer Sicht als Entitäten mit intermediärer Prognose zu klassifizieren und sie von den Lymphomen mit ungünstiger Prognose (immunoblastisches und lymphoblastisches Lymphom) abzugrenzen. Die Kurven der Abb. 1 lassen an die Möglichkeit denken, daß auch das LP-Immunozytom, ein weiteres NHL mit den histopathologischen Charakteristika des niedrigen Malignitätsgrades, oder zumindest eine Untergruppe dieser Entität eine intermediäre Prognose hat.

Es erscheint verfrüht, aus dieser Erkenntnis gravierende therapeutische Konsequenzen zu ziehen, v. a. deshalb, weil noch keine Ergebnisse prospektiver randomisierter Therapiestudien vorliegen, bei denen die Kiel-Klassifikation zur histopathologischen Einteilung verwendet wurde. Damit ist auch schon die große Schwierigkeit angesprochen, mit der wir gegenwärtig konfrontiert sind, wenn Therapievorschläge für Patienten mit NHL gemacht werden sollen, die nach der

Kiel-Klassifikation diagnostiziert werden. Müssen wir doch weitgehend auf die Behandlungsergebnisse zurückgreifen, die während der vergangenen 10 bis 15 Jahre unter Anwendung der Rappaport-Klassifikation gewonnen wurden. Diese Bemühungen einer Übertragung von Therapieresultaten können jedoch nur teilweise erfolgreich sein, da einerseits die histopathologische „Übersetzbarkeit" mangelhaft ist [8] und andererseits einzelne Entitäten der Rappaport-Klassifikation eine erhebliche klinisch-prognostische Heterogenität aufweisen. Es sei hier an die Untersuchungen des Arbeitskreises um DeVita [19] sowie der Kieler Lymphomgruppe [10] über das „diffuse ‚histiocytic' lymphoma" (DH) erinnert, die gezeigt haben, daß sich unter diesem Oberbegriff nicht nur Lymphome von hohem, sondern auch von niedrigem Malignitätsgrad verbergen.

Welche NHL der Rappaport-Klassifikation entsprechen nun dem zentroblastischen, dem immunoblastischen und dem lymphoblastischen Lymphom der Kiel-Klassifikation? Wie eine von Krüger in Zusammenarbeit mit der Kieler Lymphomgruppe durchgeführte Nachklassifikation ([8]; Tabelle 2) ergab, sind es beim zentroblastischen Lymphom v. a. das DH, das „nodular ‚histiocytic' lymphoma" (NH) und das „diffuse poorly differentiated lymphocytic lymphoma" (DPDL), beim immunoblastischen Lymphom das DH und das DPDL. Dem lymphoblastischen Lymphom ist fast ausschließlich das DPDL zuzuordnen. Wie aus Tabelle 1 hervorgeht, gehören die genannten Entitäten ohne Ausnahme derjenigen Gruppe von Erkrankungen an, die als NHL von intermediärer und ungünstiger Prognose klassifiziert werden.

Geht man von der Hypothese aus, daß die meisten NHL wie der M. Hodgkin unilokulär entstehen und sich erst sekundär über den Organismus ausbreiten [3], sollte sich in den lokalisierten, durch ein „pathologisches" Staging weitgehend gesicherten Stadien I und II mit einer alleinigen Radiotherapie bei einem hohen Prozentsatz der Patienten ein kurativer Effekt erzielen lassen. Dies ist nach den bisher vorliegenden Daten auch tatsächlich der Fall. So konnten im initialen Ausbreitungsstadium I der Lymphome von intermediärer und ungünstiger Prognose der Rappa-

Tabelle 2. Subklassifizierung entsprechend der Rappaport-Klassifikation von 140 nach der Kiel-Klassifikation diagnostizierten Non-Hodgkin-Lymphomen von hohem Malignitätsgrad. *DWDL* = diffuse well-differentiated lymphocytic lymphoma; *NPDL* = nodular poorly differentiated lymphocytic lymphoma; *NLH (NM)* = nodular lymphocytic-„histiocytic" (mixed) lymphoma; übrige Abkürzungen s. Tabelle 1. (Nach Krüger et al. [8]; Kieler Lymphomgruppe)

	Zentroblastisches Lymphom	Immunoblastisches Lymphom	Lymphoblastisches Lymphom
DWDL	–	2	1
DPDL	*6*	*10*	*25*
DLH (DM)	3	2	1
DH	*31*	*26*	1
NPDL	1	–	–
NLH (NM)	4	2	–
NH	*17*	2	–
Sonderfälle	1	5	–
Gesamtzahl	63	49	28

Tabelle 3. Vorschlag für eine Unterteilung des Stadiums II der Ann-Arbor-Klassifikation bei Non-Hodgkin-Lymphomen. (Nach Musshoff und Schmidt-Vollmer [16])

II	Befall ober- oder unterhalb des Zwerchfells
Primär nodaler Befall	
II_1	Befall von 2 benachbarten Lymphknotenregionen oder einer Lymphknotenregion mit lokalisiertem Übergang auf ein benachbartes extralymphatisches Organ oder Gewebe (II_{1E})
II_2	Befall von 2 nicht benachbarten oder mehr als 2 benachbarten Lymphknotenregionen; einschließlich eines lokalisierten Befalls eines extralymphatischen Organs oder Gewebes (II_{2E})
Primär extranodaler Befall	
II_{1E}	Befall eines extralymphatischen Organs einschließlich der regionalen Lymphknoten oder eines weiteren benachbarten extralymphatischen Organs
II_{2E}	Befall eines extralymphatischen Organs und Lymphknotenbefall, der über die regionalen Lymphknoten hinausgeht und auch einen weiteren lokalisierten Organbefall einschließen kann

port-Klassifikation durch eine Extended-field-Bestrahlung bei mindestens 80% der Fälle jahrelang anhaltende Vollremissionen induziert werden. Im Stadium II ist die Erfolgsquote nach Extended-field- und total-lymphatischer Bestrahlung allerdings niedriger [2, 3, 15].

Hinsichtlich des Stadiums II ist jedoch eine Besonderheit zu beachten. Radiotherapeutische Erfahrungen [1] zeigen, daß es aus prognostischen Gründen notwendig ist, dieses Stadium in zwei Untergruppen aufzugliedern, wie sie bereits 1975 von Musshoff und Schmidt-Vollmer [16] vorgeschlagen wurden (Tabelle 3). Dies bedeutet, daß die Stadien II_1 (Befall von zwei benachbarten Lymphknotenregionen) und II_{1E} (Befall einer Lymphknotenregion mit lokalisiertem Übergang auf ein benachbartes extralymphatisches Organ) wie die Stadien I und I_E zu beurteilen sind. Im Gegensatz dazu tragen die Stadien II_2 mit Befall von 2 nicht benachbarten oder mehr als 2 benachbarten Lymphknotenregionen und II_{2E} mit zusätzlichem lokalisierten Befall eines extralymphatischen Organs (analoge Einteilung bei primär extranodalem Befall; Tabelle 3) offensichtlich bereits das hohe Risiko der Generalisation in sich. Für diese Annahme spricht die Tatsache, daß alle Patienten mit DH im „pathologischen" Stadium II_2 nach alleiniger Extended-field-Bestrahlung rezidivierten [1].

Ob eine zusätzliche Chemotherapie durch die Eliminierung evtl. vorhandener okkulter oder von der Bestrahlung nicht zerstörter Herde die Behandlungsergebnisse zu verbessern vermag, ist noch nicht definitiv zu beurteilen. Neueste Befunde der Arbeitsgruppe um Bonadonna [12] zeigen, daß die rezidivfreie Überlebenszeit von Patienten mit diffusen NHL in den „pathologischen" Stadien I und II durch eine Kombinationstherapie mit Cyclophosphamid, Vincristin und Prednison (COP-Schema), die auf eine modifizierte Extended-field-Bestrahlung folgte, zu verlängern war. Andererseits brachte nach den Ergebnissen der Stanford-Gruppe [7] eine Chemotherapie, die sich bei vergleichbaren Patienten an eine total-lymphatische Bestrahlung anschloß, keinen prognostischen Gewinn.

Interessanterweise ließen sich komplette, teilweise über mehr als 5 Jahre anhaltende Remissionen bei etwa 90–100% der Patienten mit NHL von ungünstiger

Prognose der Rappaport-Klassifikation (vorwiegend DH) in den klinischen oder „pathologischen" Stadien I und II durch eine alleinige zytostatische Chemotherapie (meist mit Cyclophosphamid, Adriamycin, Vincristin und Prednison = CHOP-Schema) induzieren [5, 11]. Dieses neue Konzept, das ein invasives „pathologisches" Staging als Voraussetzung für eine optimale Behandlung weitgehend entbehrlich machen würde, verdient zweifellos große Beachtung, bedarf jedoch noch der weiteren Überprüfung, insbesondere an Patienten, die nach der Kiel-Klassifikation diagnostiziert wurden.

Zusammenfassend läßt sich beim gegenwärtigen Stand der Erfahrungen feststellen, daß in den „pathologischen" Stadien I und II_1 weiterhin eine alleinige Radiotherapie gerechtfertigt ist, während im Stadium II_2 ein kombinierter Therapieansatz empfohlen werden muß. Als Alternative für die Stadien I und alle Stadien II kommt in Zukunft möglicherweise eine aggressive Chemotherapie in Betracht, wie sie heute die Behandlungsmethode der Wahl für Patienten in den fortgeschrittenen Stadien III und IV darstellt. Da das lymphoblastische Lymphom vom T- und unklassifizierten Typ der Kinder und jüngeren Erwachsenen bereits initial eine hohe Generalisationstendenz besitzt, sind auch die „pathologischen" Krankheitsstadien I und II — bis auf wenige Ausnahmen [20] — als Indikationen für eine Chemotherapie anzusehen. Dagegen halten wir es z. Z. noch für vertretbar, die lymphoblastischen Lymphome der Erwachsenen jenseits des 30. Lebensjahres wie die zentroblastischen und die immunoblastischen Lymphome stadiengerecht zu behandeln [2].

Tabelle 4. Therapieempfehlung für das zentroblastische und das immunoblastische Lymphom sowie das lymphoblastische Lymphom (T- und unklassifizierter Typ bei Patienten über 30 Jahren). *HD* = Herddosis; *PS* = „pathologisches" Stadium; *CS* = klinisches Stadium. (Nach Bremer et al. [2])

Stadien I und II: Sofortige Therapie mit kurativem Anspruch

Stadien PS I, I_E, II_1, II_{1E}:

Radiotherapie (extended field, 40 – 50 Gy HD)
± Chemotherapie (z. B. CHOP oder C-MOPP)
Bei infradiaphragmalem, abdominalen Befall immer zusätzlich Chemotherapie

Stadien PS II_2, II_{2E}, CS I, I_E und nicht untergliederte Stadien (CS/PS) II, II_E:

Chemotherapie (z. B. 3- bis 4mal CHOP oder C-MOPP), anschließend:
Radiotherapie (involved oder extended field, 36 – 44 Gy HD),
anschließend Fortsetzung der
Chemotherapie (z. B. 3- bis 4mal CHOP oder C-MOPP)

Stadien III + IV: Sofortige Therapie mit dem Ziel der Remissionsinduktion und -erhaltung

Chemotherapie (z. B. 6- bis 10mal CHOP oder C-MOPP)

Vollremission: Konsolidierende Chemotherapie (2- bis 4mal Induktionsschema), evtl. zusätzlich

Radiotherapie der ursprünglichen Hauptmanifestationsorte (36 – 44 Gy HD);
Stadium IV B: ZNS-Prophylaxe
Erhaltungstherapie: 2 Jahre mit Induktions- oder anderer Chemotherapie mit Verlängerung der therapiefreien Intervalle
(bei zentroblastischem Lymphom fakultativ)

Teilremission und Therapieversagen: Aggressivere als Induktionschemotherapie, evtl. experimentelle Chemotherapie

Zentroblastische und immunoblastische Lymphome — Lymphoblastische Lymphome (T- und unklassifizierter Typ) älterer Erwachsener

Tabelle 4 [2] zeigt, daß für die „pathologischen" Stadien I und I_E sowie II_1 und II_{1E} eine Extended-field-Bestrahlung vorgeschlagen wird. Eine additionale Chemotherapie kann nach dem oben Gesagten durchgeführt werden, erscheint jedoch nicht zwingend erforderlich. Sie wird allerdings immer dann für notwendig gehalten, wenn ein infradiaphragmaler, abdominaler Befall vorliegt, da das Intestinum lediglich eine Herddosis von etwa 25 Gy, nicht jedoch die erforderliche Tumorvernichtungsdosis von 40 – 50 Gy toleriert.

Die zytostatische Therapie sollte stets in kombinierter Weise erfolgen. Adriamycinhaltige Schemata, z. B. das CHOP-Regime, sind möglicherweise anderen Medikamentenkombinationen, z. B. dem C-MOPP-Schema (Cyclophosphamid, Vincristin, Procarbazin, Prednison), überlegen. Besonderes Augenmerk ist bei Anwendung des CHOP-Schemas auf die Möglichkeit einer Steigerung der Kardiotoxizität des Anthracyclins durch eine Vorbestrahlung des Mediastinums zu richten.

Liegt ein „pathologisches" Stadium II_2 oder II_{2E} vor, wurde das Stadium I oder I_E nur klinisch festgelegt oder wurde das Stadium II nicht nach II_1 und II_2 untergliedert, ist ein kombiniertes chemo- und radiotherapeutisches Vorgehen ratsam (Tabelle 4). Nach 3 – 4 Chemotherapiezyklen werden eine Involved- oder Extended-field-Bestrahlung durchgeführt und anschließend die Chemotherapie mit nochmals 3 – 4 Zyklen wieder aufgenommen.

Mehr als 50% der Patienten mit hochmalignen NHL bedürfen einer primären Chemotherapie, da sie im Stadium III oder IV diagnostiziert werden. So befanden sich nach ersten Ergebnissen einer noch laufenden prospektiven Studie der Kieler Lymphomgruppe [18] zum Zeitpunkt der Diagnose 58% (30% Stadium III, 28% Stadium IV) der Patienten mit zentroblastischen Lymphomen, 65% (32% Stadium III, 33% Stadium IV) der Patienten mit immunoblastischen Lymphomen und sogar 87% (14% Stadium III, 73% Stadium IV) der Patienten mit lymphoblastischen Lymphomen in diesen Ausbreitungsstadien.

Therapieziele (Tabelle 4; [2]) müssen die Induktion und die Erhaltung einer Vollremission sein, da Übereinstimmung darüber besteht, daß bei hochmalignen Lymphomen nur auf diese Weise eine signifikante Verlängerung der Uberlebenszeit zu erreichen ist. Es wird daher mit aggressiven Schemata behandelt, z. B. mit 6 – 10 Zyklen von CHOP, C-MOPP, COMP (Cyclophosphamid, Vincristin, Methotrexat, Prednison) oder ähnlichen Kombinationen. Tritt die gewünschte Vollremission ein, erfolgt eine konsolidierende Chemotherapie mit dem Induktionsschema, wobei ggf. die Maximaldosis von Adriamycin zu beachten ist.

Die für die nächste Phase empfohlene additionelle Radiotherapie der ursprünglichen Hauptmanifestationsorte, insbesondere derjenigen mit großer Tumormasse („main bulks"), stützt sich auf die Beobachtung, daß sich die nach chemotherapeutisch induzierter Remission auftretenden Rezidive in vorher befallenen Regionen manifestieren [17].

Bei Patienten im Stadium IV B ist wegen des hohen Risikos einer Beteiligung des Zentralnervensystems (ZNS) eine entsprechende Prophylaxe erforderlich, die sich bei Patienten mit lymphoblastischen Lymphomen möglicherweise auch im Stadium III günstig auswirkt. Das Vorgehen besteht meist in der 5maligen intra-

Tabelle 5. Klinische Stadieneinteilung der lymphoblastischen Lymphome des Kindes- und jüngeren (< 30 Jahre) Erwachsenenalters entsprechend der für die kindlichen Non-Hodgkin-Lymphome vorgeschlagenen Klassifikation von Murphy [13]

Stadium I

Befall einer Lymphknotenregion bzw. eines extralymphatischen Organs oder Gewebes mit Ausnahme des Mediastinums und des Abdomens

Stadium II

Befall eines extralymphatischen Organs oder Gewebes einschließlich der regionalen Lymphknoten

Befall von 2 oder mehr Lymphknotenregionen auf derselben Seite des Zwerchfells

Befall von 2 extralymphatischen Organen oder Geweben mit oder ohne Beteiligung der regionalen Lymphknoten auf derselben Seite des Zwerchfells

Primärer, resezierbarer Befall des Gastrointestinaltraktes, i. allg. im ileozoekalen Bereich, mit oder ohne ausschließliche Beteiligung der zugehörigen mesenterialen Lymphknoten

Stadium III

Befall von 2 extralymphatischen Organen oder Geweben auf beiden Seiten des Zwerchfells

Befall von 2 oder mehr Lymphknotenregionen auf beiden Seiten des Zwerchfells

Jeder primäre intrathorakale Befall (Mediastinum, Pleura, Thymus)

Jeder primäre ausgedehnte, nichtresezierbare intraabdominale Befall

Jeder unabhängig von anderen Tumorlokalisationen vorhandene paraspinale oder epidurale Befall

Stadium IV

Jede Form des Befalls mit initialer ZNS- und /oder Knochenmarkbeteiligung

thekalen Gabe von Methotrexat und in einer Schädelbestrahlung [2]. Der Wert einer Erhaltungstherapie nach erzielter Vollremission ist z. Z. noch nicht abzuschätzen. Auffallend ist jedoch, daß sich unter den Patienten mit fortgeschrittenen diffusen „histiozytischen“ Lymphomen der Rappaport-Klassifikation, die sehr lange rezidivfreie Überlebenszeiten aufwiesen, zahlreiche Kranke befanden, bei denen keine Erhaltungstherapie durchgeführt worden war [3]. Wir halten daher remissionserhaltende Maßnahmen bei dem prognostisch günstigeren zentroblastischen Lymphom für fakultativ, während sie bei immunoblastischen und lymphoblastischen Lymphomen in jedem Fall erforderlich sein dürften.

Als Alternative für diese Therapiephase bieten sich an:

a) Fortsetzung der Induktionstherapie mit Verlängerung der therapiefreien Intervalle und ggf. Beachtung der Maximaldosis von Adriamycin.

b) Applikation des bei Patienten mit diffusen „histiozytischen“ Lymphomen bewährten OAP (Vincristin, Cytarabin, Prednison)-Schemas [2].

c) Alternierende Gabe von Kombinationen, die Medikamente enthalten, die mit den initial applizierten nicht identisch bzw. kreuzresistent sind. Hier ist u. a. an Ifosfamid und die Epipodophyllotoxinderivate VM 26 und VP 16-213 oder an Carmustin bzw. Lomustin + Bleomycin + Vinblastin ± Methotrexat zu denken [2].

Läßt sich durch die Initialbehandlung lediglich eine Teilremission induzieren oder versagt diese Therapie vollständig, wie dies insbesondere beim immunoblastischen Lymphom häufig der Fall sein dürfte, müssen aggressivere chemotherapeutische Maßnahmen angewandt werden. Hierfür kommen einerseits etablierte Schemata in Betracht. Andererseits können Zytostatikakombinationen [2] versucht werden, die aus Substanzen bestehen, die bei der Behandlung der NHL als Monotherapeutika effektiv sind, insgesamt aber bisher nur selten appliziert wurden. Auch hier sind v. a. die Epipodophyllotoxinderivate VM 26 oder VP 16-213 zu diskutieren. Derartige neue experimentelle Schemata sollten unbedingt in naher Zukunft weiter ausgearbeitet und bald der klinischen Prüfung unterzogen werden. Weiterhin werden der Wert intensiver supportiver Maßnahmen und auch der autologen Knochenmarktransplantation bei sehr aggressiver Chemotherapie zu untersuchen sein [2].

Lymphoblastische Lymphome (T- und unklassifizierter Typ) jüngerer Erwachsener

Wie erwähnt, nehmen die bei Kindern und jüngeren Erwachsenen auftretenden lymphoblastischen Lymphome vom T- und unklassifizierten Typ eine therapeutische Sonderstellung ein. Diese Erkrankungen weichen bei der genannten Patientengruppe in ihrem Ausbreitungsmuster von demjenigen der bisher besprochenen NHL etwas ab. Dieses Verhalten hat Murphy [13] (Tabelle 5) dazu veranlaßt, ein besonderes Klassifikationsschema zu entwickeln, das sich in einigen Punkten von der Ann-Arbor-Klassifikation unterscheidet. So werden z. B. ein primärer resezierbarer Befall des Gastrointestinaltraktes mit oder ohne ausschließliche Beteiligung der regionalen mesenterialen Lymphknoten dem Stadium II, jede primäre intrathorakale oder nicht resezierbare intraabdominale Manifestation sowie jeder paraspinale oder epidurale Befall dem Stadium III zugeordnet. Ein Stadium IV ist dann vorhanden, wenn initial ein Befall des ZNS und/oder des Knochenmarks vorliegt.

Die häufigsten Stadien IV mit Knochenmarkbefall und leukämischem Blutbild unterscheiden sich klinisch-hämatologisch nicht von der primären akuten Lymphoblasten-Leukämie (ALL). So wird verständlich, daß die bisher angewandten Therapieschemata ihren Ausgang von Protokollen nehmen, die sich bei der Behandlung der kindlichen ALL bewährt haben. Sie beinhalten stets eine Mehrphasenbehandlung mit folgenden Komponenten: Remissionsinduktion, Konsolidierung der Remission mit ZNS-Prophylaxe und Remissionserhaltung mit oder ohne Reinduktionsmaßnahmen (Tabelle 6).

Tabelle 6. Therapieempfehlung für das lymphoblastische Lymphom vom T- und unklassifizierten Typ bei Patienten zwischen dem 15. und 30. Lebensjahr. *ALL* = akute Lymphoblastenleukämie; *AUL* = akute undifferenzierte Leukämie. (Nach Bremer et al. [2])

Sofortige Therapie mit dem Ziel der Remissionsinduktion und -erhaltung		
Mehrphasenbehandlung		
Remissionsinduktion		
Konsolidierung der Remission mit ZNS-Prophylaxe		
Erhaltung der Remission ± Reinduktion		
Stadien I – IV:	z. B.	Schema von Murphy u. Hustu [14]
		Schema von Wollner et al. [21]
Stadien III – IV:	z. B.	Schema von Coleman et al. [6]
		Modifiziertes Schema von Riehm et al. [16 a] wie bei der vom Bundesministerium für Forschung und Technologie geförderten ALL/AUL-Studie

Bei kindlichen lymphoblastischen Lymphomen haben Murphy u. Hustu [14] mit ihrem NHL-75-Protokoll sowie Wollner et al. [21] mit dem LSA_2-L_2-Schema gute Ergebnisse erzielt [2]. Erfahrungen bei Erwachsenen liegen jedoch mit beiden Protokollen bisher nicht vor. Im Gegensatz dazu publizierten Coleman et al. [6] aus der Stanford-Gruppe erste beachtliche Ergebnisse über die Wirkung ihrer Mehrphasenbehandlung bei meist jüngeren erwachsenen Patienten mit lymphoblastischen Lymphomen. Diese Behandlung besteht während der Induktionsphase in einer Chemotherapie mit Vincristin, Prednison, Adriamycin und Cyclophosphamid. Für die Konsolidierung werden hochdosiertes Methotrexat mit Leucovorin-„Rescue" und L-Asparaginase verwendet, für die ZNS-Prophylaxe intrathekal appliziertes Methotrexat. Auf eine Reinduktionsphase mit Vincristin, Adriamycin und Cyclophosphamid folgt schließlich die Erhaltungstherapie mit Mercaptopurin und Methotrexat für die Dauer von einem Jahr nach Stellung der Diagnose. Von den 14 Patienten mit einem medianen Lebensalter von 22 Jahren befanden sich 13 in den initialen Ausbreitungsstadien III und IV nach Murphy [13]. Alle Patienten erreichten eine Vollremission. Bei 3 Kranken trat ein im ZNS lokalisiertes Rezidiv auf, 3 Patienten verstarben. Die gesamte und die rezidivfreie Überlebenswahrscheinlichkeit betrugen nach 24 Monaten 0,63 bzw. 0,64.

Da bisher nahezu keine Daten über die Wirkung dieser Behandlung bei Patienten in den Stadien I und II vorliegen, empfehlen wir dieses Schema zunächst nur für die initialen Ausbreitungsstadien III und IV. Die dargelegten, für das lymphoblastische Lymphom des Erwachsenen herausragend guten Therapieergebnisse sollten dazu anregen, sie bald an einem größeren Krankengut zu überprüfen.

Als Alternativprotokoll bietet sich das von Riehm et al. [16 a] konzipierte Schema an, das der kürzlich begonnenen kooperativen, vom Bundesministerium für Forschung und Technologie geförderten ALL/AUL-Studie zugrunde liegt [2]. Größere Erfahrungen bei Erwachsenen mit lymphoblastischen Lymphomen sind z. Z. noch nicht vorhanden. Wegen seiner Aggressivität sollte dieses Protokoll zunächst Patienten in den fortgeschrittenen Krankheitsstadien III und IV vorbehalten bleiben.

Eine alleinige Radiotherapie ist beim lymphoblastischen Lymphom vom T- und vom unklassifizierten Typ nur dann vertretbar, wenn Sonderformen des Stadiums I oder I_E gegeben sind [20]. Diese sind wie folgt definiert: Vorliegen von nur einem Lymphom, besonders im Kopf-Hals-Bereich, alleiniger Befall des Waldeyer-Rachenrings, Nachweis von nur einem Knochenherd oder einer lokalisierten, total exstirpierten abdominalen Manifestation.

Lymphoblastische Lymphome vom Burkitt-Typ

Nach den Untersuchungen von Ziegler et al. [22] (Tabelle 7) bewährt sich für die Stadieneinteilung des seltenen lymphoblastischen Lymphoms vom Burkitt-Typ eine Modifikation des Schemas von Murphy [13]. Das von dieser Arbeitsgruppe angegebene Behandlungsprotokoll (Tabelle 8; [2]) beinhaltet ein kuratives Therapieziel. Nach chirurgischer Reduktion der Tumormasse findet eine Chemotherapie, z. B. mit 3maliger Applikation eines modifizierten COMP-Schemas, einschließlich einer ZNS-Prophylaxe statt. Daran schließt sich eine Radiotherapie an, die bei Befall außerhalb

Tabelle 7. Vorschläge einer klinischen Stadieneinteilung des lymphoblastischen Lymphoms vom Burkitt-Typ. (Nach Ziegler et al. [22])

Stadium	Tumorausdehnung
A	Einzelner Tumor außerhalb des Abdomens
B	Mehrere Tumoren außerhalb des Abdomens
C	Intraabdominaler Tumor
D	Intraabdominaler Tumor sowie ein oder mehrere Tumoren außerhalb des Abdomens
AR	Stadium C nach operativer Entfernung („abdominal resection", AR) von mehr als 90 % des Tumorgewebes

des Abdomens als Involved-field-Bestrahlung und bei intraabdomineller Manifestation als „abdominelles Bad" vorgenommen wird. Darauf folgt eine konsolidierende Chemotherapie mit 2–3 Zyklen des modifizierten COMP-Schemas. Nach Eintritt der Vollremission kann eine Erhaltungstherapie vorgenommen werden. Ist nur eine Teilremission zu erzielen oder reagiert der Patient auf die beschriebene Behandlung nicht, findet eine aggressivere Chemotherapie statt, z. B. nach dem BACT-Schema [2].

Abschließend ist nochmals zu betonen, wie dringend die Durchführung prospektiver kooperativer Therapiestudien ist, da sie die unabdingbare Voraussetzung für die Ausarbeitung verbindlicher Richtlinien für die Behandlung der NHL darstellen. Es ist zu hoffen, daß sich die vor etwa 1½ Jahren erweckte Hoffnung auf eine großzügige staatliche Förderung derartiger Projekte, z. B. durch das Bundesministerium für Forschung und Technologie, wenigstens in gewissem Umfang erfüllen wird. Nur so kann in der Bundesrepublik Deutschland in absehbarer Zeit ein relevanter Beitrag zu der unbedingt erforderlichen Weiterentwicklung auf diesem Sektor der klinischen Onkologie geleistet werden.

Tabelle 8. Therapieempfehlung für das lymphoblastische Lymphom vom Burkitt-Typ. (Nach Ziegler et al. [22])

Stadien A–D: Sofortige Therapie mit kurativem Anspruch

Chirurgische Reduktion der Tumormasse (insbesondere intraabdominal), anschließend:
Chemotherapie (3mal COMP, modifiziert) + ZNS-Prophylaxe (wie bei anderen lymphoblastischen Lymphomen), anschließend:
Radiotherapie: Stadien A und B: Involved field (30–40 Gy HD)
Stadien C, D und AR: „Abdominelles Bad" (21 Gy HD), anschließend:
Konsolidierende Chemotherapie (2- bis 3mal COMP, modifiziert)
Vollremission: Erhaltungstherapie (fakultativ): Mercaptopurin + Methotrexat, Reinduktionschemotherapie mit Cyclophosphamid und Vincristin (Gesamtdauer 1 Jahr)
Teilremission und Therapieversagen: Aggressivere Chemotherapie (BACT)

Literatur

1. Bitran JD, Kinzie J, Sweet DL et al. (1977) Survival of patients with localized histiocytic lymphoma. Cancer 39:342–346
2. Bremer K, Meusers P, Brittinger G (1980) Chemotherapie der Non-Hodgkin-Lymphome einschl. Therapieempfehlungen für Non-Hodgkin-Lymphome. Internist 21:512–532

3. Brittinger G, Musshoff K, Bremer K, Meusers P (1980) Grundlagen und allgemeine Probleme der Therapie der Non-Hodgkin-Lymphome. Internist 21:493 – 501
4. Brittinger G, Schmalhorst U, Bartels H et al. (Kiel Lymphoma Study Group) (1981) Principles and present status of a prospective multicenter study on the clinical relevance of the Kiel classification. Blut 43:155—166
5. Cabanillas F, Bodey GP, Freireich EJ (1980) Management with chemotherapy only of stage I and II malignant lymphoma of aggressive histologic types. Cancer 46:2356—2359
6. Coleman CN, Cohen JR, Rosenberg SA (1980) Adult lymphoblastic lymphoma — Results of a pilot therapy protocol. Proc Am Assoc Cancer Res Am Soc Clin Oncol 21:466
7. Glatstein E, Donaldson SS, Rosenberg SA, Kaplan HS (1977) Combined modality therapy in malignant lymphomas. Cancer Treat Rep 61:1199 – 1207
8. Krüger GRF, Grisar T, Lennert K, Schwarze EW, Brittinger G (Kiel Lymphoma Study Group) (1981) Histopathological correlation of the Kiel with the original Rappaport classification of malignant non-Hodgkin lymphomas. Blut 43:167—181
9. Lennert K, in collaboration with Mohri N, Stein H, Kaiserling E, Müller-Hermelink HK (1978) Malignant lymphomas other than Hodgkin's disease. Springer, Berlin Heidelberg New York (Handbuch der speziellen pathologischen Anatomie und Histologie, Bd 1 3B)
10. Meusers P, Bartels H, Brittinger G et al. (Kiel Lymphoma Study Group) (1979) Heterogeneity of diffuse „histiocytic" lymphoma according to the Kiel classification. N Engl J Med 301:384
11. Miller TP, Jones SE (1979) Chemotherapy of localized histiocytic lymphoma. Lancet I:358 – 360
12. Monfardini S, Banfi A, Bonadonna G, Rilke F, Milani F, Valagussa P, Lattuada A (1980) Improved five year survival after combined radiotherapy-chemotherapy for stage I – II non-Hodgkin's lymphoma. Int J Radiat Oncol Biol Phys 6:125—134
13. Murphy SB (1978) Childhood non-Hodgkin's lymphoma. N Engl J Med 299:1446 – 1448
14. Murphy SB, Hustu HO (1980) A randomized trial of combined modality therapy of childhood non-Hodgkin's lymphoma. Cancer 45:630 – 637
15. Musshoff K (1980) Strahlentherapie der Non-Hodgkin-Lymphome. Indikationen, Methoden und Ergebnisse. Internist 21:502 – 511
16. Musshoff K, Schmidt-Vollmer H (1975) Prognosis of non-Hodgkin's lymphomas with special emphasis on the staging classification. Z Krebsforsch 83:323 – 341
16a. Riehm H, Gadner H, Welte K (1977) Die West-Berliner Studie zur Behandlung der akuten lymphoblastischen Leukämie des Kindes — Erfahrungsbericht nach 6 Jahren. Klin Pädiat 189:89—102
17. Schein PS, Chabner BA, Canellos GP, Young RC, DeVita VT jr (1975) Non-Hodgkin's lymphoma: Patterns of relapse from complete remission after combination chemotherapy. Cancer 35:354 – 357
18. Schmalhorst U, Bartels H, Boll I et al. (Kiel Lymphoma Study Group) (1981) Clinical and prognostic heterogeneity of non-Hodgkin lymphomas of high-grade malignancy. Blut 43:201—211
19. Strauchen JA, Young RC, DeVita VT jr, Anderson T, Fantone JC, Berard CW (1978) Clinical relevance of the histopathological subclassification of diffuse „histiocytic" lymphoma. N Engl J Med 299:1382 – 1387
20. Weinstein HJ, Link MP (1979) Non-Hodgkin's lymphoma in childhood. Clin Haematol 8:699 – 716
21. Wollner N, Burchenal JH, Lieberman PH, Exelby P, D' Angio G, Murphy ML (1976) Non-Hodgkin's lymphoma in children. A comparative study of two modalities of therapy. Cancer 37:123—134
22. Ziegler JL, Magrath IT, Deisseroth AB, Glaubiger DL, Kent HC, Pizzo PA, Poplack DG, Levine AS (1978) Combined modality treatment of Burkitt's lymphoma. Cancer Treat Rep 62:2031 – 2033

Zytostatische Therapie der Non-Hodgkin-Lymphome niedrigen Malignitätsgrades

A. Stacher und R. Heinz*

Während es in den letzten Jahren durch die Einführung der Kiel-Klassifikation [8, 13] der Non-Hodgkin-Lymphome gelungen ist, aufgrund pathologisch-histologischer, funktioneller und histo- bzw. zytochemischer Methoden klare Entitäten zu erarbeiten, müssen wir zugeben, daß noch viele Studien notwendig sein werden, um zu einer optimalen Therapie für die einzelnen Krankheitsgruppen zu gelangen. Nach der Kiel-Klassifikation unterscheiden wir Non-Hodgkin-Lymphome von niedrigem und solche von hohem Malignitätsgrad, wobei die prognostische und klinische Relevanz dieser Differenzierung (Abb. 1) gesichert ist [3, 4, 14, 22]. Zu den Non-Hodgkin-Lymphomen niedrigen Malignitätsgrades wird auch die chronisch-lymphatische Leukämie gerechnet (Tabelle 1), über deren Therapie an anderer Stelle berichtet wird (s. Beitrag Theml et al.). So stehen für unsere Überlegungen schon rein zahlenmäßig die Immunozytome sowie die zentrozytischen und zentroblastisch-zentrozytischen Lymphome im Vordergrund.

Voraussetzungen zur zytostatischen Therapie

Auch bei den Non-Hodgkin-Lymphomen gehen wir in unseren therapeutischen Überlegungen von der Hypothese aus, daß sie vorwiegend unizentrisch entstehen, wobei sie sich v. a. über das lymphatische System ausbreiten. Sie wachsen aber auch invasiv in unmittelbar benachbarte Organe und Gewebe ein und können sich auch hämatogen verbreiten. Die Non-Hodgkin-Lymphome entwickeln sich aber nicht nur öfters primär extranodal, sondern zeigen auch sekundär häufiger als der M. Hodgkin einen Organbefall. Einerseits durch den relativ gutartigen Verlauf, andererseits offenbar dadurch, daß die pathologischen Zellen primär nicht erst größere Tumormassen bilden, sondern sich im Rahmen der Lymphozytenrezirkulation rasch lympho- und hämatogen im Organismus verteilen, wird die Diagnose bei den niedriggradig malignen Lymphomen relativ häufig erst im Stadium IV gestellt. So waren im Rahmen der Kieler Lymphomgruppe 94% der lymphoplasmozytoiden Lymphome und 80% der zentrozytischen Lymphome zum Zeitpunkt der Diagnose bereits generalisiert [4]. Beim zentroblastisch-zentrozytischen Lymphom werden allerdings 40% der Patienten in einem niedrigeren Stadium (I – III) diagnostiziert. Der überwiegende Teil der Patienten im Stadium IV wies einen Kno-

* Hämatologisch-onkologisches Zentrum (III. Medizinische Abt. und Ludwig-Boltzmann-Institut für Leukämieforschung und Hämatologie) im Hanusch Krankenhaus, Wien

Tabelle 1. Non-Hodgkin-Lymphome niedrigen Malignitätsgrades. (Vergleich der Kieler mit anderen Klassifikationen)

Kiel-Klassifikation	Frühere deutsche Klassifikation	Rappaport-Klassifikation
Niedriggradig maligne Lymphome		
I. Lymphozytische:		
1. Chronisch-lymphatische Leukämie, B-Zelltyp (B-CLL)	Chronisch-lymphatische Leukämie	Nodular well differentiated lymphocytic lymphoma (NWDL)
2. Chronisch-lymphatische Leukämie, T-Zelltyp (T-CLL)		Diffuse well differentiated lymphocytic lymphoma (DWDL)
3. Prolymphozytenleukämie		
4. Haarzelleukämie	Lymphoide Retikulose?	
5. Mycosis fungoides und Sézary-Syndrom	Mycosis fungoides und Sézary-syndrom	
6. T-Zonenlymphom	„Atypische Lymphogranulomatose“	
II. Von Immunglobulin sezernierenden Zellen:		Nodular poorly differentiated lymphocytic lymphoma (NPDL) (with dysproteinaemia)
1. Lymphoplasmozytoides bzw. -zytisches Lymphom (Immunozytom)	z. T. CLL, M. Waldenström etc.	
2. Plasmozytisches Lymphom (Plasmozytom)	Plasmozytom	Plasmocytoma
III. Von Keimzentrumszellen:		Nodular „Histiocytic“ malignant lymphoma (NH), nodular lymphocytic-
1. Zentrozytisches Lymphom	z. T. lymphozytisches Lymphosarkom	
2. Zentroblastisch-zentrozytisches Lymphom	Meist follikuläres Lymphom Brill-Symmers	histiocytic malignant lymphoma (mixed) (NM)

chenmarkbefall auf. Dies ist deshalb wichtig, weil es unser Vorgehen bei der Stadieneinteilung beeinflußt: Die Non-Hodgkin-Lymphome werden nach der von Musshoff [15] modifizierten Ann-Arbor-Klassifikation eingeteilt (Tabelle 2), wobei zwischen Fällen mit primärem Lymphknotenbefall und Kranken mit primär extranodalem Befall unterschieden wird. Das zur Stadieneinteilung notwendige diagnostische Vorgehen kann daher stufenweise vor sich gehen, was besonders älteren Patienten unnötige Untersuchungen erspart (Tabelle 3). Stellt man die hohe Inzidenz des Stadiums IV zum Zeitpunkt der Diagnose und das meist höhere Alter der Patienten mit niedrigmalignen Lymphomen in Rechnung, so bleiben nur sehr wenige Fälle, bei denen sich zuletzt die Frage stellt, ob eine diagnostische Laparotomie mit Splenektomie notwendig ist. Unseres Erachtens ist es für die niedrigmalignen Non-Hodgkin-Lymphome nicht geklärt, ob die Laparotomie und Splenektomie auch

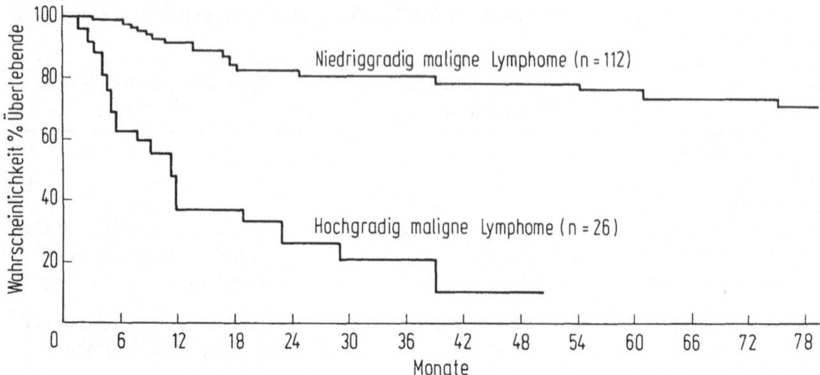

Abb. 1. Überlebenswahrscheinlichkeit von 202 Patienten mit Non-Hodgkin-Lymphomen von niedrigem und hohem Malignitätsgrad. (Kieler Lymphomgruppe)

therapeutische Vorteile für den Patienten bringt. Hier sind noch die Ergebnisse weiterer Studien abzuwarten.

Nach Feststellung des Ausbreitungsstadiums kann über den Einsatz von Strahlen- und/oder Chemotherapie entschieden werden. (Über die Voraussetzungen und die Durchführung der Strahlentherapie s. Beitrag Rühl.) Die zytostatische Chemo-

Tabelle 2. Stadieneinteilung der Non-Hodgkin-Lymphome (Ann-Arbor-Klassifikation, mod. nach Musshoff [15])

A	*Bei primärem Lymphknotenbefall*
I	Befall einer Lymphknotenregion
II_1	Befall einer benachbarten Lymphknotenregion oberhalb *oder* unterhalb des Zwerchfells
	II_{1E}: Mit lokalisiertem Übergang auf benachbartes Organ oder Gewebe
II_2	Befall mehrerer Lymphknotenregionen oberhalb *oder* unterhalb des Zwerchfells
	II_{2E}: Mit lokalisiertem Übergang auf benachbartes Gewebe
III	Lymphknotenregionen oberhalb *und* unterhalb des Zwerchfells
	III_E : Einschließlich lokalisierten Befalls extralymphatischen Gewebes
	III_S : Mit Befall der Milz
	III_{SE}: Mit lokalisiertem Befall extralymphatischen Gewebes und der Milz
IV	Lymphknotenbefall mit diffusem oder disseminiertem Befall extralymphatischer Gewebe oder Organe
B	*Bei primär extranodalem Befall*
I	Befall eines extralymphatischen Organs oder Gewebes
II_1	Befall eines extralymphatischen Organs oder Gewebes einschließlich regionaler Lymphknoten
	II_{1E}: Einschließlich eines weiteren benachbarten extralymphatischen Organs
II_2	Befall eines extralymphatischen Organes oder Gewebes einschließlich regionaler und weiterer Lymphknoten ober- *oder* unterhalb des Zwerchfells
	II_{2E}: Mit weiterem lokalisiertem Organbefall
III	Befall eines extralymphatischen Organs plus Lymphknoten ober- *und* unterhalb des Zwerchfells
	III_E : Mit lokalisiertem extralymphatischen Befall
	III_S : Mit Milzbefall
	III_{SE}: Mit lokalisiertem extralymphatischen und Milzbefall
IV	Diffuser oder disseminierter Organbefall mit oder ohne Lymphknotenbefall

Tabelle 3. Stufenweises Vorgehen zur Stadieneinteilung niedriggradig maligner Non-Hodgkin-Lymphome

1. Anamnese
2. Klinische Untersuchung
3. Hämatologische und klinisch-chemische Laboruntersuchungen unter Einschluß der Immunglobuline
4. Thoraxröntgen (Tomographie)
5. Lymphographie, Sonographie, Computertomographie zur Feststellung eines paraortalen oder abdominalen Befalls
6. Zytologische Knochenmarkuntersuchung
   Wenn bisher kein Stadium IV:
7. Knochenbiopsie
8. Leberbiopsie, evtl. Laparoskopie, Biopsien verdächtiger Regionen
9. Evtl. explorative Laparotomie mit Splenektomie

therapie ist bei niedrigmalignen Non-Hodgkin-Lymphomen i. allg. erst in fortgeschrittenen Stadien indiziert. Auf die Frage der Kombination von Strahlen- und Zytostatikabehandlung („combined modality") bzw. der adjuvanten Therapie, sei später eingegangen. Schon hier ist aber festzustellen, daß es, ähnlich wie bei der chronisch-lymphatischen Leukämie, keineswegs gerechtfertigt ist, Non-Hodgkin-Lymphome niedrigen Malignitätsgrades nach der Diagnose unbedingt zu behandeln. Der Grund dafür ist, daß diese Erkrankungen meist einen langen Spontanverlauf zeigen und daß es bei niedrigmalignen Non-Hodgkin-Lymphomen keineswegs gesichert ist, daß komplette Remissionen eine Verlängerung der Überlebenszeit bedeuten. In der Literatur wird darüber widersprüchlich berichtet (Übersicht bei 2). Die Therapiebedürftigkeit ergibt sich daher nicht allein aus dem Stadium, sondern es spielen auch die klinische Symptomatik und der Verlauf der Erkrankung bei therapeutischen Überlegungen eine Rolle.

Durchführung der zytostatischen Therapie

Wie schon eingangs erwähnt, sind wir in der zytostatischen Therapie der Non-Hodgkin-Lymphome fast noch in einer experimentellen Phase. Erst die neu erarbeitete gründlichere Kenntnis der Naturgeschichte der einzelnen Entitäten läßt hoffen, daß in absehbarer Zeit die therapeutischen Erfolge verbessert werden können. Grundsätzlich hat sich gezeigt, daß bei den Non-Hodgkin-Lymphomen eine große Zahl von Zytostatika wirksam ist (Tabelle 4), wobei die bisherigen klinischen Ergebnisse in der Monotherapie sich leider nur auf alte Klassifikationen beziehen. Für die „gutartigen" Lymphome wird und wurde schon seit langer Zeit immer wieder darauf hingewiesen, daß eine „mildere" Chemotherapie, sogar eine Monotherapie günstiger ist als eine hochdosierte Kombinationsbehandlung [16, 18]. In der Kieler Lymphomgruppe haben wir uns bei den niedrigmalignen Lymphomen primär dafür entschieden, in den Stadien I, II und III A eine adäquate Strahlentherapie mit dem Ziel der Heilung durchzuführen, in weiter fortgeschrittenen Stadien aber erst dann eine palliative zytostatische Behandlung einzuleiten, wenn eine Progredienz der Erkrankung in Form von Drüsenwachstum, zunehmender Anämie, Leukozytose oder Thrombopenie zu erkennen ist oder andere Kompli-

Tabelle 4. Wirkung einzelner Zystostatika auf Non-Hodgkin-Lymphome [16]

Zytostatikum	Lymphozytär (%)	Histiozytär (%)
Prednison	60 – 80	20 – 30
Prednimustin	70 – 80	–
Mechloraethamin (Nitrogen-Mustard)	50 – 70	40 – 50
Cyclophosphamid	50 – 70	50 – 70
Chlorambucil	40 – 50	20 – 35
Vinblastin	15 – 25	20 – 35
Vincristin	40 – 65	40 – 80
VM 26	50 – 60	30 – 35
VP 16 – 213	25 – 30	10 – 15
Adriamycin	35 – 50	50 – 65
Bleomycin	30 – 40	30 – 40
Streptonigrin	30 – 40	30 – 40
BCNU, CCNU Methyl-CCNU	20 – 30	25 – 35
Streptozotocin	20 – 30	10
DTIC	20 – 25	10
Methotrexat	15 – 25	15 – 25
Cytosin-Arabinosid	20 – 25	15 – 20
Peptichemio	30 – 40	20
Hexamethylmelamine[a]	?	?
CIS-dichloro-diaminoplatin[a] (II)	?	?
Piperazinedion[a]	?	?

[a] Noch in Erprobung

kationen bestehen (Hyperviskositätssyndrom etc.). Wir haben aber bereits Hinweise, daß dies nicht für alle Entitäten der richtige Weg sein dürfte.

Beim *lymphoplasmozytoiden Lymphom* (Immunozytom) scheint diese Vorgehensweise bisher richtig zu sein. Im Stadium I und II besteht nach ersten Erfahrungen die Hoffnung, mit Radiotherapie und evtl. anschließender adjuvanter Chemotherapie (4 Zyklen des COP-Schemas) längere rezidivfreie Intervalle und eine Verlängerung der Überlebenszeit erzielen zu können [2]. Allerdings ist die Beobachtungszeit im Rahmen der prospektiven Studie der Kieler Lymphomgruppe noch zu kurz, um

Tabelle 5. Einige klinische und Laborbefunde bei niedriggradig malignen Non-Hodgkin-Lymphomen (in %; nach Stacher et al. [21])

	CLL	IC	CC	CB-CC
Rasches Lymphknotenwachstum	4	24,6	45	16
Lebervergrößerung	44	44	50	32
Milzvergrößerung	36	51	72	50
Knochenmarkbefall	100	87	76	45
Anämie (Hb < 100 g/l)	6	27	4	7
Lymphozytose ($> 4 \cdot 10^9$/l)	94	65	24	3
Lymphopenie ($< 1 \cdot 10^9$/l)	0	10	36	25
Thrombopenie ($< 100 \cdot 10^9$/l)	8	19	0	0

endgültige Schlüsse zu ziehen. Bei Fällen im Stadium III und IV der Ann-Arbor-Klassifikation empfiehlt sich das vorher erwähnte, eher zurückhaltende Vorgehen, wobei wie bei der chronisch-lymphatischen Leukämie der symptomatischen Zusatztherapie große Bedeutung zukommt. Dies wird verständlich, wenn man die Symptomatik der beiden Entitäten vergleicht (Tabelle 5): Sowohl in der Kieler Lymphomgruppe [10] als auch im eigenen Krankenmaterial [21, 22] zeigt es sich, daß die Immunozytome in $^1/_4$ der Fälle ein rasches Lymphknotenwachstum aufweisen, während dies nur bei 4% der chronisch lymphatischen Leukämien der Fall war. Naturgemäß hatten alle chronisch lymphatischen Leukämien zum Zeitpunkt der Diagnose einen Knochenmarkbefall, aber auch 87% der Immunozytome wiesen einen Befall des Knochenmarks auf. Geringer war die Zahl „leukämischer“ Fälle, wenn man alle Fälle als „leukämisch“ bezeichnet, die mehr als $4 \cdot 10^9/l$ Lymphozyten im peripheren Blutbild aufwiesen. Dafür hatten 10% der Immunozytome eine absolute Lymphopenie. Eine Verminderung der Immunglobulinwerte kommt im Gegensatz zur chronisch-lymphatischen Leukämie seltener vor, dafür aber fanden sich bei 35,9% der Kranken monoklonale Immunglobuline im Plasma. In 66% der Fälle handelte es sich um IgM-, in 23,8% um IgG-Globuline, nur 2 Kranke wiesen monoklonale IgA-Globuline und 2 eine Doppelparaproteinämie (IgM + IgA, IgM + IgG) auf. Auf die Subtypen des Immunozytoms bezogen haben 80% der lymphoplasmozytären, 58% der polymorphzelligen und nur 21% der lymphoplasmazytoiden Immunozytome eine monoklonale Gammopathie [10].

Dieser klinischen Situation entsprechend bedürfen Immunozytome auch in höherem Prozentsatz als chronisch-lymphatische Leukämien bereits zum Zeitpunkt der Diagnose einer Therapie. Im Prinzip empfiehlt sich, zuerst eine Therapie mit Chlorambucil und Prednison entsprechend dem Knospe-Schema (Tabelle 6) zu verabreichen, wobei es bei älteren Patienten öfter der besseren Verträglichkeit wegen angezeigt ist, die Chlorambucil- und Prednisondosis eines Therapiestoßes auf 5–7 Tage aufzuteilen, allerdings ohne die Therapieintervalle zu vermindern. Wenn die Patienten auf diese Therapie nicht ansprechen oder eine Progression der Erkrankung vorliegt, ist die Anwendung des COP-Schemas oder anderer noch aggressiverer Chemotherapieschemata wie bei hochmalignen Lymphomen notwendig (C-MOPP, CHOP, COMP etc.). Aus Tabelle 6 sind die entsprechenden Therapieschemata zu ersehen. Gerade bei den Immunozytomen kommt auch der Zusatztherapie im Hinblick auf eine Lebensverlängerung größte Bedeutung zu. Fast die Hälfte der Patienten [21] sterben an infektiösen Prozessen, so daß ggf. eine entsprechende antibakterielle, antimykotische oder auch antivirale Therapie, sehr oft verbunden mit der Verabreichung von Gammaglobulin, notwendig ist.

Daneben sind antikörperbedingte hämolytische Anämien häufig, die am besten mit Kortikoiden behandelt werden. Bei krankheitsdominanter Splenomegalie (splenomegaler Typ des Immunozytoms) ist die Milzexstirpation indiziert. Sie kann, besonders dann, wenn sonst noch keine Generalisation des Immunozytoms vorliegt, zu jahrelangen Remissionen führen [23].

Relativ selten kommt es bei monoklonaler Immunglobulinvermehrung zu einem Hyperviskositätssyndrom. Besteht ein solches oder eine Kryogelglobulinämie mit entsprechender klinischer Symptomatik, sind Plasmapheresen angezeigt. In seltenen Fällen ist bei extrem hoher Leukozytenzahl eine Leukapherese indiziert.

Tabelle 6. Einige Chemotherapieschemata bei niedriggradig malignen Non-Hodgkin-Lymphomen

(Mod.) Knospe-Schema			
Tag 1:	Chlorambucil	0,4 mg/kg KG	In 14tägigen Intervallen, bis Eintritt der Wirkung oder von Nebenwirkungen Erhöhung der Chlorambucildosis jeweils um 0,1 mg/kg KG
	Prednison	75 mg	
Tag 2:	Prednison	50 mg	
Tag 3:	Prednison	25 mg	
COP-(= CVP-)Schema			
Tag 1:	1,4 mg/m^2 Vincristin (maximal 2 mg)		
Tag 1 – 5:	Cyclophosphamid	400 mg/m^2 i. v. oder p. o.	
	Prednison	100 mg/m^2 p. o.	
Wiederbeginn am Tag 22			
C-MOPP-(= COPP-)Schema			
Cyclophosphamid	650 mg/m^2 i. v.	Tag 1 und 8	
Oncovin	1,4 mg/m^2 i. v.	Tag 1 und 8	
Procarbazin	100 mg/m^2 p. o.	Tag 1 – 14	
Prednison	40 mg/m^2 p. o.	Tag 1 – 14	
Wiederholung alle 4 Wochen			
Chop-Schema			
Tag 1:	Cyclophosphamid	750 mg/m^2 i. v.	
	Adriamycin	50 mg/m^2 i. v.	
	Vincristin	1,4 mg/m^2 (maximal 2 mg) i. v.	
Tag 1 – 5:	Prednison	4mal 25 mg/Tag p. o.	
Wiederholung am Tag 15 – 22			
Hop-Schema			
Tag 1:	Adriamycin	80 mg/m^2 i. v.	
	Vincristin	1,4 mg/m^2 i. v.	
Tag 1 – 5:	Prednison	4mal 25 mg tgl. p. o.	
Wiederbeginn am Tag 15 – 22			

Die *zentroblastisch-zentrozytischen Lymphome* (M. Brill-Symmers) entsprechen zu 75% den nodulären Lymphomen der Rappaport-Klassifikation (NPDL, NM) und sind relativ strahlensensibel. Ob bei exakt durchgeführter Stadiumbestimmung im Stadium III die Chemotherapie der Strahlentherapie überlegen ist, muß erst in klinischen Studien geprüft werden. Die Ergebnisse der zytostatischen Therapie bei fortgeschrittenen zentroblastisch-zentrozytischen Lymphomen sind aber bisher relativ divergent, so daß heute noch keine einheitlichen Richtlinien gegeben werden können (Übersicht bei 2). Während einerseits nach adriamycinhaltigen Kombinationsschemata (z. B. CHOP) bei noulären Lymphomen höhere Remissionsraten beschrieben wurden [5], bleibt nach den Befunden der Stanford-Gruppe die Rezidivrate gleich [17], so daß die Chemotherapie nur palliativen Charakter hat. Dementsprechend kann man bei Patienten im Stadium III und IV auch heute erwägen, erst dann mit der Chemotherapie einzusetzen, wenn Progredienzzeichen vorliegen. Auch hier wäre die Reihenfolge Chlorambucil/Prednison, dann COP, CHOP und andere aggressivere Schemata angezeigt. In die therapeutischen Überlegungen sollte man aber auch die Tatsache mit einbeziehen, daß Übergänge in hochmaligne Lymphome (sekundär zentroblastisch) beobachtet werden.

Bei den *zentrozytischen Lymphomen* hat sich im Rahmen der Kieler Lymphomgruppe gezeigt, daß sich partielle oder komplette Remissionen im Stadium III oder IV durch Chlorambucil/Prednison nur in etwa 40 – 50% erzielen lassen. Da ihre Prognose deutlich schlechter ist als die der zentroblastisch-zentrozytischen Lymphome, ist wahrscheinlich vom Anfang an eine aggressivere Therapie wie bei hochgradig malignen Lymphomen (C-MOPP, COMP, CHOP etc.) notwendig, wobei nach Eintritt einer Remission eine Strahlentherapie der primär befallenen oder noch verbliebenen Lymphome angezeigt erscheint. Unserer Erfahrung nach haben v. a. anaplastische zentrozytische Lymphome eine schlechte Prognose.

Zu den selteneren niedrigmalignen Lymphomen gehört die *Prolymphozytenleukämie* nach Galton et al. [7] mit einer schlechteren Prognose als die chronisch lymphatische Leukämie. Bei ihr empfiehlt sich derzeit die Splenektomie und Verabreichung anthracyclinhaltiger Zytostatikakombinationen (HOP, CHOP), die in einem Fall sogar zu einer Vollremission führten [2, 19].

Die *Haarzelleukämie* hat in den meisten Fällen einen langsamen progredienten Verlauf, wobei Splenomegalie, Anämie, Granulozytopenie und Thrombozytopenie im Vordergrund stehen, während die Lymphknotenschwellungen selten ausgeprägt sind [1]. In den meisten Fällen genügt eine Splenektomie. Gelegentlich wirken auch Milzbestrahlungen und Leukapheresen [6]. Nur bei echt leukämischem Blutbild und Progredienz sind wahrscheinlich Zytostatika, wieder in der Reihenfolge Chlorambucil, COP, und HOP oder CHOP indiziert.

Ebenso gutartig ist die *Mycosis fungoides*, die primär lokal oder mit Bestrahlungen und erst sekundär nach Auftreten von Lymphomen oder Therapieresistenz gegen lokale Behandlung mit Zytostatika behandelt werden soll. Es werden wieder COP und C-MOPP verabreicht. Es wurde aber auch vereinzelt über Erfolge mit MTX und nachfolgendem Citrovorumfaktor-Rescue berichtet [9]. Im Prinzip das gleiche gilt für das *Sézary-Syndrom.*

Zuletzt ist noch das seltene *T-Zonenlymphom* zu erwähnen, das wohl zu den niedriggradig malignen Lymphomen gerechnet wird, jedoch eine ungünstige Prognose hat. Die Mehrzahl der Erkrankten befindet sich zum Zeitpunkt der Diagnose schon in fortgeschrittenem Stadium, so daß doch eher eine aggressive Chemotherapie wie bei den hochgradig malignen Lymphomen angezeigt erscheint [11].

Diskussion

Die Tatsache, daß einerseits keine großen kontrollierten klinischen Therapiestudien auf der Basis der Kiel-Klassifikation vorliegen, daß andererseits die bisherigen Klassifikationen verschiedene Entitäten gemischt haben und daher nicht vergleichbar sind, macht es heute unmöglich, für jedes Krankheitsbild eine gesicherte Therapie anzugeben. Dazu kommt noch, daß es bei den niedriggradig malignen Non-Hodgkin-Lymphomen keineswegs klar ist, ob man im Stadium III und IV besser mit einer aggressiven Chemotherapie eine Remission anstreben oder lieber palliativ mit niedrigen Zytostatikadosen behandeln soll. Gerade bei alten Patienten besteht die Gefahr, daß eventuelle Vorteile einer aggressiven Therapie durch die höhere Komplikationsrate nicht nur wettgemacht werden, sondern daß sich sogar eine Verschlechterung der Überlebenszeit ergeben könnte. Andererseits ist hier die Beobachtung von Icli et al. [12] zu erwähnen, die bei DWDL-Lymphomen eine Verlängerung der Überlebenszeit nur durch Induktion einer Vollremission erreichen konnten. Da diese Lymphome wahrscheinlich z. T. Immunozytomen entsprechen, wäre auch diese Vorgangsweise zu überprüfen.

Bei den Non-Hodgkin-Lymphomen niedrigen Malignitätsgrades stellt sich aber auch die Frage einer adjuvanten Chemotherapie bei Patienten, die im Frühstadium erfaßt und bestrahlt wurden. Die Tatsache, daß ein so hoher Prozentsatz erst im Spätstadium diagnostiziert wird, zeigt die frühe Generalisierung. Es ist ohne weiteres denkbar, daß durch eine massivere adjuvante Chemotherapie nach der Radiotherapie, allerdings unter Berücksichtigung des Lebensalters, Heilungen zu erzielen sind. Dazu kommt noch die umgekehrte Möglichkeit, längere Remissionen bei fortgeschrittenen Fällen zu erzielen, indem man nach Erreichen einer Vollremission als Konsolidierungstherapie eine Strahlenbehandlung anschließt. Zuletzt ist festzuhalten, daß auch die Rolle einer Erhaltungstherapie, die beim M. Hodgkin zunehmend in Frage gestellt wird, unklar ist [20]. Nur die konsequente Zusammenarbeit aller damit befaßten Kliniken und Zentren wird diese Frage in absehbarer Zeit klären können.

Literatur

1. Bouroncle BA (1979) Leukemic retikuloendothelious cell leukemia. Blood 53:412
2. Bremer K, Meusers P, Brittinger G (1980) Chemotherapie der Non-Hodgkin-Lymphome. Internist 21:512
3. Brittinger G, Bartels H, Bremer K et al. (Kieler Lymphomgruppe) (1977) Retrospektive Untersuchungen zur klinischen Bedeutung der Kiel-Klassifikation. Strahlentherapie 153:222
4. Brittinger G, Bartels H, Burger A et al. (Kieler Lymphomgruppe) (1979) Grundlagen und bisherige Ergebnisse der prospektiven Studie der Kieler Lymphomgruppe über Non-Hodgkin-Lymphome. In: Stacher A, Höcker P (Hrg) Lymphknotentumoren. Urban & Schwarzenberg, München Wien Baltimore
5. Cabanillas F, Smith T, Bodey GP, Gutterman JU, Freireich EJ (1977) Nodular malignant lymphomas. Factors effecting complete response rate and survival. Cancer 44:1983
6. Fay JW, Moore JO, Logue GL, Huang AT (1979) Leukapheresis therapy of leukemic reticuloendotheliosis. Blood 54:747
7. Galton DAG, Goldman JM, Wiltshaw E, Catovsky D, Henry K, Goldenberg GJ (1974) Prolymphocytic leukemia. Br J Haematol 27:7
8. Gerard-Marchand R, Hamlin I, Lennert K, Rilke F, Stansfeld AG, van Unnik JAM (1974) Classification of non-Hodgkin's-lymphomas. Lancet 2:406
9. Haynes HA (1979) Mycosis fungoides. Clin Haematol 8:685
10. Heinz R, Stacher A, Pralle H et al. (Kieler Lymphomgruppe) (im Druck) Lymphoplasmacytic/lymphoplasmacytoid lymphoma: A clinical entity distinct from chronic lymphocytic leukemia. Blut
11. Helbron D, Brittinger G, Lennert K, (1979) T-Zonen-Lymphom-klinisches Bild, Therapie und Diagnose. Blut 39:117
12. Icli F, Ezdinli EZ, Costello W, Berard CW, Bennet JM, Carbone PD (1978) Diffuse well-differentiated lymphocytic lymphoma (DLWD). Response and survival. Cancer 42:1936
13. Lennert K, Mohri N, Stein H, Kaiserling E, Müller-Hermelink HK (1978) Malignant lymphomas. Springer, Berlin Heidelberg New York
14. Meugé C, Hoerni B, de Mascarel A, Durand M, Pichaud P, Hoerni-Simon G, Chanvergne J, Lagarde C (1978) Non-Hodgkin-malignant lymphomas. Clinico-pathologic correlations with the Kiel classification. Eur J Cancer 14:587
15. Musshoff K (1976) Die Strahlenbehandlung der Non-Hodgkin-Lymphome. In: Löffler H (Hrsg) Maligne Lymphome und monoklonale Gammopathien. Lehmanns, München
16. Obrecht JP (1979) Neuere Trends der zytostatischen Therapie maligner Lymphome. In: Stacher A, Höcker P (Hrsg) Lymphknotentumoren. Urban & Schwarzenberg, München Wien Baltimore

17. Portlock CS, Rosenberg SA (1979) Chemotherapy of non-Hodgkin's lymphomas: The Stanford experience. Cancer Treat Rep 61:1049
18. Rappaport H, Winter WJ, Hicks EB (1956) Follicular lymphoma: A reevaluation of its position in the scheme of malignant lymphoma. Cancer 9:792
19. Sibald R, Catovsky D (1979) Complete remission in prolymphocytic leukemia with the combination chemotherapy CHOP. Br J Haematol 42:488
20. Skarin AT, Canellos GP (1979) Chemotherapy of advanced non-Hodgkin's lymphoma. Clin Haematol 8:667
21. Stacher A, Heinz R, Waldner R (1979) Klinik der Non-Hodgkin-Lymphome nach der Kieler Klassifikation. Arch Geschwulstforsch 49:715
22. Stacher A, Heinz R, Waldner R, Böhnel J (1980) Zur klinischen Relevanz der Kieler Klassifikation von Non-Hodgkin-Lymphomen. Wien Klin Wochenschr 15:520
23. Theml H, Burger A, Kreidisch E, Enne W, Eggert K, Dietzfelbinger H, Gräff L, Zsida L (1977) Klinische Beobachtungen zur Charakterisierung des splenomegalen Immunozytoms. Med Klin 72:1019

Erwägungen zur Therapie der Chronischen Lymphadenose auf dem Boden pathophysiologischer Daten

H. Theml[1], H. Begemann[1] und J. Rastetter[2]

Die chronische lymphatische Leukämie (CLL) stellt das häufigste Non-Hodgkin-Lymphom dar [4]. Die in jedem Falle primäre Generalisation mit von Anfang an leukämischer Ausschwemmung ermöglichte eine Vielzahl sowohl klinisch-hämatologischer Beobachtungen wie zellimmunologischer und zellkinetischer Untersuchungen (Übersicht bei 18). Es soll versucht werden, aus dem sich abzeichnenden pathophysiologischen Konzept die bisherigen therapeutischen Ergebnisse zu deuten und künftige Konsequenzen abzuleiten.

Pathophysiologische Daten

Die Definition Dameshoks [6], die CLL sei eine „Akkumulationskrankheit immunologisch inkompetenter Lymphozyten" zeigte sich als richtungweisend und ausbaufähig. Wir konnten sie einerseits durch den Befund belegen, daß bei der Majorität der Lymphozyten die Lebenszeit auf das durchschnittlich 5fache verlängert und andererseits dahingehend ergänzen, daß die Produktion lang- wie kurzlebiger Lymphozyten auf etwa das 10fache des Normalen gesteigert ist [20]. Demnach handelt es sich bei der chronischen Lymphadenose um eine *Akkumulations- und Proliferationskrankheit* von Zellen, die bekanntermaßen (Übersicht bei 14, 17) der B-Zellreihe zuzuordnen sind. Die resultierende Lymphozytenvermehrung erfolgt exponentiell, wobei jeder Patient eine individuelle und konstante Zellverdoppelungszeit aufweist (Abb. 1) [3, 19, 21]. Offenbar führt die mehr oder minder erhaltene Regulation zu einer unterschiedlichen Suppression der Proliferation mit unterschiedlicher Größe der Wachstumsfraktionen; diese bleiben jedoch auffallenderweise während des gesamten Verlaufs individuell konstant groß. Da bei der CLL nur große Lymphozyten und Immunoblasten teilungsfähig sind [20], spiegelt der Anteil von großen Zellen bzw. der Anteil DNS-synthetisierender Zellen die Proliferationsaktivität wider [1, 2]. Eine spontane Reduktion der Wachstumsfraktion und damit ein Einschwenken der Wachstumskurve im Sinne einer Gompertz-Regression erfolgt in der Regel nicht [21]. Bremer et al. [3] beobachteten sie bei nur 5 von 71 Patienten im gesamten Verlauf.

[1] I. Med. Abt., Städt. Krhs. München-Schwabing
[2] I. Med. Klinik, Abt. f. Hämatologie, Klinikum rechts der Isar der TU München

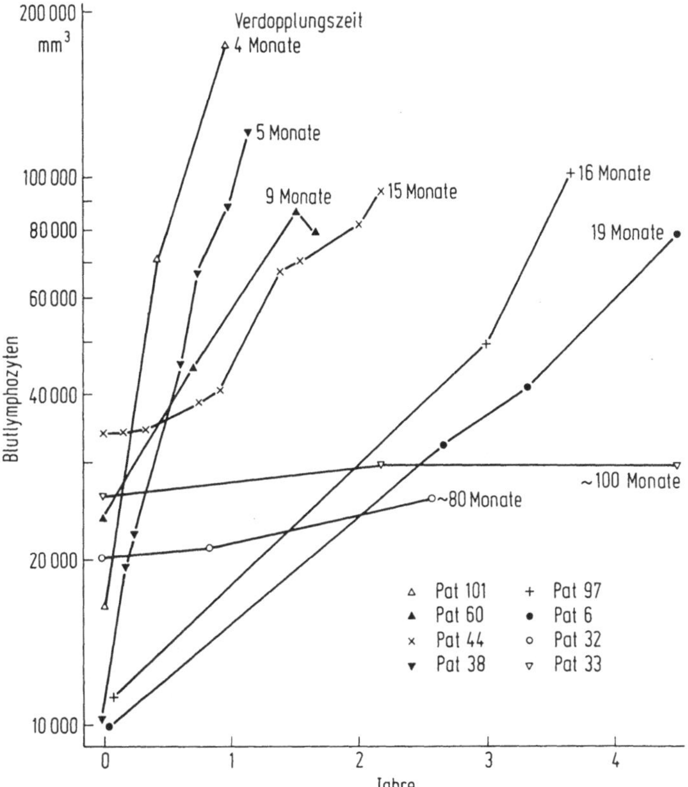

Abb. 1. Beispiele der Lymphozytenverdoppelungszeiten verschiedener CLL-Patienten (in semilog. Darstellung). Die Verdoppelungszeiten zwischen 4 und 100 Monaten stellen individuelle Konstante im gesamten Krankheitsverlauf dar [20, 21]

Allerdings sind in jedem Kollektiv Fälle ohne oder mit nur minimalem Lymphozytenanstieg über Jahre zu beobachten (Abb. 1). Therapeutische Maßnahmen beeinflussen die individuelle Größe der Wachstumsfraktion offenbar nicht [18]. Im pathomechanischen Zusammenwirken führt diese Proliferations- und Eliminationsstörung der pathognomonischen Zellreihe einerseits zur zunehmenden Beeinträchtigung der normalen Hämatopoese, andererseits entwickelt sich entsprechend der Unfähigkeit der überwiegenden B-Zellpopulation zur Ausreifung in Plasmazellen ein humorales Immundefektsyndrom. Wo diese Blockade gleichsam nicht vollständig ist, sondern eine weitere Ausreifung erfolgt, wird von den Plasmazellen das gleiche Immunglobulin als idiotypisches monoklonales Protein sezerniert, das bei den Ausgangslymphozyten als Membranbesatz vorlag [7, 9]. Wesentlich für die ungenügende Ausreifung der CLL-B-Zellen kann eine ungenügende T-Helferzellfunktion sein [5, 8]. Zur Deutung dieses Circulus vitiosus tragen 2 weitere Beobachtungen bei: Einerseits stimulieren CLL-B-Zellen im Gegensatz zu normalen B-Zellen eigene T-Zellen nicht (negative autologe MLC [8]). Andererseits aber sind Faktoren aus der autologen MLC normalerweise starke Stimulatoren für eine polyklonale Antikörpersynthese [5], die bei CLL offenbar fehlen [9].

Hiernach wären die primäre Alteration der pathognomonischen B-Zell-Linie mit entsprechenden Membranstörungen (Übersicht bei 18) und die progrediente Abnahme normaler B-Zellen für den Stop in der weiteren Ausreifung der B-Zellreihe dysregulatorisch verantwortlich. Die Rolle von Suppressorzellen, speziell der Makrophagenreihe, die bei Plasmozytom die normale Ig-Produktion supprimieren, ist für CLL noch nicht abgeklärt.

Von praktischer Relevanz ist die Beobachtung, daß die Hypogammaglobulinämie sich einerseits unbeeinflußt von der Lymphozytenexpansion protrahiert entwickelt [18, 21] und daß andererseits bisher für keine therapeutischen Maßnahmen eine positve Beeinflussung dieser Entwicklung belegt ist. So läßt sich lediglich modellhaft festhalten (Abb. 2), daß mit Entwicklung der pathologischen B-Lymphozytenreihe der Zustrom in die normale B-Differenzierung unterbrochen bzw. unterdrückt erscheint. Eine zeitweise Weiterdifferenzierung einer Restpopulation normaler B-Zellen ließe sich durch ein Depot determinierter Stammzellen erklären, das bei fehlendem Nachstrom nach durchschnittlich 5 Jahren erschöpft wäre. Die Elimination der pathologischen Zellreihe jedenfalls wird nicht vom Neuaufbau einer normalen B-Differenzierung beantwortet.

Analoge Entwicklungen in der B-Zelldifferenzierung (wie z. B. bei M. Waldenström bzw. Immunozytom oder beim Plasmozytom, wo es ebenfalls zu einer zunehmenden Reduktion polyklonaler Immunglobuline kommt), lassen es berechtigt erscheinen, hier von einem pathophysiologischen Komplex im Sinne *immunophthitischer Proliferationserkrankungen* zu sprechen.

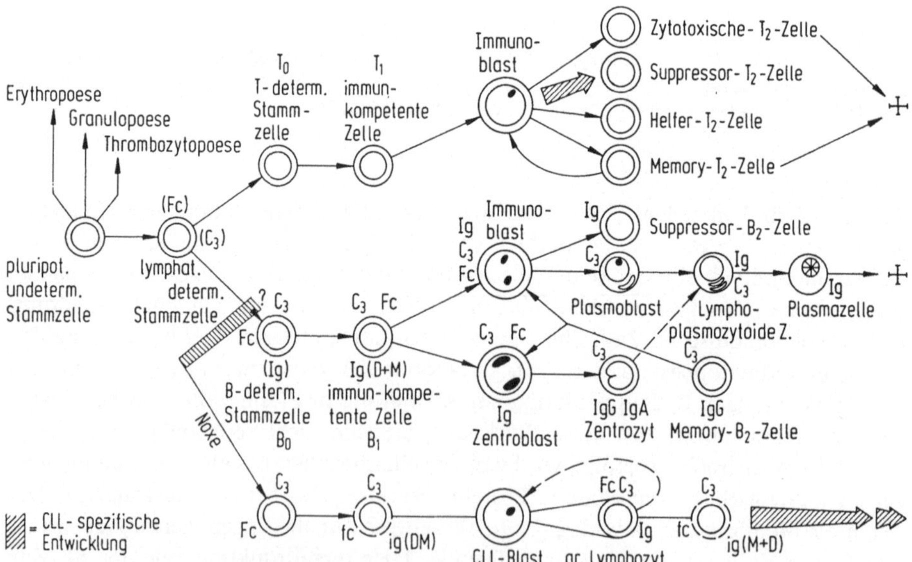

Abb. 2. Zelluläre Deviation bei CLL (untere Zellreihe) im Modell der Entwicklungsreihe des normalen lymphatischen Zellsystems: Die CLL-Störung läßt sich als Fehldifferenzierung auf B_0/B_1-Stufe interpretieren. Ob der Zustrom in die normale B-Differenzierungsreihe nur teilweise oder vollständig unterbrochen ist, muß offenbleiben. Der *Pfeil* am Ende der CLL-Reihe symbolisiert die verlängerte Überlebenszeit durch Afunktionalität im Gegensatz zum funktionalen Zelltod (†) in den normalen Zellreihen

Klinische Progressionsparameter (Stadieneinteilungen)

Bei einer so variablen Erkrankung wie der chronischen Lymphadenose mit Überlebenszeiten zwischen 1 und 20 Jahren (Übersicht bei 18) lag es schon immer nahe, nach Unterscheidungskriterien zwischen benignen und malignen Verläufen zu suchen. In einer Reihe von Untersuchungen [11, 15, 18] korrelierten folgende Faktoren negativ mit der Prognose: männliches Geschlecht [11, 15], höheres Alter, größere Lymphome [11], Ausmaß der Anämie, der Thrombozytopenie, der Leukozytose ab 50 000/μl [11] und der Knochenmarkinfiltration [11]. Diese einzelnen Faktoren faßten Rai et al. [15] zu einem in sich logischen Konzept einer „Stadieneinteilung" zusammen (Tabelle 1). Aus der Analyse des zugrunde gelegten Patientenkollektivs ergibt sich die wichtige Beobachtung, daß z. B. im Stadium II 64 % der Patienten auch vergrößerte Lymphome besaßen, daß im Stadium III 90 % Lymphknotenvergrößerungen und 50 % Milzvergrößerungen aufwiesen und daß im Stadium IV 70 % Lymphknotenvergrößerungen und 50 % Milzvergrößerungen zeigten. Dies zeigt, daß in der Regel keine isolierte Organotropien der Erkrankung vorliegen und daß im wesentlichen die Progression auch hinsichtlich der Einschränkung der Hämatopoese der gesamten lymphatischen Expansion korreliert. Ebenso steigen im Durchschnitt mit fortgeschrittenem Stadium die Lymphozytenwerte an. Erwartungsgemäß korrelierten diese Stadien in den Kollektiven von Rai [15] und Hansen [11] mit der Überlebenszeit. In den Überlebenskurven zeigte sich allerdings besonders deutlich, daß Stadien I und II sowie III und IV derart nahe beieinanderliegende Verläufe nehmen, daß eine statistische Trennung kaum berechtigt erscheint. Das wird besonders deutlich, wenn man das durchschnittliche Überleben dieser Gruppen betrachtet: Hier stehen Stadium I mit 101 Monaten und II mit 71 Monaten deutlich abgesetzt gegenüber III und IV mit je 19 Monaten; d. h. Verläufe mit beeinträchtigter Hämatopoese (III und IV) heben sich deutlich von jenen mit lymphatischer Expansion vor Beeinträchtigung der Hämatopoese ab. Dem wurde in der Folge Binet et al. [1] und Rundles [16] dadurch gerecht, daß sie Anämie und Thrombozytopenie in ein Stadium zusammenfaßten. Bei Binet findet sich ein isoliertes Stadium mit Milzvergrößerung, bei Rundles als einziger Einteilung in IV die Granulozytopenie mitberücksichtigt.

Tabelle 1. Stadieneinteilung der CLL. (Nach Rai [15])

Stadienmerkmale		*Mittlere Überlebenszeit ab Diagnosestellung* (Monate)
Stadium 0	Ab 15 000 Lymphozyten/mm³ und Knochenmarklymphozytose ab 40 %	> 150
Stadium I	0 + vergrößerte Lymphknoten	101
Stadium II	0 + vergrößerte Lymphknoten + Milz und/oder Leber	71
Stadium III	0 + Anämie (Hb < 11 g%. Hkt < 33 g%)	19
Stadium IV	0 + Thrombozytopenie (< 100 000/mm³)	19
Stadium 0 – IV		71

Pathophysiologisch-dynamische Prognosekriterien

Die dargelegten Kriterien erlauben eine Aussage über die noch zu erwartende Prognose. Für den Kliniker entscheidender sind aber Kriterien, die bei jeder Erkrankung zum Zeitpunkt der Diagnosestellung primär ein Urteil über die Progressionstendenz ermöglichen. Wie oben angedeutet, läßt sich ein derartiges Maß z. B. aus dem Anteil DNS-synthetisierender Zellen im peripheren Blut gewinnen [14]. Bei präziser computerisierter Analyse entspricht dem auch die durchschnittliche Größe der Lymphozyten [1]. Einer der zuverlässigsten und praktisch am leichtesten — in jeder hausärztlichen Betreuung — zu ermittelnden Parameter scheint jedoch in der oben gezeigten individuellen Lymphozytenverdoppelungsrate gegeben. Diese läßt sich in wenigen Wochen bis Monaten ermitteln und hinreichend genau aus den initialen Werten extrapolieren (Abb. 1). Wir fanden an den unbehandelten Patienten unseres Kollektivs und denen von Hansen [11, 19] eine direkte Korrelation (Abb. 3). Bremer [3] konnte dies jüngst bestätigen. Auch ließ sich hier für nicht verstorbene Patienten zeigen, daß auch der Zeitpunkt bis zum Übergang in ein höheres Rai-Stadium mit dieser Lymphozytenverdoppelungszeit korreliert.

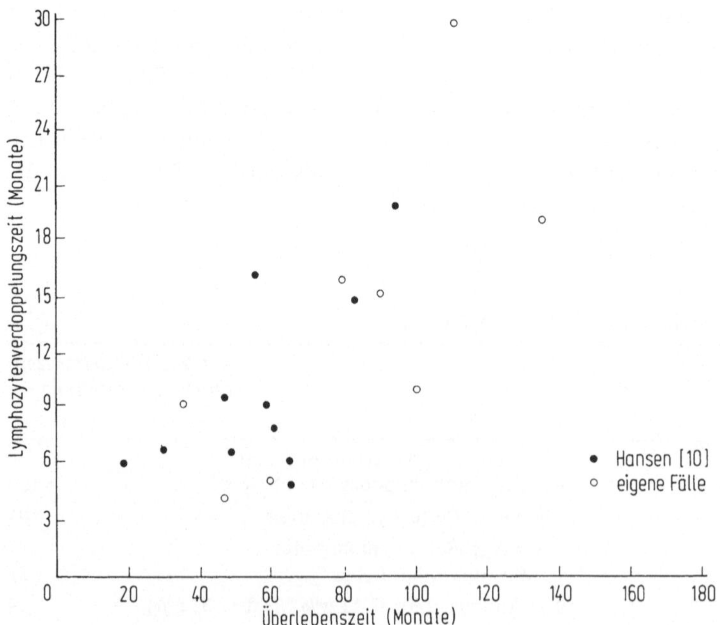

Abb. 3. Korrelation der Lymphozytenverdoppelungszeit zur Überlebenszeit von CLL-Patienten. ($r = 0{,}71055$, $p < 0{,}001$)

Therapeutische Konsequenzen

Bei der Suche nach therapeutischen Konsequenzen der dargelegten pathophysiologischen Daten überrascht es nicht, daß es sich hier eine grundsätzliche Aporie auftut: Schon 1924 fanden Minot und Isaacs [13], daß die Überlebenszeit zwischen behandelten und unbehandelten Patienten nicht signifikant schwanke; Green und Dixon [10] kamen zu dem Schluß, daß unterschiedliches Überleben auf unterschiedliche Patientenselektion zurückzuführen sei. Holmes und Westphal [12] verglichen das Überleben vor der Ära der Chemotherapie mit dem unter Chemotherapie: die 5-Jahres-Überlebenszeit war nur um 6% verbessert, die 10-Jahres-Überlebenszeit aber in gleicher Größenordnung. Unbehandelte Patienten überlebten 6 Jahre gegenüber 4,5 Jahren bei behandelten. Im großen Kollektiv von Zippin [22] war die Überlebenszeit bei Behandlung mit Alkylanzien identisch mit der von unbehandelten Patienten. In der Studie von Rai [15] sind alle Patienten „treated according to conventionally accepted methods", aber keine der Methoden scheint geeignet, die Durchschlagskraft der Krankheitsausdehnung („Stadien") auf die Prognose signifikant zu reduzieren. Sawitzky u. Rai [17] untersuchten an 69 Patienten mit Stadien III und IV, bei denen allerdings nicht ersichtlich ist, in welcher Latenzzeit, d. h. mit welcher Dynamik, sie diese Stadien erreichten, den Effekt von Chlorambuzilstoßtherapie, Langzeittherapie und Prednison gegeneinander. Hier führten „komplette und partielle Remissionen" zu verbessertem Kurzzeitüberleben, erbrachten jedoch kein verbessertes Langzeitüberleben. Zu beachten ist bei dieser bedeutenden Untersuchung, daß kein Vergleichskollektiv besteht; somit ist keine Aussage darüber möglich, ob die Patienten, die mit einer „Remission" auf die Therapie reagierten, nicht auch ohne Therapie ein besseres Überleben gegenüber den „Non-responders" zu erwarten gehabt hätten, da sie u. U. langsame Lymphozytenverdoppelungszeiten aufwiesen.

Eine Erklärung dafür, warum die Patienten mit kompletter oder partieller Remission keine verbesserte Überlebenszeit gegenüber nichtremittierten Patienten zeigten, könnte in der Definition der Remission liegen; diese bezieht sich lediglich auf die Reduktion der pathognomonischen Zellinie, nimmt jedoch keine Rücksicht auf die Funktionalität der normalen Zellreihe [17][3]. Wie oben dargelegt, gibt keine Therapie einen Beleg für eine Restitution normaler immunglobulinproduzierender Lymphozyten. Dies gewinnt besonders an Gewicht im Hinblick auf die Todesursachen der Patienten mit chronischer Lymphadenose. Hier stehen nach wie vor infektiöse Komplikationen an der Spitze (63% bei 11). Ein Vergleich der wesentlichen Parameter von Patienten, die einem Infekt erlagen (Gruppe A), mit solchen, die an anderen Todesursachen verstarben (Gruppe B), zeigt deutlich, daß sowohl eine ausgeprägtere Hypogammaglobulinämie als auch eine starke Granulozytopenie diese Verläufe charakterisierte: 72% in A gegenüber 26% in B bieten in unserem Patientengut eine Hypogammaglobulinämie unter 0,5 g/100 ml und 72% in A gegenüber 7% in B eine Granulozytopenie unter $1 \cdot 10^3/\mu l$.

---

[3] „Komplette Remission": Hb und Thrombozyten normal, Lymphozyten unter 3 000/μl. Knochenmarkinfiltration unter 30 %.
„Partielle Remission": Hb 12 g%, Thrombozyten 100 000, Lymphozyten 15 000, Knochenmarkinfiltration 50 %

Tabelle 2. Phasengerechte praktische Therapiemöglichkeiten bei CLL

Klinische Situation	*Therapieverfahren*	*Effekte*
I. *Anämie und Thrombozytopenie* (RAI IV) aufgrund von lymphat. *Knochenmarkinfiltration*	a) *Chlorambucil* 0,4 – 0,8 mg/kg KG einmalig *Prednison* 0,8 mg/kg KG/Tag über eine Woche; 0,4 mg/kg KG/Tag über 2 Wochen; wh des Leukerans d. 14 oder 21 b) *Chlorambucil* 0,08 mg/kg KG tgl Prednison wie oben tgl., bis Effekt oder Depression der Hämatopoese c) Bei Versagen von a) – b): Cyclophosphamid (100 – 200 mg/Tag) + Prednison	a) In ca. 50 % Anstieg von Hb und Thrombozyten bei Lymphozytenabfall und Lymphomabnahme b) Effekte wie oben, u. U. besser steuerbar
II. *Anämie und Thrombozytopenie* vorwiegend aufgrund von *Hypersplenismus*	a) Milzbestrahlung (10 – 20 rd/Tag) bis zum Effekt) b) Bei Versagen von a): Therapie wie in I c) Bei Versagen von b): u. U. Splenektomie	In ca. 35 % positive Effekte
III. *Anämie (u. Thrombopenie),* die nicht sicher durch die Situation in I und II erklärt sind oder therapieresistent sind: a) *Hämolyse* (Coombs +) b) *Erythroblastophthie*	a) Hochdosierte (150 mg/Tag) Prednison ± Cyclophosphamid od. Chlorambuciltherapie b) Oxymetholon 100 – 200 mg/Tag + Prednison	Individuell Individuell
IV. *Belastende Lymphome,* Organomegalie oder Infiltrate	Wie in I a) oder I b), sofern mit Blutbildwerten vereinbar oder lokale Bestrahlung mit niedrigen Gesamtdosen (durchschnittl. 10-mal 20 – 50 rd)	100 % Ansprechen der Lymphome
V. *Gehäufe Infekte*	Bei manifestem Infekt: Gammaglobulinsubstitution + Antibiotika; prophylaktische Gammaglobulinsubstitution (je nach Präparation und Halbwertzeit) bei starker Hypogammaglobulinämie in Infektzeiten	
VI. *Vorherrschende Kachexie und Adynamie* (± Anämie und Thrombopenie)	ACTH-Äquivalente 0,2 mg 2mal/Woche i. m.	Einlagerungen möglich (30 % positive Allgemeinwirkung)
VII. *Rasche Progredienz* (Lymphozytenverdoppelungszeit 6 Monate oder darunter) bei Rai I – II	Primär-Therapie wie I a) oder I b)	Langzeiteffekte noch nicht beurteilbar
VIII. Experimentelle Verfahren bei Versagen gegen o. g. Methoden: – Ganzkörperbestrahlung – Leukapherese und extrakorporale Blutbestrahlung		

Zusammenfassende therapeutische Konsequenzen

An dieser Stelle kann auf die Zitierung der inzwischen klassischen Therapieverfahren verzichtet werden (Übersicht bei 18), zumal das letzte Jahrzehnt hier keine Neuerungen prinzipieller Art brachte. Die oben dargelegten pathophysiologischen und klinischen Beobachtungen lassen jedoch klinische Grundsätze über den Einsatz dieser wesentlichen, gleichberechtigten radiologischen und chemotherapeutischen Methoden erkennen (Tabelle 2):

a) Die verfügbaren antiproliferativen und depletorischen Therapieverfahren beeinflussen die finale Immundefizienz nur negativ.
b) Alle verfügbaren Therapieverfahren können symptomatisch auf die Hämatopoese und palliativ auf das subjektive Befinden des Patienten wirken.
c) Eine funktionelle komplette Remission ist nicht möglich, eine numerische komplette Remission ist nicht nötig.
d) Primäre Therapie ist nur bei den Rai-Stadien III und IV indiziert und wirkt nur für kurze Zeit.
e) Primärer Therapieeinsatz bei rasch proliferativen Verlaufsformen (mit Verdoppelungszeiten unter 10 Monaten) ist hinsichtlich seiner Langzeitwirkung noch zu überprüfen.
f) Hinsichtlich ihrer praktischen Auswirkungen ist substitutiven Verfahren größere Bedeutung beizumessen. Grundsätzliche neue Entwicklungen sind nicht auf dem Sektor antiproliferativer sondern bei immunregulatorischen Maßnahmen zu suchen.

Literatur

1. Binet JL, Vaugier G, Dighiero G, d'Athis P, Charron D (1977) Investigation of a new parameter in chronic lymphocytic leukemia: The percentage of large peripheral lymphocytes determined by the hemalog. D. Prognostic significance. Am J Med 63:683 – 688
2. Braylan R, Fowlkes BJ, Jaffé ES, Sanders SK, Berard CW, Herman CJ (1978) Cell volumes and DNA distributions of normal and neoplastic human lymphoid cells. Cancer 41:201 – 209
3. Bremer K, Schmalhorst U, Grisar T, Jansen H, Matthaeus-Selter I, Brittinger G (1980) Die prognostische Relevanz der verschiedenen Stadieneinteilungen und der Lymphozytenverdoppelungszeit bei der chronischen lymphatischen Leukämie. Verh Dtsch Ges Inn Med 85:1072 – 1076
4. Brittinger G, Bartels H, Burger A et al. (1979) Grundlagen und bisherige Ergebnisse der prospektiven Studie der Kieler Lymphomgruppe über Non-Hodgkin-Lymphome. In: Stacher A, Höcker P (Hrsg) Lymphknotentumoren. Urban & Schwarzenberg, München Wien Baltimore, S 193 – 200
5. Chioracci N, Fu SM, Montazeri G, Kunkel HG, Rai KR, Gee T (1979) T cell helper defect in patients with chronic lymphocytic leukemia. J Immunol 122:1087
6. Dameshek W (1967) Chronic lymphocytic leukemia – an acumulative disease of immunologically incompetent lymphocytes. Blood 29:566 – 584
7. Fauci AS, Pratt KR, Whalen G (1977) Intrinsic B-cell defect in the immunoglobulin deficiency of chronic lymphocytic leukemia. Clin Res 25:482
8. Fink U, Kabelitz D, Reichert A, Jiminez-Lopez A, Rastetter J Immunologische Untersuchungen bei chronischer lymphatischer Leukämie; Defekte T-Lymphozyten Stimulation durch autologe leukämische B-Zellen. In: Stacher A, Höcker P (Hrsg) Lymphknotentumoren. Urban & Schwarzenberg, München Wien Baltimore

9. Fu SM, Chiorazzi N, Kunkel HG (1979) Differentiation capacity and other properties of the leukemic cells of chronic lymphocytic leukemia. Immunol Rev 48:23
10. Green RA, Dixon H (1965) Expectancy for life in chronic lymphatic leukemia. Blood 25:23
11. Hansen MM (1973) Chronic lymphocytic leucemia. Scand J Haematol [Suppl] 18
12. Holmes FF, Westphal DM (1971) Survival in treated an untreated chronic lymphocytic leukemia 1942 – 1968. Oncology 25:137
13. Minot GB, Isaacs R (1924) Lymphatic leukemia; age incidence, duration and benefit derived from irradiation. Boston Med Surg J 191:1
14. Peterson LC, Bloomfield CD, Brunning RD (1980) Relationship of clinical staging and lymphocyte morphology to survival in chronic lymphocytic leukemia. Br J Haematol 45:563 – 567
15. Rai KR, Cronkite EP, Chanana AD, Levy RN, Pasternack BS (1975) Clinical staging of chronic lymphocytic leukemia. Blood 46:219
16. Rundles RW, Moore JO (1978) Chronic lymphocytic leukemia. Cancer 42:941 – 945
17. Sawitzky A, Rai KR, Glidewall O, Silver RT (1977) Comparison of daily versus intermittent chlorambucil and prednison therapy in the treatment of patients with chronic lymphocytic leukemia 50:1049
18. Theml H (1978) Die chronische lymphatische Leukämie. In: Begemann H (Hrsg) Leukämien und verwandte Krankheitsbilder. Springer, Berlin Heidelberg New York (Handbuch der inneren Medizin, Bd II/1, S 519 – 619)
19. Theml H, Rastetter J (1978) Chronische lymphatische Leukämie; Klinische Phänomene als Ausdruck pathomechanischer Prozesse. Tempo Med 22:12
20. Theml H, Trepel F, Schick L, Kaboth W, Begemann H (1973) Kinetics of lymphocytes in chronic lymphocytic leukemia: Studies using continuous ^{3}H-thymidine infusion in two patients. Blood 42:623
21. Theml H, Love R, Begemann H (1977) Pathomechanism of chronic lymphocytic leukemia. Annu Rev Med 28:131
22. Zippin C, Cutler SJ, Reeves WJ, Lunn D (1973) Survival in chronic lymphocytic leukemia. Blood 42:367

Behandlungsergebnisse bei zuvor behandelten Patienten mit Non-Hodgkin-Lymphomen

R. Herrmann, M. P. Barcos und L. Stutzman*

Die Radiotherapie und die Kombinationschemotherapie ermöglichen Langzeitremissionen oder Heilungen in allen Stadien der Non-Hodgkin-Lymphome. Dabei gibt es zur Behandlungsstrategie noch keine klare Linie, die etwa der bei der Behandlung der Hodgkin-Lymphome vergleichbar ist. Von entscheidender Bedeutung bei der Festlegung der Intensität einer potentiell kurativen Tumorbehandlung ist die Frage, ob im Falle des Versagens der Primärtherapie eine Sekundärtherapie zur Verfügung steht, die ebenfalls noch potentiell kurativ ist. Wir haben daher im folgenden untersucht, ob für Versager einer Primärtherapie der Non-Hodgkin-Lymphome Aussichten bestehen, durch eine Sekundärbehandlung noch eine Langzeitremission zu erreichen.

Patientenmaterial und Methodik

In den Jahren 1971 bis 1975 wurden am Roswell Park Memorial Institute 225 Patienten mit zuvor unbehandeltem Non-Hodgkin-Lymphom einer adäquaten Behandlung zugeführt. 96 dieser Patienten sind inzwischen in einer zumindest 4 Jahre andauernden Vollremission, 32 Patienten erhielten keine adäquate Zweitbehandlung. Der Rest, nämlich 93 Patienten erhielten eine Zweitbehandlung entweder, weil sie auf die Primärbehandlung nicht oder nicht ausreichend angesprochen oder weil sie ein Rezidiv erlitten hatten. Basierend auf der Prognose der zum Zeitpunkt der Erstdiagnose gestellten histologischen Diagnose wurden die Patienten einer prognostisch günstigen oder einer prognostisch ungünstigen Gruppe zugeordnet, wobei die letzteren mit 48 gegenüber 45 Patienten leicht in der Mehrzahl waren. Über Einzelheiten dieser Einteilung haben wir auf dem diesjährigen Krebskongreß in München berichtet [3].

Die Behandlung dieser Patienten bestand in der zum jeweiligen Zeitpunkt am Rospell Park Memorial Institute üblichen Kcmbinationschemotherapie und gegebenenfalls in Bestrahlung von prädominant befallenen Tumorarealen.

Die Überlebenskurven wurden berechnet nach der Life-table-Methode und Unterschiede zwischen Untergruppen wurden mit dem Breslow-Test ausgerechnet. Ansprechraten wurden mit dem X^2-Test verglichen.

* Medizinische Universitätsklinik Heidelberg (Ludolf-Kehl-Klinik); Roswell Park Memorial Institute, Department of Medical Oncology, Buffalo, N.Y., USA

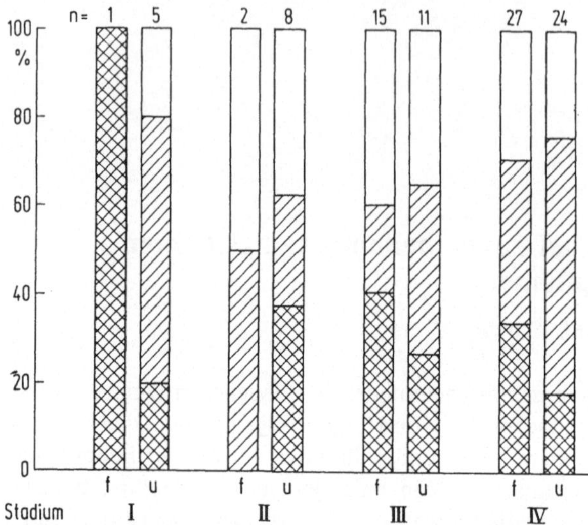

Abb. 1. Behandlungsergebnsse nach Stadium und prognostischer Gruppe; *f* = prognostisch günstige, *u* = prognostisch ungünstige. Gefüllte Säulen = Vollremission, schraffierte Säulen = Teilremission, leere Säulen = weniger als Teilremission

Ergebnisse

Die Behandlungsergebnisse sind ersichtlich aus Abb. 1, aufgeschlüsselt nach prognostischen Gruppen und der Art des Behandlungserfolgs. Tabelle 1 faßt alle Stadien zusammen und zeigt, daß zwischen den beiden prognostischen Gruppen kein signifikanter Unterschied besteht. Die Vollremissionsrate lag bei beiden Gruppen um mehr als die Hälfte unter der der Primärbehandlung. Bei ca. 1/3 der Patienten konnte keine wesentliche Tumorreduktion erzielt werden. Abbildung 2 zeigt die Überlebenszeiten in Abhängigkeit vom Behandlungserfolg. Auch hier bestätigte sich unsere Beobachtung aus den Ergebnissen der Primärbehandlung, daß unabhängig von der histologischen Gruppierung das Behandlungsergebnis ein bedeutender prognostischer Parameter ist. Wie aus Abb. 3 zu ersehen, war die mittlere

Tabelle 1. Ansprechraten aller Stadien

	Vollremission		Teilremission		ungenügende Remission	
	n	(%)	n	(%)	n	(%)
Günstige Gruppe	16	(36)	14	(31)	15	(33)
Ungünstige Gruppe	11	(23)	23	(48)	14	(29)
Unterschied	$p > 0,05$		$p > 0,05$		$p > 0,05$	
Gesamt (Mittel)	27	(29)	37	(40)	29	(31)

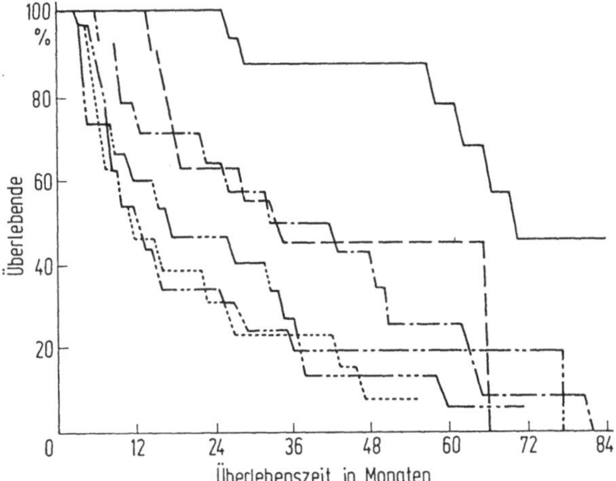

Abb. 2. Überlebenskurven in Abhängigkeit vom Behandlungserfolg und von der prognostischen Gruppe. $p < 0{,}001$.

——— günstig, Vollremission (n = 16);
- - - - - ungünstig, Vollremission (n = 11);
–.–.– günstig, Teilremission (n = 14);
–..–.. ungünstig, Teilremission (n = 22);
–...– günstig, weniger als Teilremission (n = 15);
..... ungünstig, weniger als Teilremission (n = 14)

Dauer der Vollremission mit 20 bzw. 11 Monaten kurz. Allerdings traten nach dem Ablauf von 24 Monaten keine weiteren Rezidive auf und insgesamt 7 Patienten sind zumindest 2 Jahre rezidivfrei.

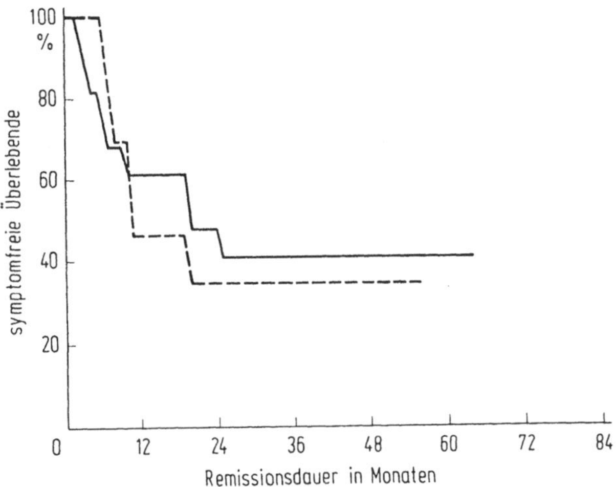

Abb. 3. Vollremissionsdauer für Patienten beider Gruppen. — günstig (n = 16); — — — ungünstig (n = 11)

Diskussion

Es ist bekannt, daß Patienten mit fortgeschrittenem M. Hodgkin auch nach dem Auftreten eines Rizidivs noch zu einem beachtlichen Prozentsatz kurativ behandelt werden können. Bonadonna hat dies mit seinem ABVD-Schema gezeigt [1], und erst jüngst berichtete die Gruppe um De Vita, daß selbst bei Rezidiven nach MOPP noch sekundär Langzeitremissionen mit MOPP erreicht werden können [2]. Bei den Non-Hodgkin-Lymphomen ist die Situation weniger klar. Wir konnten zeigen, daß die Prognose nach Auftreten eines Rezidivs oder nach ungenügendem Ansprechen auf die Primärtherapie insgesamt schlecht ist. Dabei spielt das ursprüngliche Stadium keine wesentliche Rolle, da zum Zeitpunkt des Rezidivs in aller Regel ein disseminiertes Krankheitsstadium vorliegt. Dies begründet möglicherweise auch den diesbezüglichen Unterschied zwischen dem M. Hodgkin und den Non-Hodgkin-Lymphomen, da ersterer sich gewöhnlich per continuitatem ausbreitet und so frühzeitig sogar durch lokale Maßnahmen kurativ behandelt werden kann.

Wie Abb. 2 zeigt, ist nach unserer Beobachtung die Art des Behandlungserfolgs von wesentlicher prognostischer Bedeutung. Verschiedene Autoren haben demonstriert, daß durch eine Intensivierung der Behandlung die Remissionsrate erhöht werden kann. Ob solche zusätzlich erzielten Vollremissionen von gleicher Qualität sind ist nicht bekannt. Unter dieser Voraussetzung jedoch halten wir bei jedem Rezidiv bzw. unvollständigem Ansprechen auf die Primärbehandlung eine intensive Alternativbehandlung für erforderlich.

Da es sich bei der überwiegenden Mehrzahl der Non-Hodgkin-Lymphome um potentiell kurable Fälle handelt, auf der anderen Seite eine Sekundärtherapie so wenig Aussicht auf Erfolg bietet, halten wir eine optimale Primärtherapie für erforderlich. Diese besteht für die Mehrzahl der Patienten in einer Adriamycinhaltigen Chemotherapie. Patienten, insbesondere solche mit aggressiven histologischen Untergruppen, mit einer „milden" Chemotherapie anzubehandeln, um sie nach deren Mißerfolg auf eine intensivere Therapie umzustellen, erscheint uns nicht mehr gerechtfertigt.

Literatur

1. Bonadonna G, Zucali R, DeLena M, Valagussa P (1977) Combination chemotherapy (MOPP or ABVD) – radiotherapy approach in advanced Hodgkin's disease. Cancer Treat Rep 61:769 – 777
2. Fisher RI, DeVita VT, Hubbard SP, Simon R, Young RC (1979) Prolonged disease-free survival in Hodgkin's disease with MOPP reinductin after first relapse. Ann Int Med 90:761 – 763
3. Herrmann R, Barcos M, Stutzman L, Walsh D, Henderson E (1980) The clinical significance of the Lukes-Collins classification for non-Hodgkins lymphoma. Deutscher Krebskongreß, München 1980

Therapiemöglichkeiten bei gastrointestinalen Lymphomen

G. Hartwich, H. J. König und R. von Roemeling*

Der Gastrointestinaltrakt kann primär an einem malignen Lymphom erkranken oder im Rahmen einer generalisierten Erkrankung sekundär am Krankheitsgeschehen teilnehmen. Primäre Gastrointestinallymphome sind außerordentlich selten und machen 1 – 5 % aller malignen Tumoren des Gastrointestinaltraktes aus. Am häufigsten sind mit 60 – 70 % die Lymphome im Magen lokalisiert, seltener finden sie sich im Dünndarm und noch seltener im Kolon und Rektum. Im Ösophagus finden sich maligne Lymphome nur ausnahmsweise (Tabelle 1).

Die sekundäre Lymphombeteiligung des Gastrointestinaltrakts ist wesentlich häufiger.

Das klinische Bild gastrointestinaler Lymphome ist in der Regel uncharakteristisch. Während bei tumorbildenden Lymphomen abdominelle Schmerzen, ein Obstr''ktionsileus und eine große Blutung mit gleicher Häufigkeit beobachtet werden, kommt es bei diffus infiltrierenden Lymphomen besonders im Bereich des Dünndarms häufiger zu einer exsudativen Enteropathie und einem Malabsorptionssyndrom. Auch sekundäre Lymphome neigen besonders häufig zu Blutungen.

Röntgenologische lassen sich im Magen tumorbildende oder polypöse Formen von ungewöhnlichen Faltenwulstungen, diffusen infiltrierenden Formen und Veränderungen durch einen exogastrischen Befall unterscheiden. Bei Befall des Dünndarms kann ein Bild wie bei einem M. Crohn resultieren. Der Dickdarm kann lokalisiert und generalisiert befallen sein.

Auch der endoskopische Befund ist insgesamt nicht eindeutig. Endoskopisch kann der Magentumor als Lymphfollikelhyperplasie, als Riesenfalten, als ulzerierender Tumor oder als polypoider Tumor imponieren.

Die Trefferquote der Biopsie bleibt auf diffuse, die Mukosa und Submukosa infiltrierende Lymphome beschränkt. Trotzdem wird man bei systematischer endoskopischer Diagnostik einen Großteil der malignen intestinalen Lymphome des Gastrointestinaltrakts erfassen können. Die Trefferquote liegt bei 70 – 80 %.

Tabelle 1. Verteilungsmuster primärer gastrointestinaler Lymphome

Ösophagus:	extrem selten
Magen:	60 – 70 %
Dünndarm:	16 – 50 %
(Jejunum und Ileum häufiger als Duodenum)	
Kolon/Rektum:	< 10 %

* Medizinische Universitätsklinik Erlangen-Nürnberg

Endoskopisch-bioptisch nicht zu sichern ist die Diagnose, wenn der Tumor wandinfiltrierend wächst und sich ausschließlich in Muskularis und Submukosa ausbreitet.

Die Prognose der primären gastrointestinalen Lymphome ist bei rechtzeitiger Diagnose eher gut. Kontrollierte Studien über chirurgische und/oder strahlentherapeutische Ergebnisse existieren allerdings nicht. Die 5-Jahres-Überlebensquoten werden mit 45 – 85 % angegeben. Die Prognose ist weniger von der Histologie als von der Ausdehnung abhängig. Eine sehr gute Prognose sollen Tumoren haben, die kleiner als 5 cm sind und keine regionären Lymphknoten aufweisen.

Einigkeit besteht wohl darin, daß primär isoliert wachsende Lymphome einer chirurgischen Behandlung zugeführt werden sollten, u. U. kombiniert mit einer Strahlennachbehandlung. Bei inoperablen, aber noch lokalisierten Tumoren oder Patienten, denen man einen chirurgischen Eingriff nicht mehr zumuten kann, kommt allein die Strahlentherapie in Frage. Primär generalisierte Magen-Darm-Lymphome werden chemotherapeutisch behandelt oder mit einer Chemotherapie-Strahlen-Kombination.

Bei sekundären gastrointestinalen Lymphomen erfolgt die Behandlung im Rahmen der Grundkrankheit. In der Regel kommt eine zytostatische Behandlung zur Anwendung oder eine kombinierte Chemo-Strahlen-Therapie. Bei Lymphomen mit niedrigem Malignitätsgrad kann u. U. eine zytostatische Monotherapie ausreichen, z. B. mit Chlorambuzil oder Cyclophosphamid, entweder in Form einer kontinuierlichen Dauerbehandlung (Chlorambuzil 5 – 10 mg tgl. oral, Cyclophosphamid 100 – 200 mg tgl. oral) oder — wahrscheinlich günstiger — in Form einer Intervalltherapie (bei Cyclophosphamid z. B. 1 000 mg i.v. 1mal pro Woche). In den meisten Fällen lassen sich auf diese Weise inkomplette Remissionen erreichen. Lang anhaltende Vollremissionen sind seltener. Bei einer Patientin mit einem zentrozytischen Lymphom mit Befall des Magens und Dickdarms konnten wir mit einer Cyclophosphamidtherapie eine 2½jährige Vollremission erzielen. In der Regel wird man sich jedoch zu einer kombinierten Behandlung entschließen, z. B. zur Chemotherapie nach dem COP-Schema (Cyclophosphamid 400 mg/m^2 oral, Tag 1 – 5; Vincristin 1,4 mg/m^2 i.v., Tag 1; Prednison 100 mg/m^2 oral, Tag 1 – 5; Wiederholung des Schemas alle 3 Wochen) oder nach einem modifizierten De Vita-Schema (Cyclophosphamid 650 mg/m^2 i.v., Tag 1 und 8; Vincristin 1,4 mg/m^2 i.v.; Tag 1 und 8; Procarbazin 100 mg/m^2 oral, Tag 1 – 14; Prednison 40 mg/m^2 oral, Tag 1 – 14; danach 14tägige Pause, Schema wird 6mal wiederholt).

Bei Lymphomen mit hohem Malignitätsgrad führen in der Regel nur aggressive zytostatische Kombinationsprogramme zu befriedigenden Resultaten. Neben dem schon erwähnten modifizierten De Vita-Schema kommen adriamycinhaltige Kombinationen zur Anwendung, wie das CHOP-Schema (Cyclophosphamid 750 mg/m^2 i.v., Tag 1; Adriamycin 50 mg/m^2 i.v., Tag 1, Vincristin 1,4 mg/m^2 i.v., Tag 1; Prednison 25 mg oral, Tag 1 – 5; Wiederholung alle 2 – 3 Wochen) oder das CHOP-Bleo-Schema (Cyclophosphamid 750 mg/m^2 i.v., Tag 1; Adriamycin 50 mg/m^2 i.v.; Tag 1; Vincristin 2 mg/Tag i.V., Tag 1 und 5; Prednison 15 mg/Tag i.v., Tag 1 – 5; Bleomycin 15 mg/Tag i.v., Tag 1 – 5; Wiederholung alle 2 – 3 Wochen).

Bei ausgedehntem Lymphombefall des Magen-Darm-Trakts soll die Chemotherapie durch eine anschließende Strahlenbehandlung in Form eines sog. abdominalen Bades ergänzt werden. In unserer Beobachtung sind 2 Patientinnen, die sich nach entsprechender kombinierter Therapie nun schon 2 Jahre in voller Remission befinden.

Unsere eigenen Erfahrungen mit gastrointestinalen Lymphomen beruhen auf bislang 79 Patienten. In jüngster Zeit sahen wir gehäuft zentrozytisch-zentroblastische Lymphome, im Gegensatz zu den Literaturangaben, nach denen diese Lymphomentität nur in ca. 2% vorkommen soll [1 – 8]. Die meisten von uns gesehenen Lymphome waren sekundäre Lymphomabsiedlungen im Magen-Darm-Bereich und wurden entsprechend einer Chemotherapie unterzogen mit z. T. lange Zeit anhaltenden guten Tumorrückbildungen.

Literatur

1. Bartels H, Stein H, Went H (1977) Lymphoplastische Tumoren des Intestinaltrakts. In: Ritter U, Classen M (Hrsg) Ergebnisse der Gastroenterologie 1976. Demeter
2. Greiner R, Schibler C, Stoller C, Zimmermann A, Goldhirsch A (1980) Maligne Non-Hodgkin-Lymphome der ORL-Region und des Magen-Darm-Trakts. Ergebnisse, Indikation und Technik der Strahlentherapie. Schweiz Med Wochenschr 110:1170
3. Herrmann R, Friedman M (1980) Bedeutung der Strahlentherapie primärer, lokal begrenzter Non-Hodgkin-Lymphome des Magens. Dtsch Med Wochenschr 105:262
4. Isaacson P, Wright DH, Judd MA, Mepham BL (1979) Primary gastrointestinal lymphomas. A classification of 66 cases. Cancer 43:1805
5. Otto HF, Gebbers J-O, Bettmann I (1980) Maligne Lymphome des Intestinaltraktes. Histologisch und immunhistologische Beobachtungen an 22 intestinalen Lymphomen. Schweiz Med Wochenschr 110:1043
6. Schildknecht O, Schmid U, Gonzenbach HR (1980) Primäre maligne Lymphome des Magen-Darm-Traktes. Schweiz Med Wochenschr 110:1041
7. Schmid U, Gloor F, Schildknecht O (1980) Das maligne Nicht-Hodgkin-Lymphom des Magens. Dtsch Med Wochenschr 105:1147
8. Sherlock P (1980) The gastrointestinal manifestations and complications of malignant lymphomas. Schweiz Med Wochenschr 110:1031

Lymphogranulomatose

Chemotherapie des M. Hodgkin

V. Diehl*

Am 10. Januar 1832 beschrieb Hodgkin zum ersten Mal eine Erkrankung, die einherging mit Lymphknotenschwellungen, von denen er sagte: „this enlargement of the glands appeared to be a primary affection of those bodies, rather than be results of an irritation propagated to them from some ulcerated surface or other inflamed texture ...“. Später wurde diese Erkrankung mit verschiedenen Synonymen, z. B. auch als Lymphogranulomatose, bezeichnet. Wegen ihrer typischen histologischen und klinischen Erscheinungen wurde sie als nosologische Einheit charakterisiert, obwohl bis in unsere Tage die Diskussion um das Wesen dieser Erkrankung als Chimere zwischen infektiös-autoimmunologisch-reaktiver Erkrankung und echter autonomer Neoplasie noch nicht verstummt ist.

Eine medikamentöse Therapie wurde schon Mitte des vorigen Jahrhunderts mit Arsen versucht. Der erste therapeutische Durchbruch jedoch gelang mit der Anwendung von Röntgenstrahlen, lange bevor wirksame chemische Zellgifte zur Verfügung standen. In den Kriegsjahren nach 1940 wurde an der Yale Universität erstmalig der Versuch einer Chemotherapie mit dem damals als Kriegswaffe bekannten Senfgas, „Nitrogen Mustard“ bei Lymphompatienten unternommen. Diese ersten chemotherapeutischen Erfolge, hauptsächlich bei Patienten mit der Hodgkin-Erkrankung, bedeuteten den entscheidenden Impuls für die Entwicklung der modernen internistischen Onkologie, dem dritten Arm in der Entwicklung effektiver Tumortherapie.

Monotherapie

In den Jahren 1950–1960 wurde die erste Euphorie der initialen Behandlungserfolge mit Senfgas gedämpft durch die ersten Rezidive. Dieser Rückschlag induzierte erhöhte Anstrengungen, weitere alkylierende Substanzen (Chlorambucil) und über andere Angriffspunkte wirkende Stoffe zu entwickeln (Cortison, Antimetaboliten). Bis 1963 dominierten die in Monotherapie applizierten Alkylantien (Mustargen, Leukeran, Endoxan), Vinkaalkaloide (Vincristin, Velbe) später das Prokarbazinhydrochlorid (Natulan), Methotrexat und Kortikosteroide. Ihre Effektivität war begrenzt, das Gesamtansprechen [komplette + partielle Remission (CR + PR)] überschritt selten 60%; die CR-Raten lagen meist unter 20% und

* Abt. für Hämatologie/Onkologie, Department Innere Medizin, Medizinische Hochschule Hannover

dauerten nicht länger als maximal 3 Monate. Die durchschnittliche Überlebenszeit der so behandelten Patienten betrug 1–2 Jahre, weniger als 10% überlebten 5 Jahre [13].

Polychemotherapie

Im Jahre 1963 wurde unter dem Eindruck dieser außerordentlich unbefriedigenden Behandlungsergebnisse eine Kombinationschemotherapie am National Cancer Institute in Bethesda, USA, entwickelt, die als *MOMP*-Schema Endoxan, Methotrexat, Vincristin und Prednison enthielt. Bei einer kleinen Zahl von Patienten wurde mit dem MOMP-Schema eine 80%ige CR-Rate erreicht. 1964 entwickelte De Vita erstmalig das bekanntgewordene *MOPP*-Schema [12], indem er Endoxan durch Mustargen und Methotrexat durch Prokarbazin ersetzte. Zusätzlich zu dem Austausch dieser Wirkstoffe verlängerte er die ursprüngliche Behandlungszeit von 2½ Monaten auf mindestens 6 Monate, mit 14täglichen Behandlungszyklen, gefolgt von einer kompensatorischen Pause von 2 Wochen.

Diese Entwicklung bedeutete den entscheidenden und bis heute noch nicht übertroffenen Durchbruch in der Therapie der bis zu jenem Zeitpunkt unbefriedigend verlaufenden, fortgeschrittenen Hodgkin-Stadien III und IV. Die komplette Remissionsrate unbehandelter Patienten erreichte 80%, 20% zeigten Progression unter MOPP-Therapie. 57% der Patienten waren noch nach 10 Jahren in Vollremission, 23% zeigten erneute Krankheitsprogression. Lag zwischen Beendigung der Induktionstherapie und Rezidiv ein Zeitintervall, das länger als 12 Monate dauerte, so vermochte eine erneute MOPP-Therapie in 93% der Fälle (14 von 15 Patienten) eine 2. CR zu induzieren. Erfolgte das Rezidiv jedoch innerhalb des ersten Jahres, so war die CR-Rate nach Reinduktion mit MOPP nur bei 29% der Patienten zu erwarten. Diese 1976 von De Vita vorgelegte Bilanz führte zu mehreren, in anderen Chemotherapiestudien bei Hodgkin-Patienten im Stadium III–IV ebenfalls erzielten Erkenntnissen (Abb. 1):

a) 4 von 5 Hodgkin-Patienten im Stadium III–IV können über Jahre tumorfrei leben, jeder 2. Patient evtl. sogar geheilt werden.

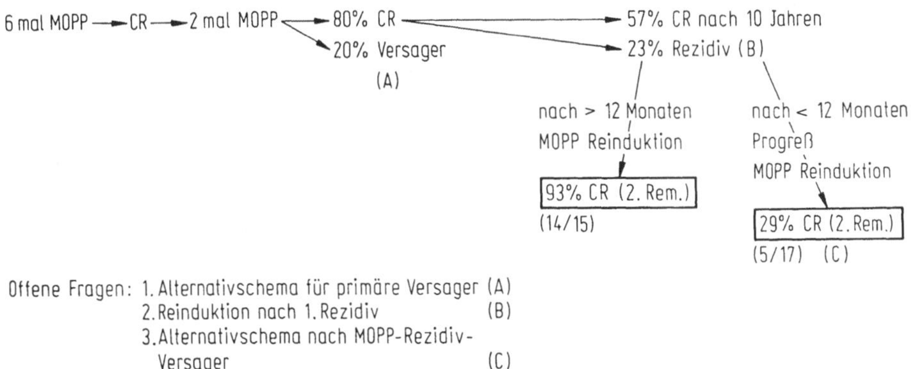

Abb. 1. MOPP-Therapie bei M. Hodgkin Stadien III B – IV (n = 194). Nach De Vita et al. [12])

b) Jeder 5. Patient im fortgeschrittenen Stadium profiliert nicht von dieser Therapie.

c) Einer von 4 initial vollständig tumorfreien Patienten wird erneut einen Tumor entwickeln. Tut er dies innerhalb des ersten Jahres, so ist seine Chance, erneut eine komplette Remission zu erleben, 3mal geringer als die eines Patienten, dessen Remission länger als ein Jahr dauerte.

Daraus resultieren mehrere Probleme, die im Prinzip die vorrangige Stellung des MOPP-Schemas als Chemotherapie der Wahl nicht in Frage stellen (Abb. 1):

– Alternative Schemata für primäre MOPP-Versager,
– Möglichkeit der Reinduktion nach 1. Rezidiv,
– Nicht-kreuzreagierende Alternativen nach Versagen eines 2. MOPP-Reinduktionsversuches.

Um diesen Problemen näher zu kommen, wurden zahlreiche Versuche unternommen, die das MOPP-Schema in verschiedenen Abwandlungen mit Austausch von Wirkstoffen und Intervallverschiebungen anwandten.

Tabelle 1. Strategien zur Verbesserung der Chemotherapie

Methodische Basis	Ziel	Schema	Erfolg	Literatur
Monotherapie	Erste Chemotherapieversuche (Pionierphase)	Mustargen Velbe Leukeran etc.	CR < 20 %	[13]
Kombinations-Chemotherapie	Verbesserung der Therapieergebnisse → Erhöhung der Rate kompletter Remissionen → Verlängerung der Remissionsdauer	MOMP	CR > 70 %	[11]
		MOPP	CR 70 – 80 %	[12]
Induktionstherapie mit nachfolgender Erhaltungstherapie → 12 + Monate	→ Verminderung der Rezidivrate → Verlängerung der Remissionsdauer	MOPP — Ø / MOPP / BCNU	Keine Remissionsverlängerung gegenüber MOPP + Ø	[32]
		MOPP — Ø / MOPP	Primär Remissionsverlängerung; nach 7 Jahren kein Unterschied	[15]
		MOPP — Ø / BCG / BCVPP	Bisher kein Unterschied	[1]
Fortsetzung der Induktionstherapie (nach CR)	1. Verlängerung der Remissionsdauer 2. Verlängerung der Überlebensrate	MOPP → CR + 2mal MOPP	66 % rezidivfrei nach 5 Jahren	[12]
		B-MOPP → CR + MOPP ± → 2 Jahre	Noch nicht auswertbar	[9]
		MVPP → 4 Jahre	65 % rezidivfrei nach 5 Jahren	[22]
		BVCPP → 1 Jahr	Noch nicht auswertbar	[14]

Modifikationen der MOPP-Therapie

Nach einer Phase anfänglicher Skepsis gegenüber dem MOPP-Schema überzeugten weitere Berichte über Erfolge der MOPP-Kombination, die jedoch nie die von De Vita beschriebenen hohen CR-Raten von über 80 % erreichen konnten [15]. Ermutigt durch diese in der Onkologie vorher noch nicht erzielten Erfolge der Chemotherapie versuchte man, durch Modifikationen des MOPP-Schemas die Ergebnisse noch zu verbessern:

- Austausch-, Addition- oder Substraktion von Wirkstoffen,
- Verlängerung der Therapiephase,
- Hinzufügen einer Erhaltungstherapie nach Erreichen der CR und Einsatz einer additiven Strahlentherapie (RT) im Anschluß an die MOPP-Behandlung für primär massiv befallene Regionen („bulky disease"; Tabelle 1).

Tabelle 1. Strategien zur Verbesserung der Chemotherapie (Fortsetzung)

Methodische Basis	Ziel	Schema	Erfolg	Literatur
Modifikation von MOPP	1. Erhöhung der CR-Rate 2. Verlängerte Dauer der Remission (= verminderte Rezidivrate)	(MOPP)	81 % CR	[12]
		MVPP	74 % CR	[22]
		BCVPP	70 % CR	[14]
		B-MOPP	85 % CR	[9]
		CVPP	65 % CR	[2]
		MOP	45 % CR	[6]
MOPP ersetzt oder ergänzt durch andere Wirkstoffe	1. Erhöhung der Rate CR 2. Verlängerte Remissionsdauer 3. Geringe Toxizität 4. Verlängerte Überlebenszeit 5. Verminderung sekundärer Neoplasien	MOPP	63 % CR	[23]
		BOPP	67 % CR	
		BOP	40 % CR	
		OPP	42 % CR	
		CR → 3 Jahre Erhaltung: VB-CHL, VCR-CHL		
		MABOP	63 % CR	[3]
		MOPP vs B-MOPP + Erhaltungstherapie	64 % CR vs 84 % CR	[17]
		B-DOPA	60 % CR (15 Patienten!)	[21]
Addition von Radiotherapie (befallene Felder) ± Pingpongschema	1. Verminderung der Rate von Rezidiven („bulky disease") im fortgeschrittenen Stadium	NPVVP + RT (1 500 – 2 000 rd) NPVVP 2mal; 15 Monate	75 % CR 90 % rezidivfrei (3 Jahre)	[25]
		MOPP-ABVD-MOPP etc. + RT (2 000 rd) ± Levamisole (19 Patienten)	100 % CR (Studie noch nicht endgültig ausgewertet)	[7]

Mit diesen Bemühungen versuchte man folgende Ziele zu erreichen:

a) Erhöhung der initialen CR-Rate,
b) Verlängerung der Remissionsdauer,
c) Verlängerung der Gesamtüberlebenszeit,
d) Verminderung der akuten Nebenwirkungen und chronischen Toxizität (z. B. sekundäre Neoplasien).

In Tabelle 1 sind summarisch die Erfolge dieser Versuche aufgelistet:

1. Eine *Erhaltungstherapie* konnte bisher in keiner repräsentativen Studie (genügend hohe Patientenzahlen, ausreichende Beobachtungszeiten) langfristig eine signifikante Verlängerung der Remissionsdauer oder Überlebenszeit erreichen, unabhängig von der Art der Induktionstherapie (MOPP, COP, COPP, MVPP) oder der Dauer und dem Modus der Erhaltungstherapie.
2. Eine über die Induktion der CR hinaus bis zu maximal 4 Jahren durchgeführte *Fortsetzung des primären Therapieregimes* (MOPP, B-MOPP, MVPP, BVCPP) zeigte in den bisher auswertbaren Studien keinen Vorteil gegenüber den von De Vita et al. [13] nach 12jähriger Beobachtungszeit beschriebenen Remissions- und Gesamtüberlebenszeiten. Diese Aussage legt nahe, daß eine „flexible" MOPP-Therapie (d. h. mindestens 6 Kurse bis zum Erreichen der CR mit 2 zusätzlichen MOPP-Kursen nach Vollremission) gleichwertig oder sogar jedem über dieses Maß hinausgehenden Therapieregime überlegen ist, vorausgesetzt, daß die Qualität der CR genügend gut abgesichert wurde (Restaging).
3. *Modifikationen des MOPP-Schemas* durch Ersatz eines oder mehrerer Wirkstoffe, Addition oder Substraktion einzelner Substanzen zeigten sich im Erreichen der Rate von CR, Remissionsdauer und Gesamtüberlebenszeit dem ursprünglich beschriebenen MOPP-Schema nicht überlegen. Vollständiger Verzicht auf Prednison reduzierte die therapeutische Wirksamkeit in einer Studie auf 45 % [6].

   Die Aussagen über die Langzeiterfolge dieser modifizierten MOPP-Schemata (MVPP, B-MOPP, CVPP, COPP, MOP, OP, BOP) werden verwässert durch unterschiedlich lange und variabel gestaltete Erhaltungstherapie, nicht vergleichbare Patientenkollektive sowie unterschiedliche Vorbehandlungen. Die 1972 erstmalig beschriebene Variation des MOPP-Schemas mit Ersatz des Mustargens durch Cyclophosphamid erreichte bei 102 Studienpatienten eine etwas niedrigere CR-Rate (66 %), die im Mittel kürzer war zum Zeitpunkt der Publikation als die unter MOPP-Therapie (Maximum 29 Monate durchschnittliche Dauer der Remission gegenüber 48 Monaten). Eine endgültige Bewertung dieses in der Bundesrepublik Deutschland auch als C-MOPP verbreiteten Schemas mit dem ursprünglich von De Vita angegebenen MOPP-Regime ist nicht möglich, da bisher über einen kontrollierten Vergleich beider Kombinationen keine Daten vorliegen.
4. Erfahrungen mit der alleinigen Chemotherapie zeigten, daß Rezidive häufig im Bereich vorher befallener Regionen auftraten. Prosnitz [25] versuchte daher eine längere Rezidivfreiheit dadurch zu erreichen, daß er bei 80 Patienten, die er 6 Monate lang intermittierend mit einer Polychemotherapie (Nitrogenmustard, Procarbazin, Vincristin, Velbe und Prednison [NPVVP]) behandelte, intermittierend eine Bestrahlung mit 20 Gy auf befallene Lymphknoten- und Organregionen

(außer Knochenmark) applizierte und im Anschluß 2mal das NPVVP-Schema fortsetzte. Die Dauer der Induktionsbehandlung betrug 15 Monate; 75% der Patienten erreichten eine Vollremission, 90% der komplett remittierten Patienten und 70% des Gesamtkollektivs sind nach 3 Jahren noch rezidivfrei.

Case et al. [7] berichteten 1977 über eine weitere Studie bei Hodgkin-Patienten im fortgeschrittenen Stadium, wobei einer alternierenden Chemotherapie (MOPP-ABVD) eine niedrig dosierte Bestrahlung (15 – 20 Gy) befallener Areale folgte und eine anschließende Randomisierung in eine Immuntherapiegruppe (Levamisol) vorgenommen wurde. Vorläufige Daten zeigen eine sehr hohe CR-Rate (19/19 = 100%), die Folgedaten liegen noch nicht vor.

Kombinationschemotherapie als Folgetherapie (fortgeschrittene Stadien):

Die bisher angegebenen Raten von CR und Remissionszeiträumen betrafen ausschließlich unbehandelte Patienten. Die Wirkung der Kombinationschemotherapie als Rezidivbehandlung wird wesentlich beeinflußt von dem vorausgegangenen Therapiemodus (Tabelle 2). Eine vorgeschaltete Bestrahlung beeinflußt das Behandlungsergebnis dabei geringfügiger als wenn eine alleinige oder mit Bestrahlung kombinierte Zytostase vorausging. Diese Beobachtung gilt sowohl für das MOPP-Regime als auch für substituierte Schemata wie MVPP, MABOP, BCOP etc. Die Rate induzierter CR liegt im Durchschnitt nach vorausgegangener Chemotherapie um 30 – 40% niedriger im Vergleich zu unbehandelten oder nur bestrahlten Fällen [19].

Nicht-kreuzreagierende Chemotherapieregime zu MOPP

Auf der Suche nach MOPP-Alternativen lag es nahe, Wirkstoffkombinationen zu erproben, die möglichst geringe Kreuzresistenzen zu MOPP aufzeigten. Das Bedürfnis für solche Kombinationen wurde immer größer, je mehr Patienten nach primärer CR rezidivierten und auf eine erneute MOPP-Therapie nicht mehr ansprachen oder primär nicht bzw. nur unzureichend auf MOPP angesprochen hatten. Tabelle 3

Tabelle 2. Einfluß vorausgegangener Therapie auf das Erreichen einer kompletten Remission. (Nach Young u. De Vita [31])

Schema	Keine vorherige Therapie n	(%)	Vorherige RT n	(%)	Vorherige RT ± CT n	(%)
MOPP	35/ 43	(81)	16/21	(76)	5/10	(50)
	74/ 93	(80)	23/31	(74)	20/54	(37)
	17/ 21	(81)	43/76	(72)	–	
MVPP	37/ 49	(76)	38/42	(90)	17/42	(40)
MABOP	21/ 30	(70)	8/14	(57)	6/12	(50)
BCVPP	122/180	(68)	56/77	(73)	19/67	(28)
BCOP/BCVP	11/ 17	(65)	–		13/39	(33)

faßt die verschiedenen Alternativkombinationen zusammen, vergleicht ihre Wirksamkeit in bezug auf Gesamtansprechen und Induktion kompletter Remissionen. Auffallend ist, daß außer der Bonadonna-Studie, in der das (adriblastin-, bleomycin-, velbe- und dacarbacinhaltige) ABVD-Schema in einer kontrollierten Studie bei nicht vorbehandelten Patienten mit MOPP verglichen wurde, alle anderen Kombinationen als Nachfolgetherapie bei einer nur geringen Zahl von Patienten eingesetzt wurden. Nach vorausgegangener Chemotherapie lagen die CR-Raten mit ABVD bei 4% und 22% [7, 19],während sie bei Bonadonna in primärer Induktion bei 75% lagen. Herausragend und durch eigene Erfahrungen gesichert ist die hohe Wirksamkeit und geringe Toxizität des CVB-Schemas (CCNU, Velbe, Bleomycin), häufig ergänzt durch Prednison oder Dexamethason, das eine Gesamtremissionsrate von 85% und eine CR-Rate von 25% zu induzieren vermag. Zu bemerken ist, daß die optimistischen Angaben von Bonadonna [3] weder aus der eigenen Beobachtung noch von anderen Untersuchern [7, 19, 31] weder als primäres Remissionsschema noch als Nachfolgetherapie in bezug auf Wirksamkeit oder Tolerabilität nachvollzogen werden konnten. Endgültige Aussagen über den effektiven therapeutischen Nutzen der MOPP-Alternativen können bisher nicht gegeben werden, da zum einen die Zahl der untersuchten Patienten in den angegebenen Studien außerordentlich klein ist, zum andern diese Schemata mit Ausnahme des ABVD [3] nicht primär mit dem MOPP-Schema verglichen wurden. Die Dauer der mit diesen Alternativschemata (häufig nach MOPP ± Radiotherapieresistenz) erreichten CR lag zwischen 10 und 39 Monaten. Häufig wurden andere Therapien intermittierend eingeschoben (Radiotherapie), die Beobachtungszeiten sind meistens zu kurz. Obwohl die Frage der MOPP-Alternativen sowohl für die primäre als auch für die sekundäre Remissionsinduktion eines der wichtigsten Probleme der Therapie des M. Hodgkin bedeutet, kann diese Frage aus den vorliegenden Daten nicht hinreichend genau beantwortet werden.

Alternierende Sequenztherapie zur Remissionsinduktion (Stadien III – IV)

Eine logische Folgerung aus dem vorher Gesagten wäre die Anwendung einer alternierenden Applikation von MOPP mit nicht-kreuzreagierenden Kombinationen bei Patienten mit einem erhöhten Risiko für ein primäres MOPP-Versagen oder eine zu erwartende kurze Remissionszeit (Tabelle 3). Dazu müssen nach eigenen Erfahrungen und Literturangaben Patienten im hohen Alter (über 60 Jahre), mit B-Symptomen, mit großen Tumorherden, Wachstum per continuitatem, Knochenmark- und Leberbefall, noduläre Sklerosehistologie bei Befall pelviner und iliakaler Lymphknoten (eigene Beobachtung) und Patienten mit vorausgegangener Chemotherapie im Rezidiv gerechnet werden. Zu dieser wichtigen Frage liegen nur wenige Daten vor: Bonadonna [4] verglich MOPP allein mit MOPP + ABVD (Hodgkin IV). Die CR-Rate in der alternierenden Sequenztherapie (MOPP + ABVD) betrug 72% (18/25), während die Rate für MOPP alleine nur 56% ausmachte. Leider bestand ein prognostisches Ungleichgewicht zuungunsten der MOPP-Gruppe. Case et al. [7] berichteten über eine MOPP-ABVD-Sequenztherapie mit nachfolgender niegrig dosierter Bestrahlung (15 – 20 Gy) bei 19 Patienten mit fortgeschrittenen Hodgkin-Stadien (s. Tabelle 1). Alle Patienten erreichten eine komplette Remission. Andere Studien

Tabelle 3. Nicht kreuzreagierende CT-Kombinationen zu MOPP. (Nach Young u. De Vita [31])

Kombination	n	Ansprechen CR + PR unbehandelt %	vorherige Chemotherapie %	CR unbehandelt %	vorherige Chemotherapie %	Literatur
ABVD (Adriblastin, Bleo, Velbe, DTIC)	20	85		75		[3]
ABVD	24		63		4	[7]
ABVD	27		37		22	[19]
B-DOPA (Bleo, DTIC, VCR, Proc, ADM)	20		80		60	[21]
BVDS (Bleo, Velbe, ADM, Streptoz.)	10		50		30	[29]
CVB (CCNU, Velbe, Bleo)	39		85		25	[16]
SCAB (Streptozoto, CCNU, ADM, Bleo)	17		59		35	[20]
B-CAVe (Bleo, CCNU, ADM, Velbe)	22		77		50	[24]

mit MOPP-Alternativen in Sequenz (MOPP-SCAB versus MOPP) laufen zur Zeit (Baltimore Gruppe). Wichtigste Aufgabe einer Hodgkin-Studiengruppe wäre die Testung alternierender Sequenzen bei Risikopatienten (s. o.), z. B. MOPP vs CVBD-MOPP oder MOPP vs MOPP + B-DOPA etc.

Kombination von Strahlen- und Chemotherapie

Die Langzeitstudien von De Vita [12] bei Patienten mit Stadium III–IV nach alleiniger Chemotherapie haben gezeigt, daß 92% der ersten Rezidive in Arealen des primären Befalls auftraten, 75% davon rezidivierten in Lymphknoten. Die Anwendung eines kombinierten Therapieansatzes würde erwarten lassen, daß die Remissions- und evtl. sogar die Überlebenszeit durch diese Verbindung einer systemischen, Mikroherde vernichtenden und einer lokal wirksamen, große Tumormassen eliminierenden Strahlentherapie verlängert würde. Alle bisherigen Studien haben gezeigt, daß die erste Annahme, nämlich die Verlängerung der Remissionsdauer durch einen solchen Therapieansatz, sich bestätigt, während die Gesamtüberlebenszeit bisher nur in Einzelfällen beeinflußt wurde.

Lokalisierte Stadien

Tabelle 4 zeigt kursorisch die Daten für Hodgkin-Patienten in lokalisierten Stadien, die in kontrollierten Studien entweder mit einer alleinigen Strahlentherapie (RT) oder mit einer Kombination von RT und MOPP (6mal) behandelt wurden. Aus der Darstellung wird deutlich, daß in allen Studien die rezidivfreie Zeit durch die Kombinationsbehandlung gegenüber der alleinigen RT z. T. signifikant verlängert wurde. Eine bisher ungeklärte Ausnahme machen die B-Stadien in der Stanford-Studie. In der Baltimore-Studie [20, 30] profitierten am meisten Patienten mit E-Stadien und/oder Mediastinalbefall. Die Rezidivraten waren bei RT allein für E-Stadien 82%, für nodale Stadien ($I-II_NA$) 29%. Ein Regime mit Chemotherapie (CT) + RT verringerte diese Differenz auf 14% bzw. 6% Rezidive.

In der Baltimore-Studie [30] war auch die Gesamtüberlebenszeit (Beobachtungszeit 69 + Monate) signifikant länger nach Kombinationstherapie als nach RT alleine. Am meisten profitierten Patienten mit E-Stadien und Patienten ohne B-Symptome.

Der fehlende Unterschied in der Gesamtüberlebenszeit zwische den beiden Behandlungsgruppen könnte darauf zurückzuführen sein, daß Patienten mit Rezidiven nach alleiniger Bestrahlung erfolgreich durch eine MOPP-Therapie in Remission gebracht wurden und somit die Prognose dieser Patienten der der a priori kombiniert behandelten wieder angeglichen wurde. Es ist festzuhalten, daß alle zur Verfügung stehenden Daten bisher nicht ausreichen, um fundiert die Überlegenheit der primär kombinierten RT/CT bei lokalisierten Hodgkin-Stadien gegenüber der reinen RT zu beweisen. Diese Therapiemodalität muß solange als experimentell angesehen werden, bis Langzeitbeobachtungen signifikante Unterschiede in der Überlebenszeit aufzeigen, ohne daß das Risiko der Patienten, an einer Zweitneoplasie zu erkranken, steigt.

Tabelle 4. Vergleich einer alleinigen Radiotherapie (*RT*) mit einer kombinierten Radio/Chemotherapie (*RT/CT*) in lokalisierten Stadien (3 Zentren)

Institut	Stadien	Rezidivfrei	Überlebenszeit Gesamt
Baltimore [30]	$I-III_NA$	RT - CT > RT	RT - CT > RT
	I - IIIB	RT - CT > RT	RT - CT > RT
	$I-III_EA$	RT - CT > RT	RT - CT > RT
Stanford persönliche Mitteilung	I - IIA	RT - CT > RT	RT - CT = RT
	I - IIB	RT - CT = RT	RT - CT = RT
	$I-II_EA$	RT - CT > RT	RT - CT = RT
SWOG [10]	I - IIA	RT - CT > RT	RT - CT = RT
	I - IIB	RT - CT > RT	RT - CT = RT
	II_EA	RT - CT > RT	RT - CT > RT
	II Med. A + B		

Generalisierte Stadien

In den Hodgkin-Stadien III – IV ist die kombinierte Therapie (CT + RT) besser erprobt, obwohl auch hier gut kontrollierte Studien mit großen Patientenzahlen fehlen. Über die von Prosnitz 1976 publizierte Studie [25] an 80 Patienten mit Stadien III – IV ist oben berichtet worden. Eine weitere erwähnenswerte Studie ist die von Hoppe et al. [18]. Diese Studie umfaßt 2 Ansätze:

a) Eine Split-course-Technik mit 6 CT-Zyklen [MOPP oder PAVe (Prokarbazin, Alkeran, Velbe)], die um eine total nodale Bestrahlung (Mantelfeld, umgekehrtes Y-Feld) angeordnet wurden.

b) Eine alternierende Modalität mit je 2 MOPP-Kursen, hoher Feldbestrahlung (44 Gy, 2 MOPP-Kursen, mittlerer Feldbestrahlung, wiederum 2 MOPP-Kurse mit anschließender Bestrahlung der unteren Lymphknotenregionen. Mit dieser Technik sollten Patienten mit disseminierter Erkrankung möglichst nur kurzzeitig ohne systemische Therapie belassen werden.

Die applizierbare Zytostatikadosis betrug in der 1. Gruppe 65%, in der 2. Gruppe 76,5%, 22/25 (= 88%) Patienten erreichten eine CR, 20 Patienten sind noch ohne Tumorzeichen nach 28 Monaten. Es wird interessant sein, die Langzeitüberlebenszeiten, Dauer der CR und Spätkomplikationsraten zu erfahren.

Eine Alternative des Prosnitz-Schemas sieht die von der Hodgkin-Studiengruppe in der BRD vorgeschlagene HD-III-Studie vor (Morbus Hodgkin, multizentrische Therapiestudie, in Vorbereitung), bei der Hodgkin-Patienten in den Stadien III B – IV mit einer remissionsinduzierenden Chemotherapie (6 – 8 COPP-Kurse) behandelt werden. Anschließend erfolgt das Restaging. Nach kompletter Remission wird randomisiert und entweder eine niedrig dosierte Bestrahlung durchgeführt (20 Gy) oder eine Konsolidierung mit 2 weiteren COPP-Kursen. Patienten, die keine komplette Remission erlebt haben, werden je nach nodalen oder extranodalen Manifestationen mit 40 Gy bestrahlt (III B) oder einer alternativen Chemotherapie mit dem ABVD-Schema zugeführt.

Komplikationen der kombinierten Therapie

Durch erheblich verbesserte Prognosen und Überlebenszeiten über 15 Jahre wurden bisher unbekannte therapieinduzierte Nebenwirkungen bekannt. Toxische Effekte der Zytostatikatherapie wie Knochenmarkdepression, Neurotoxizität, Mukositiden sind geläufig und meist beherrschbar. Generalisierte Herpes-zoster-Infektionen, häufig mit extremen, malignen Verläufen (Ophthalmitiden, Meningoenzephalitiden, Pleuroperikarditiden) werden nach Splenektomie nach eigener Beobachtung jedoch öfter im Zusammenhang mit kombinierter RT/CT beobachtet. Störungen der Sexualfunktion, sowohl bei Männern als auch bei Frauen — wie z. B. Impotenz, Azoospermie und Sterilität mit FSH-Erhöhung — sind eine bekannte Erscheinung v. a. bei jungen Patienten im generativen Alter. Bei Frauen ist eine längerzeitig bestehende Amenorrhoe beschrieben worden. Ein häufiges Phänomen ist ebenfalls die Schilddrüsenunterfunktion, die bei 10 – 15% der Patienten, v. a.

nach Mantelfeldbestrahlung ± CT beobachtet wird (TSH-Erhöhung, T 4 Erniedrigung und FSH-Erhöhung [18]). Das gravierendste Problem ist jedoch die Zunahme sekundärer Neoplasien, insbesondere nach intensiver CT/RT [5, 8, 28].

Die häufigste maligne Entität ist die ANNL (3,9 %, in 5 – 7 Jahren Beobachtungszeit bei 330 Patienten in der Stanford-Studie [8], meist nach kombinierter RT/CT. Valagussa et al. [28] beschrieben kürzlich bei 764 Patienten mit Hodgkin-Erkrankung nach RT, CT oder kombinierter Modalität während einer Beobachtungszeit von 3 – 186 Monaten 7,3 % sekundäre solide Tumoren und 2,4 % ANNL. MOPP-Therapie in Verbindung mit Bestrahlung hatte eine höhere Induktionsrate an sekundären Neoplasien zur Folge als ABVD alleine oder in Kombination mit RT. Die höchste Rate an Leukämien (5,4 %) erschien in der Gruppe von Patienten, die eine extensive RT + MOPP bekommen hatte. Diese alarmierenden Zahlen von steigenden Inzidenzen höchstwahrscheinlich therapieinduzierter sekundärer Neoplasien müssen ständig abgewogen werden gegenüber dem Nutzen, den die Patienten an Lebenserwartung mit einer kombinierten Therapie gewinnen.

Alternativstrategien

Ist ein Verzicht auf die prätherapeutische Laparotomie/Splenektomie möglich?

Eine seit Jahren sicher nicht zu Unrecht, teilweise sogar engagiert emotional geführte Diskussion um Nutzen und Schaden der sog. explorativen, prätherapeutischen Laparotomie mit Biopsie der Leber, Exstirpation von Lymphknoten und Splenektomie zum histologischen Nachweis oder Ausschluß von Hodgkin-Manifestationen unterhalb des Zwerchfells (pathologisches „Staging") ist auch heute noch nicht abgeschlossen. Stellvertretend für die wachsende Flut von Studien sei hier eine Arbeit zitiert, die sich mit der Frage auseinandersetzt, ob eine sog. „postprimäre" oder posttherapeutische Laparotomie/Splenektomie sozusagen als „second look" Maßnahmen im Rahmen des Restaging 1) gerechtfertigt, 2) durchführbar, 3) einer primären, d. h. prätherapeutischen diagnostischen Laparotomie/Splenektomie überlegen ist.

Teillet et al. [27] berichteten 1979 über eine 1972 – 1977 durchgeführte kontrollierte Studie, in der 182 Patienten in den Stadien I B – III B durch Randomisierung entweder primär splenektomiert und anschließend einer kombinierten CT/RT zugeführt wurden (S_1), oder umgekehrt (S_2). Das Ausmaß der Chemotherapie wurde stratifiziert nach positivem oder negativem subdiaphragmalem Befund nach der Operation; keine infradiaphragmalen Manifestationen: 3mal MOPP; positiver Befund: 6mal MOPP. 93 Patienten wurden primär laparotomiert, 89 Patienten sekundär. In der S_1-Gruppe wurde in 56 % (48/93) aller Fälle ein infradiaphragmaler Hodgkin-Befall gefunden, in der vorbehandelten Gruppe (S_2) jedoch nur in 17 % (15/89). Für A-Stadien waren die Zahlen 50 % bzw. 13 % und für die B-Stadien 60 % bzw. 20 %. Bemerkenswert ist der Befund, daß eine vorgeschaltete Chemotherapie bei dem komplett remittierten Patienten die Rate an histologisch positiven Befunden auf 2,7 % senkte, während bei den Patienten, bei denen auch klinisch der Verdacht auf Fortbestehen der Erkrankung vorlag, 76 % (13/17), einen histologisch nachweisbaren infradiaphragmalen Befall aufwiesen. Die mittlere Verlaufsdauer betrug 1979 3 Jahre, die errechnete (aktuarielle) Überlebensrate nach 5 Jahren war 92% in der S_1-Gruppe und 96% in der S_2-Gruppe.

Die Autoren ziehen aus diesen außerordentlich interessanten Daten den Schluß, daß 1) die Chemotherapie bei 50% der Patienten im Stadium III eine „Sterilisierung" der klinisch manifesten infradiaphragmalen Herde „bewirkt" hatte und 2) zumindest bei jungen Patienten, bei denen die Chemotherapie zu einer kompletten Remission geführt hat, auf eine explorative Laparotomie/Splenektomie (als „Second-look"-Operation) verzichtet werden kann.

In diesen Therapiestrategien liegen — trotz vieler bestehender Kritikpunkte — positive Ansätze, die etwas ermüdeten und erstarrten Fronten der Freunde und Feinde dieser invasiven Maßnahmen wachzurütteln bzw. aufzulockern.

Ist die klassische Stadieneinteilung noch aktuell?

Das allgemein ins Wanken geratene Dogma der klassischen Therapiestrategie bei M. Hodgkin: lokalisierte Stadien (I – II A) mit nodalem Befall: Strahlentherapie; generalisierte Stadien (III – IV) mit oder ohne evtl. extranodalen Manifestationen: Chemotherapie, wird durch die in dieser Zusammenfassung beschriebenen Daten etwas aufgeweicht. In einer bemerkenswerten Arbeit fassen Sweet et al. [26] die Probleme der Stadieneinteilung, deren Methoden und Wertigkeiten zusammen und kommen zu einer mutigen und bedenkenswerten Hypothese:

Im Grunde gibt es nur 2 „Stadien" bei Patienten mit Hodgkin-Erkrankung, nämlich 1) solche, die mit einer erweiterten Feld-RT heilbar sind und 2) solche, die das nicht sind.

Letztere müßten mit einer Chemotherapie behandelt werden. Ein Vorschlag als Synthese einer großen Reihe von Literaturberichten wäre folgende „neue" Stadieneinteilung, die auf biologischen, klinischen und therapeutischen Gesichtspunkten basiert:

Gruppe 1: Stadien PS I – II A, III_SA, III_1A
Therapie: Strahlentherapie extended field, (TNI)

Gruppe 2: Stadien PS III_2A, PS III_{SN}A
CS I B, II B, III – IV B
CS/PS I – III_EA
Therapie: Chemotherapie ± Radioatherapie (involved field)

Gruppe 1 verhält sich prognostisch wie Stadium II A; Gruppe 2 dagegen tendiert in biologischem Verhalten und Verlauf eher zu der Prognose der disseminierten Stadien.

Experimentelle Therapie?

Wenige Ansätze bieten sich für vollständig neue, unkonventionelle Therapiemaßnahmen an. Interferon ist kaum erprobt, neue radiologische Methoden sind nicht in Sicht, die Immunmodulatoren haben bisher enttäuscht, neue Zytostatikasubstanzen werden zwar geprüft, sind jedoch nur in Phase-II-Studien an kleinen Patientenkollektiven getestet worden und über das Experimentalstadium noch nicht hinaus. Dies gilt v. a. für Vindesine, VM 26, VP 16 und Cis-platin.

Literatur

1. Bakemeier R, Costello W, Horton J, de Vita VT (1978) BCG immunotherapy following chemotherapy induced remissions of stages III – IV Hodgkin's disease. In: Terry WD, Windhorst D Immunotherapy of cancer: Present trials in man. (eds) Raven, New York, pp 513 – 517
2. Bloomfield CD, Weiss RB, Fortung J et al. (1976) Combined chemotherapy with cyclophosphamide, vinblastine, procarbazine and prednisone (CVPP) for patients with advanced Hodgkin' disease: An alternative program to MOPP. Cancer 38:42 – 48
3. Bonadonna G, Uslenghi C, Zucali R (1975) Recent trends in the medical treatment of Hodgkin's disease. Eur J Cancer 11:251
4. Bonadonna G, Fossati V, De Lena M (1978) MOPP versus MOPP plus ABVD in stage IV Hodgkin's disease (Abstr). Proc Am Soc Clin Oncol 19:363
5. Borum K (1980) Increassing frequency of acute myeloid leukemia complicating Hodgkin's disease: a review. Cancer 46:1247 – 1252
6. British National Lymphoma Investigation (1975) Value of prednisone in combination chemotherapy of stage IV Hodgkin's disease. Br Med J 3:413 – 414
7. Case CD, Young CW, Lee JB (1977) Combination chemotherapy of MOPP resistant Hodgkin's disease with adriamycin, bleomycin, dacarbazine, and vinblastine (ABVD). Cancer 39:1382 – 1386
8. Coleman CN, Williams JC, Flint A, Glatsten EJ et al. (1977) Hematologic neoplasia in patients treated for Hodgkin's disease. N Engl J Med 297:1249 – 1252
9. Coltman CA Jr, Jones SE, Grozea PN, De Perns E, Moon TE (1978) Bleomycin in combination with MOPP for the management of Hodgkin's disease: SWOG-experience. In: Carter SK, Croohe et al. (eds) Bleomycin: current, status and developments. Academic Press, New York, pp 227 – 242
10. Coltman CA, Fuller LA, Ficher R, Frei E (1979) Extended field radiotherapy versus involved field radiotherapy plus MOPP in stage I and II Hodgkin's disease. In: Jones SE, Salmon SE (eds) Adjuvant therapy of cancer II. Grune & Stratton, New York, pp 129 – 144
11. de Vita VT, Canellos GP et al. (1972) A decade of combination chemotherapy of advanced Hodgkin's disease. Cancer 30:1495 – 1504
12. de Vita VT, Canellos G, Hubbart S, Chabner B, Young R (1976) Chemotherapy of Hodgkin's disease with MOPP: A ten year progress report. Proc Am Soc Clin Oncol 17:269
13. de Vita VT, Lewis BJ, Rozencweig M, Muggia F (1978) The chemotherapy of Hodgkin's disease. Cancer 42:979 – 990
14. Durant JR, Gams RA, Velez-Garzia E, Bartolucci A, Wirtschafter D, Dorfman R (1978) BCNU, velban, cyclophosphamide, procarbazine and prodnisone (BCVPP) in advanced Hodgkin's disease. Cancer 42:2101 – 2110
15. Frei E III, Luce JK, Gamble JF et al. (1973) Combination chemotherapy in advanced Hodgkin's disease: Induction and maintenance of remission. Ann Intern Med 79: 376 – 382
16. Goldman JM, Dawson AA (1975) Combination therapy for advanced resistant Hodgkin's disease. Lancet 2:1224 – 1227
17. Herman TA, Jones SE (1978) Systemic restaging in patients with Hodgkin's disease. Cancer 42:1976
18. Hoppe RT, Portlock SC, Glatstein E, Rosenberg SA, Kaplan HS (1979) Alternating irradiation and combination chemotherapy in the treatment od Hodgkin's disease II$_S$B – III B – III$_S$B. Cancer 43:472 – 481
19. Krikorian JG, Portlock CS, Rosenberg SA (1978) Treatment of advanced Hodgkin's disease with adriamycin, bleomycin, vinblastine, and imidazole carboximide (ABVD) after failure of MOPP therapy. Cancer 41:2107 – 2111
20. Levi JA, Wiernick PH, Diggs CH (1977) Combination chemotherapy of advanced previously treated Hodgkin's disease with streptozotocin, CCNU, adriamycin and bleomycin. Med Pediat Oncol 3:33 – 40

21. Lokich JJ, Frei E, Jaffe N, Tullis J (1976) New multiple-agent chemotherapy (B-DOPA) for advanced Hodgkin's disease. Cancer 38:667 – 671
22. Nicholson WM, Beard MEJ, Crowther D et al. (1970) Combination chemotherapy in generalized Hodgkin's disease. Br Med J 3:7 – 10
23. Nissen NI, Stutzman L, Holland JF, Glidewell OJ (1973) Chemotherapy of Hodgkin's disease in studies by acute leukemia group B. Arch Intern Med 131:396 – 401
24. Porzig KL, Portlock CS, Rosenberg A, Rosenberg SA (1978) Treatment of advanced Hodgkin's disease with B-CAVe following MOPP failure. Cancer 41:1670 – 1675
25. Prosnitz LR, Farber LR, Fisher JJ, Bertino JR Fisher DB (1976) Long term remissions with combined modality therapy for advanced Hodgkin's disease. Cancer 37:2826 – 2833
26. Sweet DL, Kinnealley A, Ultmann JE (1978) Hodgkin's disease: Problem of staging. Cancer 42:957 – 970
27. Teillet F, Delbrück H, Bayle-Weisgerber C, Andrieu JM, Clot P (1979) Möglichkeiten einer Therapiereduktion beim Morbus Hodgkin. Dtsch Med Wochenschr 104:1405 – 1409
28. Valagussa P, Santaro A, Kenda R et al. (1980) Second malignancies in Hodgkin's disease: a complication of certain forms of treatment. Br Med J 280:216 – 219
29. Vinciquerra V, Coleman M, Jarowski CI et al. (1977) A new combination chmeotherapy for resistant Hodgkin's disease. JAMA 237:33 – 35
30. Wiernick PH, Gustafson J, Schimpff SC, Diggs C (1979) Combined modality treatment of Hodgkin's disease, confined to lymph nodes: Results eight years later. Am J Med 67:183 – 193
31. Young RC, de Vita VT (1979) Chemotherapy of Hodgkin's disease. In: Canellos GP (ed) Clinics in hematology. Saunders, London, pp 625 – 644
32. Young RC, Canellos GP, Chabner AB et al. (1973) Maintenance chmeotherapy for advanced Hodgkin's disease in remission. Lancet 1:1339 – 1343

Ergebnisse der ABVD-Behandlung bei der Lymphogranulomatose

W. Gaßmann, L. Perenyi, H. Pralle und H. Löffler*

Hodgkin-Patienten mit fortgeschrittener Erkrankung können nach De Vita in 50–60% durch das MOPP-Schema[1] eine Langzeitremission erreichen [1, 6, 7, 10]. Die Wiederholung des MOPP-Schemas ist nur bei Rezidiven mit Vollremissionsdauern über 12 Monaten sinnvoll [8]. Die primären Therapieversager und die Patienten mit Frührezidiven benötigen dagegen eine Alternativtherapie: sie wurden bei uns mit dem ABVD-Schema nach Bonadonna behandelt [17].

Patienten und Therapie

Die Therapie bestand aus 6 4-Wochen-Zyklen ABVD (25 mg/m² Adriamycin, 10 mg/m² Bleomycin, 6 mg/m² Vinblastin, 375 mg/m² DTIC an den Tagen 1 und 15) [17]. 2 Patienten erhielten eine 3-Wochen-Modifikation mit 5tägiger DTIC-Gabe und Weglassen des 2. Infusionstages. 2 Patienten wurden zusätzlich bestrahlt, 3 weitere erhielten zusätzliche Chemotherapie nach Erreichen der Vollremission.

Bis zum 1. September 1980 haben wir bei 21 Patienten (17 Männer, 4 Frauen, Stadium III B: 1 Patient, Stadium IV B: 18) eine erstmalige ABVD-Behandlung abgeschlossen. Bei 2 Patienten können die Behandlungsergebnisse nicht ausgewertet werden wegen adjuvanter Therapie bzw. unsicherer Indikationsstellung (B-Symptome ohne weitere Hodgkin-Parameter). Bezüglich der Nebenwirkungen können noch 3 weitere Patienten ausgewertet werden: 2 Patienten kurz vor Abschluß der Therapie und ein Patient, bei dem das ABVD-Schema nach Vortherapie außerhalb bei uns wiederholt wurde. Die Zusammensetzung des Patientenkollektivs geht aus Tabelle 1 hervor. In 4 Fällen ergab sich die Indikation zur ABVD-Behandlung durch

---

[1] Abkürzungen der Protokolle

ABVD:	Adriamycin, Bleomycin, Vinblastin, Dacarbazin
ABVS:	Adriamycin, Bleomycin, Vinblastin, Streptozotocin
B-CAVe:	Adriamycin, Bleomycin, Vinblastin, CCNU
B-DOPA:	Adriamycin, Bleomycin, Vincristin, Dacarbazin, Prednisolon
VFCC:	Fluorouracil, Vinblastin, CCNU
CVB:	CCNU, Vinblastin, Bleomycin
Essen-Protokoll:	Adriamycin, Bleomycin, Dacarbacin, CCNU
C-MOPP:	Cyclophosphamid, Vincristin, Procarbazin, Prednison

* II. Medizinische- und Poliklinik im Städt. Krankenhaus, 2300 Kiel

Tabelle 1. Vollremissionen in Untergruppen des Patientenkollektivs

Einzelkriterien	*Vollremissionen*
Intakte Knochenmarkfunktion	7/13
0-%-Grenzwert der Dosisreduktionstabelle für Adriamycin und Vinblastin bei Therapiebeginn unterschritten	0/ 6
Alter bei ABVD-Beginn: bis 30	2/ 5
bis 50	2/ 7
über 50	3/ 7
Progression unter C-MOPP	4/11
Persistenz oder Teilremission unter C-MOPP	1/ 6
Rezidiv nach Vollremission, die durch C-MOPP erreicht war	2/ 2
Therapie- und krankheitsfreies Intervall	4/ 4
Ohne freies Intervall	3/15

histologische oder zytologische Befunde. Bei den verbleibenden 15 lagen ausreichende röntgenologische, laborchemische oder klinische Befunde vor, so daß auf eine erneute Biopsie verzichtet wurde. Bei 3 dieser Patienten wurde die Diagnose im weiteren Verlauf der Erkrankung oder bei der Sektion histologisch noch einmal bestätigt.

Eine Vollremission wurde bei Normalisierung aller tumorverdächtigen Befunde bei Fehlen von B-Symptomen angenommen. Eine histologische Sicherung der Vollremission wurde nicht durchgeführt. Für eine Teilremission war eine 50%ige Tumorrückbildung erforderlich, ansonsten wurde eine Persistenz angenommen. Bei konstanter Verschlechterung eines Befundes wurde das Therapieergebnis als Progression bezeichnet.

Ergebnisse

Eine Vollremission erreichten 7 Patienten, die anderen waren progredient oder brachen die Therapie wegen Komplikationen ab; 2 Patienten erlitten ein Rezidiv jeweils nach 1½ Monaten. Die Remissionsdauern betragen 1–15 Monate. Prognostische Relevanz hatten in unserem Patientenkollektiv die Kriterien Knochenmarkfunktion, Art des Chemotherapieversagens und das therapie- und krankheitsfreie Intervall, wie aus Tabelle 1 ersichtlich. Keiner der Patienten mit stark reduzierter Knochenmarkfunktion bei Therapiebeginn, aber 7 von 13 Patienten mit intakter Knochenmarkfunktion erreichten eine Vollremission. Alle 4 Patienten mit therapie- und krankheitsfreiem Intervall erreichten ebenfalls eine Vollremission, hingegen nur 3 von 15 Patienten ohne freies Intervall.

Bezüglich der Toxizität können 24 Patienten beurteilt werden, wobei sich eine deutliche Altersabhängigkeit zeigte. Bei 2 von 15 Patienten bis zum Alter von 50 Jahren, gegenüber 4 von 9 Patienten über 50 wurde der Tod möglicherweise durch toxische Effekte der Therapie mitverursacht. Wie Tabelle 2 zeigt, fällt die Häufung von Pneumonitiden nach Mediastinalbestrahlung zwischen 40 und 60 Gy (70% Isodose) auf. Von 2 weiteren Patienten über 50 wurde die Therapie wegen unerträglicher Übelkeit abgebrochen.

Tabelle 2. Möglicherweise therapiebedingte Todesfälle

Patient	Alter (Jahre)	Todesursache
J. K.	27	Pneumonitis, Perikarditis
A. K.	50	Pneumonitis
E. J.	52	Pneumonitis
M. F.	52	AMML
W. D.	52	Sturz bei ausgeprägter Neuropathie
H. H.	55	Sekundenherztod

Diskussion

Die Behandlungsergebnisse mit dem ABVD-Schema werden kontrovers angegeben. Während Santoro u. Bonadonna [17] über 13 Vollremissionen bei 21 Patienten berichteten, erreichten andere Autoren mit dem ABVD-Schema insgesamt nur 15 Vollremissionen bei 116 Patienten [4, 5, 11, 18, 20]. Die Mehrzahl der sonstigen MOPP-Versager-Protokolle unterscheidet sich vom ABVD-Schema in zumindest einer Substanz. Die Behandlungsergebnisse entsprechen den Zahlen von Santoro u. Bonadonna [9, 14, 16, 21, 22], die Patientenkollektive sind ebenfalls günstig zusammengesetzt oder die relevanten Kriterien sind nicht angegeben. Prognostisch wichtig erscheinen in den Therapiestudien von Santoro u. Bonadonna [17], Goldman u. Dawson [9] sowie Fisher et al. [8] Stadium, B-Symptomatik und Art des Therapieversagens. Bei Lokich et al. [14] erreichten Patienten mit Spätrezidiven schlechtere Behandlungsergebnisse.

Wir können zur prognostischen Wertigkeit von Stadium und B-Symptomatik keine Angaben machen. Patienten mit primärem Therapieversagen hatten auch bei uns eine schlechtere Prognose. Zusätzlich ergaben sich aus unseren Zahlen Hinweise für die prognostische Relevanz des *therapie-* und krankheitsfreien Intervalls, unabhängig davon, wie es erreicht wurde, und für die Bedeutung der Knochenmarkfunktion.

Die von uns beobachteten Todesfälle sind sicher nicht ausschließlich auf das ABVD-Schema zu beziehen (tödlicher Sturz bei Polyneuropathie, Leukose). Eine

Tabelle 3. Behandlungsergebnisse mit dem ABVD-Schema

Autoren	Vollremissionen	Patientenkollektiv (n)
Santoro u., Bonadonna [17]	13/21	A-Stadien (5), B-Stadien (16) Frührezidive (5), Progressi (13), Ohne (13), mit (8) extranodalem Befall
Clamon u. Corder [5]	0/ 9	Stadium IV (9)
Krikorian et al. [11]	6/27	
Case et al. [4]	1/24	III B (3), IV B (21)
Vincente u. Cortes-Funes [20]	5/15	
Sutcliffe et al. [18]	3/41	I B (1), III B (1), IV A (1), IV B (38) Progression, Persistenz oder Teilremission (41)

Tabelle 4. Behandlungsergebnisse mit MOPP-Versager-Protokollen

Autoren	Protokoll	Vollremissionen	Patientenkollektiv (n)
Lokich et al [14]	B-DOPA	9/15	III A (1), IV A (3), IV B (11), primäres Therapieversagen oder Frührezidiv — 6 Monate (6) Spätrezidive (9)
Vinciguerra et al [21]	ABVS	3/10	II B (2), III B (1), IV B (7)
Porzig et al. [16]	B-CAVe	11/22	
Osieka et al. [15]	Essen-Protokoll	2/18	Progression (18)
Kühböck et al. [13]	VFCC	1/ 4	MOPP- und ABVD-Resistenz (4)
Fisher et al. [8]	Re-MOPP	19/32	Frührezidive (17), Spätrezidive (15), Lymphknotenrezidive (18), Organrezidive (14)
Goldman u. Dawson [9]	CVB	10/39	I (3), II (8), III (10), IV (18), A-Stadien (18), B-Stadien (21), primäres Therapieversagen (17), Frührezidive (22)

Häufung von Leukosen nach dem ABVD-Schema ist uns bislang nicht bekannt [2, 12, 19]. Es stellt sich die Frage, ob man bei älteren, insbesondere mediastinalbestrahlten Patienten [3] eine Polychemotherapie durchführen sollte, insbesondere, wenn prognostisch ungünstige Faktoren eine Vollremission unwahrscheinlich werden lassen.

Literatur

1. Aisenberg AC, Linggood RM, Lew RA (1979) The changing face of Hodgkin's disease. Am J Med 67:921
2. Canellos GP, De Vita VT, Arseneau JC, Whang-Peng J, Johnson REC (1975) Second malignancies complicating Hodgkin's disease in remission. Lancet 1:947
3. Carmel RJ, Kaplan HS, (1976) Mantle irradiation in Hodgkin's disease. An analysis of technique, tumor eradication, and complications. Cancer 37:2813
4. Case DC, Young CW, Lee BJ, III (1977) Combination chemotherapy of MOPP-resistant Hodgkin's disease with adriamycin, bleomycin, dacarbacin and vinblastin (ABVD). Cancer 39:1382
5. Clamon GH, Corder MP (1978) ABVD treatment of MOPP failures in Hodgkin's disease: A re-examination of goals of salvage therapy. Cancer Treat Rep 62:363
6. Coltman CA (1980) Chemotherapy of advanced Hodgkin's disease. Semin Oncol 7:155
7. De Vita VT, Simon RM, Hubbard SM et al. (1980) Curabality of advanced Hodgkin's disease with chemotherapy. Long-term follow-up of MOPP-treated patients at the National Cancer Institute. Ann Intern Med 92:587
8. Fisher RI, De Vita VT, Hubbard SM, Simon R, Young RC (1979) Prolonged disease-free survival in Hodgkin's disease with MOPP reinduction after first relapse. Ann Intern Med 90:761
9. Goldman JM, Dawson AA (1975) Combination chemotherapy for advanced resistant Hodgkin's disease. Lancet 2:1224
10. Kaplan HS (1980) Hodgkin's disease: Unfolding concepts concerning its nature, management and prognosis. Cancer 45:2439
11. Krikorian JG, Portlock CS, Rosenberg SA (1978) Treatment of advanced Hodgkin's disease with adriamycin, bleomycin, vinblastin, and imidazole carboxamide (ABVD) after failure of MOPP therapy. Cancer 41:2107

12. Krikorian JG, Burke JS, Rosenberg SA, Kaplan HS (1979) Occurence of non-Hodgkin's lymphoma after therapy for Hodgkin's disease. N Engl J Med 300:452
13. Kühböck J, Aiginger P, Burghuber O, Plötzi P (1979) Improved treatment of MOPP-resistant Hodgkin's disease. Fifth Meeting of the European and African Division of the International Society of Haematology, Hamburg, August 26th – 31st, 1979
14. Lokich JJ. Frei E III, Jaffe N, Tullis J (1976) New multiple-agent chemotherapy (B-DOAP) for advanced Hodgkin's disease. Cancer 38:667
15. Osieka R, Bruntsch U, Gallmeier WM, Seeber S, Schmidt CG (1976) Post-MOPP-Chemotherapie des Morbus Hodgkin. Dtsch Med Wochenschr 101:1177
16. Porzig KJ, Portlock CS, Robertson A, Rosenberg SA (1978) Treatment of advanced Hodgkin's disease with B-CAVe following MOPP-failure. Cancer 41:1670
17. Santoro A, Bonadonna G (1979) Prolonged disease-free survival in MOPP-resistant Hodgkin's disease after treatment with adriamycin, bleomycin, vinblastin, and dacarbacine (ABVD). Cancer Chemother Pharmacol 2:101
18. Sutcliffe SB, Wrigley PFM, Stansfeld AG, Malpas JS (1979) Adriamycin, bleomycin, vinblastine and imidazole carboxamide (ABVD) therapy for advanced Hodgkin's disease resistant to mustine, vinblastine, procarbazine and prednisolone (MVPP). Cancer Chemother Pharmacol 2:209
19. Valagussa P, Santoro A, Kenda R, Fossati Bellani F, Franchi F, Banfi A, Rilke F, Bonadonna G (1980) Second malignancies in Hodgkin's disease: A complication of certain forms of treatment. Br Med J 280:216
20. Vincente J, Cortes-Funes H (1976) ABVD for the treatment of advanced resistant lymphoma. Proc Am Assoc Cancer Res ASCO 17:189
21. Vinciguerra V, Coleman M, Jarowski CI, Degnan TJ, Silver RT (1977) A new combination chemotherapy for resistant Hodgkin disease. JAMA 237:33
22. Williams SD, Einhorn LH (1977) Combination chemotherapy with doxorubicin and lomustine. Treatment of refractory Hodgkin's disease. JAMA 238:1659

Therapie der malignen Non-Hodgkin-Lymphome und der Lymphogranulomatose beim Kind*

G. Schellong[1], H. Breu[1], J. Brämswig[1], G. Henze[2], H. Riehm[2], E. W. Schwarze[3], M. Wannenmacher[4], G. F. Wündisch[5]

Bei Kindern machen die malignen Lymphome etwa 10% aller Krebskrankheiten aus und sind jeweils etwa zur Hälfte den malignen Non-Hodgkin-Lymphomen und der Lymphogranulomatose zuzuordnen. Mit modernen kombinierten Behandlungsstrategien kann heute ein großer Teil der Kinder mit malignen Lymphomen einer Langzeitremission zugeführt und sehr wahrscheinlich geheilt werden: bei den Non-Hodgkin-Lymphomen 50–65% [6, 7, 13, 14], beim M. Hodgkin 70–80% [3, 4, 8]. Da die einzelnen Kinderkliniken wegen der Seltenheit der malignen Lymphome meist nur eine geringe Zahl von betroffenen Kindern zu behandeln haben, lassen sich therapeutische Fortschritte und eine optimale Patientenbetreuung nur in kooperativen multizentrischen Therapiestudien erreichen. Im folgenden werden einige der spezifischen Probleme bei der Therapie maligner Lymphome im Kindesalter erörtert und dabei die beiden im Rahmen der „Deutschen Arbeitsgemeinschaft für Leukämieforschung und -behandlung im Kindesalter" seit einigen Jahren laufenden Therapiestudien vorgestellt.

Maligne Non-Hodgkin-Lymphome (NHL)

Die NHL bei Kindern gehören praktisch ausnahmslos zu den Formen mit hohem Malignitätsgrad. Lymphome von niedrigem Malignitätsgrad (nach der Kieler Nomenklatur) bzw. vom nodulären Typ und den gut differenzierten lymphozytären und gemischten Typen (nach der Rappaport-Klassifikation) werden praktisch nicht beobachtet [5, 6]. Ein großer Teil zählt zu den lymphoblastischen Formen und ist zytologisch, zytochemisch und immunologisch nicht von den analogen Typen der ALL zu unterscheiden. Zwischen der Lokalisation der Tumoren und dem immunologischen Typ gibt es gewisse Beziehungen, wenn auch keinesfalls eine absolute Zuordnungsmöglichkeit [6]. Bei Vorliegen eines mediastinalen, vom Thymus ausgehenden Tumors findet sich häufig der T-lymphoblastische Typ, bei peripher-

* Gefördert durch die Stiftung Volkswagenwerk und den Bundesminister für Forschung und Technologie

1 Universitäts-Kinderklinik Münster
2 Universitäts-Kinderklinik Berlin
3 Pathologisches Institut der Universität Kiel
4 Zentrum Radiologie der Universitäts-Kliniken Freiburg
5 Städtische Kinderklinik Bayreuth

nodalem Befall mehr der nicht klassifizierbare Typ (Non-T, Non-B) und bei abdominellem Befall eine B-Differenzierung, meist als Burkitt-Typ. Eine charakteristische Eigenschaft der kindlichen NHL ist ihre hohe Neigung zur diffusen Aussaat im Knochenmark (leukämische Transformation), und zwar auch nach erfolgreicher Lokaltherapie mittels Bestrahlung oder Exzision. Auch eine Meningosis leucaemica entwickelt sich häufiger im weiteren Verlauf.

Therapie

Die Einführung intensiver kombinierter Behandlungsstrategien mit Polychemotherapie und Bestrahlung hat bei den NHL des Kindesalters im letzten Jahrzehnt zu einer wesentlich verbesserten Überlebenschance geführt. Es ist heute allgemein akzeptiert, daß Kinder mit NHL einer aggressiven Polychemotherapie ähnlich derjenigen für ALL zuzuführen sind und daß (zumindest bei einem Teil) eine präventive Behandlung des ZNS erforderlich ist [6, 7, 13, 14]. Eine operative Resektion ist nur bei gastrointestinalen NHL indiziert. Üblich ist eine Bestrahlung der primären Tumorlokalisation gleichzeitig mit der initialen Chemotherapie. Mit dem besonders intensiven Polychemotherapieprotokoll LSA_2-L_2 erzielten Wollner et al. [14] Langzeitremissionen zwischen 56+ und 88+ Monaten bei 26 von 39 Kindern (67%) mit NHL verschiedener Lokalisationen und Stadien. Rezidive erreigneten sich nur in den ersten 3 Jahren.

Seit 1975 läuft in der Bundesrepublik die *kooperative NHL-Therapiestudie BFM 75,* an der 18 Kliniken beteiligt sind. Der Therapieplan (Abb. 1) ist weitgehend identisch mit denjenigen der ALL-Therapiestudie BFM 76/79 (s. Beitrag Riehm et al., S. 102 ff., Abb. 1 – 3). Die initiale Chemotherapie beginnt mit einer Cyclophosphamidgabe (1 000 mg/m² Körperoberfläche) und wird dann nach 5 Tagen entsprechend dem Westberliner ALL-Protokoll nach Riehm et al. [10] (= Protokoll I der BFM-Studien, s. S. 105, Abb. 2) fortgesetzt. Sie schließt eine präventive

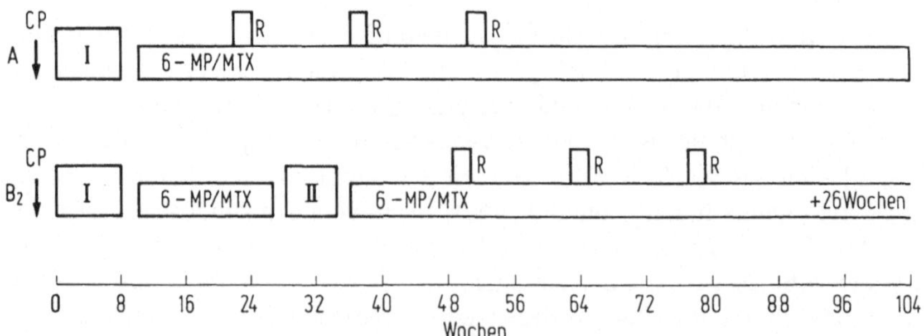

Abb. 1. Therapieplan der NHL-Studie BFM 75. Die Strategie entspricht weitgehend dem Plan der ALL-Studie BFM 76/79 (Einzelheiten s. Beitrag Riehm et al. S. 102 ff.). *A* = Standardtherapie, B_2 = Therapie für Patienten mit nichtlokalisiertem abdominellen Befall und/oder mit ZNS-Befall. Protokoll *I* = Anfangstherapie nach dem Westberliner Protokoll [8] (Einzelheiten zu den Medikamenten und Dosierungen s. S. 105, Abb. 2). Protokoll *II* = Intensivierte und pronlongierte Reinduktion (s. S. 105, Abb. 3). *CP* = Cyclophosphamid (1 000 mg/m² i.v.). *6-MP* = 6-Mercaptopurin (tgl. 50 mg/m² p.o.). *MTX* = Methotrexat (alle 7 Tage 20 mg/m² p.o.). *R* = Reinduktion mit Vincristin (1,5 mg/m², 3mal in Abständen von 7 Tagen) und Prednison (tgl. 40 mg/m² p.o. 15mal). Radiotherapie: s. Text

Tabelle 1. NHL-Therapiestudie 75: Patientencharakteristik von 109 bis August 1980 aufgenommenen Kindern

	n
Knaben/Mädchen	81/28
Alter (Jahre; Median: 9 Jahre und 8 Monate)	
> 2	3
> 2 – 6	23
> 6 – 10	29
> 10 – 14	41
> 14	13
Immunol.-histol. Typ:	
B-Burkitt-Typ	41
T-Typ	28
Unklassif. (Non-B, Non-T)	10
Unbekannt	30
KM-Befall (< 25 % Blasten)	21
ZNS-Befall	8

ZNS-Behandlung mit 4 intrathekalen Methotrexatinjektionen in der 5.–8. Woche und einer gleichzeitigen Bestrahlung des Hirnschädels (1 800 rd) ein. Orte mit größeren Tumormassen bzw. der primäre Tumorsitz werden mit 2 500 bis 3 500 rd bestrahlt. Die Erhaltungstherapie wird über 2 – 2 1/2 Jahre mit 6-Mercaptopurin und Methotrexat p. o. durchgeführt, unter Einschaltung von 3 Reinduktionsphasen mit Prednison und Vincristin (Abb. 1). Patienten mit nichtlokalisiertem gastrointestinalen Befall und mit ZNS-Beteiligung erhalten nach 4monatiger Dauertherapie zusätzlich eine intensivierte und prolongierte Reinduktion von 6 wöchiger Dauer (Protokoll II der BFM-Studien, s. S. 105, Abb. 3).

Während der bisher 5 1/2jährigen Dauer der Studie (d. h. bis August 1980) wurden 109 Kinder aufgenommen. In Tabelle 1 sind einige Daten zur Patientencharakteristik aufgeführt. Das Verhältnis Knaben/Mädchen beträgt 2,9/1, das Medianalter beträgt 9 Jahre und 8 Monate. Die histologische Klassifizierung wurde größtenteils durch das Lymphknotenregister der „Deutschen Gesellschaft für Pathologie" vorgenommen, allerdings konnten nur bei einem Teil die immunologischen Marker untersucht werden. 21 Patienten wiesen bei Diagnosestellung einen Knochenmarkbefall mit weniger als 25 % Blasten auf, 8 einen ZNS-Befall. Kinder mit mehr als 25 % Blasten im Knochenmark wurden als ALL definiert und den parallel laufenden ALL-Therapiestudien zugeführt.

Keine Remission erreichten 7 Patienten mit diffusem gastrointestinalen Befall, 7 weitere Kinder verstarben an interkurrenten Komplikationen, 20 erlitten ein Rezidiv (10 lokal, 6 im Knochenmark und 4 im ZNS). Am Stichtag (1. September 1980) befanden sich 75/109 Patienten (68,8 %) in anhaltender kompletter Remission (CCR). Die mit der Life-table-Methode [2] erreichte kumulative 5-Jahresüberlebensrate in der Gesamtgruppe der 109 Patienten beträgt 0,68, die Rate für CCR 0,56 (Abb. 2). Berücksichtigt man das Ausbreitungsstadium nach Wollner et al. [13] und den histologisch-immunologischen Typus (Tabelle 2) ergibt sich eine besonders gute Prognose für Stadium I bei allen Typen (CCR nach 36 Monaten 0,86 – 1,0) und eine signifikant schlechtere Prognose bei Stadium II – IV der B-Typen

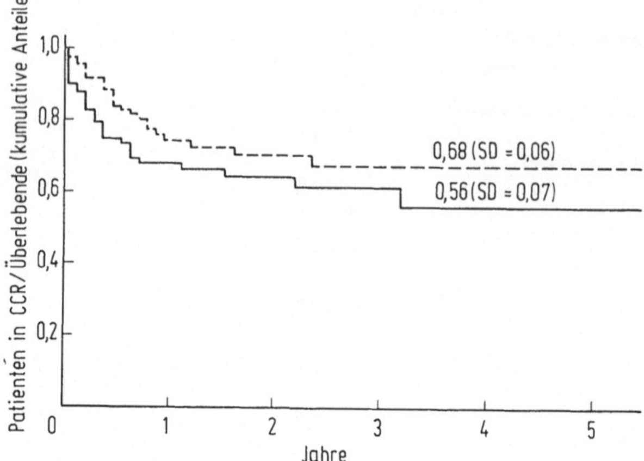

Abb. 2. NHL-Therapiestudie BFM 75: Kumulativer Anteil an Überlebenden (= - - - -) und rezidivfrei Überlebenden (CCR; = ——) nach der Life-table-Analyse [2]. Todesfälle in CCR wurden in der CCR-Kurve wie Rezidive gewertet

und der unbekannten Typen (CCR: 0,36). Bei dieser Gruppe mit relativ geringer Überlebenschance handelt es sich v. a. um Patienten mit diffusem gastrointestinalen Befall.

Diskussion

Wenngleich die Behandlungsresultate aus der letzten Zeit einen großen Fortschritt im Vergleich zu früheren Jahren darstellen, gibt es doch noch eine Reihe von un-

Tabelle 2. NHL-Therapiestudie BFM 75: Kumulativer Anteil an rezidivfrei Überlebenden nach 36 Monaten mit Standardabweichung (Life-table-Analyse nach Cutler und Ederer [2]). I–IV: Ausbreitungsstadien nach Wollner et al. [13]

	n	Anteil rezidivfrei Überlebender
Gesamtgruppe	109	0,61 ± 0,06
I	23	0,93 ± 0,07
II	28	0,52 ± 0,16
III	42	0,45 ± 0,12
IV	26	0,61 ± 0,11
B-/Burkitt-Typ	41	0,53 ± 0,09
I	14	0,88 ± 0,12
II – IV	27	0,36 ± 0,10
T-Typ u. unklassif. Typ	38	0,86 ± 0,07
I	3	1,00
II – IV	35	0,85 ± 0,07
Typ unbekannt	30	0,46 ± 0,11
I	6	1,00
II – IV	24	0,36 ± 0,12

geklärten und unterschiedlich beurteilten Problemen. Als Beispiele seien genannt:

a) Welcher Stellenwert kommt der Lokalbestrahlung unter einer aggressiven Chemotherapie zu, speziell bei mediastinalem und gastrointestinalem Befall [6, 14]?
b) Bei welchen Lokalisationen und histologisch-immunologischen NHL-Typen kann auf eine präventive Schädelbestrahlung verzichtet werden?
c) Deuten die Heilungsraten von über 90 % bei Stadium I auf eine Überbehandlung dieser Gruppe hin?

Die Zukunft wird zweifellos eine Entwicklung zu einer mehr dem Risiko angepaßten Differenzierung der Therapie bringen.

M. Hodgkin

Erscheinungsbild und Verlauf der Lymphogranulomatose lassen bei Kindern keine nennenswerten Unterschiede gegenüber Erwachsenen erkennen. Die Erkrankung tritt vor einem Alter von 3 Jahren praktisch überhaupt nicht auf, um dann mit ansteigendem Lebensalter allmählich an Häufigkeit zuzunehmen. Die spezifisch pädiatrischen Aspekte beim M. Hodgkin ergeben sich vorwiegend aus der Art der möglichen Therapieschäden am wachsenden Organismus und aus der längeren Zeitspanne, während der geheilte Patienten therapiebedingte Folgen zu tragen haben. Im Rahmen der Diagnostik muß der Tatsache Rechnung getragen werden, daß jüngere Kinder nach Splenektomie ein höheres Risiko haben, an foudroyant verlaufenden bakteriellen Allgemeininfektionen zu erkranken, als ältere Kinder und Erwachsene [4, 9].

Therapie

Bei der gegenseitigen Abwägung von Nutzen und Risiko der therapeutischen Maßnahmen bei Kindern mit M. Hodgkin fallen v. a. die möglichen Folgen der großvolumigen und hochdosierten Bestrahlung im Rahmen der „extended-field-" und „total-nodal-irradiation" ins Gewicht: Wachstumsstörungen, Gonadenschädigungen und Induktion von Zweitmalignomen. Die Bemühungen der pädiatrischen Onkologie sind infolgedessen auf eine Verminderung der Gesamtstrahlenbelastung gerichtet, wobei die Dosis reduziert und/oder das bestrahlte Gewebsvolumen verkleinert wird. Ein solches Vorgehen ist allerdings nur unter dem Schutz einer zusätzlichen Chemotherapie möglich, da eine Reduktion bei der Bestrahlung andernfalls eine Erhöhung der Rezidivquote und damit eine Verschlechterung der Überlebenschancen zur Folge haben würde. Es ist zwar erwiesen, daß auch nach dem ersten Rezidiv durch den Einsatz der Chemotherapie die Möglichkeit des Überlebens ohne weitere Rezidive besteht, die Chance dafür ist aber geringer als 50 % [4].

Wird die Chemotherapie grundsätzlich für alle Stadien in die Erstbehandlung eingeführt, so sind die Berichte über erhöhte Raten an Zweitmalignomen, v. a. an akuten myeloischen Leukämien, bei kombiniert behandelten Hodgkin-Patienten zu berücksichtigen [1, 12]. Eine Analyse der publizierten Daten liefert Anhaltspunkte dafür, daß das Risiko der Zweitmalignominduktion von der Art der verwendeten

Medikamente und von der Höhe der erreichten kumulativen Dosen in Chemo- und Radiotherapie abhängt. Nach den Mailänder Ergebnissen scheint im Rahmen der Hodgkin-Therapie v. a. den alkylierenden Substanzen und dem Procarbazin eine kanzerogene Wirkung zuzukommen, nicht aber den im ABVD-Schema (Adriamycin, Bleomycin, Vinblastin, Dacarbacin) verwendeten Substanzen [12].

In der deutschen pädiatrischen *Therapiestudie HD 78*, an der sich 40 Kinderkliniken mit ihren Radiologen beteiligen, wurde versucht, durch folgende Lösung den genannten Gesichtspunkten zu entsprechen. Durch Randomisierung in 2 Therapiegruppen soll die Frage überprüft werden, ob bei Vorschaltung von 2 Chemotherapiezyklen in allen Ausbreitungsstadien die Strahlendosis in den „extended-fields" auf 1 800 – 2 000 rd reduziert werden kann (Abb. 3). Die initiale Chemotherapie verwendet anstatt einer alkylierenden Substanz Adriamycin neben Vincristin, Procarbacin und Prednison (OPPA). Die kumulativen Dosen der einzelnen Zytostatika dieser 2 Zyklen sind im Vergleich zu den gebräuchlichen Therapieschemata gering, so daß der Einsatz auch bei den niedrigen Ausbreitungsstadien zu vertreten ist (Einzelheiten in 11). Die Strahlentherapie erfolgt in einer Gruppe mit 3 600 bis 4 000 rd auf „involved" und „extended fields", während in der 2. Gruppe nur die „involved fields" die volle Dosis erhalten, die „extended fields" jedoch lediglich die halbe Dosis. Bei Stadium I und II A ist die Behandlung nach der Bestrahlung abgeschlossen, bei den Stadien II B bis IV werden 4 COPP-Zyklen (Cyclophosphamid, Vincristin, Procarbacin, Prednison) angeschlossen. Sämtliche Patienten, mit Ausnahme von Kindern unter 5 Jahren und solchen mit bereits nach-

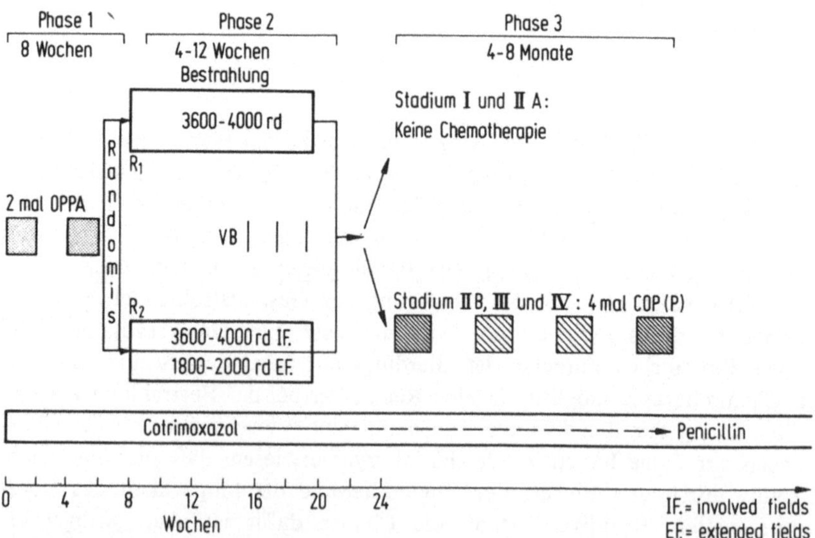

Abb. 3. Plan der Therapiestudie HD 78 für den Morbus Hodgkin. Jeder der beiden OPPA-Zyklen besteht aus: Vincristin (1,5 mg/m² p.o., 3mal, maximale Einzeldosis 2,0 mg), Procarbazin (100 mg/m² p.o., 15mal, maximale Tagesdosis 150 mg), Prednison (60 mg/m² p.o. tgl., 15mal), Adriamycin (45 mg/m² i.v., 2mal). In den COP(P)-Zyklen wird jeweils gegeben: Cyclophosphamid (500 mg/m² i.v., 2mal), Vincristin (1,5 mg/m² i.v., 2mal, maximale Einzeldosis 2,0 mg), Procarbazin (100 mg/m² p.o. tgl., 14mal, maximale Einzeldosis 150 mg), Prednison (im 1. und 4. Zyklus, 40 mg/m² tgl., 14mal)

Tabelle 3. Hodgkin-Therapiestudie HD 78: Geschlecht und Alter der bis 31. August 1980 eingebrachten 99 Patienten

Alter (Median: 11 Jahre und 9 Monate)	2 – 6	> 6 – 10	> 10 – 14	> 14	Gesamt
Knaben	11	16	30	8	65
Mädchen	4	5	17	8	34
Gesamt	15	21	47	16	99

gewiesenem Stadium IV, werden anfangs im Rahmen der Diagnostik einer explorativen Laparotomie und Splenektomie unterzogen [9, 11]. Zur Herabsetzung des Risikos bakterieller Infektionen wird nach Möglichkeit vor dem Eingriff eine Pneumokokkenvakzination vorgenommen. Außerdem wird während der Dauer der Therapie Cotrimoxazol gegeben, anschließend über mehrere Jahre Penicillin [11].

Zwischen Juni 1978 und August 1980 wurden 99 Kinder und Jugendliche in die Studie aufgenommen. Die Patientencharakteristik geht aus den Tabellen 3 und 4 hervor. Erst in einigen Jahren wird es möglich sein, das Resultat der Studie definitiv zu beurteilen. Die Zwischenergebnisse nach $2^{1}/_{4}$ Jahren Laufzeit vermitteln jedoch einen Eindruck über den Trend: 5 Patienten verstarben an der Erkrankung oder an Komplikationen in Remission, 2 weitere Kinder erlitten ein Rezidiv. Die mit der Life-table-Analyse [2] errechnete kumulative Rate für rezidivfreies Überleben nach 27 Monaten beträgt 0,89 für die Gesamtgruppe, 0,97 für Stadium I – II A und 0,83 für Stadium II B und IV (Tabelle 5). Zwischen den beiden Bestrahlungsgruppen gibt es bisher keine signifikanten Unterschiede. Nach den initialen beiden OPPA-Zyklen, d. h. vor Bestrahlungsbeginn, befanden sich bereits 55% der Patienten in einer weitgehenden Teilremission. Sollte der gegenwärtige günstige Trend anhalten, wird in einer Anschlußstudie versucht werden, die Gesamtstrahlenbelastung weiter zu reduzieren.

Abschließend kann festgestellt werden, daß die Therapie sowohl bei den Non-Hodgkin-Lymphomen als auch bei der Lymphogranulomatose im Kindesalter in den letzten Jahren entscheidende Fortschritte gemacht hat, insbesondere durch den Ausbau und den sinnvollen Einsatz der Chemotherapie im Rahmen kombinierter Behandlungsstrategien. Zahlreiche Probleme bleiben zu lösen, v. a. im Hinblick auf die risikogerechte Differenzierung der Therapie und die Vermeidung von — in ihrem Ausmaß z. T. noch nicht vollständig überschaubaren — Therapiefolgen.

Tabelle 4. Hodgkin-Therapiestudie HD 78: Histologischer Typ (entsprechend der Rye-Klassifikation) und pathologisches Stadium (entsprechend der Ann-Arbor-Klassifikation) bei 99 Patienten

Stadium	I A	I B	II A	II B	III A	III B	IV A	IV B	Gesamt
LP	4		1		1	1			7
NS	4	1	13	7	7	5	1	1	39
MC	8	1	9	1	13	10		6	48
LD					1	1		2	4
Ohne Angabe								1	1
Gesamt	16	2	23	8	22	17	1	10	99

Tabelle 5: Vorläufige Ergebnisse der Hodgkin-Therapiestudie HD 78: Kumulativer Anteil an rezidivfrei Überlebenden nach 27 Monaten mit Standardabweichung (Life-table-Analyse [2]). *R1* = 3 600 – 4 000 rd Strahlendosis auf „involved" und „extended fields", *R2* = 3 600 – 4 000 rd auf „involved fields" und 1 800 – 2 000 rd auf „extended fields". *PS* = pathologisches Stadium

	n	Anteil rezidivfrei Überlebender
Gesamtgruppe	99	0,89 ± 0,04
R1	48	0,87 ± 0,08
R2	51	0,90 ± 0,05
PS I – II A	41	0,97 ± 0,03
R1	18	1,00
R2	23	0,94 ± 0,06
PS II B – IV	58	0,83 ± 0,07
R1	30	0,77 ± 0,11
R2	28	0,87 ± 0,07

Literatur

1. Brody RS, Schottenfeld D (1980) Multiple primary cancers in Hodgkin's disease. Semin Oncol 7:187
2. Cutler SJ, Ederer F (1958) Maximum utilization of the life table method in analyzing survival. J Chronic Dis 8:699
3. Donaldson SS, Glatstein E, Rosenberg SA, Kaplan HS, (1976) Pediatric Hodgkin's disease. II. Results of therapy. Cancer 37:2436
4. Jenkin RDT, Berry MP (1980) Hodgkin's disease in children. Semin Oncol 7:202
5. Lennert K (1977) Klassifikation der Non-Hodgkin-Lymphome im Kindesalter. Klin Paediatr 189:1
6. Murphy SB, (1980) Classifikation, staging and results of treatment of childhood non-Hogdkin's lymphomas: Dissimilarities from lymphomas in adults. Semin Oncol 7:332
7. Murphy SB, Hustu HO (1980) An randomized trial of combined modality therapy of childhood non-Hodgkin's lymphoma. Cancer 45:630
8. Pinkel D, Hustu O, Aur RJA, Smith K, Borella LD, Simone J (1977) Radiotherapy in leukemia and lymphoma of children. Cancer 39:817
9. Riehm H (1979) Diagnostische Laparotomie und Splenektomie bei Morbus Hodgkin. Monatsschr Kinderheilkd 127:478
10. Riehm H, Gadner H, Welte K (1977) Die West-Berliner Studie zur Behandlung der akuten lymphoblastischen Leukämie des Kindes. Klin Paediatr 189:89
11. Schellong G (1979) Die kooperative Therapiestudie HD 78 für den Morbus Hodgkin bei Kindern und Jugendlichen. Monatsschr Kinderheilk 127:487
12. Valagussa P, Santoro A, Kenda R, Fossati-Bellani F, Franchi F, Banfi A, Rilke F, Bonadonna G (1980) Second malignancies in Hodgkin's disease: a complication of certain forms of treatment. Br Med J 280:216
13. Wollner N, Burchenal JH, Lieberman PH et al. (1976) Non-Hodgkin's lymphoma in children. A comparativ study of two modalities of therapy. Cancer 37:123
14. Wollner N, Exelby PR, Lieberman PH (1979) Non-Hodgkin's lymphoma in children. A progress report on the original patients treated with LSA_2-L_2-protocol. Cancer 44:1990

Strahlentherapie des M. Hodgkin und der Non-Hodgkin-Lymphome

U. Rühl*

Die Wirksamkeit ionisierender Strahlen in der Behandlung maligner Lymphome ist seit langem bekannt; jedoch erst durch wachsende Kenntnisse über den natürlichen Krankheitsverlauf der verschiedenen Lymphomformen konnte in den vergangenen Jahrzehnten die Strahlentherapie wirksamer gestaltet und zusammen mit Entwicklungen auf dem Gebiet der zytostatischen Therapie die ehemals infauste Prognose dieser Erkrankungen gebessert werden.

Da sich aufgrund der unterschiedlichen Primärpräsentation und Verläufe Stellung und Umfang der Strahlentherapie in der Behandlung des M. Hodgkin (MH) und der Non-Hodgkin-Lymphome (NHL) ganz erheblich voneinander unterscheiden, erscheint eine getrennte Besprechung der beiden Krankheitsgruppen sinnvoll.

M. Hodgkin

Die heute allgemein akzeptierte und gesicherte Stellung der Strahlentherapie in der Behandlung des MH gründet sich auf die überzeugenden Therapieerfolge, die in den letzten 2 Jahrzehnten erzielt werden konnten und die v. a. auf 2 wesentliche Konzepte zurückzuführen sind: das der Bestrahlung über erweiterte Felder und das der Tumorvernichtungsdosis.

Die bereits 1939 von Gilbert [6] veröffentlichte Beobachtung, daß nach der früher üblichen lokalen Bestrahlung klinisch befallener Lymphknoten (LK) Rezidive vorwiegend außerhalb der Bestrahlungsfelder, aber in dicht benachbarten LK auftreten, ließ auf einen okkulten Befall dieser Regionen bereits zum Zeitpunkt der Erstbehandlung schließen und führte Anfang der 60er Jahre zur Entwicklung des Konzepts der „Bestrahlung über erweiterte Felder" (sog. Extended-field-Methode von Peters). Bei dieser Methode werden nicht nur alle klinisch manifest befallenen LK bestrahlt, sondern auch die anatomisch und funktionell benachbarten Gruppen; auf diese Weise werden okkulte Ausbreitungsherde miterfaßt und vernichtet und damit die Gefahr von Rezidiven überzeugend vermindert [15].

Durch klinische Beobachtungen und Studien konnte Kaplan (Stanford) die Tumorvernichtungsdosis für Hodgkin-Gewebe relativ exakt bestimmen: sie liegt zwischen 40 und 44 Gy Herddosis (1 Gy = 100 rd). Eine Bestrahlung mit dieser Dosis führt zu einer anhaltenden Tumorrückbildung in über 95% der Fälle, Lokalrezidive in bestrahlten Gebieten sind also selten [11].

* Abt. für Strahlentherapie und Nuklearmedizin Krankenhaus Moabit Berlin

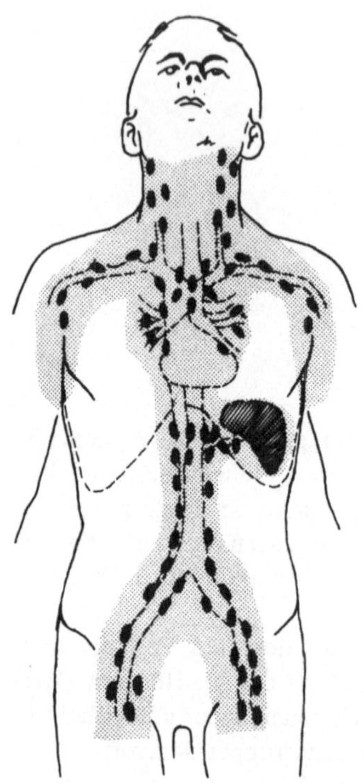

Abb. 1. Total-nodale Bestrahlung (Mantelfeld und Y-Feld)

Die überzeugenden therapeutischen Erfolge, die beim MH durch die intensive Bestrahlung relativ großer Teile des lymphatischen Systems erzielt werden, sind jedoch nur möglich, wenn die Strahlenbehandlung unter technisch optimalen Bedingungen erfolgt. Deshalb muß heute zur Bestrahlung der malignen Lymphome der Einsatz von Megavolttherapiegeräten mit der Möglichkeit zur Großfeldbestrahlung gefordert werden (Linearbeschleuniger, Kobaltgeräte), denn nur so ist eine simultane Erfassung aller LK-Regionen supra- bzw. infradiaphragmal möglich und nur so eine Aneinanderstückelung mehrerer kleiner Felder mit der Gefahr von Überdosierungen oder Dosislücken zu vermeiden. Die zusätzliche Verwendung von Individualblenden — das sind individuell für jeden Patienten angefertigte Bleischablonen, die die gesunden Strukturen vor der Bestrahlung schützen — ermöglicht eine optimale gezielte Bestrahlung unter maximaler Schonung des gesunden Umgebungsgewebes.

Bei supradiaphragmalem Befall wird die Bestrahlung über das sog. „Mantelfeld" durchgeführt, das von ventral und dorsal alle LK-Stationen vom Mastoid bis zum Zwerchfell erfaßt (Abb. 1); ergänzt wird das Mantelfeld meist durch die Bestrahlung der paraaortalen LK und des Milzstiels, die als benachbarte Stationen gelten. Bei infradiaphragmalem Befall erfolgt die Bestrahlung über das „umgekehrte Y-Feld", das die paraaortalen, iliakalen und femoroinguinalen LK und den Milzstiel einschließt; die Kombination von Mantelfeld und Y-Feld wird als total-nodale Bestrahlung bezeichnet.

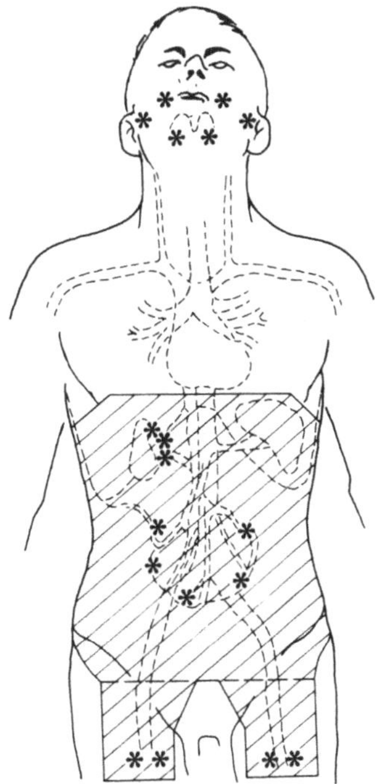

Abb. 2. „Abdominelles Bad“

Die Gesamtdosis von 40 Gy pro Feld wird in Einzelfraktionen von 2 Gy 4- bis 5mal pro Woche in insgesamt 4–5 Wochen appliziert; zwischen zwei Serien — d. h. zwischen supra- und infradiaphragmaler Bestrahlung — muß eine Pause von 3–4 Wochen zur Erholung der Knochenmarkfunktion eingelegt werden.

Die akuten *Nebenwirkungen* der Strahlentherapie sind nur selten stark ausgeprägt; meist handelt es sich um passagere Entzündungen der Haut und Schleimhäute, die keiner speziellen Therapie bedürfen. Die einige Wochen nach Abschluß der Mantelfeldbestrahlung gelegentlich auftretende Pneumonitis ist ebenfalls selten therapiebedürftig, kann jedoch in Kombination mit einer Zytostatikabehandlung erhebliche therapeutische Probleme bereiten. Bei Bestrahlung der Becken-LK kommt es bei Frauen zur Ausschaltung der Ovarialfunktion, bei Männern zu mehr oder weniger ausgeprägten, meist passageren Einschränkungen der Fertilität. Auch die häufig empfohlene operative Verlagerung der Ovarien gewährleistet nicht immer einen Erhalt der Ovarialfunktion; das genetische Risiko ist zum heutigen Zeitpunkt noch nicht absehbar. — Schwerere hämatologische Nebenwirkungen, v. a. in Form von Leukozytopenien und Thrombozytopenien, können durch regelmäßige Blutbildkontrollen während der Therapie vermieden werden. Eine sorgfältige Zusammenstellung der strahlentherapiebedingten Spätreaktionen ist bei Slanina et al. [19] zu finden.

Indikationen zur Strahlentherapie und ihre Ergebnisse beim M. Hodgkin

In den pathologisch gesicherten *Stadien I und II A* ist die Stellung der Strahlentherapie klar definiert und gilt — mit wenigen Ausnahmen — als alleinige kurative Therapiemethode. Hellman et al. (Harvard-Universität Boston) erzielten im Stadium I Überlebensraten von 100% nach 7 Jahren bei 97% Rezidivfreiheit, im Stadium II A 93% Überleben bei 80% Rezidivfreiheit [9]. Die Stanforder Gruppe (Rosenberg) veröffentlichte Überlebensraten von 84% für die Stadien I und II A zusammengenommen und 70% Rezidivfreiheit nach 6 Jahren [18]. Ähnliche Ergebnisse liegen aus fast allen Zentren der Welt vor, sie entsprechen auch unseren Ergebnissen der letzten 10 Jahre.

Die Analyse der wenigen Therapieversager im Stadium I und II A hat gezeigt, daß Patienten mit einem großen Mediastinaltumor eine Risikogruppe darstellen [13]; bei ihnen kommt es besonders häufig zu Lokalrezidiven oder zur Ausbreitung der Erkankung auf das benachbarte Lungengewebe: Mauch [13] konnte 1978 nachweisen, daß von 18 Patienten mit großem Mediastinaltumor 9 (= 50%) ein Rezidiv entwickelten, während die Rezidivrate im übrigen Kollektiv bei 5% lag (5/93 Patienten). Es muß noch geklärt werden, ob dieses Rezidivrisiko zuverlässiger durch eine adjuvante Chemotherapie oder durch eine Ausdehnung der Radiotherapie — niedrigdosierte Bestrahlung der gesamten Lunge entsprechend der Stanforder Methode — reduziert werden kann.

Im *Stadium III A* liegen nach total-nodaler Bestrahlung die Überlebensraten nach 7 Jahren bei ca. 80%, die Rezidivfreiheit beträgt jedoch nur ca. 50–65%, in der Studie aus Yale nur 35% [16]. Bei der Analyse der Therapieversager konnten verschiedene Autoren nachweisen [4, 20], daß die Prognose für die sog. limitierten Stadien III_1 (= Befall nur im oberen Abdomen) wesentlich günstiger ist als im Stadium III_2 mit ausgedehntem infradiaphragmalen Befall. Das rezidivfreie Überleben betrug in der Gruppe III_1 durchschnittlich 80% nach 5 Jahren, in der Gruppe III_2 30% oder weniger. Sollten diese ersten Beobachtungen durch weitere Studien bestätigt werden, müßte für das Studium III_2 eine adjuvante oder sogar primäre Chemotherapie empfohlen werden; auf die Problematik der adjuvanten Zytostatikabehandlung soll jedoch im folgenden noch eingegangen werden.

Hodgkin-Fälle mit definierten Allgemeinsymptomen (sog. B-Fälle) werden meist als prognostisch ungünstig angesehen; die Überlebensraten für die *Stadien I und II B* nach total-nodaler Bestrahlung liegen jedoch im großen Stanford-Kollektiv bei 89% [18], das rezidivfreie Überleben bei 79%. Die sogar geringfügig besser erscheinende Prognose der B-Stadien im Stanford-Kollektiv ist vermutlich auf die in diesen Fällen durchgeführte ausgedehntere Strahlentherapie zurückzuführen. Wie bereits Johnson 1973 [9 a] nachweisen konnte, ist die total-nodale Bestrahlung zumindest in diesen Stadien der Extended-field-Methode überlegen.

Die Ergebnisse im *Stadium III B* nach ausschließlicher Strahlentherapie sind i. allg. so unbefriedigend, daß hier primär eine Zytostatikabehandlung angezeigt ist — eventuell in Kombination mit einer adjuvanten Radiotherapie im Bereich massiver Lymphome. Diese Kombination der Chemotherapie mit einer niedrig dosierten Bestrahlung wurde in der letzten Zeit von Straus (New York) und Prosnitz (New Haven) mit gutem Erfolg eingesetzt, Ergebnisse, die allerdings weder vom National Cancer Institute noch von der Stanford-Gruppe bestätigt wurden [16, 18].

Tabelle 1. Ergebnisse der randomisierten Stanford-Studie zur Therapie des M. Hodgkin. (Nach Rosenberg [18]). — Rezidivfreiheit und Überlebensraten nach ausschließlicher Strahlentherapie (*RT*) bzw. Kombination von Strahlentherapie und MOPP-Chemotherapie (*RT + CT*). — Statistisch-signifikante Unterschiede von $p \leq 0{,}05$ wurden mit (!) gekennzeichnet.

Stadium	n	*Rezidivfreiheit* RT (%)	RT + CT (%)	*Überleben* RT (%)	RT + CT (%)
I A, II A	87	70	87!	84	95
I B, II B	53	79	84	89	87
III A	60	67	96!	81	90
III B	44	7	50!	44	62
Alle A	147	68	90!!	83	92
Alle B	97	45	68	66	76
Alle I, II, III	244	60	81!!	77	85

Der Wert einer *adjuvanten Zytostatikatherapie* in den verschiedenen Stadien des MH ist heute Gegenstand kontroverser Diskussionen. Über die besten und längsten Erfahrungen auf diesem Gebiet verfügt sicher die Gruppe in Stanford, die bereits seit Anfang der 70er Jahre randomisierte Studien zur Klärung dieser Frage durchführt (Tabelle 1; 18). Dabei konnten durch die adjuvante Zytostatikabehandlung in allen Stadien mit und ohne Allgemeinsymptomatik Raten und Dauer der Rezidivfreiheit verbessert werden; für die Stadien I, II und III A waren die Unterschiede zur alleinigen Strahlentherapie sogar statistisch signifikant; für *keine* Gruppe konnte aber eine signifikante Verlängerung der Überlebenszeit nachgewiesen werden. Bedenkt man, daß man v. a. in den Frühstadien durch eine adjuvante Zytostatikatherapie die bereits hohe Rate von rezidivfreiem Überleben um nur wenige Prozent steigern kann, so muß eine routinemäßige Anwendung der Kombinationstherapie zumindest für diese Stadien abgelehnt werden. Es darf nicht vergessen werden, daß die Kombinationstherapie nicht nur zu einer erheblichen Verlängerung der Gesamtbehandlungsdauer führt und neben vielen unangenehmen Nebenwirkungen auch eine langanhaltende oder permanente Sterilität der meist jungen Patienten bewirkt, sondern daß v. a. das Risiko von Spätkomplikationen nach dieser Therapie erheblich und zur Zeit noch nicht voll abschätzbar ist. Es werden nicht nur vermehrt lokale Komplikationen beobachtet [12], sondern v. a. eine Häufung von Zweitmalignomen, insbesonders akuten Leukämien, deren Inzidenz zwischen 5 und 10% nach 10 Jahren liegt [2]. Selbst für das Stadium III A, bei dem in ca. 50% Rezidive auftreten, sollte bedacht werden, daß die übrigen 50% dieser Patienten als geheilt angesehen werden können und die adjuvante Chemotherapie mit all ihren Risiken überflüssigerweise erhalten würden. Bei fehlendem Nachweis einer Lebensverlängerung und bei nachgewiesener unverminderter Effektivität einer Zytostatikatherapie zum Zeitpunkt des Rezidivs sollte der Einsatz einer adjuvanten Chemotherapie sehr sorgfältig überdacht werden.

Non-Hodgkin-Lymphome

Im primären Management der NHL ist die Stellung der Strahlentherapie weit weniger dominierend als beim MH. Die Neigung der NHL zu ubiquitärem LK- und frühzeitigem Organbefall erlaubt nur in den seltenen Stadien I und II (gelegentlich auch III) den Einsatz einer örtlich begrenzten kurativen Radiotherapie; die Mehrzahl der Patienten muß primär einer Chemotherapie oder einer Kombination von Chemo- und Radiotherapie zugeführt werden; die Strahlentherapie wird hier meist nur adjuvant oder palliativ eingesetzt.

Die bei NHL zur Anwendung kommenden strahlentherapeutischen Methoden müssen das biologische Verhalten dieser Lymphome, d. h. den Ausbreitungsmodus und die Lokalisation der pathologischen Manifestationen berücksichtigen, sie unterscheiden sich daher z. T. von den beim MH angewendeten Techniken. Vor allem der relativ häufige Befall der mesenterialen und Leberhilus-LK macht eine Einbeziehung des gesamten Abdominalraums in die infradiaphragmalen Bestrahlungsfelder erforderlich („abdominelles Bad“, Abb. 2), der häufige Befall des Waldeyer-Rachenrings die Miterfassung auch dieser Region bei der supradiaphragmalen Bestrahlung.

Die zur Tumorvernichtung erforderlichen Strahlendosen sind bei den NHL abhängig vom histologischen Typ: Bei den niedrig-malignen Lymphomen, z. B. den zentroblastisch-zentrozytischen bzw. den nodulär-lymphozytären Lymphomen nach Rappaport, reichen vermutlich 25 – 30 Gy, während hochgradig maligne Formen, z. B. die immunoblastischen bzw. die diffus-histiozytären Lymphome, 45 – 55 Gy oder mehr erfordern.

Es herrscht heute weitgehend Einigkeit darüber, daß die *Stadien I* und vermutlich auch noch *II* der NHL Indikationsgebiete für die primäre Radiotherapie darstellen. Hier werden durch eine adäquate Strahlentherapie bei den nodalen und extranodalen, den niedrig- und hochgradig malignen Formen komplette Tumorrückbildungsraten vom 75 – 90 % erzielt. Die 5-Jahres-Überlebensraten betragen 60 – 80 % für alle Histologien zusammengenommen [1, 5, 8], allerdings ist im Stadium II die relativ hohe Rezidivrate von etwa 50 % auffällig (Abb. 3), während gesicherte Stadien I selten rezidivieren. Bei der Analyse der Therapieversager zeigt sich, daß die Rezidive vorwiegend in den fortgeschrittenen Stadien II, d. h. bei Befall von 3 oder mehr Lymphknotenstationen zu beobachten sind. Diese Tatsache muß bei der Einführung einer neuen klinischen Klassifikation, die für die NHL sicher erforderlich ist, berücksichtigt werden; von Musshoff (Freiburg) stammt ein entsprechender Vorschlag, der diese Fakten berücksichtigt [14].

Auch in einigen Fällen des *Stadiums III* kann eine ausschließliche Strahlenbehandlung noch gute Therapieergebnisse erzielen: Cox (Milwaukee) erreichte bei nodulär-lymphozytären Lymphomen durch eine total-lymphatische Bestrahlung in 64 % eine anhaltende Rezidivfreiheit [3]; diese Ergebnisse wurden auch durch die Stanford-Gruppe bestätigt [7].

Der Einsatz einer *adjuvanten Zytostatikatherapie* in den lokal begrenzten Stadien führt zwar — wie beim MH — zu einer Verlängerung des krankheitsfreien Intervalles, eine statistisch signifikante Lebensverlängerung — v. a. bei den prognostisch ungünstigen hochgradigmalignen Lymphomen — konnte bisher jedoch noch nicht sicher nachgewiesen werden [1]. Deshalb sollten auch hier vor einer routinemäßigen Anwendung der Kombinationstherapie die potentiellen Gefahren bedacht werden, der ja auch die 50 % der Patienten ausgesetzt würden, die durch die alleinige Bestrahlung bereits geheilt sind.

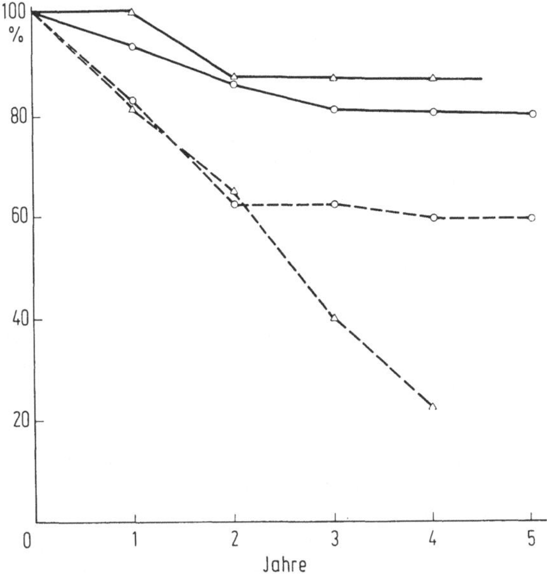

Abb. 3. RT der Non-Hodgkin-Lymphome Stadium I und II (alle Histologien). Rezidivfreiheit und Überlebenskurven. Nach Hellman et al. [8]. (○——○ = Überleben Stadium I, △——△ = Stadium II. – ○– –○ = Rezidivfreiheit Stadium I, △– –△ = Stadium II)

Im Gegensatz zu den bisher erwähnten mehr oder weniger ausgedehnten, aber örtlich begrenzten Lymphknotenbestrahlungen, die in den lokalisierten Stadien zur Anwendung kommen, stellt die *Ganzkörperbestrahlung* (GKB) eine systemische Therapie in der Behandlung der NHL dar. Sie hat sich in der Therapie von strahlensensiblen Lymphomen einschließlich der chronisch-lymphatischen Leukämie als subjektiv gut verträgliche, leicht zu applizierende und effektive Alternative zur kombinierten Chemotherapie erwiesen [17]. Bei der GKB wird der ganze Patient mit kleinen Einzeldosen von 0,1 Gy bis zu einer Gesamtdosis von 1 bis maximal 2 Gy belastet. Als einzige gravierende objektive Nebenwirkung ist die z. T. erhebliche Blutbilddepression zu nennen.

In randomisierten Studien, die bei niedriggradig malignen Lymphomen im Stadium III und IV die GKB mit einer kombinierten Zytostatikatherapie verglichen, konnte am National Cancer Institute (Bethesda), in Boston und anderen Zentren nachgewiesen werden, daß die Effektivität der GKB derjenigen der kombinierten Chemotherapie zumindest gleichzusetzen, ihr möglicherweise sogar überlegen ist [10]: Es werden Remissionsraten von über 80% erzielt, die Rate der kompletten Remissionen liegt bei etwa 55%, die 5-Jahresüberlebensrate nach GKB bei 80%, nach CVP-Behandlung bei 60%. Allerdings ist das rezidivfreie Überleben nach beiden Therapiemodalitäten enttäuschend schlecht mit weniger als 30%. Berücksichtigt man die relativ kurze Gesamtbehandlungsdauer und die fehlenden subjektiven Therapienebenwirkungen, so sollte der Einsatz der GKB bei diesen Lymphomformen häufiger erwogen werden.

Das moderne Management von Patienten mit malignen Lymphomen ist vielschichtig; die Fälle erfordern nicht nur eine kompetente pathologische und röntgendiagnostische Interpretation und chirurgische Beratung, sondern v. a. erfahrene radiologische und internistische Onkologen, die nicht nur fähig sind, die erforderliche aggressive Therapie durchzuführen, sondern die auch in der Lage sind, die Vielzahl möglicher schwerer Komplikationen der Behandlung zu beherrschen.

Die aktuelle Behandlung eines Patienten mit malignem Lymphom ist heute zu einem Problem der optimalen Verbindung zwischen Strahlentherapie und systemischer Chemotherapie geworden. Es ist offensichtlich, daß eine hochdosierte Strahlentherapie Tumorabsiedlungen, die außerhalb des Bestrahlungsfeldes liegen, nicht beherrschen kann; ebenso ist es erwiesen, daß eine Polychemotherapie ihre größten Schwierigkeiten in der Sterilisierung von massiven Lymphommanifestationen hat. Daraus folgt, daß der gemeinsame Einsatz beider Therapiemodalitäten die Möglichkeit zu einer Verbesserung der Therapieergebnisse bei vielen Patienten bietet; jedoch werden die möglichen Vorteile der Kombinationstherapie durch das gesteigerte Auftreten von Zweitmalignomen und lokalen Komplikationen wieder eingeschränkt. Es ergibt sich aus diesen Argumenten, daß in Zukunft wohl die Güte einer Therapie bei Patienten mit malignen Lymphomen nicht mehr nur an den Überlebensraten und an der Dauer der Rezidivfreiheit gemessen werden kann, sondern es muß auch eine kritische Beurteilung der Lebensqualität und der Häufigkeit schwerer therapiebedingter Nebenwirkungen erfolgen.

Literatur

1. Bush RS, Gospodarowicz M, Sturgeon J et al. (1977) Radiation therapy of localized non-Hodgkin's lymphome. Cancer Treat Rep 61:1129
2. Canellos GP, Arsenau JC, De Vita VT et al. (1975) Second malignancies complicating Hodgkin's disease in remission. Lancet I:947
3. Cox JD (1978) Central lymphatic irradiation to low dose in advanced nodular lymphoreticular tumors (non-Hodgkin's lymphoma). Radiology 126:767
4. Desser RK, Golomb HM, Ultman JE et al. (1977) Prognostic classification of Hodgkin's disease in pathologic stage III based on anatomic considerations. Blood 49:883
5. Ervin TJ, Weichselbaum RR, Greenberger JS (1979) Radiation therapy for non-Hodgkin's lymphoma. Clin Hematol 8:657
6. Gilbert R (1939) Radiotherapy in Hodgkin's disease (malignant granulomatosis): anatomic and clinical foundations; governing principles; results. A JR 41:198
7. Glatstein E, Fuchs E, Goffinet DR et al. (1976) Non-Hodgkin's lymphoma of stage III extent: Is total lymphoid irradiation appropriate treatment? Cancer 37:2806
8. Hellman S, Chaffey JT, Rosenthal DS et al: (1977) The place of radiation therapy in the treatment of non-Hodgkin's lymphomas. Cancer 39:843
9. Hellman S, Mauch P, Goodman RL et al. (1978) The place of radiation therapy in the treatment of Hodgkin's disease. Cancer 42:971

9a. Johnson RE (1973) Hodgkin's disease: total-nodal irradiation. JAMA 223:59.

10. Johnson RE, Rühl U, Brereton HD (1975) Radiation therapy of malignant lymphomas: rationale, techniques, results. Excerpta Med Int Congr Ser 354:374
11. Kaplan HS (1966) Evidence for a tumoricidal dose level in the radiotherapy of Hodgkin's disease. Cancer Res 26:1221
12. Kun LE, De Vita VT, Young RC et al. (1976) Treatment of Hodgkin's disease using intensive chemotherapy followed by irradiation. Int J Radiat Oncol Biol Phys. 1:619
13. Mauch P, Goodman RC, Hellman S (1978) The significance of mediastinal involvement in early stage Hodgkin's disease. Cancer 42:1039

14. Musshoff K, Schmidt-Vollmer H (1975) Prognosis of non-Hodgkin's lymphomas with special emphasis on the staging classification. Z Krebsforsch 83:323
15. Peters MV (1966) Prophylactic treatment of adjacent areas in Hodgkin's disease. Cancer Res 26:1232
16. Prosnitz LR, Farber LR, Montalvo RC et al. (1976) Combined modality treatment vs. radiation alone in the treatment of stage III Hodgkin's disease. Proc Am Soc Clin Oncol 17:252
17. Rühl U (1977) Ganzkörperbestrahlung der Non-Hodgkin-Lymphome als Alternative zur kombinierten Chemotherapie. Strahlentherapie 153:299
18. Rosenberg SA, Kaplan HS, Glatstein EJ et al. (1978) Combined modality therapy of Hodgkin's disease. A report on the Stanford trials. Cancer 42:991
19. Slanina J, Musshoff K, Rohner T et al. (1977) Long-term side effects in irradiated patients with Hodgkin's disease. Int J Radiat Oncol Biol Phys 2:1
20. Stein RS, Hilborn RM, Flexner JM et al. (1978) Anatomical substages of stage III Hodgkin's disease: implications for staging, therapy and experimental design. Cancer 42:429

Erkrankungen des Monozyten-Makrophagen-Systems

Klinik und Therapie der malignen Erkrankungen des Monozyten-Makrophagen-Systems

D. Huhn*

Die Herkunft des Exsudatsmakrophagen, der Epitheloidzellen und der mehrkernigen Riesenzellen vom Monozyten ist durch morphologische und durch Zellkulturstudien gut belegt [7]. Hingegen werden für den ortsständigen Makrophagen (z. B. die Kupffer-Sternzelle) eine ortsständige Zellerneuerung und eine nicht-monozytäre Herkunft diskutiert [19]. Systemerkrankungen dieses Monozyten-Makrophagen-Systems sind zahlreich und umfassen eine breite Palette — von der Monozytenleukämie bis zum malignen fibrösen Histiozytom. Zwei Erkrankungen, die oft besondere diagnostische und therapeutische Probleme aufwerfen, sollen im folgenden beschrieben werden, ergänzt durch eigene Behandlungsergebnisse.

Maligne Histiozytose

Definition

Rappaport [18] führte 1966 den Namen „maligne Histiozytose“ ein, um ein Krankheitsbild zu bezeichnen, definiert durch die „systemische, progressive und invasive Proliferation atypischer Histiozyten“. Die identische Erkrankung war bereits 1939 von Scott und Robb-Smith beschrieben und „histiozytäre medulläre Retikulose“ genannt worden.

Klinische Befunde

Die wichtigsten Befunde sind: Fieber; Vergrößerung von Lymphknoten, Leber und Milz; schon frühzeitige Generalisation innerhalb des lymphatischen und retikulohistiozytären Systems; bei nahezu allen Patienten Anämie, z. T. mitbedingt durch Erythrozytenphagozytose der malignen Zellen; bei etwa 33 % der Patienten Ikterus, teils durch Leberinfiltrate, teils durch Hämolyse; bei etwa 50 % der Fälle Leukopenie und Thrombopenie, selten leukämische Ausschwemmung der Histiozyten; bei etwa 25 % der Patienten makulopapuläre Exantheme oder kleinknotige Hautinfiltrate. Die Häufigkeit des histiologisch, meist autoptisch gesicherten Organbefalls demonstriert die Tendenz der malignen Histiozytose zu disseminiertem, ausgedehntem Befall verschiedener Organsysteme [9].

---

* Medizinische Klinik III, Klinikum Großhadern, der Universität München

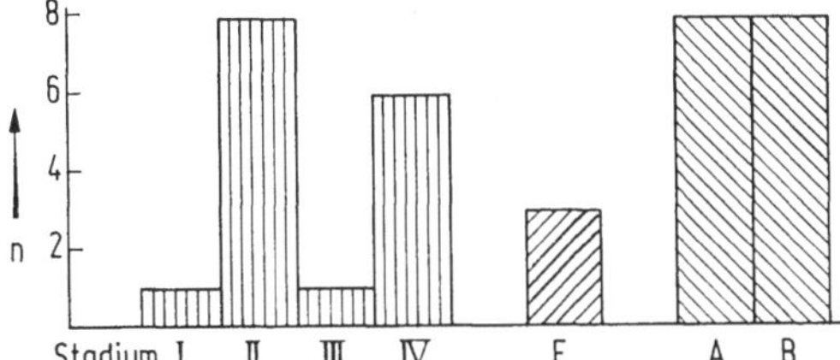

Abb. 1. Stadium (Ann-Arbor-Klassifikation) zum Zeitpunkt der Diagnose

Klinische Befunde, eigenes Krankengut

An unserer Klinik wurden in den letzten 7 Jahren 16 Patienten (10 m. 6 w.) mit maligner Histiozytose betreut. Die Altersverteilung erstreckt sich gleichmäßig über das gesamte Erwachsenenalter. Klinische Untersuchungen zur Bestimmung des Ausbreitungsstadiums und Stadieneinteilung waren nach den Vorschlägen von Ann Arbor ausgerichtet. Die Knochenmarkhistologie deckte bei 5 von 15 untersuchten Patienten einen Befall auf; Skelettszintigraphie war positiv bei 2/13 Patienten, Leberszintigraphie 3/10, Milzszintigraphie 2/7, Lymphographie 1/7, abdominelle Computertomographie 2/7, Computertomographie des Schädels 1/4, Laparotomie (unter falscher Verdachtsdiagnose) 2/2. Die resultierenden Ausbreitungsstadien sind in Abb. 1 dargestellt: Fast die Hälfte der Patienten zeigten bei Diagnosestellung fortgeschrittene Stadien III und IV und eine B-Symptomatik. Bei 3 Patienten mit begrenzbarer Ausbreitung bestand ein E-Stadium mit lokalisiertem Organbefall.

Therapie

Die Prognose der malignen Histiozytose ist schlecht. Die mittlere Überlebenszeit der bis 1975 in der Literatur mitgeteilten Patienten liegt bei 6 Monaten [23], der anschließend bis 1976 kasuistisch bearbeiteten Fälle bei 10 Monaten [9]. In den letzten 3 Jahren wurden 4 größere Kasuistiken publiziert [1, 10, 13, 25], aus denen sich die folgenden Schlüsse ziehen lassen (Tabelle 1). Die 4 Patientengruppen sind sehr unterschiedlich zusammengesetzt: Bei den von Zucker [25] und von uns [10] beobachteten Patienten steht ein Lymphknotenbefall im Vordergrund, vorwiegend im Halsbereich. Lambert et al. [13] sehen ausnahmslos einen Knochenmarkbefall, häufig eine leukämische Ausschwemmung. Dennoch bewährte sich in allen Gruppen eine Therapie mit der intermittierenden Gabe von Cyclophosphamid, Adriblastin, Vincristin und Prednison. Die Remissionsraten liegen hiermit deutlich über 50%; im pädiatrischen Patientengut [25] wurden sogar bei 13 von 15 behandelten Patienten Vollremissionen erreicht. Die mittlere Überlebenszeit wird mit dieser Behandlung auf über 1–2 Jahre gehoben, wobei sich einige Patienten in langdauernder therapiefreier Vollremission befinden. Die Ergebnisse mit nicht-adriblastinhaltigen Zytostatikakombinationen und mit einer Strahlentherapie sind nicht zufriedenstellend.

Tabelle 1. Therapieergebnisse bei maligner Histiozytose. (*C* = Cyclophosphamid, *O* = Vincristin, *P* = Prednisolon, *H* = Adriamycin, *CR* = komplette Remission, *PR* = Teilremission)

Autoren	Patienten n/Geschlecht	Durchschn.-alter (Jahre)	Stadium	Therapie	Therapieerfolg
[1]	16/13 m., 3 w.	39	I – III: 4 IV: 12	Zytostatikamonotherapie COP CHOP	CR 1/11, PR 2/11 CR 1/ 5, PR 1/ 5 CR 3/ 7, PR 2/ 7 Mittl. Überlebenszeit: 9 Monate
[13]	12/5 m., 7 w.	37	IV: 12	Keine Therapie CHOP Andere Zytostatika	3, Überlebenszeit: 2 – 6 Monate CR 4/7 PR 1/2 Mittl. Überlebenszeit: 12 Monate
[25]	22/11 m., 11 w.	7,5	Knochenmark-Befall: 5/19	Keine Therapie Strahlentherapie CHOP, COH	4, Überlebenszeit: 1 – 3 Monate 3, Überlebenszeit: 1 – 9 Monate CR 13/15 Mittl. Überlebenszeit: 24 + Monate
[10]	16/10 m., 6 w.	42	I – III: 10 IV: 6	Strahlentherapie CHOP COP (+ Procarbazin) Andere Zytostatika	PR 4/5 CR 5/8, PR 3/8 CR 1/6, PR 2/6 R 0/2 Mittl. Überlebenszeit: 14 + Monate

Therapie (eigenes Krankengut)

Eine Strahlentherapie wurde als Initialbehandlung bei 5 Patienten durchgeführt. Sie war in 2 Fällen als nur „palliativ", 3mal als „kurativ" geplant. Bei allen Patienten kam es zu lokalen Rückfällen, obwohl Dosen verwendet wurden, die bei malignen Lymphomen gewöhnlich Lokalrezidive ausschließen. Bei 2 dieser Patienten konnte anschließend noch durch Polychemotherapie eine langdauernde Vollremission erreicht werden.

Bei 2 Patienten wurde initial die Milz entfernt (unter den Diagnosen Nicht-Hodgkin-Lymphom und Pankreaskarzinom), was bei einem dieser Patienten eine 6monatige Remission bewirkte.

Initial wurden 6 Patienten, 2 weitere nach anderer Erstbehandlung mit CHOP behandelt. Sie bekamen am Tag 1 750 mg/m² Cyclophosphamid i. v., 50 mg/m² Adriamycin i. v. und 2 mg Vincristin i. v. sowie von Tag 1 – 5 täglich 50 mg/m² Prednison oral. Diese Behandlungsstöße wurden nach 3 Wochen wiederholt, sofern die Leukozyten wieder auf über 3 500/mm³ und die Thrombozyten auf über 100 000/mm³ angestiegen waren. Wenn die Behandlung wirksam war, so wurde sie weitergeführt, bis eine Gesamtdosis des Adriamycins von 450 mg/m² erreicht war. Ergebnis: Eine komplette Remission wurde bei 5 der 8 Patienten, eine Teilremission in den restlichen 3 Fällen erreicht. Die mittlere Überlebenszeit dieser 8 Patienten liegt bei > 18 Monaten, wobei 4 Patienten sich z. Z. nach 42, 37, 25 und 6 Monaten weiterhin in einer Vollremission befinden. Wurde eine Polychemotherapie ohne Adriamycin eingesetzt, waren Vollremissionen nur bei einem, Teilremissionen bei 2 von insgesamt 6 Patienten zu beobachten. Die mittlere Überlebenszeit aller 16 Patienten lag bei > 16 Monaten.

Diskussion

Die klinischen Befunde bei maligner Histiozytose belegen eine beträchtliche Heterogenität der Patientenkollektive. Bei den von Zucker [25] und von uns beobachteten Fällen liegt die Häufigkeit einer Organbeteiligung und Dissemination bei Diagnosestellung unter 50 %, im Patientengut von Alexander u. Daniels [1] und von Lampert et al. [13] bei 75 % bzw. 100 %. Trotz dieser Heterogenität wurden die besten Behandlungsergebnisse nach CHOP-Behandlung und ähnlichen (Adriamycin enthaltenden) Kombinationen gesehen. Nach den bisherigen und leider noch vorläufigen Erfahrungen dürfte für die Stadien I und II eine Kombination von Bestrahlung und CHOP-Therapie die günstigsten Ergebnisse bringen, bei fortgeschrittenen Stadien eine primäre und möglichst intensive Therapie mit CHOP, ergänzt durch eine zusätzliche Bestrahlung ursprünglich vorhandener großer Tumormassen. Der Vorteil einer prophylaktischen ZNS-Behandlung (Schädelbestrahlung, intrathekale Gabe von Methotrexat) ist noch nicht abzusehen.

Histiozytose X

Definition

Beginnend mit der von Hand 1893 mitgeteilten Kasuistik wurden in den folgenden Jahren unterschieden: eosinophiles Granulom des Knochens; Hand-Schüller-Christian-Syndrom als eine über das Skelett hinaus auch innere Organe betreffende Histiozytose; und Letterer-Siwe-Syndrom, eine disseminierte und akut verlaufende Histiozytose, vorwiegend des frühen Kindesalters. Im Hinblick auf die fließenden Übergänge im klinischen Krankheitsbild von Patient zu Patient und im Krankheitsablauf sowie auf das sehr ähnliche histologische Bild wurden die 3 Syndrome 1953 von Lichtenstein als Histiozytose X zusammengefaßt.

Die Histiozytose X kann definiert werden als proliferative Erkrankung histiozytärer Zellen mit unbekannter Ätiologie, pathogenetisch einer Entzündungsreaktion entsprechend, klinisch durch vielartige Manifestationsmöglichkeiten gekennzeichnet, welche die weite Verbreitung des histiozytären Zellsystems im Körper widerspiegeln. Die Malignität dieser Erkrankung ist also keinesfalls gesichert. Diagnostisches Kriterium der Histiozytose X sind besondere Histiozyten, die Langerhans-Granula enthalten. Die Natur dieser Granula bleibt vorerst rätselhaft: Langerhans-Granula-enthaltende Histiozyten werden regelmäßig in der Haut gefunden und sollen eine Rolle spielen in der Antigenpräsentation an lymphatische Zellen. Die diagnostische Bedeutung dieser besonderen Langerhans-Granula-enthaltenden Histiozyten bei Histiozytose X ist unbestritten.

Klinische Befunde

1967 wurde von Enriquez et al. [5] das Patientengut der Mayo-Klinik aus den Jahren 1907–1962 zusammengestellt. Das Erkrankungsalter bei Diagnosestellung erstreckte sich von 2 Wochen bis zu 61 Jahren, mit deutlichem Häufigkeitsgipfel im frühen Kindesalter; 81 der Patienten waren Kinder, 36 waren älter als 15 Jahre. Die klinischen Beschwerden, die den Patienten zum Arzt führten, waren bei Kindern am häufigsten tast- oder sichtbare Tumoren, Schmerzen und Exantheme; beim Erwachsenen in 24 von 36 Fällen Schmerzen, nur je 3mal Tumoren oder Diabetes insipidus. In derselben Erwachsenengruppe ließ sich die folgende Krankheitsausbreitung nachweisen (Tabelle 2): Etwa die Hälfte der Patienten hatten einen rein ossären, nur sehr wenige einen rein nicht-ossären Befall; bei jeweils etwa 5 Patienten fanden sich Anämie, Lymphome, Diabetes insipidus, Hautveränderungen und Stomatitis, in 7 Fällen ein Lungenbefall. Ein Patient mit Lungenbefall war nach 3 Jahren gestorben.

Ein Skelettbefall manifestiert sich am häufigsten im Bereich des Schädels, der Rippen und des Femurs, etwas seltener an Becken und Wirbelsäule; an 3. Stelle schließlich rangieren Scapula, Clavicula, Humerus, Radius und Tibia [14].

Lungenbefall

Besondere diagnostische und therapeutische Probleme wirft der Lungenbefall bei Histiozytose X auf. Ein Lungenbefall kann primär erfolgen, also ohne einen zusätzlich nachweisbaren Organbefall; er kann aber auch bei generalisierter Erkrankung eine von vielen Manifestationen der Histiozytose darstellen. Die Häufigkeit des Lungenbefalls läßt sich aus folgenden Angaben abschätzen: In einer Fachklinik für Lungenerkrankungen wurden in einem Zeitraum von 6 Jahren 15 Patienten mit Histiozytose X der Lunge, aber 274 Fälle von histologisch gesicherter Lungensarkoidose beobachtet [17]. Und von 57 Patienten, die zwischen 1962 und 1973 an der Mayo-Klinik mit Histiozytose X behandelt wurden, zeigten nur 7 Patienten eine Lungenbeteiligung [5].

Tabelle 2. Histiozytose X. Klinische Befunde bei 36 Patienten [5]

Befall	n
Nur nicht-ossär	2
Nur ossär	19
Ossär + nicht-ossär	15
Anämie	5
Thrombopenie	1
Leukopenie	1
Lymphome	5
Hepatomegalie	1
Splenomegalie	1
Diabetes insipidus	7
Exophthalmus	–
Otitis	1
Hautveränderungen	4
Stomatitis	5
Lungenbefall	7

Die Prognose der Histiozytose wird durch Lungenbeteiligung deutlich verschlechtert. Die allmähliche Verschlechterung der Lungenfunktion kann zu quälender Ateminsuffizienz führen. Eine typische Komplikation ist der Spontanpneumothorax. Die Mortalität muß mit 30 – 50 % veranschlagt werden [5, 15, 16].

Lungenbefall (eigene Patienten)

An unserer Klinik wurden 1978 und 1979 6 Patienten mit Histiozytose X der Lunge betreut. Bei 5 Patienten wurde die Diagnose durch offene Lungenbiopsie gesichert (Zentralkrankenhaus Gauting), bei einem Patienten klinisch bei gleichzeitigem bioptisch gesichertem Knochenbefall. Um das klinische Ausbreitungsstadium festzustellen, wurden bei allen Patienten durchgeführt: Skelettszintigraphie, Röntgenuntersuchung des Schädels, Knochenmarkhistologie oder zumindest -zytologie, endokrinologische Funktionstests zum Ausschluß eines Diabetes insipidus. Schweregrad und Verlauf des Lungenbefalls wurden geprüft durch konventionelle Röntgenuntersuchung und Computertomographie der Thoraxorgane sowie insbesondere durch Lungenfunktionsuntersuchungen: arterieller Sauerstoffpartialdruck in Ruhe und Belastung, Vitalkapazität, totale Lungenkapazität, Diffusionskapazität für Kohlenmonoxyd (Dr. G. König, München). Bei 4 Patienten ergab sich eine primäre pulmonale Histiozytose, in 2 Fällen bestand ein zusätzlicher Skelettbefall. Um weitere Hinweise für die Krankheitsgenese zu gewinnen, wurden verschiedene immunologische Parameter geprüft: Die Mittelwerte der 3 Immunglobulinklassen aller Patienten lagen im untersten Normbereich; IgG, A und M waren nur bei einem Patienten deutlich erniedrigt. IgE war bei 3 Patienten erhöht. Lymphozyten, Monozyten, Eosinophile lagen im Normbereich. Serologische Tests zur Diagnose von Antikörpern gegen möglicherweise pneumonitisinduzierende Antigene waren bei allen Patienten ergebnislos.

Auf der Thoraxübersichtsaufnahme war bei allen Patienten eine nodulär-retikuläre Zeichnungsvermehrung zu erkennen, wobei nodulärer und retikulärer Anteil von Patient zu Patient unterschiedlich ausgeprägt waren. Art und Verlauf der Infiltrate waren durch Computertomographie gut zu analysieren (Dr. U. Scherer, München).

Ein oder mehrere Lungenfunktionstests waren bei allen 6 Patienten bei Diagnosestellung eingeschränkt. Der Sauerstoffpartialdruck ergab erst bei ausgeprägtem Lungenbefall pathologische Werte, nämlich einen Abfall des Sauerstoffdrucks bei Belastung unter den Ruhewert.

Therapie

Die Ergebnisse unterschiedlicher Behandlungsversuche bei Histiozytose X sind wegen des sehr variablen spontanen Krankheitsverlaufs schwer zu interpretieren. Bei lokalisiertem Befall eines oder weniger Knochen empfiehlt sich die chirurgische Behandlung oder niedrig dosierte Bestrahlung. Bei ausgedehntem Befall und Beschwerden lassen sich durch Kortikoide allein oder durch Zytostatika als Monotherapie und in verschiedene Kombinationen bei den meisten Patienten Besserungen erreichen, die bei genügender Dauer der Therapie in andauernde komplette Remissionen übergehen können (Tabelle 3).

Tabelle 3. Therapieergebnisse bei Histiozytose X. Die meisten Patienten litten an multiplen Knochenherden und/oder disseminiertem Organbefall (ausgenommen: primäre Histiozytose X der Lunge). (*VBL* = Vinblastin, *6-MP* = 6-Mercaptopurin, *MTX* = Methotrexat, sonstige Abk. s. Tabelle 1)

n	Therapie	Verlauf		Autoren
10	P	Besserung 8/10		[2]
28	P + MTX P + O	CR 8/17 CR 2/11	PR 1/17 PR 5/11	[11]
65	VBL VBL + P 6-MP + P	CR 3/21 CR 7/20 CR 5/24	PR 7/21 PR 5/20 PR 6/24	[12]
14	Chlorambucil VBL u. a.	CR 5/10 CR 4/4	PR 1/10	[21]
10	VBL + P; Erhaltungstherapie 6-MP	CR 8/10	PR 2/10	[6]

Therapie — Histiozytose X der Lunge

Besonders ernst ist die Prognose des Lungenbefalls, was eine besonders kritische und verantwortungsvolle Indikationsstellung zur Therapie nötig macht. Die Literaturergebnisse sind in Tabelle 4 zusammengefaßt: Bei den meisten Patienten wurden

Tabelle 4. Therapie bei Histiozytose X der Lunge. (Abkürzungen s. Tabellen 1 und 3)

Autoren	n	Alter	Lungenbefall (p = primär, g = generalisiert)	Therapie	*Behandlungsergebnis* Besserung	Keine Änderung	Progression	Verstorben
[24]	4	Erw.	p	P	2	2		
[8]	5	Erw.	p	P	4			1
[15]	6	Kinder	g	VBL	3		1	2
[20]	5 6	Kinder Erw.	p	P P + Alkylanzien P + VBL Alkylanzien	1 1		1 1	3 2 2
[17]	12	Erw.	p	P	12			
[3]	6 61	Kinder Erw.	p/g	P, Alkyl., VBL	9	27	14	17
[16]	30	Kinder	g	P (+ VBL, + andere Zytost.)	Lebend: 11			19
	Gesamt: 135				32 Lebend:	29	17 89	46

Prednison allein oder zusammen mit Alkylanzien, mit Antimetaboliten oder mit Vinca-Alkaloiden verwendet. Dennoch liegt die Todesrate bei 33%, und eine definitive Besserung wird nur bei etwa 25% der Patienten beobachtet.

Bei unseren eigenen 6 Patienten wurden folgende Ergebnisse erreicht: eine langdauernde Besserung bei einem Patienten unter einer Stoßbehandlung mit Melphalan und Prednison (4 Tage lang tgl. 0,25 mg/kg KG Melphalan und 2,0 mg/kg KG Prednisolon, ausschleichende Prednisolondosis an Tag 5–8, Wiederholung des Therapiestoßes alle 6 Wochen); teilweise Rückbildung der Lungeninfiltrate und Besserung der Lungenfunktion bei 2 von 3 Patienten, die über 6–12 Monate alle 14 Tage 10 mg Vinblastin an Tag 1 und 100 mg Prednisolon an Tag 1–5 bekamen; eine teilweise Rückbildung bei einer Patientin, die über ein Jahr mit Cyclophosphamid, Methotrexat, Fluorouracil [4] und Prednisolon (5 Tage lang tgl. 100 mg, alle 4 Wochen) behandelt wurde (als adjuvante Chemotherapie nach Operation eines Mammakarzinoms); schließlich spontane Rückbildung ohne jede Therapie bei einer Patientin.

Diskussion

Die Ergebnisse unterschiedlicher Behandlungsversuche bei Histiozytose X sind wegen des sehr variablen spontanen Krankheitsverlaufs schwer zu interpretieren. Während bei lokalisiertem Befall Behandlungsmethoden mit lokalisierter Wirksamkeit (chirurgisches Vorgehen, Bestrahlung) vorzuziehen sind, bieten sich bei ausgedehntem und progredientem Befall, bei Beschwerden und besonders beim Lungenbefall Therapieversuche mit Kortikoiden und Zytostatika an.

Beim *Lungenbefall* durch Histiozytose X erscheint nach den bisherigen Erfahrungen das folgende Vorgehen am günstigsten: Beim asymptomatischen Befall kann der Patient mehrere Wochen lang ohne Therapie beobachtet werden. Wenn keine spontane Besserung eintritt und wenn Symptome auftreten oder die Lungenfunktion beeinträchtigt ist, sollte ein mehrmonatiger Therapieversuch mit Prednisolon begonnen werden; Dosis und Dauer der Behandlung sollten sich nach dem bei Sarkoidose bewährten Muster richten [22]. Tritt unter Kortikoid-Behandlung keine Besserung ein, so erscheint bei Berücksichtigung der schlechten Prognose dieser Lungenerkrankung ein Therapieversuch mit zusätzlicher Gabe von Zytostatika gerechtfertigt zu sein. Nach Angaben aus der Literatur sind Vinca-Alkaloide, Alkylanzien und Antimetabolite etwa gleichwertig; Zytostatikakombinationen sollten in multizentrischen Therapiestudien erprobt werden. Besondere Beachtung sollte der Verlaufsbeobachtung der einzelnen Patienten gewidmet werden. Neben den Röntgenuntersuchungen des Thorax kommt hier insbesondere der wiederholten Kontrolle der Lungenfunktion größte Bedeutung zu.

Literatur

1. Alexander M, Daniels JR (1977) Chemotherapy of malignant histiocytosis in adults. Cancer 39:1011–1017
2. Aviolo LV, Lasersohn JT, Lopresti JM (1963) Histiocytosis X (Schüller-Christian disease): A clinicpathological survey, review of ten patients and the results of prednisone therapy. Medicine (Baltimore) 42:119

3. Basset F, Soler P, Wyllie L, Mazin F, Turiaf J (1976) Langerhans cells and lung interstitium. Ann NY Acad Sci 278:599 – 611
4. Bonadonna G et al. (1976) Combination chemotherapy as an adjuvant treatment in operable breast cancer. N Engl J Med 294:405
5. Enriquez P, Dahlin DC, Hayles AB, Henderson ED (1967) Histiocytosis X: A clinical study. Mayo Clin Proc 42:88
6. Feldges AJ, Imbach P, Plüss HJ, Sartorius J, Wagner HP, Wyss M (1980) Therapie der disseminierten Histiozytose X im Kindesalter. Schweiz Med Wochenschr 110:912 – 915
7. Furth van R, Raeburn JA, van Zwet TL (1979) Characteristic of human mononuclear phagocytes. Blood 54:485 – 500
8. Hoffman L, Cohn JE, Gaensler EA (1962) Respiratory abnormalities in eosinophilic granuloma of the lung. N Engl J Med 267:577 – 589
9. Huhn D, Meister P, Thiel E, Bartl R, Theml H (1978) Maligne Histiozytose. Dtsch Med Wochenschr 103:55 – 61
10. Huhn D, Thiel E, Rodt H (1980) Classification of normal and malignant lymphatic cells using acid phosphatase and acid esterase. Klin Wochenschr 58:65 – 71
11. Jones E, Jung F, Chevalier L et al. (1974) Chemotherapy of reticuloendotheliosis. Comparison of methotrexate plus prednisone vs. vincristine plus prednisone. Cancer 34:1011 – 1017
12. Lahey ME (1975) Histiocytosis X – comparison of three treatment regimens. J Pediatr 87:179 – 183
13. Lampert IA, Catovsky D, Bergier N (1978) Malignant histiocytosis: A clinico-pathological study of 12 cases. Br J Haematol 40:65 – 77
14. Liebermann PH, Jones CR, Dargeon HWK, Begg CF (1969) A reappraisal of eosinophilic granuloma of bone, Hand-Schüller-Christian syndrome and Letterer-Siwe syndrome. Medicine (Baltimore) 48:375
15. Lucaya A (1971) Histiozytosis. Am J Dis Child 121:289
16. Nezelof C, Frileux-Herbet F, Cronier-Sachot J (1979) Disseminated histiocytosis X. Analysis of prognostic factors based on a retrospective study of 50 cases. Cancer 44:1824 – 1838
17. Radenbach KL, Brandt HJ, Freise G, Liebig S, Preussler H (1977) Diagnostische und therapeutische Besonderheiten bei zwölf Fällen von pulmonaler Histiocytosis X 1969 – 1975. Z, Erkr Atmungsorgane 147:26 – 40
18. Rappaport H (1966) Tumors of the hematopoietic system. Atlas of tumor pathology. Armed Forces Institute of Pathology, Washington, pp 49 – 63
19. Rhee van der HJ, van der Burgh de Winter CPM, Daems WT (1979) The differentiation om monocytes into macrophages, epithelioid cells, and multinucleated giant cells in subcutaneous granulomas. II. Peroxidatic activity. Cell Tissue Res 197:379 – 396
20. Smith M, McCormack LJ, van Ordstrand HS, Mercer RD (1974) „Primary" pulmonary histiocytosis X. Chest 65:176 – 180
21. Smith PJ, Ekert H, Campbell PE (1976) Improved prognosis in disseminated histiocytosis. Med Pediatr Oncol 2:371 – 377
22. Turiaf J, Johns CJ, Teirstein AS, Tsuji S, Wurm K (1976) The problems of the treatment of sarcoidosis: Report of the subcommittee on therapy. Ann NY Acad Sci 278:743
23. Warnke RA, Kim H, Dorfman RF (1975) Malignant histiocytosis (Histiocytic medullary reticulosis). I. Clinicopathologic study of 29 cases. Cancer 35:215 – 230
24. Williams AW, Dunnington WG, Berte SJ (1961) Pulmonary eosinophilic granuloma: A clinical and pathologic discussion. Ann Intern Med 54:30 – 45
25. Zucker JM, Caillaux JM, Vanel D, Gerard-Marchant R (1980) Malignant histiocytosis in childhood. Clinical study and therapeutic results in 22 cases. Cancer 45:2821 – 2829

Akute monozytäre Leukämien

F. Schmalzl und K. Abbrederis*

Neuere Erkenntnisse über die biologische Bedeutung des Monozyten-Makrophagen-Systems, wie sie dank der Forschung während der letzten 1½ Jahre möglich wurden, lassen auch das Krankheitsbild der Monozytenleukämie viel komplexer erscheinen, als dies bis vor wenigen Jahren noch der Fall war. Nachfolgend soll in aller Kürze ein Überblick über die zytologischen Befunde, die Klinik und die Therapie der akuten monozytären Leukämien gegeben werden.

Zytologie und Zytochemie

In der Diagnostik kommt der konventionell-morphologischen Beurteilung nur eine untergeordnete Rolle zu; die Polymorphie monozytärer Leukämien ist allen Hämatologen geläufig. Ultrastrukturelle [9] und zytochemische [18, 19] Untersuchungsverfahren gestatten eine unzweideutige Objektivierung der unterschiedlichen Ausreifungstendenzen, die aufgrund morphologischer Beurteilung nur vermutet werden können. Das gleichzeitige Vorhandensein granulozytär und monozytär determinierter leukämischer Zellpopulationen läßt sich anhand dieser Untersuchungsmethoden ebenso exakt nachweisen wie die seltener vohrkommende ambivalente monozytäre und granulozytäre – z. B. promyelozytäre – Differenzierung in einer einzigen homogenen leukämischen Zellpopulation [22]. Die Anwendung des Begriffs „myelomonozytär“ erscheint in diesen Fällen zweifellos gerechtfertigt.

Daneben findet sich die – unserer Erfahrung nach – wesentlich häufigere Spielform, die mit gewissen Einschränkungen als „reine Monozytenleukämie“ bezeichnet werden kann. Die von der FAB-Gruppe 1976 vorgeschlagene Nomenklatur trägt dieser Gegebenheit Rechnung [3].

Zusammenfassend möchten wir festhalten, daß geringe Aktivitäten hydrolytischer Enzyme, einschließlich geringer Lysozymaktivität und geringe ultrastrukturelle Zeichen der zytologischen Ausreifung als Kriterium der *unreifzelligen Monozytenleukämie*, und hoher Gehalt an hydrolytischen Enzymen und Lysozym, verbunden mit weitgehender elektronen- und lichtoptisch faßbarer monozytärer Ausreifung, als Zeichen der *reifzelligen Monozytenleukämie* angesehen werden können [1, 2, 14, 17, 20].

Es liegt in der Natur der leukämischen Differenzierungsstörung, daß die Übergänge zwischen unreif- und reifzellig fließend sind (Tabellen 1 und 2). Es besteht kein wesentlicher Unterschied zwischen den beiden Spielarten hinsichtlich der

* Universitätsklinik für Innere Medizin Innsbruck

Tabelle 1. Zytologische Charakterisierung monozytärer Leukämien

Zytologische Charakterisierung als monozytär durch:	Wahrscheinlich	Sehr wahrscheinlich
Morphologie (lichtopt.)	x	
Elektronenmikroskopie		x
Zytochemie		x
Lysosomale Enzyme	x	
Lysozymbestimmungen	x	
Produktion von CSF	x	
Oberflächenrezeptoren	x	
„Monozyten"spezif. Antiseren		x?
Wachstum in Agarkulturen	x?	
Umwandlung in Makrophagen		x
Immigration in Hautfensterexsudate		x
Adhärenz	x	
Phagozytose	x?	

zytochemisch darstellbaren Aktivität der Myeloperoxydase und der Naphthol-AS-D-Chloracetat-Esterase [17]. Auffällig ist, daß unreife Zellpopulationen weitgehend dieselben funktionellen Fähigkeiten aufweisen wie reifzellige monozytäre Populationen [17]. Charakteristisch sind die Fähigkeit der Umwandlung in Makrophagen [18, 21] in vitro wie in vivo (z. B. im Hautfensterversuch nach Rebuck) und die Fähigkeit, in entzündliche Exsudate einzuwandern, wie ebenfalls anhand der Hautfenstertechnik nachgewiesen werden kann [18]. Das Vorhandensein von Rezeptoren für Immunglobulin G und für Komplement führt in vitro zur Bildung typischer Rosetten mit IgG-beladenen Erythrozyten und zu deren Phagozytose [17]. Zwischen reifzelligen und unreifzelligen leukämischen Monozyten bestehen graduelle Unterschiede hinsichtlich der Fähigkeit zur Umwandlung in Makrophagen. Vorläufige Untersuchungen legen auch eine unterschiedlich intensive sekretorische Funktion zwischen reifzelligen und unreifzelligen leukämischen Monozyten nahe. Zu den insbesondere von den reifen Zellformen produzierten Substanzen gehören unter anderem CSF, Ferritin, Lysozym, neutrale Proteasen und Gerinnungsfaktoren [2, 8, 16, 20].

Aufgrund zytochemischer oder elektronenmikroskopischer Untersuchungen in Kombination mit funktionellen Tests wie Hautfernsterversuchen, Nachweis von IgG-Rezeptoren, Lysozymbestimmungen, läßt sich eine eindeutige zytologische Diagnose stellen, und ausschließlich darauf sollte die Diagnose monozytärer Leukämien beruhen.

Tabelle 2. Zytochemie leukämischer Monozyten

	Reifzellige MoL	Unreifzellige MoL
Unspezifische Esterase (NaF-sensitive N-AS-Ac.-Esterase)	++ – +++	+ – ++
Aminopeptidase	++ – +++	∅ – +
Lysozym (immunozytologisch)	++ – +++	∅ – ++
Saure Phosphate	++ – +++	+ – ++
Peroxydase	∅ – + (++)	∅ – +
N-AS-D-Chloroacetat-Esterase	∅ – +	∅ – +

Klinik

Einzelne Publikationen der letzten Jahre weisen auf Besonderheiten der klinischen Manifestation monozytärer Leukämien hin [7, 11, 14, 17, 20, 24]. Diese Besonderheiten, die zusätzlich zu den geläufigen Komplikationen der funktionellen Knochenmarkinsuffizienz das Krankheitsbild charakterisieren, sind auf die besonderen zytologischen Eigenschaften der leukämischen Monozyten zurückzuführen.

Die gesteigerte Neigung zu Organinfiltrationen, insbesondere die Haut betreffend, wird von verschiedenen Autoren hervorgehoben [7, 11, 17]. Hierzu ist auch die etwas häufigere Meningitis leucaemica, bzw. die zerebrale Infiltration zu rechnen. Die Einwanderung leukämischer Monozyten in entzündliche Exsudate, wie z. B. in Pneumonien, ist ebenfalls ein geläufiges Ereignis. Die gesteigerte Ausscheidung von Lysozym im Harn [8] bedingt, wie auch Muggia et al. [15] beobachteten, tubuläre Störungen und gelegentlich beträchtliche Elektrolyt- und besonders Kaliumverluste.

Bei unseren Patienten fiel eine Häufung hämorrhagischer Komplikationen als Todesursache bei unreifzelligen monozytären Leukämien auf (Tabelle 3). Inwieweit prokoagulante bzw. thromboplastinaktivierende und evtl. fibrinolytische Faktoren eine Rolle spielen, bleibt vorläufig dahingestellt.

Therapie

Probleme ergeben sich aus den dargelegten pathologisch-anatomischen und klinischen Besonderheiten monozytärer Leukämien. Die Neigung zu extravasaler Akkumulation und damit die Neigung zur Bildung sog. „Sanktuarien" leukämischer Zellen erfordert eine besonders intensive und auch längerdauernde Chemotherapie. Neben den geläufigen Komplikationen der Chemotherapie sollte der Neigung zu Elektrolytentgleisungen, v. a. während der Induktionstherapie, besondere Aufmerksamkeit geschenkt werden. Auch die gerinnungsphysiologischen Parameter sollten während der Therapie exakt überwacht werden.

Es liegen relativ wenige Berichte über die Therapie monozytärer Leukämien vor. Übereinstimmend wird von den meisten Autoren festgestellt, daß eine Remission bei akuter monozytärer und myelomonozytärer Leukämie schwer zu erreichen ist [1, 10, 12, 14, 18, 23–25]. Vereinzelt wurde jedoch über Fälle berichtet, die auch durch weniger aggressive Chemotherapie, z. B. Vincristin mit und ohne Zusatz von Prednisolon [14, 23], Mercaptopurin plus Prednisolon [14] bzw. Thioguanin und Cytosin-Arabinosid [23], in eine Vollremission kamen. Gelegentlich konnten wir durch Methotrexat eine Remission erzielen.

Tabelle 3. Todesursachen bei 38 Fällen monozytärer Leukämien

Todesursache	Infektionen		Hämorrhagien		Andere
	Bakt.	Mykosen	gastrointestinal	zerebral	
Reifzellige MoL	12/22	1/22	2/22		7/22
Unreifzellige MoL	2/16		6/16	6/16	2/16

Eine echte Verbesserung der Chemotherapeutie ergab jedoch erst die Anwendung von Daunomycin, mit dem in bis zu 50% der Fälle Remissionen erzielt wurden [10, 24].

Analog den Ergebnissen von Brun et al. [6] konnten wir durch die Kombination von Daunomycin und Cytosin-Arabinosid eine deutliche Verbesserung der Remissionsrate erzielen. Von unseren 34 Patienten mit akuten monozytären Leukämien überlebten 26 so lange, daß eine adäquate Therapie durchgeführt werden konnte. Wir teilten diese Fälle in folgende 3 Gruppen ein (Tabelle 4):
unreifzellige Monozytenleukämien, 1 – 65 Jahre;
reifzellige Monozytenleukämien, bis 65 Jahre,
reifzellige Monozytenleukämien, über 65 Jahre.

Tendenzmäßig ist festzustellen, daß von den 6 Patienten mit unreifzelliger Leukämie, die mit Daunomycin und Cytosin-Arabinosid (teils unter Zusatz von Vincristin) behandelt worden waren, ein Fall eine komplette und zwei Fälle eine partielle Remission erreichten, d. h. es ergaben sich 50% primäre Versager; Therapieschemata ohne Daunomycin führten in 2 Fällen nicht zur Remission. Bei den 4 Patienten mit reifzelligen Monozytenleukämien bis 65 Jahren waren unter Daunomycin und Cytosin-Arabinosid 2 komplette und 2 partielle Remissionen erzielt worden, Therapieschemata ohne Daunomycin hatten eine komplette Remission, 2 partielle Remissionen und 3 Versager ergeben.

Bei den Patienten mit reifzelligen Monozytenleukämien über 65 Jahren wurden unter Cytosin-Arabinosid und Daunomycin 2 komplette Remissionen, eine partielle

Tabelle 4. Chemotherapie akuter monozytärer und akuter myelomonozytärer Leukämien (*AMoL* udn *AMML*), (*CR* = komplette, *PR* = partielle Remissionen; *DOAP* = Daunomycin + Vincristin + Cytosin-Arabinosid + Prednison; *POMP* = Prednison + Vincristin + Methotrexat + 6-Mercaptopurin)

Autoren	Art der Leukämie	Alter der Patienten (Jahre)	n	Art der Chemotherapie	CR (n)	PR und Versager (n)	CR (%)
Shaw [23]	AMoL	?	2	DOAP	2	Ø	
			2	Adriamycin + Ara-C	2	Ø	
			1	POMP	1	Ø	
Bernasconi et al. [4]	AMoL	?	6	VP 16 – 213	3	3	
	AMML	?	8	Daunomycin + VP 16 – 213	3	5	
Tobelem et al. [24]	AMoL	1 – 90	18	Daunomycin	9	3	50
	AMoL	1 – 90	49	Rubidazon	37	8	75
Schmalzl et al.	AMoL + AMML reifzellig	20 – 65	4	Daunomycin + Ara-C	2	2	
	AMoL + AMML reifzellig	65 – 80	4	Daunomycin + Ara-C	2	2	
	AMoL unreif-zellig reifzellig	20 – 65	6	Daunomycin + Ara-C	1	5	

Remission sowie ein Therapieversager beobachtet. Nicht-daunomycinhaltige Polychemotherapiestöße ergaben in dieser Gruppe 2 partielle Remissionen und 2 Versager.

Insgesamt kann festgestellt werden, daß die unreifzelligen monozytären Leukämieformen auf die Chemotherapie nur sehr selten ansprachen. Bei den reifzelligen Leukämieformen ist sowohl bei Patienten unter wie auch über 65 Jahren ein Therapieversuch durchaus angezeigt. Wir konnten in etwa 50 % der Fälle komplette Remissionen erzielen. Bezüglich der kurzen Dauer auch kompletter Remissionen bei monozytären Leukämien stimmen unsere Erfahrungen mit denen anderer Autoren überein [24, 25]. Bessere Resultate werden neuerdings von französischen Autoren unter der Verwendung von Rubidazon in einer Dosierung von 4 mg/kg KG tgl. über 5 Tage mitgeteilt [24]. Diese Autoren erzielten unter ausschließlicher Verwendung von Rubidazon bei der Induktionstherapie 75 % komplette Remissionen, während mit alleiniger Gabe von Daunomycin nur 50 % komplette Remissionen erreicht wurden [24, 25]. Das Epipodyophyllotoxinderivat VP 16-213 hat sich ebenfalls als erfolgversprechend erwiesen [4 – 6, 12 – 14]. Über eine größere Patientenzahl verfügen Bernasconi et al. [4, 5], die monozytäre Leukämien mit einer Monotherapie von VP 16-213 100 mg 12stündlich über 5 Tage – u. U. mit mehrfacher Wiederholung des Stoßes nach jeweils 7 Tagen Pause – behandelten und ebenfalls in 3 von 6 Fällen komplette Remissionen erzielten. Akute myelomonozytäre Leukämien wurden von diesen Autoren mit einer Kombination von Cytosin-Arabinosid, über 5 Tage 12stündlich 1,5 mg/kg KG, einmaliger Gabe von Daunomycin 1,5 mg/kg KG und anschließend an das Cytosin-Arabinosid 5 Tage lang VP 16-213 100 mg 12stündlich behandelt. Von 8 derartig behandelten Fällen erreichten 3 eine komplette, einer eine inkomplette Remission. Wir persönlich benützten das VP 16-213 zur Remissionserhaltung bzw. auch bei Reinduktionen mit Erfolg.

Insgesamt kann festgestellt werden, daß durch die Anwendung der Kombination von Daunomycin mit Cytosin-Arabinosid sowie durch die Behandlung mit Rubidazon als Monotherapie bzw. auch durch die Gabe von VP 16-213 eine erfolgversprechende Therapie bei Patienten mit monozytären Leukämien möglich ist, auch wenn die Patienten bereits über 70 Jahre alt sind. Letztere Tatsache ist im Hinblick auf die Altersverteilung der monozytären Leukämien von besonderer Wichtigkeit.

Die Dauer der kompletten Remissionen bleibt trotz intensiver Dauer- bzw. Reinduktionstherapie kurz. Sie soll nach Therapie mit Rubidazon allerdings deutlich länger sein [24, 25].

Französische Autoren [24, 25] empfehlen auch eine prophylaktische Röntgenbestrahlung des ZNS, druch die wahrscheinlich eine Verlängerung der Remissionsdauer zu erzielen ist.

Literatur

1. Abbrederis K (1977) Klinische Relevanz zytochemischer Befunde bei differenzierten myelogenen Leukämien des Erwachsenen. Wien Klin Wochenschr [Suppl 76] 89
2. Asamer H, Schmalzl F, Braunsteiner H (1971) Immunocytological demonstration of lysozyme (muramidase) in human leukaemic cells. Brit J Haematol 29:571

3. Bennet JM, Catovsky D, Daniel MT, Flandrin G, Galton DAG, Granlnick HR, Sultan C (1976) Proposals for the classification of acute leukaemias. French American British (FAB) Cooperative Group. Br J Haematol 33:451 – 458
4. Bernasconi C, Lazzarino M, Morra E (1976) The use of epipodophyllotoxin derivative (VP 16 – 213) in the treatment of acute monocytic and myelomocytic leukemias. In: Stacher A, Höcker P. (Hrsg.) Erkrankungen der Myelopoese. Urban & Schwarzenberg, München Berlin Wien, 224
5. Bernasconi C, Lazzarino M, Salvaneschi L, Morra E, Canevari A, Castelli G, Ogier C (1979) Acute monocytic and myelomonocytic leukemias. Frequency and therapy. In: Mandelli F (ed) Therapy of acute leukemias. Lombardo, Rome, p 352
6. Brun B, Vernant JP, Reyes F, Rochant H, Imbert M, Tulliez M, Sultan C, Dreyfus B (1976) Leucémie aigue monoblastique. Aspects cliniques et thérapeutiques de 20 cas. Ann Med Interne (Paris) 127:807
7. Cline MJ, Golde DW (1973) A review and reevaluation of the histiocytic disorders. Am J Med 55:49
8. Hansen NE (1974) Lysozyme activity in leukemia. Ser Haematol 7:70 – 87
9. Huhn D, Schmalzl F, Demmler K (1971) Monozytenleukämie. Licht- und elektronenmikroskopische Morphologie und Zytochemie. Dtsch Med Wochenschr 96:1594
10. Jacquillat C, Weil M, Gemon Auclerc MF, Izrael V, Bussel A, Boiron M, Gernard J (1976) Clinical study of rubidazone (22050 RP) a new daunorubicin derived compound in 170 patients with acute leukemias and other malignancies. Cancer 37:653
11. Litchmann MA, Weed RI (1972) Peripheral characteristics od leukocytes in monocytic leukemia: Possible relationship to clinical manifestation. Blood 40:52 – 61
12. Löffler H, Gunzer U (1976) Erfahrungen mit VP 16 – 213 bei Monozytenleukämie. In: Stacher A, Höcker P (Hrsg) Erkrankungen der Myelopoese. Urban & Schwarzenberg, München Berlin Wien S 221
13. Mathé G, Schwarzenberg L, Pouilart P, Oldham R, Weiner R, Jasmin C, Rosenfeld C, Hayat M, Misset JL, Musset M, Schneider M, Amiel JL, Devassal F (1974) Two epipodophyllotoxin derivatives, VM 26 and VP 16 – 213, in the treatment of leukemias, hematoxarcomas, and lymphomas. Cancer 34:985
14. McKenna RW, Bloomfield CD, Dick F, Nesbit ME, Brunning RD (1975) Acute monoblastic leukemia: Diagnosis and treatment of ten cases. Blood 46:481 – 494
15. Muggia FM, Heinemann HO, Farhangi M, Ossermann EF (1969) Lysozymuria and renal tubular dysfunction in monocytic and myelomonocytic leukemia. Am J Med 47: 351 – 366
16. Nathan CF, Murray HW, Cohn ZA (1980) The macrophage as an effector cell. N Engl J Med 303:622
17. Schmalzl F (1971) Unreifzellige Monozytenleukämie. Blut 22:157
18. Schmalzl F, Braunsteiner H (1968) Zur Zytochemie der Monozytenleukämie. Klin Wochenschr 46:1185
19. Schmalzl F, Braunsteiner H (1971) The application of cytochemical methods to the study of acute leukemia. Acta Haematol (Basel) 45:209
20. Schmalzl F, Clara E (1979) Valore prognostico della citochimica e microscopia elettronica nella classificazione delle leucemie acute. Riv Med 94:35 – 39
21. Schmalzl F, Pastner D, Abbrederis K, Braunsteiner H (1969) In vitro cultivation of leukemic monocytes. Acta Haematol (Basel) 41:225
22. Schmalzl F, Huhn D, Asamer H, Abbrederis K, Braunsteiner H (1972) Atypical (monomyelocytic) myelogenous leukemia. Cytochemical, electron microscopic and biochemical investigations. Acta Haematol (Basel) 48:72
23. Shaw MT (1978) The distinctive features of acute monocytic leukemia. Am J Hematol 4:97
24. Tobelem G, Jacquillat C, Chastang C, Auclerc MF, Lechevallier T, Weil M, Daniel MT, Flandrin G, Harrousseau JL, Schaison G, Boiron M, Bernard J (1980) Acute monoblastic leukemia: A clinical and biologic study of 74 cases. Blood 55:71
25. Weil M, Jacquillat C, Tobelem G (im Druck) Therapy of acute monoblastic leukemia. In: Schmalzl F, Huhn D, Schaefer HE (eds) Disorders of the monocyte-macrophage system. Springer, Berlin Heidelberg New York

Schwelende monozytäre Leukämie

K. Abbrederis und F. Schmalzl*

Mehrere Autoren haben in den letzten Jahren über nicht akut verlaufende, monozytäre Leukämien berichtet [3, 6, 7, 10, 11]. Es wurden 3 differente Leukämieformen definiert: subakute myelomonozytäre Leukämie (SMML), chronische myelomonozytäre Leukämie (CMML) und chronische Monozytenleukämie (CMoL). Wir versuchen, in dieser Arbeit einen Beitrag zur exakteren Abgrenzung dieser seltenen Leukämieformen zu leisten und die bisher spärlichen Erfahrungen über den klinischen Verlauf, die Prognose und die Therapiemöglichkeiten und -ergebnisse zu erweitern.

Patienten und Untersuchungsmethodik

Wir berichten über 16 Patienten mit schwelender monozytärer Leukämie: 9 SMML, 4 CMML, 3 CMoL. Sämtliche Patienten standen in höherem Alter, das Durchschnittsalter betrug 69,3 Jahre, der Rahmen lag zwischen 55 und 86 Jahren. Folgende zytochemischen Reaktionen wurden durchgeführt: Peroxydase, Sudanschwarz-B-Färbung, Naphthol-AS-D-Chloroazetat-Esterase (N-AS-D-Cl-E), Naphthol-AS-Azetat-Esterase (N-AS-E) mit und ohne Zusatz von NaF, Alpha-Naphthyl-Azetat-Esterase (α-N-E), saure und alkalische Phosphatase und PAS-Reaktion. Bezüglich der zytochemischen Zelldiagnostik verweisen wir auf frühere Arbeiten [2]. Lysozymbestimmungen (Muramidase) wurden in Serum und Harn durchgeführt.

Ergebnisse

Die Diagnose- bzw. Definitionskriterien der SMML, CMML und CMoL sind einer früheren Arbeit zu entnehmen (2). Im Gegensatz zu akuten Leukämien war die Erythro- und Thrombopoese i. allg. nie extrem vermindert, teilweise sogar gesteigert (Tabelle 1). Häufig fanden wir Atypien, teils zytomorphologische wie Ringsideroblasten, megaloblastäre Veränderungen, Kernlappungen und Kariorhexisformen, teils zytochemische wie einen N-AS-D-Cl-E-Defekt in 2 Fällen. Bei 5 Patienten kam es zu einem akuten, finalen Blastenschub.

Schwere Anämien und Thrombopenien waren insbesondere bei den chronischen Formen selten. Lediglich ein Patient mit CMML zeigte ein ungewöhnliches Verhalten. Bereits bei Diagnosestellung war eine schwere Knochenmarkinsuffizienz

* Universitätsklinik für Innere Medizin, Innsbruck

Tabelle 1. Hämatologische Parameter bei 9 Patienten mit SMML, 4 mit CMML und 3 mit CMoL bei Diagnosestellung

Fallzahl	Hämoglobin (g%)	Thrombozyten	Leukozyten	Monozyten	Neutrophile	Retikulozyten (‰)	ALP
SMML							
1	7,4	88 000	8 100	4 000	2 000		
2	10,0	224 000	12 000	3 000	7 800	5	
3	10,5	32 000	22 100	7 800	11 300	2	17
4	12,0	58 000	7 500	5 400	950		
5	9,5	12 000	9 000	4 800	300	2	60
6	9,7	174 000	10 900	4 900	4 400	2	23
7	11,0	18 000	4 800	960	2 300	11	242
8	6,5	5 000	3 400	1 500	900	3,5	26
9	4,6	25 000	3 600	1 400	800	14	303
Mittelwert	9,0	70 700	9 040	3 750	3 420	5,6	
CMML							
1	11,9	27 000	4 300	1 720	1 720		330
2	8,8	66 000	21 700	4 900	11 000		28
3	6,5	27 000	2 800	1 000	150		119
4	15,7	131 000	9 100	4 000	3 050		200
CMoL							
1	10,1	105 000	3 600	970	700		
2	8,6	88 000	65 000	33 800	18 800		0
3	8,5	100 000	284 000	74 000	165 000		
Mittelwert	10,0	77 710	55 750				

feststellbar. Nach der Splenektomie kam es zu einer anhaltenden Normalisierung der Leukozyten- und Thrombozytenzahlen, die Anämie blieb weiter transfusionsbedürftig (Tabelle 2).

Bei allen Patienten stellten wir anfänglich mäßige, im weiteren Verlauf progrediente Hepatosplenomegalien mit Lebervergrößerungen bis zu 14 cm unter dem Rippenbogen fest. Nur bei einer Patientin kam es zu zervikalem Lymphknotenbefall und massiven monozytären Hautinfiltraten. Bei 12 Patienten wurden Lysozymbestimmungen durchgeführt, 11mal fanden wir eine Erhöhung der Serum-, 10mal eine der Harnmuramidase.

Die mittlere Überlebenszeit (ÜLZ) der Patienten mit SMML betrug 242,5 Tage ab Diagnosestellung. 4 Patienten erhielten entweder nur symptomatische Therapiemaßnahmen oder Kortikosteroide bzw. zusätzlich Methotrexat und erreichten eine mittlere ÜLZ von 320 Tagen; 4 weitere wurden zusätzlich mit Cytosin-Arabinosid in der Dosierung 2 mg/kg KG tgl. i. v. durch 5 aufeinander folgende Tage behandelt. Sie kamen auf eine durchschnittliche ÜLZ von 165 Tagen. Bei den Patienten mit

Tabelle 2. Hämatologische Parameter bei CMML-Patient Nr. 3 (aus Tabelle 1) vor und nach Splenektomie

	Vor	Nach
Hb	6,5 g%	9,7 g%
Leukozyten	$2,80 \cdot 10^9/l$	$11,50 \cdot 10^9/l$
Thrombozyten	$27,00 \cdot 10^9/l$	$134,00 \cdot 10^9/l$

CMML und CMoL ergab sich eine mittlere ÜLZ von 507,5 Tagen, die längste betrug 40 Monate. Die Behandlung bestand in symptomatischen Therapiemaßnahmen und der Gabe von Kortikosteroiden, 2 Patienten bekamen auch Methotrexat. Bei 2 Patienten wurden auftretende Blastenschübe mit Daunomycin und Vincristin ohne Erfolg behandelt. Teilweise verstarben unsere Patienten an mit der Leukämie nicht in Zusammenhang stehenden Folgeerscheinungen des Alters. Bei einem Patienten, welcher an einem akuten Herz-Kreislauf-Versagen verstorben war, fanden sich bei der Obduktion ausgedehnte leukämische Myokardinfiltrationen, 5 Patienten starben im terminalen Blastenschub.

Diskussion

Unsere Erfahrungen bezüglich Erkrankungsalter und Geschlechtsprävalenz stimmen mit den spärlichen Literaturangaben überein [9, 14]. Von manchen Autoren werden als Differenzierungskriterien die Blasten- bzw. Monozytenanzahl im Knochenmark angegeben, wobei diese Angaben stark differieren [6, 10 – 13, 15]. Wir glauben, daß unsere Beobachtung, daß bei der SMML im Gegensatz zur CMML Blasten im peripheren Blut auftreten, diagnostisch zielführender ist. Wir halten die Abgrenzung dieser beiden Leukämieformen aus hämatologischen sowie aus Gründen des klinischen Verlaufs für berechtigt. Bei beiden Leukämieformen handelt es sich im Unterschied zur CMoL um 2 pathologische Zellpopulationen. In der Literatur wird teilweise die Möglichkeit des Übergangs dieser oligoblastischen Leukämien in eine terminale Blastenkrise und damit in eine AMoL oder AMML verneint [3, 5]. Wir konnten jedoch in 5 Fällen diese Beobachtung machen. Bei 3 Patienten kam es zu einem protrahierten Blastenschub, d. h. es war eine langsame kontinuierliche Zunahme der Blasten im peripheren Blut über Monate zu beobachten.

Reaktive Monozytosen bei Infektionskrankheiten und Tumoren können gegen die CMML und CMoL schwierig abzugrenzen sein [9]. Neben der klinischen Beobachtung und Mehrfachpunktionen sind Muramidasebestimmungen hilfreich. Reaktive Monozytosen weisen keine oder nur unbedeutende Lysozymerhöhungen auf, chronische monozytäre Leukämien hingegen sehr ausgeprägte [2, 9], welche auch deutlich über den Werten bei AMoL liegen [1], da der Muramidasegehalt mit dem Differenzierungsgrad der monozytären Zellen konform geht. Beschriebene typische Indizes der alkalischen Leukozytenphosphatase konnten wir nicht bestätigen (Tabelle 1).

Therapie

Die bisherigen Therapieerfahrungen sind aufgrund der Seltenheit der Erkrankung sehr spärlich. Eine spezifische Therapie, welche zu einer Verlängerung der ÜLZ führt ist bislang nicht bekannt. Lediglich Muggia berichtet über günstige Therapieeffekte bei der Verabreichung von 6-Mercaptopurin [12]. Unsere mitgeteilten mittleren Überlebenszeiten stimmen mit den Literaturangaben überein [10]. 4 Patienten mit SMML, die symptomatisch und mit Kortikosteroiden bzw. Amethopterin behandelt wurden, kamen auf eine deutlich längere mittlere ÜLZ (320 Tage) als 4, die zusätzlich Cytosin-Arabinosid erhielten (165 Tage). Wir sind daher mit anderen Autoren [4, 9, 10, 14] der Ansicht, daß diese schwelenden Leukämieformen derzeit nur symptomatisch behandelt werden sollten. Eine kombinierte, aggressive Chemotherapie führt offensichtlich zu einer Verkürzung der ÜLZ. Auch bei 2 Patienten mit Blastenschüben konnte mit Daunomycin und Vincristin keine Remission erzielt werden.

Im Schrifttum wird mehrfach eine Monozytenleukämie dann als chronisch bezeichnet, wenn die ÜLZ ein Jahr überschreitet [4, 8]. Diese Begrenzung erscheint etwas willkürlich gewählt zu sein, da in dieser Altersstufe zahlreiche, von der Grundkrankheit unabhängige Erkrankungen zum Tode führen können. Wir weisen darauf hin, daß wir bei 2 Patienten (1 AMoL, 1 CMoL), die an einem plötzlichen Herzversagen ad exitum gekommen waren, bei der Obduktion ausgedehnte leukämische Myokardinfiltrationen feststellen konnten. Es könnte daher möglich sein, daß der plötzliche Herztod bei monozytären Leukämien öfter durch derartige Infiltrationen bedingt ist.

Literatur

1. Abbrederis K (1977) Klinische Relevanz zystochemischer Befunde bei differenzierten myelogenen Leukämien des Erwachsenen. Wien Klin Wochenschr [Suppl 76] 89:20
2. Abbrederis K, Schmalzl F, Braunsteiner H (1979) Subakute und chronische monozytäre Leukämie. Med Klin 74:1803
3. Bennet JM (1971) Myelomonocytic leukemias: A historical review and perspectives. Cancer 27:1218
4. Broun GO jr (1969) Chronic erythromonocytic leukemia. Am J Med 47:785
5. Brynes RK, Golomb HM, Desser RK, Recant W, Reese C, Rowby J (1976) Acute monocytic leukemia. Am J Clin Pathol 65:471
6. Geary CG, Catovsky D, Wiltshaw E et al. (1975) Chronic myelomonocytic leukemia. Br J Haematol 30:289
7. Glick AD, Horn RG (1974) Identification of promonocytes and monocytoid precursors in acute leukemia of adults: Ultrastructural and cytochemical observations. Br J Haematol 26:395
8. Hurdle ADF, Garson OM, Buist DGP (1972) Clinical and cytogenetic studies in chronic myelomonocytic leukaemia, Br J Haematol 22:773
9. Labedzki L, Grips KH (1974) Chronische Monozytenleukämie. Dtsch med Wochenschr 99:690
10. Mende S, Fülle HH, Knuth A, Weißenfels J (1977) Myelomonozytäre Leukämie: Klinische, zytologische und zytogenetische Studien bei akuten, subakuten und chronischen Verlaufsformen. Blut 35:21
11. Miescher PA, Farquet JJ (1974) Chronic myelomonocytic leukemia in adults. Semin Haematol 11:129
12. Muggia FM, Heinemann HO, Farhangi M, Ossermann EF (1979) Lysozymuria and renal tubular dysfunction in monocytic and myelomonocytic leukemia. Am J Med 47:351
13. Sexauer J, Kars L, Schnitzer B (1974) Subacute myelomonocytic leukemia. Clinical, morphologic and ultrastructural studies of 10 cases Am J Med 57:853
14. Weil M, Jacquillat CJ, Gemon-Auclerc MF, Chastang CL, Izrael V, Boiron M, Bernard J (1976) Acute granulocytic leukemia. Treatment of the disease. Arch Intern Med 136:1389
15. Zittoun R (1976) Subacute and chronic myelomonocytic leukemia: A distinct haematological entity. Br J Haematol 32:1

K. Lennert

Histopathologie der Non-Hodgkin-Lymphome

(nach der Kiel-Klassifikation)

In Zusammenarbeit mit H. Stein

1981. 68 zum Teil farbige Abbildungen.
VIII, 135 Seiten
Gebunden DM 78,–
ISBN 3-540-10310-4

Inhaltsübersicht:
Praktische Ratschläge zur Lymphomdiagnostik. – Allgemeiner Teil: Die Prinzipien der Kiel-Klassifikation. Ein vereinfachtes Zellschema als Grundlage der Kiel-Klassifikation. Statistische Daten zur Kiel-Klassifikaton. Lebenserwartung der einzelnen Lymphomtypen (klinische Relevanz). – Spezieller Teil: Lymphome von niedrigem Malignitätsgrad. Lymphome von hohem Malignitätsgrad. Anhang: Epitheloidzellige Lymphogranulomatose – lymphoepitheloides Lymphom (sogenanntes Lennert's Lymphoma). – Bezug der Kiel-Klassifikation zu anderen – neuen Lymphom-Klassifikationen und besonders zur "Working Formulation". – Methoden der morphologischen Lymphomdiagnostik. – Literatur. – Sachverzeichnis.

Die Fortschritte auf dem Gebiet der Immunologie machen es erforderlich, auch die Tumoren der immunkompetenten Zellen – die malignen Lymphome – neu zu überdenken und in eine adäquate Ordnung zu bringen. Ein solcher Ordnungsversuch ist die sogenannte Kiel-Klassifikation. Diese wurde von K. Lennert und seinen Mitarbeitern Stein, Kaiserling und Mohri erarbeitet und von einer Reihe europäischer Lymphomexperten (Europäischer Lymphomklub) mit der heute gebräuchlichen Terminologie versehen. Das vorliegende Buch stellt einen Abriß der diagnostischen, vor allem der histologischen Kriterien dar, mit deren Hilfe der praktisch tätige Pathologe die Kiel-Klassifikation anwenden kann. Eine allgemeine Einführung in die Lymphknoten-Diagnostik, zahlreiche Abbildungen und die Darstellung der wichtigsten Techniken sollten die Anwendung erleichtern.

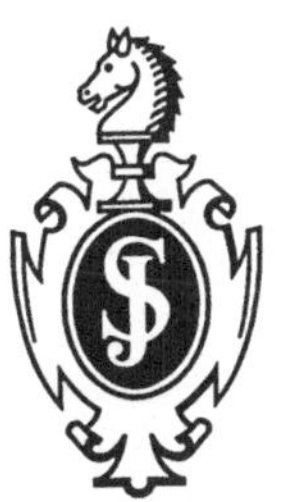

Springer-Verlag
Berlin
Heidelberg
New York

Blut- und Blutkrankheiten

(Handbuch der inneren Medizin, Band 2, in 8 Teilen)
5., völlig neubearbeitete und erweiterte Auflage
Subskriptionspreise werden gewährt bei Verpflichtung zur Abnahme aller 8 Teilbände bis zum Erscheinen des gesamten Bandes 2, sowie bei Abnahme des gesamten Handbuches

Teil 6:

Leukämien

Herausgeber: H. Begemann
Bearbeitet von zahlreichen Fachwissenschaftlern
1978. 77 zum Teil farbige Abbildungen, 31 Tabellen. XIV, 635 Seiten
Gebunden DM 480,–
Subskriptionspreis Gebunden DM 384,–
ISBN 3-540-07749-9

Teil 7:

Non-Hodgkin-Lymphome

Herausgeber: H. Begemann
Bearbeitet von K. Bremer, J. P. Obrecht, H. Stein
1981. Etwa 88 Abbildungen, etwa 81 Tabellen. Etwa 740 Seiten
Gebunden DM 540,–
Subskriptionspreis Gebunden DM 432,–
ISBN 3-540-10418-6

H. Felix, G. Haemmerli, P. Sträuli

Dynamic Morphology of Leukemia Cells

A Comparative Study by Scanning Electron Microscopy and Microcinematography
1978. 111 figures, XI, 191 pages
Cloth DM 98,–
ISBN 3-540-08495-9

Preleukemia

Editors: F. Schmalzl, K.-P. Hellriegel
1979. 64 figures. 59 tables. XII, 194 pages
DM 52,–
ISBN 3-540-09698-1

Recent Results in Cancer Research

Fortschritte der Krebsforschung
Progrès dans les recherches sur le cancer
Editor in chief: P. Rentchnick
Sponsored by the Swiss League Against Cancer
Special subscription price, 20% below list price, applies when complete set is purchased.
Bei Bezug der gesamten Reihe ermäßigen sich die Ladenpreise um 20%.

Volume 69:

Strategies in Clinical Hematology

Editors: R. Gross, K. P. Hellriegel
1979. 22 figures, 33 tables. X, 140 pages
Cloth DM 52,–
ISBN 3-540-09578-0

Volume 72:
J. C. Cawley, G. F. Burns, F. G. J. Hayhoe

Hairy Cell Leukemia

1980. 64 figures, 4 tables. IX, 123 pages
Cloth DM 56,–
ISBN 3-540-09920-4

Springer-Verlag
Berlin
Heidelberg
New York

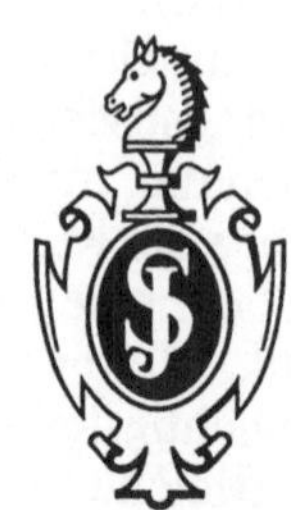